Berufsfelddidaktik Rettungsdienst

Handlungskompetenz in der Notfallsanitäterausbildung systematisch fördern

Berufsfelddidaktik Rettungsdienst

Handlungskompetenz in der Notfallsanitäterausbildung systematisch fördern

Herausgeber:
Thomas Prescher
Oliver Gabriel
Heiko König

Autoren:
Henrik Bender
Jörg Holländer
Carolin Schneider
Natassa Thomopoulos
Ingo Winterstein

S+K

Verlagsgesellschaft Stumpf + Kossendey mbH, Edewecht 2023

Anmerkungen des Verlags

Die Herausgeber, Autoren und der Verlag haben höchste Sorgfalt hinsichtlich der Angaben von Richtlinien, Verordnungen und Empfehlungen aufgewendet. Für versehentliche falsche Angaben übernehmen sie keine Haftung. Da die gesetzlichen Bestimmungen und wissenschaftlich begründeten Empfehlungen einer ständigen Veränderung unterworfen sind, ist der Benutzer aufgefordert, die aktuell gültigen Richtlinien anhand der Literatur zu überprüfen und sich entsprechend zu verhalten.

Die Angaben von Handelsnamen, Warenbezeichnungen etc. ohne die besondere Kennzeichnung ®/™/© bedeuten keinesfalls, dass diese im Sinne des Gesetzgebers als frei anzusehen wären und entsprechend benutzt werden könnten.

Der Text und/oder das Literaturverzeichnis enthalten Links zu externen Webseiten Dritter, auf deren Inhalt der Verlag keinen Einfluss hat. Deshalb kann er für diese fremden Inhalte auch keine Gewähr übernehmen. Für die Inhalte der verlinkten Seiten ist stets der jeweilige Anbieter oder Betreiber der Seite verantwortlich.

Aus Gründen der Lesbarkeit ist in diesem Buch meist die männliche Sprachform gewählt worden. Alle personenbezogenen Aussagen gelten jedoch stets für Personen beliebigen Geschlechts gleichermaßen.

Bibliografische Information der Deutschen Nationalbibliothek
Die Deutsche Nationalbibliothek verzeichnet diese Publikation in der Deutschen Nationalbibliografie; detaillierte bibliografische Daten sind im Internet über http://dnb.dnb.de abrufbar.

Berufsfelddidaktik Rettungsdienst
Thomas Prescher, Oliver Gabriel, Heiko König (Hrsg.)

Satz: Bürger Verlag GmbH & Co. KG, Edewecht
Umschlagbild: Heiko König (Foto im Vordergrund), Claudia Janzen, Großenkneten (Hintergrundgrafik)
Abbildungsnachweis: Die Bildnachweise und -quellen finden sich bei den Abbildungen selbst. Alle Abbildungen und Grafiken ohne entsprechenden Hinweis wurden vom Verlag nach den Vorlagen der Autoren erstellt.
Druck: Tolek Sp. z o.o., 43-190 Mikolów (Polen)
ISBN 978-3-96461-047-8

Inhaltsverzeichnis

IV Patientenprozessorientierte Lernaufgaben: Mit Lernprodukten Lernprozesse steuern und Learning Outcomes sichtbar machen 121

Abkürzungsverzeichnis

°C	Grad Celsius
Abb.	Abbildung
ACLS	Advanced Cardiac Life Support
ACS	akutes Koronarsyndrom
Af	Atemfrequenz
AHA	American Heart Association
ÄLRD	Ärztlicher Leiter Rettungsdienst
Anm. d. Verf.	Anmerkung des Verfassers
APA	American Psychological Association
ASB	Arbeiter-Samariter-Bund Deutschland e. V.
AWMF	Arbeitsgemeinschaft der wissenschaftlichen medizinischen Fachgesellschaften e. V.
AZ	Allgemeinzustand
AZV	Atemzugvolumen
Ba-Wü	Baden-Württemberg
BDBOS	Bundesanstalt für den Digitalfunk der Behörden und Organisationen mit Sicherheitsaufgaben
bes.	besondere
BFS	Berufsfachschule
BGB	Bürgerliches Gesetzbuch
BIBB	Bundesinstitut für Berufsbildung
BMBF	Bundesministerium für Bildung und Forschung
BMI	Bundesministerium des Innern
BRK	Bayerisches Rotes Kreuz
BtMG	Betäubungsmittelgesetz
bzgl.	bezüglich
bzw.	beziehungsweise
CBNR	chemisch, biologisch, nuklear, radioaktiv
cm	Zentimeter
cmH_2O	Zentimeter Wassersäule
CPAP	kontinuierlicher positiver Atemwegsdruck
CR	Clinical Reasoning
CRM	Crew Resource Management
d. h.	das heißt
DACUM	Develop a Curriculum
DBRD	Deutscher Berufsverband Rettungsdienst e. V.
DIN	Deutsches Institut für Normung e. V., Deutsche Industrienorm
DIVI	Deutsche Interdisziplinäre Vereinigung für Intensiv- und Notfallmedizin e. V.
DKG	Deutsche Krankenhaus Gesellschaft e. V.

DRK	Deutsches Rotes Kreuz
DV	Dienstvorschrift
ebd.	ebenda
ERC	European Resuscitation Council
et al.	et alii/et aliae/et alia (und andere)
$etCO_2$	endtidales Kohlenstoffdioxid
EVM	erweiterte Versorgungsmaßnahmen
f. / ff.	folgende/fortfolgende
FAMS	Franz Anton Mai-Schule
FK	Fachkompetenz
GCS	Glasgow Coma Scale
GG	Grundgesetz
ggf.	gegebenenfalls
GKP	Gesundheits- und Krankenpfleger
GLTSI	German-Lerntransfer-System-Inventar
h	Stunde
H_2O	Wasser
HE	Handlungsempfehlung
i. d. R.	in der Regel
i. m.	intramuskulär
i. v.	intravenös
IfSG	Infektionsschutzgesetz
IHS	Industrie- und Handelskammer
ILS	Integrierte Leitstelle
ISO	International Organization for Standardization
IVENA	interdisziplinärer Versorgungsnachweis
Kap.	Kapitel
KatSchutzG	Katastrophenschutzgesetz
KE	Kompetenzevaluation
KH	Krankenhaus
km	Kilometer
KMK	Kultusministerkonferenz
KrPfl-APrV	Ausbildungs- und Prüfungsverordnung für die Berufe in der Krankenpflege
KrPflG	Krankenpflegegesetz
KTW	Krankentransportwagen
LAE	Lungenarterienembolie
LebL	lebensbedrohliche Einsatzlagen
LF	Lernfeld
LRG	Landesrettungsdienstgesetz
LRW	Lehrrettungswache
LS	Lernsituation
LTS-D	Larynx-Tubus-Suction-Disposable

LTSI	Lerntransfer-System-Inventar
m	Meter
MANV	Massenanfall von Verletzten
MAP	mittlerer arterieller Druck
min	Minute
MK	Methodenkompetenz
mmHg	Millimeter Quecksilbersäule
MPBetreibV	Medizinprodukte-Betreiberverordnung
MPG	Medizinproduktegesetz
NIV	nicht-invasive Ventilation
NotSan	Notfallsanitäter
NotSan-APrV	Ausbildungs- und Prüfungsverordnung für Notfallsanitäterinnen und Notfallsanitäter
NotSanG	Notfallsanitätergesetz
Nr.	Nummer
o. B.	ohne Befund
o. J.	ohne Jahr
PA	Praxisanleiter
Pat.	Patient
PEEP	positiver endexspiratorischer Druck
Pf	Pulsfrequenz
PflBG	Pflegeberufegesetz
PK	persönliche/personale Kompetenz
PMI	Project Management Institute
PPO	Patientenprozessorientierung
PPOLA	patientenprozessorientierte Lernaufgabe
PSNV	psychosoziale Notfallversorgung
Pt.	Point/Punkt
QI	Qualitätsindikator
QM	Qualitätsmanagement
RAAS	Renin-Angiotensin-Aldosteron-System
RASCI	Responsible, Accountable, Support, Consult, Inform
RettAss	Rettungsassistent
RettAss-APrV	Ausbildungs- und Prüfungsverordnung für Rettungsassistentinnen und Rettungsassistenten
RettAssG	Rettungsassistentengesetz
RKI	Robert Koch-Institut
RR	Blutdruckmessung (Messmethode nach Riva Rocci)
RTW	Rettungswagen
S.	Seite
s.	siehe
s. o.	siehe oben
s. u.	siehe unten

sec	Sekunde
SGA	supraglottische Atemwegshilfe
SGB	Sozialgesetzbuch
SK	Sozialkompetenz
SOP	Standard Operating Procedure
SpO_2	Sauerstoffsättigung
StGB	Strafgesetzbuch
StVO	Straßenverkehrsordnung
SVG	Soldatenversorgungsgesetz
Tab.	Tabelle
u. a.	unter anderem, und andere
u. U.	unter Umständen
u. v. m.	und viele mehr
UE	Unterrichtseinheit
usw.	und so weiter
VES	ventrikuläre Extrasystole
vgl.	vergleiche
vs.	versus
z. B.	zum Beispiel
Z. n.	Zustand nach
z. T.	zum Teil
z. Zt.	zur Zeit

I Berufs(-feld-)didaktik Rettungsdienst: Einführung in ein Denken in Patientenprozessen und Lernprodukten

Thomas Prescher, Oliver Gabriel und Heiko König

1 Ausgangssituation Lernen und Unterricht ohne eine Didaktik: Projekt „Patientenprozessorientierte Berufs(-feld-)didaktik Rettungsdienst“

Bereits in der Ausbildung zum Assistenzberuf des Rettungsassistenten wurden Stimmen und Rufe nach einer eigenen, berufsspezifischen (Fach-)Didaktik laut. In einem Beitrag im Jahr 2004 schrieb Karutz:

> *„Im Gegensatz zu anderen Gesundheitsfachberufen ist die Ausbildung im Rettungsdienst bislang – wenn überhaupt – nur ansatzweise erziehungswissenschaftlich fundiert, und an der Konzeption des Rettungsassistentengesetzes (RettAssG) sowie der Ausbildungs- und Prüfungsverordnung für Rettungsassistenten (RettAss-APrV) waren Berufspädagogen offenbar kaum bzw. überhaupt nicht beteiligt. Der Verlauf der Rettungsassistentenausbildung ist aus erziehungswissenschaftlicher Sicht insgesamt unbefriedigend und trägt in der bisherigen Form kaum dazu bei, das Berufsbild des Rettungsassistenten zu professionalisieren.“ (Karutz 2004, S. 466)*

Zehn Jahre nach dieser Aussage trat das Gesetz über den Beruf der Notfallsanitäterin und des Notfallsanitäters (NotSanG) in Kraft. Dieses forderte im § 6 eine „[...] ausreichende Zahl fachlich und pädagogisch qualifizierter Lehrkräfte mit entsprechender, abgeschlossener Hochschulausbildung [...]“. Vier Jahre später stellen Hahnen und Karutz fest, dass

> *„Die Ausbildung zum Notfallsanitäter, die neue pädagogisch- und medizinisch-fachliche Herausforderungen an die Lehrkräfte stellt, orientiert sich inhaltlich an Teilen der Krankenpflegeausbildung. Ein spezifisches didaktisches Modell, wie es in vielen Varianten für die Krankenpflegeausbildung bereits existiert, liegt für die Notfallsanitäterausbildung bislang jedoch noch nicht vor.“ (Hahnen und Karutz 2018, S. 244)*

Während das Notfallsanitätergesetz zusammen mit der Ausbildungs- und Prüfungsverordnung für Notfallsanitäterinnen und Notfallsanitäter (NotSan-APrV) einen bundeseinheitlichen Ausbildungsrahmen setzt, obliegt die damit verbundene Lehrplanentwicklung den Ländern. Die Ausbildung selbst wird von staatlichen oder staatlich anerkannten Schulen durchgeführt, die wiederum eigene – auf den Ländervorgaben basierende – Curricula entwickeln mussten oder noch (weiter-)entwickeln müssen. Zwar wird hierdurch der fachliche Unterrichtsrahmen abgesteckt und somit das „Was“ in Bezug auf die Inhalte festgelegt. Außer Acht gelassen wird jedoch das „Wie“.

- Wie also sollen die Inhalte den Lernenden vermittelt werden?
- Welche Art der Didaktik soll angewandt werden bzw. welches Vorgehen erscheint in Bezug auf die Lerninhalte sinnvoll?

So wurden von Hahnen und Karutz (2018) und Gädtke (2018) Perspektiven ausgelotet, die den Bedarf einer eigenen Didaktik für den Rettungsdienst markieren. Sie können tatsächlich aber nur als Weg dahin bezeichnet werden, weil eine eigentliche Didaktik als „Fachdidaktik Rettungsdienst", „Didaktik beruflicher Bildung im Rettungsdienst" oder „Berufsfelddidaktik Rettungsdienst" damit nicht vorgelegt wurde. Ein eigenes auf den Rettungsdienst bezogenes Konzept zur Professionalisierung von Lehrkräften und zur Anwendung am Lernort Schule fehlt indes.

Mit diesem Startpunkt haben sich sieben Lehrkräfte von unterschiedlichen Berufsfachschulen aus verschiedenen Bundesländern und unter jeweils spezifischer Trägerschaft (Deutsche Rotes Kreuz/Bayerisches Rotes Kreuz, Arbeiter-Samariter-Bund) aufgemacht, das Projekt „Patientenprozessorientierte Berufs(-feld-)didaktik Rettungsdienst" ins Leben zu rufen und konzeptionell, fachlich, inhaltlich und methodisch mit Leben zu füllen. Das Projekt startete am 1. April 2019 und wurde offiziell am 30. Oktober 2019 beendet. Die Vorgehensweise innerhalb des Projektes folgte weitgehend den Vorgaben des Project Management Institute (PMI). Die Projektmitglieder waren sich einig, dass für die Ausbildung zum Notfallsanitäter/zur Notfallsanitäterin (NotSan) keine eigenen, sondern adaptierte Fachdidaktikansätze aus der Pflege verwendet werden. Daher wurden folgende zwei Projektziele bearbeitet:

1. begriffliche Klärung, Aufzeigen und Darstellen einer patientenprozessorientierten Didaktik in der Notfallsanitäterausbildung als ein Entwurf eines Modells
2. Ausarbeitung und Vertiefung des Planungstools zur Erstellung von patientenprozessorientierten Lernaufgaben (PPOLA), einschließlich der Darstellung dafür möglicher Lernprodukte im Kontext der Notfallsanitäterausbildung als Transmissionsriemen für eine kompetenzorientierte Lernprozessgestaltung.

Neben dem Erreichen der soeben genannten Ziele gehört zu den erklärten Projektzielen die Entwicklung eines Entwurfes eines patientenprozessorientierten Didaktikmodells für die Notfallsanitäterausbildung. Als oberstes Ziel stand der Entwurf eines eigenständigen didaktischen Ansatzes für die Notfallsanitäterausbildung, der obendrein auch gangbar und in der Lehre umsetzbar sein soll. Dafür wird dieser Entwurf modellhaft einschließlich möglicher Lernprodukte dargestellt.

Die Projektmitglieder haben entsprechend ihres Projektreportings durchschnittlich 180 Arbeitsstunden für das Projekt investiert. Dies sind 1.440 Arbeitsstunden insgesamt. Setzt man das mit einem Freundschaftspreis von 30 € pro Stunde an, so hat das Projekt einen monetären Wert von 43.200 €. Dies ist insofern beeindruckend, als dass die Projektmitglieder dies als Lehrkräfte allein aus ihrer persönlichen Motivation heraus vorangetrieben haben. Sie wollten einen Beitrag zur Professionalisierung des pädagogischen Personals an den Berufsfachschulen leisten und ihrem eigenen Handeln als Lehrkraft eine didaktisch rückgebundene Basis geben. Der Beitrag soll als zielsicherer Begründungsrahmen für ihre Lehr-Lernprozessgestaltung dienen.

Im Folgenden wird der bildungstheoretische Rahmen für das Projekt aufgespannt, um die Idee der Patientenprozessorientierung und des Lernens mit Lernaufgaben als zentrale Bestimmungsstücke der vorliegenden Berufs(-feld-)didaktik rückzubinden.

2 Fachliche und überfachliche Kompetenzen entwickeln:
Bedingungen für Lernen und Lernmotivation in der beruflichen Bildung zum Notfallsanitäter

Bei der didaktischen Weiterentwicklung der Notfallsanitäterausbildung besteht aus bildungstheoretischer Perspektive die Herausforderung, die Lernangebote so zu gestalten, dass kritische Kompetenzen zuverlässig und transferorientiert erworben werden. Es geht um die Frage, wie neben einer Dominanz fachlicher und kognitiver Ansätze in der Lehr-Lernprozessgestaltung auch die Domänen sozialer, personaler und methodischer Kompetenzen als überfachliche Kompetenzen im Rahmen pädagogischer Interaktionen und Interventionen stärker adressiert und entwickelt werden können, um einen handlungskompetenten und eigenverantwortlich agierenden Notfallsanitäter nach drei Jahren Ausbildung in die Praxis zu entlassen.

Betrachtet man die Kompetenzdebatte, zeichnen sich vier zusammenhängende Aspekte ab (vgl. Abb. I.1), die im Wesentlichen dazu beitragen, Kompetenzen zu entwickeln: das **selbstbestimmte Erbringen von Arbeitsleistungen (1)** bzw. **das selbstgesteuerte Lernen (2)** (vgl. Rienties und Rivers 2014, S. 2 ff.) und das **Arbeiten in sozialer Interaktion (3)** sowie die **Motivation zur Erbringung einer Lernleistung (4)**. Verschiedene Kompetenzmodelle lassen sich dahingehend zusammenfassen (vgl. Faulstich 1998, Schaeper und Briedis 2004, Erpenbeck und Heyse 1999), dass sich fachliche und überfachliche Kompetenzen aus gruppen- und beziehungsorientiertem Verhalten sowie sozialer Kooperation und Kognition ergeben. Gemeint sind damit Faktoren, die zu jedem Zeitpunkt für das erfolgreiche Arbeiten in Gruppen, also in sozialer Interaktion (z. B. wie in Kollegien und Klassenverbünden), verantwortlich sind oder umgekehrt: Faktoren, die durch das Arbeiten in Gruppen trainiert werden.

Der Ansatz eines patientenprozessorientierten Lernens durch Lernaufgaben, wie er im Buch entwickelt wird, kann in diesem Sinne als Träger eines sozialinteraktiven Moments und als Stimulator emotionsaktivierenden Lernens verstanden werden, da über die Qualität der Beziehungen, die Zusammenarbeit und das zu erarbeitende Lernprodukt verschiedene Reflexions- und Kollaborationsprozesse und sich anschließende situierte kognitive Muster durch ein Lernen am Modell angesprochen werden (vgl. Vohle und Reinmann 2012, S. 414 ff.).

Soziale Kompetenz kann dabei verstanden werden als die Bereitschaft und Fähigkeit, in sozialen Situationen und spezifischen Kontexten individuell motivierte Handlungspläne zu realisieren (vgl. Faulstich 1998), während personale Kompetenz die Fähigkeit umfasst, moralisch selbstbestimmt zu handeln, ein positives Selbstkonzept zu behaupten und eine moralische Urteilsfähigkeit zu entwickeln (vgl. Reetz 1999). Auch die Bereitschaft zur Persönlichkeitsentwicklung und Offenheit für Veränderungen werden im Wesentlichen durch das selbstgesteuerte Lernen und eine produktisierende und situierte pädagogische Lehr-Lernprozessgestaltung beeinflusst, da in den sich ergebenden Lernprozessen altes Wissen und eventuell auch Einstellungen kritisch reflektiert werden müssen. Es besteht eine inter-

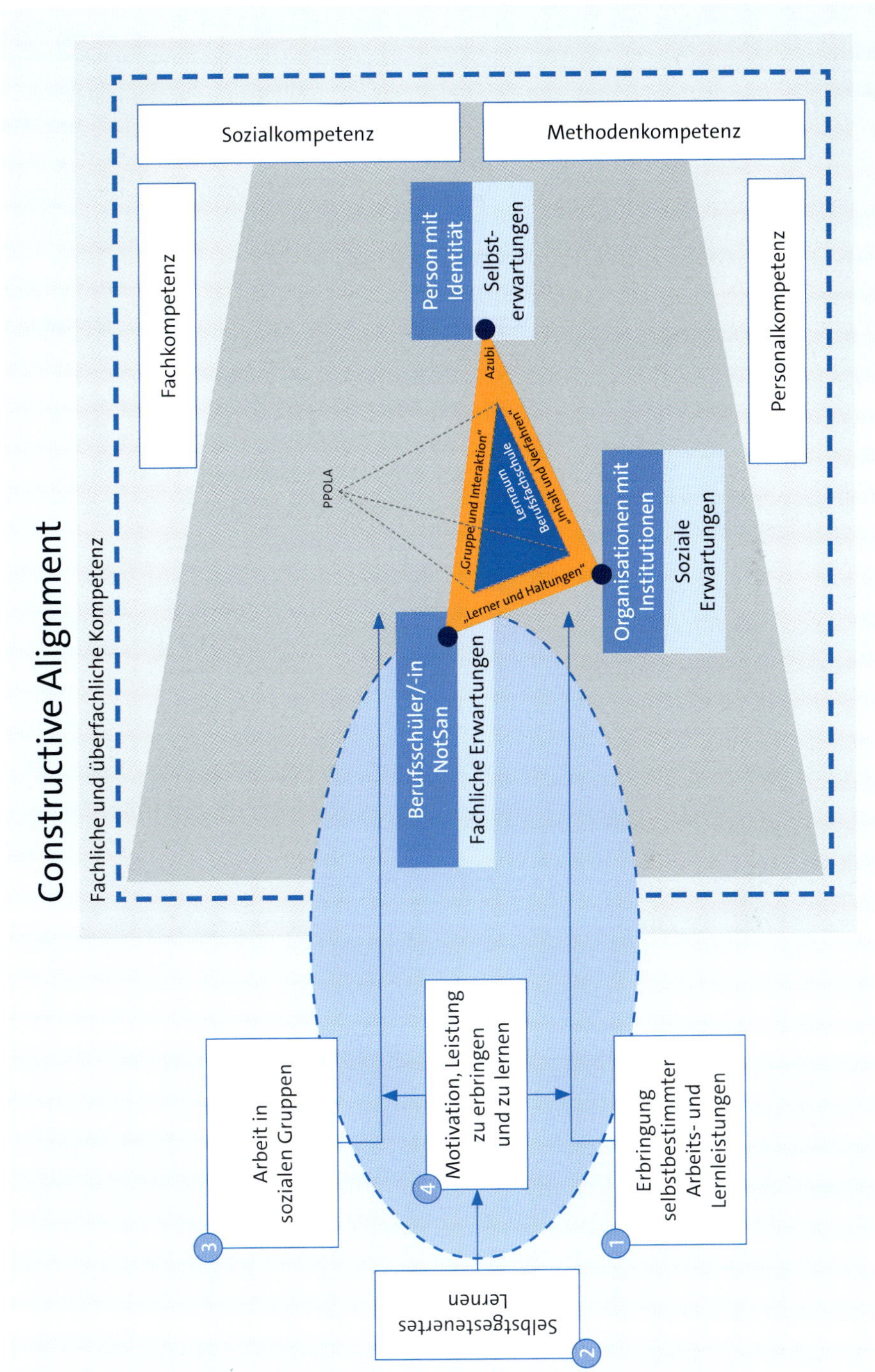

Abb. I.1 ▶ Theoretisches Modell der Kompetenzentwicklung im Rettungsdienst

dependente Beziehung zwischen Emotionen und den Aspekten Motivation zur Leistung, Selbstregulation/-steuerung und der Lernzielerreichung. Eine lösungs- und aufgabenbezogene Intelligenz bzw. die Moderation des individuellen emotionalen Selbstmanagements durch patientenprozess- und lernaufgabenorientierte Lernumgebungen beeinflussen die Lernwirksamkeit von schulischen Bildungsangeboten (vgl. Rienties und Rivers 2014, S. 2 ff.).

Ein weiterer besonderer Moderator für die Entwicklung fachlicher und überfachlicher Kompetenzen ist die Motivation eines Individuums zur Erbringung einer Lernleistung. Dies hat Einfluss auf die Wirksamkeit des selbstgesteuerten Lernens (vgl. Koch 2011), aber auch auf den Grad der Auseinandersetzung eines Individuums mit seiner Arbeits- und Lerngruppe (vgl. Bandura 1979) bzw. vice versa beeinflussen diese Faktoren die Motivation zur Lernleistung. Den Zusammenhang verdeutlicht Abbildung I.1.

3 Transferwirksamkeit und Transferförderungen durch PPOLA in der beruflichen Bildung

Damit als Dispositionen entwickelte Kompetenzen aus dem Lernkontext im Handlungskontext wirksam werden, gibt es verschiedene Ansätze, die Transferwirksamkeit zu fördern. Dies wird als Praxis- und Lerntransfer bezeichnet, wobei ein explizites Transfermanagement die Lernwirksamkeit von Bildungsmaßnahmen erhöhen soll (vgl. Solga 2011, S. 342). Sogenannte Lerntransfermodelle versuchen, zum einen die Transferbedingungen und die Förderung des Transfers zu beschreiben und zum anderen den vermutlichen Lerntransfer einer Bildungsmaßnahme messbar zu machen.

Die Metaanalyse von Taylor, Russ und Chan (2005) zeigt dabei, dass einerseits Lernerfolge in einer Schulungsmaßnahme nachgewiesen werden können, z. B. in Bezug auf Fach- und Methodenkenntnisse, andererseits ist aber kaum ein Lerntransfer nachweisbar, der sich auf die Anwendung des Gelernten im Arbeitskontext bezieht. Dies ergibt sich daraus, dass ein Übertrag auf das Funktionsfeld zu wenig nachgehalten wird. Dabei ist bekannt, dass ein Lerntransfer insbesondere dann als hoch eingeschätzt werden kann, wenn das Gelernte sich an realen Situationen orientiert, unmittelbar nach einer Maßnahme angewandt wird (vgl. Baldwin und Ford 1988) und dies sogar mit einer Zunahme der Leistungserstellung innerhalb der Arbeitstätigkeit einhergeht (vgl. Hinrichs 2016, S. 204). Dabei ist die Hypothese leitend, dass es nicht allein auf den innovativen Gehalt einer Bildungsmaßnahme ankommt, sondern vielmehr darauf, dass

1. es gelingt, den Lerninhalt mit dem Arbeitsinhalt im Funktionsfeld adäquat emotional und situativ zu verknüpfen, und
2. die mediale Repräsentationsform der Inhalte den Lerntransfereffekt auf die rettungsdienstbezogene Maßnahme unterstützt.

Für eine Förderung von Lernwirksamkeit haben sich in diesem Sinne nach Kauffeld (2010, S. 131 ff.) Modelle etabliert, die über das ergebnisorientierte Modell von Kirkpatrick und Kirkpatrick (2016, S. 16 ff.) hinausgehen und einen prozessorientierten Ansatz verfolgen. Solche Modelle sind zum Beispiel das Lerntransfer-System-Inventar (LTSI) nach Holton, Bates und Ruona (2000) bzw. das German-Lerntransfer-System-Inventar (GLTSI, Kauffeld et al. 2008) oder das Lernkultur-Inventar (Friebe 2005). Aus diesen Modellen lässt sich herleiten, dass die Transferorientierung eines Lernangebotes im Zusammenhang mit der Transfermotivation der Lernenden und der Transferkapazität sowohl der Lernsituation als auch der Handlungssituation steht.

Häufig besteht jedoch eine Kluft zwischen Theorie und Praxis des Erlernten, aufgrund derer sich die Fachkräfte im komplexen Praxiseinsatz überfordert fühlen oder im schlimmsten Fall schwerwiegende Fehler begehen (vgl. St. Pierre und Hofinger 2014, S. 49). Da die Ausbildung häufig wenig auf die individuellen Praxisanforderungen der Teilnehmer eingeht, kann ein patientenprozessorientiertes Lernen als ein wichtiger Transferfaktor innerhalb eines Bildungssettings und zur Förderung der Patientensicherheit angesehen werden (vgl. Koppenberg et al. 2014, S. 373 ff.).

4 Constructive Alignment als erziehungswissenschaftlicher Rahmen eines Lernens mit PPOLA

Der Weg zum Beruf Notfallsanitäter ist ein Weg durch die Organisationen, den ein angehender Notfallsanitäter zunächst in der Rolle als Auszubildender beschreitet, um sich durch eine duale Berufsausbildung auf das zukünftige Berufsfeld vorzubereiten. Die Tätigkeit des Notfallsanitäters ist zwar auf Notfalleinsätze bezogen, findet aber dennoch im engeren Sinne innerhalb einer Organisation statt, im noch engeren Sinne Hilfsorganisationen, wie die Träger Arbeiter-Samariter-Bund, Deutsches Rotes Kreuz, Malteser Hilfsdienst oder Johanniter-Unfall-Hilfe sie darstellen. In jeder Organisation haben sich dafür verschiedene bewusste und unbewusste Institutionen als Regeln und Normen etabliert – wie es der Neoinstitutionalismus beschreibt (vgl. Schimank 2007, S. 161 ff.). Lernende innerhalb dieser Organisationen sind durch ein absichtsvolles und autonomes Handeln geprägt, sie haben unterschiedliche Kompetenzen und verfolgen individuelle Absichten, dennoch:

> *„Der Neo-Institutionalismus verweist darauf, dass diese Eigenschaften keine naturwüchsigen Eigenschaften von Individuen sind, sondern dass es sich um Zuschreibungen handelt, die getragen werden durch eine kulturelle Werteordnung." (Engels 2011, S. 117)*

Lederle (2008, S. 14) stellt heraus, dass sich offensichtlich in den Organisationen (z. B. Rettungswachen, Kliniken oder Schulen) ein tiefgreifendes Lernen an „formelle[n] Regeln, Prozeduren und Normen der Ausgestaltung der formalen Struktur von Organisationen sowie symbolischen Systemen, kognitiven Skripten und moralischen Schablonen [...]" (Hall und Taylor 1996, S. 947 zitiert nach Lederle 2008, S. 14) als Formen **institutioneller Erwartungen** ausrichtet. Im Rahmen der Berufsausbildung in Berufsfachschulen als eine Zwischenstation der Institutionen gilt es daher, den Widerspruch zwischen einer individuellen Kompetenzentwicklung, orientiert am Berufsfeld Notfallsanitäter, und der Wirkung sozialer Institutionen als Entitäten mit normativen Erwartungsstrukturen aufzulösen oder wenigstens zu überbrücken.

Mit dieser institutionellen Perspektive ergeben sich zahlreiche Anforderungen für die Auszubildenden aus ihrem späteren rettungsdienstlichen Auftrag als **fachliche Erwartungen**. Maßgeblich für die Anforderungsbewertung ist dafür der Anspruch, Ausbildung als ein integrierendes Fachkonzept über verschiedene Disziplinen zu begreifen. Formal werden hier Aufgaben im NotSanG oder der NotSan-APrV benannt, wie zum Beispiel eine fachgerechte notfallmedizinische Versorgung einschließlich der Einschätzung der Gesamtsituation durchführen zu können.

Dabei gilt es, Kompetenzen zu entwickeln, bei denen der Anspruch eingelöst wird, sie im späteren Berufsalltag auch anwenden zu können. Der Lerner muss also nicht nur „Bescheid wissen", er muss zur Entfaltung seiner Handlungsdispositionen auch über Strategien und Muster verfügen, das Wissen als Arbeitsleistung sichtbar werden zu lassen (vgl. Spencer und Spencer 1993, S. 13). Teil dieser Kompetenzentwicklung ist dabei eine vergleichende Reflexion der von außen gestellten Leistungsanforderungen als soziale und fachliche Erwartungen und der Selbsterwartung des Individuums, die ihren Ausdruck in inneren Haltungen, Einstellungen, Werten und Dispositionen findet (vgl. Prescher 2009, S. 49 ff.).

Eine Kompetenzentwicklung kann daher nicht einseitig auf fachlichen Output ausgerichtet sein, wie dies bei der Notfallsanitäterausbildung aktuell immer wieder berichtet wird und beobachtbar ist. Vielmehr bedarf es eines Ansatzes, der die verschiedenen Aspekte in den verschiedenen sozialen Akteurskonstellationen der Auszubildenden aufgreift und dann einer Bewertung zuführt. Das Verständnis der patientenprozessorientierten (PPO) beruflichen Bildung mit dem Planungstool zur Erstellung von patientenprozessorientierten Lernaufgaben (PPOLA), das in ein komplexes Kompetenz-Entwicklungs-Assessment eingebettet ist, soll vor diesem Hintergrund als Bezugsrahmen für eine Notfallsanitäterausbildung dienen, die über ein produktisierendes Lernen durch Lernprodukte ein formatives und summatives Assessment kombiniert (vgl. Boud und Falchikov 2006, S. 411). Diese Form des Assessments dient dazu, die Lehr-Lernprozesse in einer kompetenzorientierten Perspektive zu gestalten, um eine Erwartungs-Erwartungs-Verschränkung zu ermöglichen und damit einen Beitrag für eine veränderte Lernkultur zu leisten (vgl. Shepard 2000, S. 13).

Dieses Verständnis eines Kompetenz-Entwicklungs-Assessments folgt dem Konzept des Constructive Alignment (vgl. Biggs 1996, S. 347). Dem Constructive Alignment geht es darum, die Lernziele mit Lehr-Lernmethoden zu Lernergebnissen zu kombinieren. Dabei geht es im verfolgten Ansatz darum, dass die Entwicklung und Erarbeitung von Lernprodukten genau dieses Alignment sicherstellt. Das heißt, die Planung eines Unterrichts

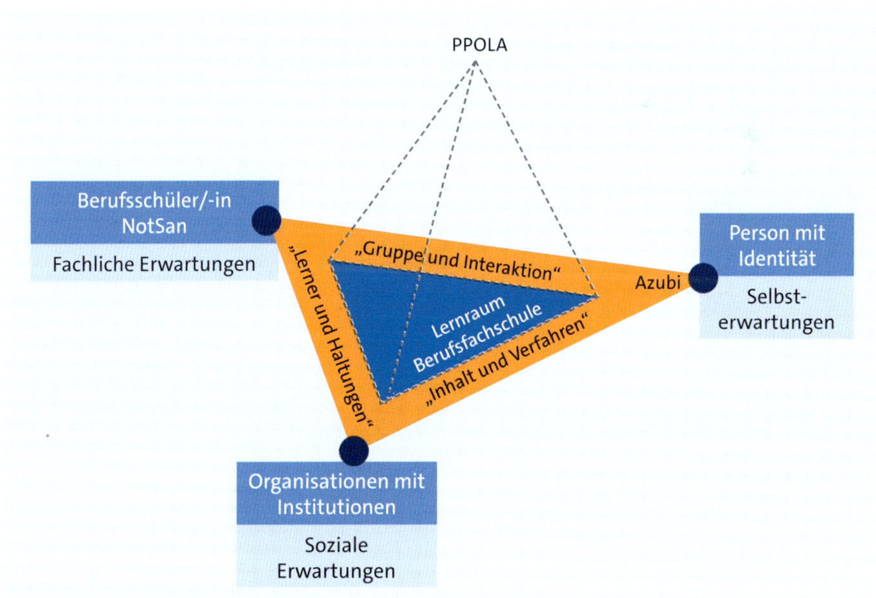

Abb. I.2 ▶ Patientenprozessorientierte Lernaufgaben zur Erwartungs-Erwartungs-Verschränkung

nimmt ihren Ausgangspunkt nicht bei den zu vermittelnden Inhalten, sondern beim zu erreichenden Ergebnis. Dies lässt sich mit der Metapher einer Landkarte beschreiben: Die einzelnen Orte markieren die Inhalte. Diese Inhalte sind als Koordinaten beschreibbar, d. h. ziemlich abstrakt und wenig greifbar. Deswegen dient die Patientenprozessorientierung als Wegenetz, um die Landkarte greifbar und begreifbar zu machen. Sie stellt das Verbindungsstück zwischen den einzelnen Orten dar, wobei die Orte erst „Wirklichkeit" werden, wenn sie ein Lerner auch besucht. Dies kann über die Lernprodukte erfolgen. Sie markieren die Zwischenstationen zu unterschiedlichen Zielen innerhalb einer Unterrichtsreihe oder Lernsituation. Die Verbindung der verschiedenen Zwischenstationen ist dabei der zurückgelegte Lernweg.

5 Patientenprozessorientierte Berufs(-feld-)didaktik Rettungsdienst:

Modell und Konzept eines Lernens mit Lernaufgaben und -produkten im Zusammenspiel der Lernorte

Die hier ausgearbeitete patientenprozessorientierte Berufs(-feld-)didaktik ist als ein Doppelkomponentenmodell angelegt. Einerseits liefert es einen Reflexions- und Begründungsrahmen für das didaktische Handeln als Mehrebenenmodell nach Rosen und Schubiger (2013), andererseits eröffnet das Modell mit konkreten Handlungsempfehlungen über das Planungstool patientenprozessorientierter Lernaufgaben (PPOLA) in vier Planungsschritten konkrete Ansatzpunkte zur Planung und Gestaltung von Lernsituationen, die dem Prinzip eines situativen und produktisierenden Lernens folgen.

Ausgangspunkt des Reflexions- und Begründungsrahmens der Berufs(-feld-)didaktik (s. Abb. I.3) ist die Annahme der Autoren Ingo Winterstein, Jörg Holländer und Natassa Thomopoulos, die im Teil II dargestellt ist, dass es im Berufsfeld Rettungsdienst einen eigenen Ansatz für das didaktische Handeln braucht. Weder die Begriffe der Notfallpädagogik (vgl. Karutz 2004, S. 846 ff.) noch der unterschiedlichen Fachdidaktiken (vgl. Petersen und Vollmer 2010, S. 100), insbesondere die Konzepte der Fachdidaktik Pflege, eignen sich, die Anforderungen des Berufsbildes Notfallsanitäter abzubilden (vgl. Hahnen und Karutz 2018, S. 244 ff.).

Den Autoren bietet dabei der eher metatheoretische Ansatz einer „Berufsfelddidaktik der höheren Berufsbildung" nach Rosen und Schubinger (2013, S. 39) eine Möglichkeit, das Thema zu strukturieren und bezüglich der Anforderungen in der Notfallsanitäterausbildung zu systematisieren. Dazu werden im Mehrebenenmodell 1) die Makroebene als allgemeine Berufsfelddidaktik, 2) die Mesoebene als eine spezifische Berufsdidaktik und 3) die Mikroebene als eine spezifische berufsfeldorientierte Unterrichtsdidaktik unterschieden.

Die einzelnen Dimensionen der Makro-, Meso- und Mikroebene lassen sich in Anlehnung an Teil II folgendermaßen zusammenfassen:

1. **Makroebene: allgemeine Berufsfelddidaktik**
   - **berufliche Praxis:** Die Spezifika des Berufsbildes Notfallsanitäter ergeben sich aus dem Arbeitsalltag und der Berufswirklichkeit. Die Explikation beruflich relevanter und typischer Situationen ist die Basis eines situierten Lernens.
   - **Fach-/Bezugswissenschaften:** Lernziele können mit der Orientierung an fachlichen Inhalten und Erkenntnissen begründet werden. Notfallsituationen, wie sie z. B. im NotSanG dargestellt werden, können entsprechend der Bezugswissenschaft mehrperspektivisch erschlossen werden.
   - **Bildungstheorie:** Die Ausbildung zum Notfallsanitäter bewegt sich in zahlreichen Widersprüchen. Die Entwicklung und Professionalisierung der bildungstheoretischen Dimensionen der Selbst-, Fremd- und Weltverhältnisse sind ein maßgebliches Bestimmungsstück didaktischen Handelns. Diese

Dimensionen haben Auswirkungen auf das Verständnis beruflicher Bildung im Spannungsfeld zweckorientierter vs. zwecksetzender beruflicher Bildung.
- **schulische Praxis:** Berufs- und bildungspolitische Entscheidungen wirken sich maßgeblich auf die Schul- und Unterrichtsorganisation aus. Zahlreiche Unwegbarkeiten der pädagogischen Professionalisierung im Rettungsdienst erschweren gegenwärtig einen Wechsel zu einem kompetenzorientierten Unterricht.

2. **Mesoebene: Berufsdidaktik**
   - **Arbeits- und Handlungssituationen:** Arbeits- und Handlungssituationen lassen sich anhand von konkreten Strukturmerkmalen beschreiben, um den Unterricht fallorientiert zu situieren. Dies erfolgt aus der Kombination der Identifikation von Handlungssituationen (z. B. beteiligte Akteure und deren Erleben, Einsatzanlässe, Interaktionsstrukturen, Setting und typische/herausfordernde Situationen) und der Identifikation von Patientenprozessen (z. B. allgemeine und spezielle Tätigkeiten, Kernaufgaben).
   - **Kompetenzen:** Auf der Mesoebene sind die zu erreichenden Kompetenzen als Richt- und Grobziele als Aspekt der Bedingungsanalyse zu formulieren bzw. abzuleiten, wie sie im Rahmenlehrplan und dem Schulcurriculum dargelegt werden. Diese Ziele schließen die Kriterien und Indikatoren ein, die zur Entwicklung der Handlungskompetenz nötig sind.
   - **Ressourcen:** Jede Arbeitssituation braucht zur Bewältigung bestimmte Kenntnisse (Wissen), Fertigkeiten (Routinen) und Haltungen (Werte), um eine Tätigkeit und komplexe Handlungen ausführen zu können.
   - **Themen:** Lernsituationen sind curricular zu strukturieren. Entsprechend der Vorarbeiten gilt es, die Konzeptionsprinzipien (d. h. die Auswahl der Lerninhalte) mit den Strukturierungsprinzipien (d. h. Anordnung der Bildungsinhalte) zu verbinden (vgl. Lipsmeier 2000, S. 66).
   - **Transferprozesse:** Lernprozesse sollten transferförderlich angelegt werden, indem sie dem Prinzip der Integration für einen Theorie-Praxis-Transfer durch realitätsnahe Lernsituationen und eine abgestimmte Lernortkooperation folgen.
   - **Qualifikationsverfahren I:** Die Lernprozesse im Rahmen der beruflichen Aus- und Weiterbildung sind durch entsprechende Lernerfolgskontrollen und Prüfungen zu evaluieren. Diese Prüfungen sind idealerweise kompetenzorientiert angelegt und ermöglichen eine Performanzeinschätzung in möglichst realen Arbeits- und Handlungsabläufen. Prüfung und Leistungsnachweise sind entsprechend zu planen.
3. **Mikroebene: Unterrichtsdidaktik**
   - **Lernsituationen:** Schlüsselprobleme des Rettungsdienstes stehen im Zentrum der Lernsituationen. Sie basieren als komplexer Orientierungsrahmen auf der Vorarbeit in den Dimensionen der Mesoebene. Sie sind didaktisch aufbereitete Arbeits- und Handlungssituationen.

- **Kompetenzerwerb und Kompetenzunterstützung:** Patientenprozessorientierung kann mit dem Ansatz des Clinical Reasoning unterstützt werden. Als hypothetisch-deduktives Reasoning (Diagnosetrichter) können Leitsymptome und maßnahmenrelevante Informationen erfasst, priorisiert und behandelt werden. Der Patient steht dabei im Mittelpunkt.
- **Transferunterstützung:** Durch Einbezug der Praxis in den Unterricht, z. B. als Kombination fachtheoretischen und fachpraktischen Unterrichtens, ist eine Förderung der Transferkompetenz möglich. Handlungsorientierung, Übungsmöglichkeiten und patientenprozessorientierte Lernaufgaben unterstützen den Transfer. Unterschiedliche Lernorte wie Seminarraum, Rettungswache, Skills-Lab oder Simulator zu berücksichtigen, ist dafür erforderlich.
- **Lern- und Leistungsziele:** Lernerfolg lässt sich über Lernziele (auf dieser Ebene als Feinlernziele) beurteilen. Mithilfe des Abgleichs aus formulierten Zielen und erreichten Ergebnissen in Prüfungen (vgl. Mesoebene) kann ein reflexives Lernen bei den Auszubildenden angestoßen werden und das eigene didaktische Handeln in Bezug auf die Lerngruppe kritisch betrachtet werden.
- **Inhalte:** Orientiert am Wissenschafts- und Situationsprinzip der Ebene der Berufsfelddidaktik (berufliche Praxis, Fach- und Bezugswissenschaften) sowie an Kompetenzen, Ressourcen und Qualifikationsverfahren der Berufsdidaktik, kann eine Auswahl der zu vermittelnden Inhalte erfolgen.
- **Lehr-Lernprozesse:** Theorie und Praxis sind zwei polarisierende Dimensionen der Unterrichtsgestaltung. Diese Polarisierung gilt es curricular aufzulösen, indem die aufeinanderfolgenden Unterrichtssequenzen über Lernaufgaben sowohl das Situations- als auch das Wissenschaftsprinzip und das Prinzip der Handlungsorientierung miteinander verbinden.
- **Qualifikationsverfahren II:** Abhängig von der konkreten didaktischen Ausgestaltung einer Lernsituation sind Lernerfolgskontrollen und Leistungsnachweise kompetenzorientiert auszuarbeiten, mit den Lernenden durchzuführen und im Sinne eines reflexiven Lernens zur Entwicklung der beruflichen Handlungskompetenz gemeinsam zu besprechen.

In der Praxis des Unterrichtens im Rettungsdienst braucht es darüber hinaus einen Ansatz, der diese berufsfelddidaktischen Strukturmomente für die konkrete Unterrichtsplanung und -durchführung nutzbar macht. Daher wird das Konzept PPOLA in Teil III durch Heiko König, Oliver Gabriel und Thomas Prescher in Anlehnung an Müller, König und Prescher (2019) in das didaktische Modell der patientenprozessorientierten Berufs(-feld-)didaktik integriert. Der Kern des PPOLA-Ansatzes wird mit der Entwicklung einer Lernsituation durch Lernaufgaben jedoch in der Mikroebene verortet. Die einzelnen Schritte des Planungstools mit den jeweiligen Planungsaktivitäten lassen sich nicht eins zu eins in das Modell der Berufs(-feld-)didaktik integrieren. Die konzeptionelle didaktische Vorarbeit der

Tab. I.1: Zuordnung Modell der Berufs(-feld-)didaktik zum Schritt 1 des Planungstools für PPOLA

Aktivitäten Schritt 1: Rahmenbedingungen des Ausbildungs- und Unterrichtsthemas klären	Modell der Berufs(-feld-)didaktik
1.1 Thema	Themen der Mesoebene
1.2 Verortung im Ausbildungsrahmenplan/Lernfeld im Rahmenlehrplan	Kompetenzen der Mesoebene
1.3 Orientierung in einer beruflichen Situation	berufliche Praxis der Makroebene
1.4 Arbeits- und Patientenprozesse	Arbeits- und Handlungsfelder der Mesoebene
1.5 Lernorte	Transferprozesse der Mesoebene
1.6 Richtziele aus Lehrplan oder Curriculum	Kompetenzen der Mesoebene

im Modell der Berufs(-feld-)didaktik dargestellten Dimensionen stellt jedoch eine wesentliche Voraussetzung dar, um die Schritte im Planungstool zu bearbeiten und „mit Leben zu füllen". Für das Verständnis ist zudem wichtig, dass der Ansatz PPOLA als Planungstool mit vier Schritten die Planungsrichtung vorgibt, demgegenüber die Abbildung I.3 jedoch die Lernrichtung als Weg der didaktischen Inszenierung beschreibt.

Das Planungswerkzeug patientenprozessorientierter Lernaufgaben sieht folgende vier Schritte vor:

- **1. Schritt:** Zunächst sind die **Rahmenbedingungen des Ausbildungs- und Unterrichtsthemas** zu klären. Die Grundlagen finden sich dafür auf der Makro- und Mesoebene des Modells der Berufs(-feld-)didaktik. Tabelle I.1 zeigt, was näher bestimmt werden muss.
- **2. Schritt:** Als zweites werden in einer tabellarischen Übersicht **die Arbeitsschritte als Sequenzierung des Unterrichts mit den Lerninhalten, Lernprodukten, Aktivitäten der Lernenden und den Lernzielen bestimmt**. Die Kernidee ist die Förderung der Handlungskompetenz, indem die Strukturierung des Lernprozesses entlang von Lernprodukten erfolgt. Die erforderlichen Ressourcen und Kompetenzen werden über die Bearbeitung entsprechender Lernaufgaben instrumentalisiert. Es geht darum, die eigene Unterrichtsplanung entlang der Idee einer Lernsituation (Mikroebene) auf interne Konsistenz hin zu entwickeln und zu überprüfen.
- **3. Schritt:** Ein Lernen mit Lernaufgaben benötigt klare **Qualitätskriterien der Produkte und Ergebnisse**. Dies benötigen zum einen die Auszubildenden zur Selbstkontrolle und zum anderen die Lehrkräfte als Leitfaden zur Ergebniserwartung. Diese Kriterien sind abhängig vom Thema, von der Lerngruppe, von der Lernaufgabe und von bestehenden fachlichen Vorgaben (wie z. B. Handlungsempfehlungen, Leitlinien oder SOP) zu bestimmen.
- **4. Schritt:** Bisher sind alle Planungsschritte eher lehrerzentriert angelegt, auch wenn im Sinne der Bedingungsanalyse die Auszubildenden berücksichtigt wer-

Tab. I.2: Zuordnung Modell der Berufs(-feld-)didaktik zum Schritt 2 des Planungstools für PPOLA

Aktivitäten Schritt 2: Arbeitsschritte mit Lerninhalten, Lernprodukten, Aktivitäten der Lernenden und Lernzielen bestimmen	Modell der Berufs(-feld-)didaktik
2.1 Ziele als • Richtziele (URP) • Feinziele (UE)	Kompetenzen der Mesoebene Lern- und Leistungsziele der Mikroebene
2.2 Arbeitsschritte des Arbeitsablaufs als • Ausgangsmaterial • Wissensquellen	Fach-/Bezugswissenschaften der Makroebene Themen der Mesoebene
2.2 Arbeitsschritte des Arbeitsablaufs als • Aktivitäten der Lerner	Bildungstheorie der Makroebene Arbeits- und Handlungsfelder der Mesoebene Ressourcen der Mesoebene Kompetenzerwerb und -unterstützung der Mikroebene Lehr-Lernprozesse der Mikroebene
2.2 Arbeitsschritte des Arbeitsablaufs als • Ergebnisse/Produkte	berufliche Praxis der Makroebene Arbeits- und Handlungsfelder der Mesoebene Kompetenzerwerb und -unterstützung der Mikroebene Ressourcen der Mesoebene
2.3 Lerninhalte als • aufgabenrelevantes Wissen über ...	Fach-/Bezugswissenschaften der Makroebene Themen der Mesoebene Inhalte der Mikroebene
2.4 Arbeitsmittel	berufliche Praxis der Makroebene Kompetenzerwerb und -unterstützung der Mikroebene Ressourcen der Mesoebene

Tab. I.3: Zuordnung Modell der Berufs(-feld-)didaktik zum Schritt 3 des Planungstools für PPOLA

Aktivitäten Schritt 3: Qualitätskriterien der Ergebnisse festlegen	Modell der Berufs(-feld-)didaktik
3.1 Kriterien der Selbstkontrolle für die Lernenden 3.2 Kontrollkriterien der Ergebnisse für die Lehrkräfte	Fach-/Berufswissenschaften der Makroebene berufliche Praxis der Makroebene Kompetenzen der Mesoebene Ressourcen der Mesoebene Themen der Mesoebene Qualifikationsverfahren I & II der Mesoebene und Mikroebene Kompetenzerwerb und -unterstützung der Mikroebene Lern- und Leistungsziele der Mikroebene Inhalte der Mikroebene

den. Im Schritt 4 geht es darum, die **Aufgabenstellungen für die Lernenden** zu formulieren. In der Lernaufgabe wird einerseits jede Aufgabenstellung schülerorientiert beschrieben und mit konkreten Anforderungen an ein (Teil-)Lernprodukt versehen und andererseits der methodische Gang der Aufgabenkaskade sichtbar. Dieser Schritt entspricht der Darstellung einer Lernsituation als das eigentliche Ziel der didaktischen Arbeit. Die Vorarbeiten aus den Schritten 1 bis 3 fließen hier ein. Als Teil der didaktischen Konstruktion bietet es sich für die Lehrkräfte an, einen Stundenverlaufsplan zu dieser Lernsituation zu erstellen. In diesem wird dann deutlich, welcher Zeitansatz für jede einzelne Aufgabe angesetzt werden kann, an welcher Stelle eine selbstgesteuerte Aufgabenerschließung und -bearbeitung stattfinden, wo im Verlauf Abholpunkte zur Abstimmung und Klärung von Fragen vorgesehen sind und wann möglicherweise einfach ein Input als Lehrvortrag oder Lehrgespräch durch die Lehrkräfte zweckmäßig ist, um die inhaltlichen und methodischen Aspekte für die Gesamtgruppe zu systematisieren.

Die beiden Systematisierungsansätze der Berufs(-feld-)didaktik und des Planungstools für patientenprozessorientierte Lernaufgaben lassen sich als Modell zusammenfassen (Abb. I.3).

Sogenannte Lernprodukte dienen als wichtige Orientierungsgröße für eine Lehr-Lernprozessgestaltung mit Lernaufgaben. Oliver Gabriel, Heiko König, Carolin Schneider und Henrik Bender stellen im Teil IV Lernprodukte als Weg zum sichtbaren Learning Outcome dar. Sie unterscheiden dafür vier Kategorien mit Erklärungs-, Darstellungs-, Beschreibungs- und Handlungsprodukten und tragen zahlreiche konkrete Beispiele für die jeweiligen Produktarten für die Notfallsanitäterausbildung zusammen und laden damit zu einer unmittelbaren Umsetzung im Unterricht ein.

Im Teil V wird durch die Autoren Oliver Gabriel und Heiko König aufgezeigt, wie der Ansatz als ein lernortübergreifender Lehr-Lernprozess in der beruflichen Ausbildung zum Notfallsanitäter mithilfe des Planungstools zur Gestaltung von patientenprozessorientierten Lernaufgaben gestaltet und gesteuert werden kann. Der PPOLA-Ansatz wird für eine Verwendung in der lernortübergreifenden Notfallsanitäterausbildung aufgearbeitet und es werden Kriterien entwickelt, welche anschließend in einer exemplarischen lernortübergreifenden Lehr-Lernprozesssteuerung innerhalb eines Fallbeispiels angewandt werden.

Für die lernortübergreifende Lehr-Lernprozesssteuerung können die Autoren zeigen, dass diese den Steuerungsmechanismen eines allgemeinen Prozessverständnisses unterliegt. Basierend auf Literaturerkenntnissen aus dem Prozess- und Qualitätsmanagement sowie der ISO 9001 werden als Mechanismen die sogenannten Big Five der Lehr-Lernprozesssteuerung identifiziert: Anforderungen/Vorgaben, Ressourcenbereitstellung, Regeln, Koordination und Review. Die inhaltliche Übereinstimmung der Steuerungsmechanismen mit dem Planungstool wird mithilfe der Turtle-Methode abgebildet. Diese erlaubt eine detaillierte Darstellung der Steuerungsmechanismen als Komponenten. Sowohl die Mechanismen der „Big Five“ als auch die Komponenten der Turtle-Methode ergeben im Vergleich dieselben Steuerungsmöglichkeiten innerhalb eines Lehr-Lernprozesses.

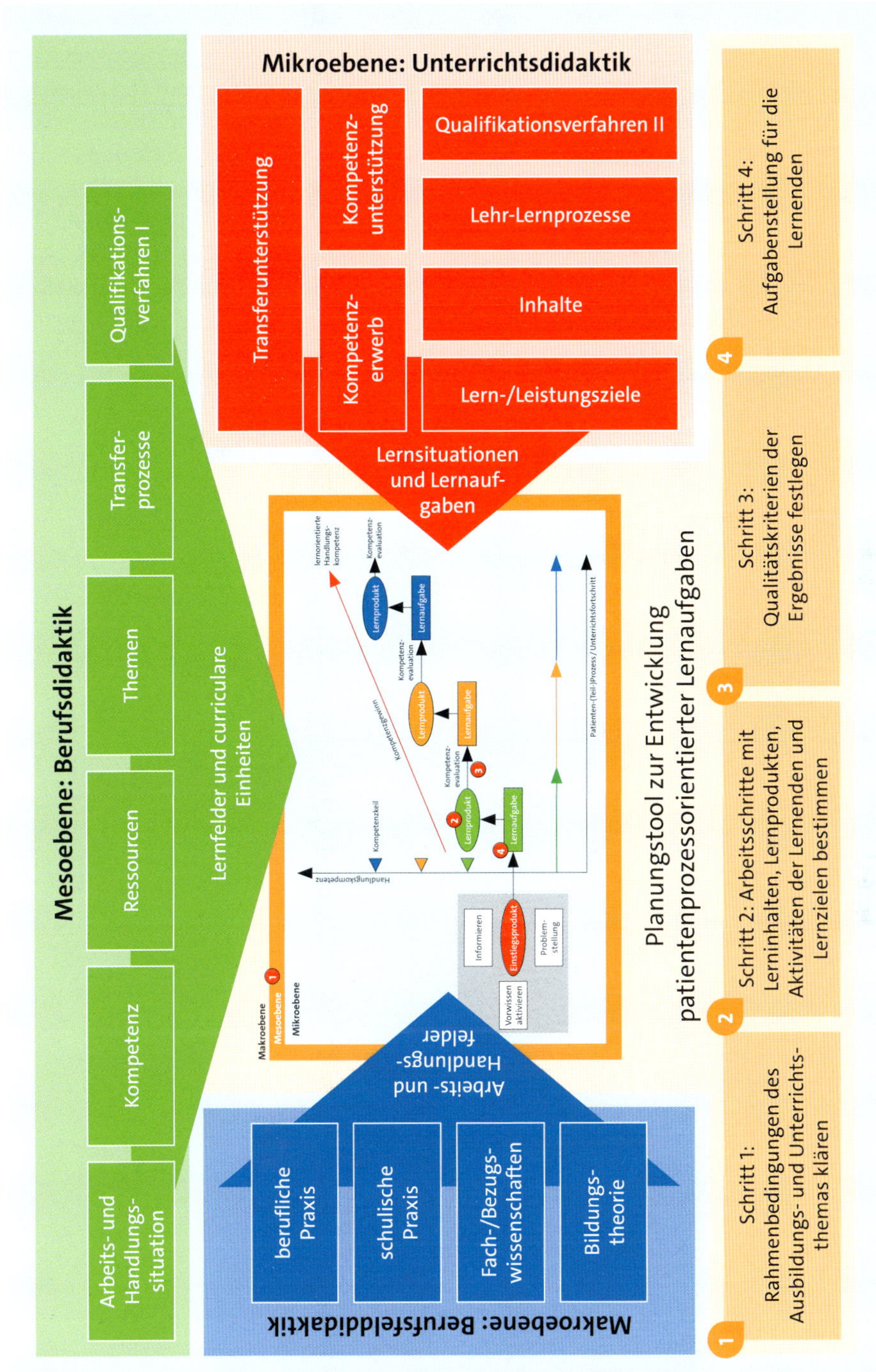

Abb. I.3 ▶ Modell einer patientenprozessorientierten Berufs(-feld-)didaktik Rettungsdienst

Eine exemplarische Anwendung des Planungstools demonstriert schließlich neben der Lehr-Lernprozessgestaltung, wie die lernortübergreifende Steuerung funktionieren kann. Ergänzend zu einer Steuerung an nur einem Lernort werden dabei die veränderlichen Umgebungsbedingungen und die weiteren Akteure in den Lernorten berücksichtigt. Hierfür werden für die beteiligten Institutionen und Akteure der Schule, Klinik und Lehrrettungswache die fiktiven Annahmen für eine Bedingungsanalyse näher betrachtet.

Es wird gezeigt, dass das Planungstool nahezu alle Steuerungsmöglichkeiten für eine lernortübergreifende Lehr-Lernprozesssteuerung berücksichtigt. Dabei ersetzt es jedoch nicht eine grundlegende didaktische Planung, es ergänzt diese nur. Darüber hinaus können Lernaufgaben, die mithilfe des Planungstools entwickelt werden, als Methode kompetenzorientierter didaktischer Paradigmen eingesetzt werden, wie z. B. dem AVIVA©-Modell (Städeli et al. 2013).

II Modell einer Berufsdidaktik Rettungsdienst: Ebenen, Bezüge und Inhalte

Ingo Winterstein, Jörg Holländer und Natassa Thomopoulos

1 Einleitung

Als Lehrkraft an berufsbildenden Schulen für Notfallsanitäter sieht man sich bei der Umsetzung handlungsorientierter Ziele im Unterricht damit konfrontiert, dass keine rettungsdienstlich autonomen Spezifika für ein didaktisches Vorgehen existieren und man sich folglich an berufsfremden didaktischen Modellen bedienen muss. Insgesamt erscheint es notwendig, die Professionalität, Autonomie sowie die Außenwirkung des Berufsbildes Notfallsanitäter und der Ausbildung durch die Erfahrungen aus der Lehrtätigkeit weiterzuentwickeln. So sollen in diesem Buch die Bezüge innerhalb einer Berufsfelddidaktik zur Bestimmung der didaktischen Handlungsfelder in der Ausbildung zum Notfallsanitäter präzisiert werden. Damit sollen die Grundlinien und ein Ansatz zu einer spezifischen Berufsdidaktik und einer Unterrichtsdidaktik für die Notfallsanitäterausbildung entwickelt und begründet werden.

Um dafür ein wissenschaftliches und belastbares Fundament zu schaffen, wurde durch Literaturrecherche, didaktische (Modell-)Vergleiche und eigene Modellversuche strukturiert vorgegangen. Dazu erfolgt zunächst eine Begriffsbestimmung (Kap. 3) der bezugsrelevanten didaktischen Felder, mit dem Ergebnis einer zugänglicheren Terminologie eines Ansatzes als Berufs(-feld-)didaktik.

In Kapitel 4 wird der generische Ansatz zur Entwicklung einer Berufs(-feld-)didaktik für die höhere Berufsbildung (Rosen und Schubiger, 2013) genutzt, um das Berufsbild des Notfallsanitäters auf der Makro-, Meso- und Mikroebene abzubilden. Die Produkte dieses Durchlaufs sind die Demaskierung relevanter Diskrepanzen auf allen Ebenen und die Forderung nach einer autonomen Patientenprozessorientierung auf der Unterrichtsebene. Dazu werden unterschiedliche Exkurse vollzogen, um die für eine Notfallsanitäterausbildung exemplarischen Methoden aufzuführen und die geforderte Patientenprozessorientierung zu begründen.

Diese berufsfelddidaktische Rahmung verfolgt das Ziel, eine notfallsanitätereigene Berufs(-feld-)didaktik im Allgemeinen mit einer (patientenprozessorientierten) Unterrichtsdidaktik im Speziellen, wie sie in Teil III von Heiko König, Oliver Gabriel und Thomas Prescher ausformuliert wird, zu beschreiben. Dieser Beitrag soll einen allgemeingültigen Ansatz der Didaktik als Begründungsrahmen für die Notfallsanitäterausbildung liefern, während das angeschlossene Projekt diesen Ansatz konkretisiert und spezialisiert.

2 Notfallsanitäterausbildung: Offene Fragen und Potenziale

Die Ausbildung im Rettungsdienst und die Entwicklung der präklinischen Notfallmedizin stehen seither in wechselseitiger Beziehung. Die folgenden Unterkapitel beschäftigen sich deshalb mit dem Berufsbild, den damit verbundenen Herausforderungen, Konflikten und der beruflichen Eignung.

2.1 Neues Berufsbild, alte Didaktik, unzufriedene Schüler

Bis zur Einführung des NotSanG am 1. Januar 2014 war der Rettungsassistent (RettAss) mit einer zweijährigen Ausbildung die höchste nicht-ärztliche Qualifikationsstufe im Rettungsdienst. Seitdem ist dies nun der Notfallsanitäter mit einer dreijährigen Ausbildung in einer Berufsfachschule und einer praktischen Ausbildung in einer Lehrrettungswache und im Krankenhaus. Rettungsassistenten müssen sich zum Notfallsanitäter weiterqualifizieren, um weiterhin uneingeschränkt in ihrem Beruf arbeiten zu können (vgl. § 32 NotSanG).

Das 1989 etablierte Berufsbild des Rettungsassistenten war eine Weiterentwicklung und Professionalisierung des im Rettungsdienst agierenden Rettungssanitäters (RettSan). Als Helfer des Arztes (RettAssG 1989 § 3) wurde der Rettungsassistent an staatlich zugelassenen Bildungseinrichtungen, sogenannten Rettungsdienstschulen, ausgebildet. Die Ausbildung erfolgte entlang der Ausbildungs- und Prüfungsverordnung für Rettungsassistenten (RettAss-APrV). Die Lehrkräfte an den Rettungsdienstschulen waren selbst im Rettungsdienst tätig und mussten keine akademische pädagogische Ausbildung aufweisen. Die Handlungsorientierung in der Rettungsassistentenausbildung wurde z. B. von Enke und Kuhnke (2013, S. 41) eingefordert, jedoch nie flächendeckend umgesetzt.

Die Berufsfachschulen für Notfallsanitäter sind entweder aus den Ausbildungsstätten für Rettungsassistenten hervorgegangen oder neu gegründet worden. Die bis zur Einführung der Notfallsanitäterausbildung vorherrschende pädagogische Abwesenheit in der Lehre (vgl. Karutz 2011, S. 386 ff.) sollte mit dem neuen Berufsbild beendet werden. Dafür musste das Lehrpersonal jedoch auch erst akademisch ausgebildet werden. Das gesetzlich geforderte Internalisieren der Professionalisierung in der Lehre und die Orientierung des Unterrichts an der Handlungskompetenz sowie die Akademisierung der Lehrkräfte sorgen für einen Wandel in der Ausbildung der zukünftigen Fachkräfte der präklinischen Notfallversorgung. Neben den Notfallsanitätern profitieren auch die anderen Statusgruppen, zum Beispiel die Rettungssanitäter, von der pädagogischen Professionalisierung in den Ausbildungseinrichtungen. Ein qualitativer Unterricht erfordert dazu eine eigene Berufsdidaktik, die dem Berufsbild und dessen Anforderungen gerecht wird. Es existieren zwar viele normative bzw. konzeptionelle Vorgaben für die Notfallsanitäterausbildung (vgl. Hahnen und Karutz 2018, S. 245), jedoch fehlt es bisher an eigenen didaktischen Modellen. Im Gegensatz dazu wurde in der generalistischen Pflegeausbildung bereits eine Vielzahl von fachdidaktischen Modellen etabliert, die aus Ermangelung einer eigenständigen Berufsdidaktik zum Teil in die Notfallsanitäterausbildung übernommen wurden. Ob diese Adaption für das

Berufsbild des Notfallsanitäters zielführend ist und inwieweit die Berufsbilder vergleichbar sind, muss kritisch betrachtet werden.

Im Vergleich zur Rettungsassistentenausbildung sind die Aufgaben- und Verantwortungsbereiche des Notfallsanitäters vielschichtiger und tiefergehend geworden (vgl. § 4 NotSanG und Anlage 1 [zu § 1 Absatz 1 Nummer 1] NotSan-APrV). Die Ausbildung an einer Berufsfachschule musste sich den komplexen Anforderungen des neuen Berufsbildes stellen. Eine neue Ausbildung unter Erfolgsdruck und im Vollbetrieb aufzubauen, erfordert viele Ressourcen und neues, anders ausgebildetes Personal. Dabei stellt sich die Frage nach dem besten Weg in der didaktischen Ausrichtung der Ausbildung. Wie können die Berufsfachschulen es leisten, handlungskompetente Notfallsanitäter auszubilden? Eine zwingende Frage, denn entsprechend einer Befragung von Runggaldier und Lippay (2016, S. 844 ff.) stellten Notfallsanitäterschüler ihren Berufsfachschulen eine Schulnote von durchschnittlich 3,11 aus. 32 Prozent der Befragten kritisierten die Didaktik, Methodik und Organisation an ihrer Berufsfachschule. Bezüglich der didaktischen Reduzierung bzw. Themenvertiefung gaben 62,6 Prozent an, dass Ausbildungsinhalte zu kurz und oberflächlich behandelt würden. Diese Themen seien: Grundlagen und Anatomie (28 %), Pharmakologie (15 %), realistisches Einsatztraining (12 %) und die EKG-Auswertung (10 %). Darüber hinaus wird von Balanck (2019, S. 734 ff.) das Phänomen „Boreout“ beschrieben, welches im Umfeld der Notfallsanitäterausbildung mit einer Querschnittsstudie aufgearbeitet wurde. Diese gibt Hinweise, dass Boreout zu Motivationsverlust bei den Schülerinnen und Schülern (SuS) sowie zu Belastungssymptomen in der theoretischen als auch praktischen Ausbildung führt.

Aus dem beschriebenen Veränderungsprozess in der Ausbildung und den Erfahrungen der Autoren und der Autorin als Lehrkräfte kann die bestehende Ausbildungssituation als problematisch für eine zukunftsweisende berufliche Bildung angenommen werden, denn sie ist oft noch nicht kompetenzorientiert. Dabei hat die Berufsausbildung zum Notfallsanitäter entsprechend des § 4 NotSanG grundsätzlich zum Ziel, Schüler zu befähigen, eigenverantwortlich in der Notfallrettung oder im qualifizierten Krankentransport tätig zu werden sowie in der Zusammenarbeit mit Notärzten als Teampartner in der Notfallrettung mitzuwirken. Die eigenständige Durchführung von heilkundlichen Maßnahmen ist ebenfalls festgelegt (§ 2a NotSanG), welche der jeweiligen Notfallsituation angemessen und von den agierenden Personen auf dem aktuellen wissenschaftlichen Stand erfolgen soll. Dabei sind die Anforderungen an die berufliche Eignung vom Gesetzgeber festgelegt (s. Tab II.1).

Für die Berufseignung werden im NotSanG die Fähigkeiten, Notfalleinsätze eigenständig durchzuführen und als Teammitglied zu agieren, hervorgehoben. Allgemeinere Definitionen zur beruflichen Eignung sind in der DIN-Norm 33430 verschriftlicht:

> *„Grad der Ausprägung, in dem eine Person über die Merkmale verfügt, die Voraussetzung für die jeweils geforderte Leistungshöhe sind und zur Zufriedenheit mit dem zu besetzenden Arbeitsplatz, dem Aufgabenfeld, der Ausbildung bzw. dem Studium oder dem Beruf beitragen.“ (Deutsches Institut für Normung 2016b, S. 5)*

Tab. II.1: Normative Anforderungen an Notfallsanitäter anhand der Prüfungsleistungen (abgeleitet aus § 17 NotSan-APrV)

Nach § 17 Absatz 2 NotSan-APrV: „fachgerechte[.] notfallmedizinische[.] Versorgung einschließlich" ... • ... „Einschätzung der Gesamtsituation" • ... „Erstellung einer Arbeitsdiagnose" • ... „Umgang[.] mit medizinisch-technischen Geräten" • ... „Durchführung von Sofort- und erweiterten Versorgungsmaßnahmen" • ... „Dokumentation" • ... „Herstellung der Transportbereitschaft" • ... „Übergabe der Patientin oder des Patienten in die notärztliche Versorgung" • ... „Auswahl der Zielklinik" • ... „Zusammenarbeit mit der Leitstelle" • ... „Anmeldung in der stationären Versorgungseinrichtung und die Übergabe in diese"
Nach § 17 Absatz 3 NotSan-APrV: ... „Handeln zu erläutern und zu begründen sowie die Prüfungssituation zu reflektieren"

Die gegenwärtigen Eignungsmerkmale müssen – vor allem im Bereich des sich z. T. schnell verändernden Rettungsdienstes oder generell des medizinischen Sektors – um die Zukunftsbedeutung des lebenslangen Lernens erweitert werden. Die Grundfähigkeit, sich auf neue Situationen einzustellen, ist mindestens genauso wichtig wie das Vermitteln von Fachwissen (vgl. Falk und Kerres 2003, S. 28). Die Europäische Kommission weist seit 2006 auf die Wichtigkeit des lebenslangen Lernens hin und verlangt nach einer Förderung in der gesamten Bevölkerung. Dies ist auch im Deutschen Qualifikationsrahmen, der nationalen Umsetzung des Europäischen Qualifikationsrahmens für lebenslanges Lernen, etabliert worden (vgl. DQR, 2013). In der Bildung muss der hohen Geschwindigkeit, mit der sich der Arbeitsmarkt durch neue Technologien verändert, Rechnung getragen werden. Die Europäische Kommission weist auf die Vermittlung von Schlüsselkompetenzen als Teil der lebensbegleitenden Lernstrategien des Menschen hin (vgl. Europäische Kommission 2018, S. 2 ff.). Dies gilt ebenso in der beruflichen Bildung an einer Berufsfachschule (vgl. Hundeborn 2007, S. 27). In ihrem künftigen Arbeitsleben werden die Schüler Leitlinien zur Patientenversorgung und Rettungstechniken anwenden, die heute noch nicht existieren und somit nicht Bestandteil des Lehrplans sein können. Eine Didaktik beruflicher Bildung muss diesen Anspruch der Selbststeuerung und Verantwortungsübernahme berücksichtigen.

2.2 Ausbildungsziele im Blick

Aus dem Gegenstand der Didaktik ergibt sich als Methode der Vergleich der Ausbildungsziele, um die Notwendigkeit einer eigenen Berufsdidaktik für die Ausbildung zum Notfallsanitäter zu begründen. Eine Didaktik als Handlungswissenschaft gibt Lehrkräften eine Handlungsorientierung für die Vermittlung der Inhalte, um Ausbildungsziele zu erreichen (vgl. Jank und Meyer 2014, S. 16). Wie sich die Inhalte unterscheiden, ergibt ein Vergleich hinsichtlich der Ausbildungsziele von Notfallsanitätern und Gesundheits- und Krankenpflegekräften, wie sie im NotSanG bzw. dem Krankenpflegegesetz (KrPflG) beschrieben sind (Zum Zeitpunkt des Projektstarts, das dem Buch zugrunde liegt, war das KrPflG der aktuelle gesetzliche Rahmen und das Gesetz, an dem sich didaktische Modelle ausgerichtet haben, die die Notfallsanitäterausbildung beeinflusst haben). Die Frage nach dem „Was soll gelehrt werden?" als Teil der W-Fragen der Didaktik (vgl. Oelke und Meyer 2014a, S. 17) hat entscheidenden Einfluss auf das „Wie tief?" und damit auf das didaktische Handeln im Unterricht selbst. Sowohl im § 3 Absatz 1 KrPflG als auch im § 4 Absatz 1 NotSanG wird die Vermittlung von fachlichen, personalen, sozialen und methodischen Kompetenzen unter Einbeziehung weiterer bezugswissenschaftlicher Erkenntnisse gefordert (s. Tab. II.2).

Tab. II.2: Übersicht der Ausbildungsziele laut NotSanG und KrPflG

Notfallsanitäterausbildung (§ 4 NotSanG)	**Ausbildung Gesundheits- und Krankenpflege** (§ 3 KrPflG)
Eigenverantwortliche Aufgaben:	
„Feststellen und Erfassen der Lage am Einsatzort und unverzügliche Einleitung notwendiger allgemeiner Maßnahmen zur Gefahrenabwehr"	„Erhebung und Feststellung des Pflegebedarfs, Planung, Organisation, Durchführung und Dokumentation der Pflege"
„Beurteilen des Gesundheitszustandes von erkrankten und verletzten Personen, insbesondere Erkennen einer vitalen Bedrohung, Entscheiden über die Notwendigkeit, eine Notärztin oder einen Notarzt, weiteres Personal, weitere Rettungsmittel oder sonstige ärztliche Hilfe nachzufordern, sowie Umsetzen der erforderlichen Maßnahmen"	„Evaluation der Pflege, Sicherung und Entwicklung der Qualität der Pflege"
„Durchführen medizinischer Maßnahmen der Erstversorgung bei Patientinnen und Patienten im Notfalleinsatz und dabei Anwenden von in der Ausbildung erlernten und beherrschten, auch invasiven Maßnahmen, um einer Verschlechterung der Situation der Patientinnen und Patienten bis zum Eintreffen der Notärztin oder des Notarztes oder dem Beginn einer weiteren ärztlichen Versorgung vorzubeugen, wenn ein lebensgefährlicher Zustand vorliegt oder wesentliche Folgeschäden zu erwarten sind"	„Beratung, Anleitung und Unterstützung von zu pflegenden Menschen und ihrer Bezugspersonen in der individuellen Auseinandersetzung mit Gesundheit und Krankheit"
„angemessenes Umgehen mit Menschen in Notfall- und Krisensituationen"	„Einleitung lebenserhaltender Sofortmaßnahmen bis zum Eintreffen der Ärztin oder des Arztes"
„Herstellen und Sichern der Transportfähigkeit der Patientinnen und Patienten im Notfalleinsatz"	
„Auswählen des geeigneten Transportzielortes sowie Überwachen des medizinischen Zustandes der Patientinnen und Patienten und seiner Entwicklung während des Transports"	

Tab. II.2: Übersicht der Ausbildungsziele laut NotSanG und KrPflG

Notfallsanitäterausbildung (§ 4 NotSanG)	**Ausbildung Gesundheits- und Krankenpflege** (§ 3 KrPflG)
„sachgerechtes Übergeben der Patientinnen und Patienten in die ärztliche Weiterbehandlung einschließlich Beschreiben und Dokumentieren ihres medizinischen Zustandes und seiner Entwicklung“	
„Kommunizieren mit am Einsatz beteiligten oder zu beteiligenden Personen, Institutionen oder Behörden“	
„Durchführen von qualitätssichernden und organisatorischen Maßnahmen im Rettungsdienst sowie Dokumentieren der angewendeten notfallmedizinischen und einsatztaktischen Maßnahmen“	
„Sicherstellen der Einsatz- und Betriebsfähigkeit der Rettungsmittel einschließlich Beachten sowie Einhalten der Hygienevorschriften und rechtlichen Arbeits- und Unfallschutzvorschriften“	
Aufgaben im Rahmen der Mitwirkung:	
„Assistieren bei der ärztlichen Notfall- und Akutversorgung von Patientinnen und Patienten im Notfalleinsatz“	„eigenständige Durchführung ärztlich veranlasster Maßnahmen“
„eigenständiges Durchführen ärztlich veranlasster Maßnahmen bei Patientinnen und Patienten im Notfalleinsatz“	„Maßnahmen der medizinischen Diagnostik, Therapie oder Rehabilitation“
„eigenständiges Durchführen von heilkundlichen Maßnahmen, die vom Ärztlichen Leiter Rettungsdienst oder entsprechend verantwortlichen Ärztinnen oder Ärzten bei bestimmten notfallmedizinischen Zustandsbildern und -situationen standardmäßig vorgegeben, überprüft und verantwortet werden“	„Maßnahmen in Krisen- und Katastrophensituationen“
Zudem:	
„Mit anderen Berufsgruppen und Menschen am Einsatzort, beim Transport und bei der Übergabe unter angemessener Berücksichtigung der Gesamtlage vom individual-medizinischen Einzelfall bis zum Großschadens- und Katastrophenfall patientenorientiert zusammenzuarbeiten“	

Ein Unterschied im jeweiligen Paragrafen zum Ausbildungsziel findet sich im ersten Absatz beider Gesetze. Während im NotSanG die „**eigenverantwortliche** Durchführung und teamorientierte Mitwirkung [...] bei der notfallmedizinischen Versorgung und dem Transport von Patientinnen und Patienten“ geregelt ist, findet sich im Passus im KrPflG die Formulierung „**verantwortliche** Mitwirkung [...] bei der Heilung, Erkennung und Verhütung von Krankheiten“. Im zweiten Absatz des Paragrafen zu den Ausbildungszielen sind jeweils berufsspezifische Aufgaben in solche unterteilt, die eigenverantwortlich auszuführen, und solche, die unter Mitwirkung auszuführen sind.

In den unter „eigenverantwortlich durchzuführenden Maßnahmen“ aufgeführten Ausbildungszielen fällt auf, dass sich die Ausbildungsziele im KrPflG im Wesentlichen auf die Pflege im Allgemeinen, die Beratung, Anleitung und Unterstützung der zu Pflegenden oder der Angehörigen sowie auf die Qualitätssicherung in der Pflege beziehen. Die Einleitung von lebensrettenden Sofortmaßnahmen wird ebenfalls einbezogen, stellt sich jedoch gänzlich anders dar als im Kontext des NotSanG, in dem auf Maßnahmen bis zum Eintreffen des Arztes hingewiesen wird (s. u.).

Im NotSanG werden deutlich mehr Zielsetzungen dem Kompetenzbereich der Selbstständigkeit zugeordnet (vgl. Hahnen und Karutz 2018, S. 250). Die Ausbildungsziele im NotSanG zielen ausgeprägt auf die Eigenständigkeit des Notfallsanitäters ab. So gehören zu seinen Aufgaben unter anderem das eigenständige Feststellen der Lage am Einsatzort, die Einleitung der Maßnahmen zur Gefahrenabwehr, das Beurteilen bzw. Erkennen vitaler Bedrohungen bei Patienten, das Durchführen von erforderlichen Maßnahmen, die Entscheidung über die Notwendigkeit, einen Notarzt oder weitere Fachdienste hinzuzuziehen, sowie die Durchführung der medizinischen Versorgung inklusive invasiver Maßnahmen, solange der Notarzt noch nicht eingetroffen ist und wenn lebensbedrohliche Zustände vorliegen oder wesentliche Folgeschäden zu erwarten sind. Entsprechend der Befragung durch Runggaldier und Lippay (2016, S. 844 ff.) von 280 Absolventen der dreijährigen Berufsausbildung zum Notfallsanitäter fühlten sich zwar 90 Prozent bei Routinefällen in der Lage, Patienten eigenverantwortlich zu versorgen, aber nicht bei komplexen Notfalleinsätzen. Weiter gaben nur 64 Prozent an, sich ausreichend qualifiziert zu fühlen, invasive Maßnahmen durchzuführen.

Weiterhin müssen in der Ausbildung der Umgang mit Menschen in Krisensituationen, das Herstellen, Sichern und Überwachen der Transportfähigkeit, die Entscheidung über das geeignete Transportziel, die Übergabe des Patienten sowie die Dokumentation und qualitätssichernde Maßnahmen, die Betriebsmittelsicherheit und Hygiene gelehrt und beherrscht werden.

Die überwiegende Anzahl der Ausbildungsziele im NotSanG sind mit Entscheidungen verbunden. Entscheidungen, die oft unter Zeitdruck, unter dem Eindruck einer Krisensituation und ohne sichere oder vollständige Datenlage allein vom Notfallsanitäter getroffen werden müssen. Entscheidungen, die direkten oder indirekten Einfluss auf die Gesundheit oder das spätere Outcome und das Leben des Patienten haben. Eine zentrale Aufgabe der Notfallsanitäterausbildung kommt daher der Vorbereitung auf diese Rolle des selbstständigen, teilweise alleinigen Entscheiders zu.

Zwei im NotSanG formulierte Ausbildungsziele müssen in der Diskussion um eine eigenständige Berufsdidaktik gesondert betrachtet werden, nämlich die unter § 4 Absatz 2 Nummer 1 Buchstabe c und § 4 Absatz 2 Nummer 2 Buchstabe c aufgeführten, die sogenannten 1c-Maßnahmen und 2c-Maßnahmen. Hierbei handelt sich es um lebensrettende Maßnahmen, die ein Notfallsanitäter unter bestimmten Voraussetzungen durchführen muss, die aber grundsätzlich und im Regelfall einem Arzt vorbehalten sind: Voraussetzungen zur Durchführung invasiver Maßnahmen durch den Notfallsanitäter im Sinne der eigenverantwortlichen Durchführung sind, dass ein lebensgefährlicher Zustand des Patienten vorliegt oder wesentliche Folgeschäden zu erwarten sind und der Notarzt nicht in einer vertretbaren Zeit am Einsatzort eintrifft. Sind die Voraussetzungen gegeben, muss der Notfallsanitäter auch invasive Maßnahmen anwenden, die er in der Ausbildung erlernt hat und die er beherrscht. Diesem wichtigen und weit diskutierten Aspekt der Anwendung von „heilkundlichen Maßnahmen" wurde in der Neuregelung des NotSanG (2021) durch den § 2a Rechnung getragen, um eine Rechtssicherheit für den handelnden Notfallsanitäter herzustellen, damit er sich nicht nur auf den rechtfertigenden Notstand berufen muss. Der rechtfertigende Notstand nach § 34 Strafgesetzbuch (StGB) setzt voraus, dass eine Gefahr für ein notstandsfähiges Rechtsgut vorliegt, dass die Gefahr gegenwärtig ist, dass die Notstandshandlung erforderlich und geeignet ist, die Gefahr abzuwenden, und das mildeste zur Verfügung stehende Mittel hierfür darstellt. Dieser Notstand tritt im Rettungsdienst immer dann ein, wenn, wie oben beschrieben, der Zustand des Patienten kritisch ist und der Notarzt nicht in einer angemessenen Zeit vor Ort sein kann.

Für die Ausbildung der angehenden Notfallsanitäter ist dieser Umstand herausfordernd, da Handlungskompetenz nicht im Notfall entsteht. Vor allem bei selten angewandten Maßnahmen muss eine Handlungskompetenz trainiert werden, die unter großem Stress immer noch abrufbar ist bzw. automatisiert abläuft.

Der Notfallsanitäter als Fachkraft in der präklinischen Notfallversorgung durchläuft eine Ausbildung, die einen Schwerpunkt in der Entscheidungsfindung und selbstständigen Versorgung von Notfallpatienten setzt. Dabei muss er oft (für eine gewisse Zeit) ohne ärztliche Unterstützung arbeiten. Im klinischen Setting können Gesundheits- und Krankenpflegekräfte und Ärzte auf weitere Spezialisten und leitende Ärzte zugreifen. Im Rettungsdienst müssen Notfallsanitäter und Notarzt ohne weitere medizinische Hilfe Leben retten.

3 Entwicklung und Begründung des Arbeitsbegriffs „Berufs(-feld-)didaktik“

Didaktik ist ein wissenschaftlich weit gefasstes Feld, in dem es zum Teil zu Missverständnissen oder zur Vermischung von Begrifflichkeiten kommt. Es besteht somit die Notwendigkeit einer Begriffsabgrenzung, um einen Bedarf einer eigenständigen Didaktik für die Notfallsanitäterausbildung zu begründen.

3.1 Handlungskompetenz und kompetenzorientiertes Unterrichten als übergeordnete Ziele

Durch die normativen Vorgaben (NotSanG, NotSan-APrV) leitet sich als ein Ziel der Berufsfachschulen ab, Notfallsanitäter zu handlungskompetenten Fachkräften für den Arbeitsmarkt auszubilden. Die Handlungskompetenz wurde als zentraler Bezugspunkt der Ausbildung bereits bei der Ausbildung zum Rettungsassistenten gefordert (vgl. Enke und Kuhnke 2013, S. 41). Und auch in der curricularen Arbeit in den Gesundheits- und Pflegeberufen werden die Entwicklung von Handlungskompetenz sowie die Persönlichkeitsentwicklung als übergeordnete Elemente verstanden (vgl. Prescher 2019b, S. 6). Die Basis für eine kompetenzorientierte Lernkultur schuf die Kultusministerkonferenz (KMK), indem sie im Jahr 2007 betonte, das pädagogische Handeln an der Handlungsorientierung auszurichten:

> *„Die Zielsetzung der Berufsausbildung erfordert es, den Unterricht an einer auf die Aufgaben der Berufsschule zugeschnittenen Pädagogik auszurichten, die Handlungsorientierung betont und junge Menschen zu selbstständigem Planen, Durchführen und Beurteilen von Arbeitsaufgaben im Rahmen ihrer Berufstätigkeit befähigt.“ (KMK 2007, S. 12)*

Die KMK subsumiert dazu Fachkompetenz, Selbstkompetenz und Sozialkompetenz unter die Handlungskompetenz. Die Methodenkompetenz, kommunikative Kompetenz und die Lernkompetenz werden als immanenter Bestandteil von Fach-, Selbst- und Sozialkompetenz aufgeführt. Diese Kompetenzorientierung in der Zielformulierung vieler Ausbildungsberufe führt zur Forderung und Konzeptionierung eines kompetenzorientierten Unterrichts.

Auf die Frage von Höfer (2010, S. 6), was kompetenzorientierter Unterricht sei, äußert sich das Hessische Kultusministerium wie folgt:

> *„Unterricht wurde bisher häufig von den Erfordernissen des Stoffes her geplant. Kompetenzorientierter Unterricht wird dagegen in erster Linie von den Prozessen des Lernens aus entwickelt und von den Erfordernissen der Lernenden her gestaltet.“*

Lernen wird als individueller Prozess verstanden, um im Abgleich mit vorhandenem Wissen und Mustern Ressourcen zu schaffen und um Problemstellungen zu meistern. Somit können die vorhandenen Muster erweitert und systematisiert werden, eine notwendige Symbiose aus Wissen und Können und aus Kenntnis und Fähigkeit wird angestrebt. Ergänzt wird diese subjektzentrierte Perspektive um eine geschäftsprozess- und arbeitsprozessorientierte Perspektive, nach der sich Lernen insbesondere nach den Prinzipien eines situierten und produktisierenden Lernens in realen Handlungssituationen oder diesen strukturähnlichen Handlungssituationen vollzieht.

Exkurs: Der Begriff der Kompetenz und was darunter zu verstehen ist

Nach Ohder et al. (2016, S. 34) gibt es keine einheitliche Definition für Kompetenz. Exemplarisch werden zwei Beschreibungen für den allgemeinen Kompetenzbegriff vorgestellt:

1. Weinert (2002, S. 27 f.) versteht unter dem Kompetenzbegriff „die bei Individuen verfügbaren oder durch sie erlernbaren kognitiven Fähigkeiten und Fertigkeiten, um bestimmte Probleme zu lösen, sowie die damit verbundenen motivationalen, volitionalen und sozialen Bereitschaften und Fähigkeiten, um die Problemlösungen in variablen Situationen erfolgreich und verantwortungsvoll nutzen zu können.“
2. Der Deutsche Qualifikationsrahmen für lebenslanges Lernen (DQR 2011, S. 8) definiert Kompetenz als „die Fähigkeit und Bereitschaft des Einzelnen, Kenntnisse und Fertigkeiten sowie persönliche, soziale und methodische Fähigkeiten zu nutzen und sich durchdacht sowie individuell sozial verantwortlich zu verhalten. Kompetenz wird in diesem Sinne als umfassende Handlungskompetenz verstanden.“

Dies bedeutet, dass eine kompetente Person nicht nur über Fähigkeit und Fertigkeit für eine Problemlösung ausgestattet sein muss, sondern sie muss auch bereit sein, ein Problem zu lösen.

Der Kompetenzbegriff kann noch weiter spezifiziert werden, z. B. in Selbst-, Sozial- und Fachkompetenz, die wiederum in der sogenannten Handlungskompetenz münden (KMK 2018, S. 12). Aufgrund der weiteren Spezifikationsmöglichkeit des Begriffs werden in der Tabelle II.3 einige Definitionen von Kompetenzen aufgeführt.

In der Abbildung II.1 sind die Kompetenzbereiche dargestellt, basierend auf der Zuordnung der KMK (2018, S. 16). Im DQR (2011, S. 8 f.) erfolgt sie nahezu identisch.

Die Beschreibungen der spezifischen Kompetenzen erscheinen in den Ausführungen der KMK gegenüber dem DQR detaillierter. Die KMK hat in ihren Definitionen eine Abwandlung der Begriffe „Humankompetenz“ und „Personale Kompetenz“ (DQR 2011, S. 9) hin zur „Selbstkompetenz“ mit Bezug auf den DQR vorgenommen (KMK 2018, S. 15). Dies lässt den Schluss zu, dass den KMK-Definitionen zumindest Anteile des DQR zugrunde liegen. Aus diesen Gründen wird in diesem Buch Bezug auf die KMK-Definitionen der Kompetenzen genommen, sofern nicht anderweitig gekennzeichnet.

Tab. II.3: Übersicht über Kompetenzdimensionen

Kompetenzen	Definition der KMK	Definition des DQR
Handlungskompetenz	„[...] entfaltet sich in den Dimensionen von Fachkompetenz, Selbstkompetenz und Sozialkompetenz" (KMK 2018, S. 15)	analog der oben genannten allgemeinen Kompetenzdefinition des DQR
Fachkompetenz	„Bereitschaft und Fähigkeit, auf der Grundlage fachlichen Wissens und Könnens Aufgaben und Probleme zielorientiert, sachgerecht, methodengeleitet und selbstständig zu lösen und das Ergebnis zu beurteilen." (KMK 2018, S. 15)	„Aufgaben- und Problemstellungen eigenständig, fachlich angemessen, methodengeleitet zu bearbeiten und das Ergebnis zu beurteilen." (DQR 2011, S. 8)
Selbstkompetenz / personale Kompetenz	„Bereitschaft und Fähigkeit, als individuelle Persönlichkeit die Entwicklungschancen, Anforderungen und Einschränkungen in Familie, Beruf und öffentlichem Leben zu klären, zu durchdenken und zu beurteilen, eigene Begabungen zu entfalten sowie Lebenspläne zu fassen und fortzuentwickeln. Sie umfasst Eigenschaften wie Selbstständigkeit, Kritikfähigkeit, Selbstvertrauen, Zuverlässigkeit, Verantwortungs- und Pflichtbewusstsein. Zu ihr gehören insbesondere auch die Entwicklung durchdachter Wertvorstellungen und die selbstbestimmte Bindung an Werte." (KMK 2018, S. 15)	„Bereitschaft und Fähigkeit, sich weiterzuentwickeln und das eigene Leben eigenständig und verantwortlich im jeweiligen sozialen, kulturellen bzw. beruflichen Kontext zu gestalten." (DQR 2011, S. 9)
Sozialkompetenz	„Bereitschaft und Fähigkeit, soziale Beziehungen zu leben und zu gestalten, Zuwendungen und Spannungen zu erfassen und zu verstehen sowie sich mit anderen rational und verantwortungsbewusst auseinanderzusetzen und zu verständigen. Hierzu gehört insbesondere auch die Entwicklung sozialer Verantwortung und Solidarität." (KMK 2018, S. 15)	„Bereitschaft und Fähigkeit, zielorientiert mit anderen zusammenzuarbeiten, ihre Interessen und sozialen Situationen zu erfassen, sich mit ihnen zu verständigen sowie die Arbeits- und Lebenswelt mitzugestalten." (DQR 2011, S. 9)
Methodenkompetenz	„Bereitschaft und Fähigkeit zu zielgerichtetem, planmäßigem Vorgehen bei der Bearbeitung von Aufgaben und Problemen (zum Beispiel bei der Planung der Arbeitsschritte)." (KMK 2018, S. 16)	„Fähigkeit, an Regeln orientiert zu handeln. Dazu gehört auch die reflektierte Auswahl und Entwicklung von Methoden." (DQR 2011, S. 9)
Kommunikative Kompetenz	„Bereitschaft und Fähigkeit, kommunikative Situationen zu verstehen und zu gestalten. Hierzu gehört es, eigene Absichten und Bedürfnisse sowie die der Partner wahrzunehmen, zu verstehen und darzustellen." (KMK 2018, S. 16)	keine Definition

Tab. II.3: Übersicht über Kompetenzdimensionen

Kompetenzen	Definition der KMK	Definition des DQR
Lernkompetenz	„Bereitschaft und Fähigkeit, Informationen über Sachverhalte und Zusammenhänge selbstständig und gemeinsam mit anderen zu verstehen, auszuwerten und in gedankliche Strukturen einzuordnen. Zur Lernkompetenz gehört insbesondere auch die Fähigkeit und Bereitschaft, im Beruf und über den Berufsbereich hinaus Lerntechniken und Lernstrategien zu entwickeln und diese für lebenslanges Lernen zu nutzen." (KMK 2018, S. 16)	„Fähigkeit, sich ein realistisches Bild vom Stand der eigenen Kompetenzentwicklung zu machen und diese durch angemessene Schritte weiter voranzutreiben." (DQR 2011, S. 9)

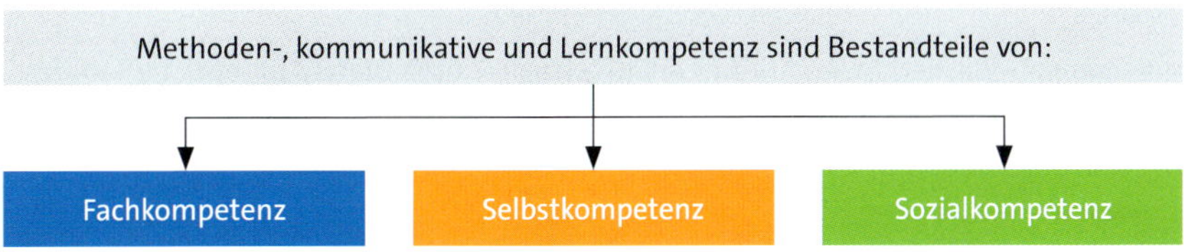

Abb. II.1 ▶ Kompetenzzuordnungen (in Anlehnung an KMK 2018, S. 16)

3.2 Notfallpädagogik und Fachdidaktik für einen berufsbezogenen Unterricht

Der Notfallsanitäter ist ein Berufsbild aus dem Bereich der Notfallmedizin. Daher scheint es unabdingbar, sich mit der Notfallpädagogik als konzeptionellen Überbau auseinanderzusetzen, um sich der Thematik einer Didaktik für Notfallsanitäter nähern und vom Begriff der Fachdidaktik abgrenzen zu können, wie er in den Pflege- und Gesundheitsberufen üblicherweise verwendet wird.

Der Begriff „Notfallpädagogik" wurde erstmals von Karutz (2004, S. 846 ff.) verwendet. So definiert Karutz sie als „[...] die Wissenschaft von Erziehung und (Aus-)Bildung, die auf Notfälle bezogen ist. Synonym kann auch von notfallbezogener Erziehungswissenschaft gesprochen werden." Karutz (ebd.) führt den Vorschlag an, Notfallpädagogik „als eigenständige Forschungsdisziplin und [...] Bezugswissenschaft für rettungsdienstliches Handeln im weiteren Sinne zu betrachten." Weiter definiert er drei Zielgruppen der Notfallpädagogik: Kinder und Jugendliche, Erwachsene sowie professionelle Notfallhelfer (s. Abb. II.2). Da im vorliegenden Buch der Fokus auf dem Berufsbild der Notfallsanitäter liegt, wird im Weiteren lediglich der professionelle Notfallhelfer betrachtet.

Bei der Implementierung des Begriffs der Notfallpädagogik (vgl. Ruf 2008) folgte im Jahr 2011 eine Begriffsklärung und -abgrenzung zu themenverwandten Bereichen, wie z. B. der Notfallpsychologie und der Traumapädagogik (vgl. Karutz 2011, S. 23 ff.). Die jeweiligen

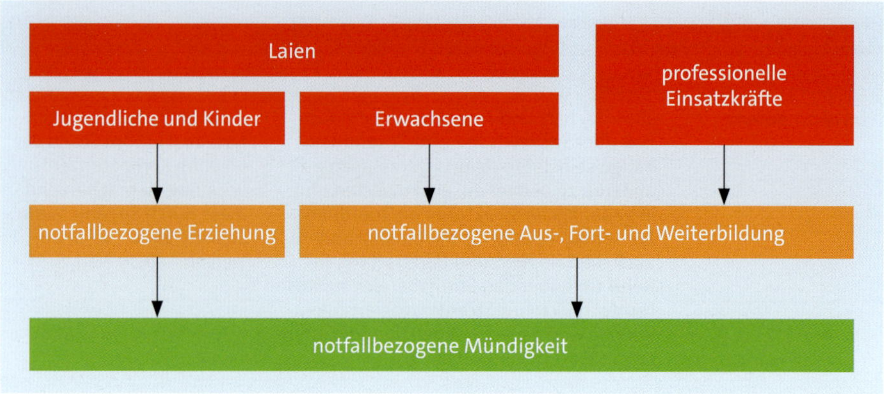

Abb. II.2 ▶ Zielgruppen und Ziele der Notfallpädagogik (nach Karutz 2004, S. 846)

Schnittmengen werden in Abbildung II.3 illustriert. Durch diese Abgrenzung wurden folgende Zielgruppen durch Karutz definiert:

- Rettungsdienstmitarbeiter
- Feuerwehrkräfte
- Polizeibeamte
- International Response Teams (Helfer, die im Ausland zum Einsatz kommen)
- verwandte Sparten.

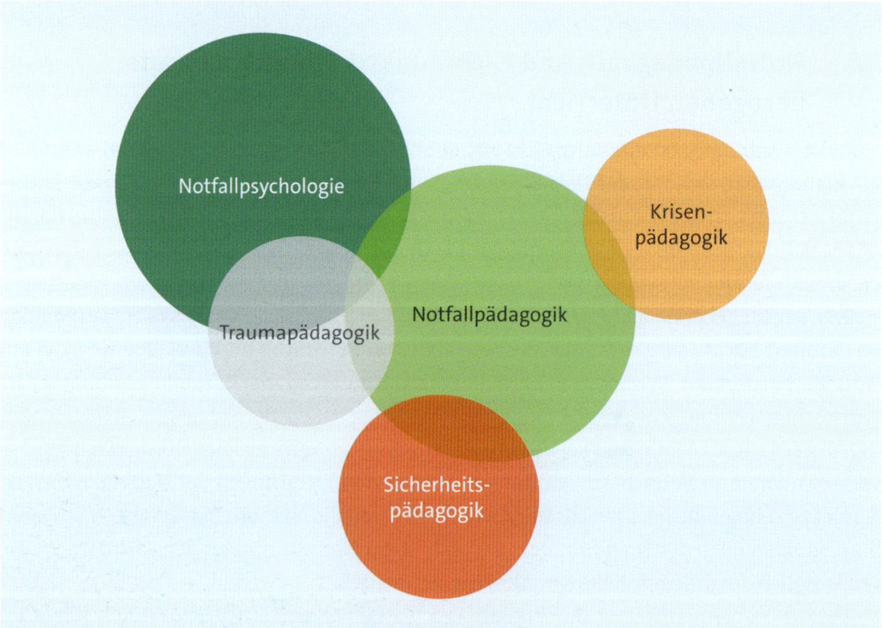

Abb. II.3 ▶ Schnittmengen von Notfallpädagogik und Nachbardisziplinen (nach Karutz 2011, S. 24)

Und für diese Zielgruppen stellt er relevante Themen, Perspektiven und Aspekte vor:

- Umgang mit Lehraussagen
- algorithmenbasiertes Lernen
- Vermittlung von Standardeinsatzregeln
- lernfeldorientierte Ausbildung
- Kompetenzentwicklung
- Teambildung
- Crew Resource Management
- Planspieltraining
- Blended Learning und
- Fachdidaktik Rettungsdienst (vgl. Karutz 2011, S. 255 ff.).

Die Notfallpädagogik bietet für die Entwicklung der Berufsausbildung zum Notfallsanitäter die grundlegenden allgemeinen Themen und Inhalte, allerdings klärt sie als übergreifendes Konzept aus (fach-)didaktischer Perspektive nicht Lernziel-, Lerninhalts- und Lernfeldproblematiken. Durch diesen übergeordneten Standpunkt stellt sie wenig konkrete Impulse für das didaktische Handeln der Lehrkräfte in Berufsfachschulen zur eigenen Planung und Umsetzung eines kompetenzorientierten Unterrichts zur Verfügung. Eine grundlagen- und gegenstandstheoretische Einordnung und Reflexion didaktischer Entscheidungs- und Handlungsebenen fehlen. So ermöglicht die Terminologie der Notfallpädagogik zwar eine Präzisierung der Zielgruppen und Themen, jedoch muss eine umfängliche Ausdifferenzierung fachdidaktischen Handelns noch erfolgen. Eine zielgerichtete Auseinandersetzung mit der Terminologie der Fachdidaktik soll zu einer präziseren Begriffsbestimmung und konzeptionellen Eingrenzung beitragen.

Zur Klärung der Frage, was Fachdidaktik für eine Wissenschaft ist, kann die Definition von Bayrhuber et al. (2017, S. 2) herangezogen werden: „Fachdidaktik ist die Wissenschaft vom fachspezifischen Lehren und Lernen innerhalb und außerhalb der Schule.“ So befasst sich diese Wissenschaft laut Lembens und Peschek (2009, S. 3) unter anderem mit der Frage, was und zu welchem Zweck in einem Fach unterrichtet werden soll. Sie führen weiterhin an, dass die Fachdidaktik keine fertigen Unterrichtssequenzen oder Arbeitsblätter liefert, sondern das Ziel einer allgemeinen Unterrichtsmaxime für das jeweilige Fach verfolgt sowie die Klärung der Frage vorantreibt, mit welchem „Bild des jeweiligen Faches“ das schulische Unterrichten geschehen soll. Fachdidaktik befasst sich mit der Frage, was genau und warum dies in einem bestimmten Fach unterrichtet werden soll. Fachdidaktik bezieht sich auf die systematische Planung und Umsetzung von Prozessen auf der Grundlage von Kompetenzmodellen und unterschiedlichen Instrumentarien. Die Instrumente werden zielgerichtet eingesetzt, um den Kompetenzerwerb auf den unterschiedlichen Ebenen zu fördern.

Im Verständnis zu einer Fachdidaktik liegt eine wichtige Schnittstelle in der Thematik der Kompetenzen. Seit 1996 plädiert die Kultusministerkonferenz dafür, den Kompetenzerwerb und dafür nötige Unterstützung in den Vordergrund eines jeden Unterrichts zu stellen (KMK 1996).

Fachdidaktik hat in diesem Sinne klassisch einen Bezug zu Unterrichtsfächern, wie diese in der universitären Lehramtsausbildung studiert werden können. Dazu gehören beispielsweise Fachdidaktik Chemie, Politik, Geografie usw. In der Fachdidaktik dieser Fächer wird für das Unterrichtsfach festgelegt, was, warum und wie unterrichtet werden soll. Diese Festlegungen bilden die Grundlage, um einen nach gängigen Standards hochwertigen Unterricht zu gewährleisten. Da die Notfallsanitäterausbildung jedoch keine rein fächerorientierte Ausbildung mit Schulfächern wie Deutsch, Englisch und Mathematik ist (außer in Bayern), sondern eine komplexe Berufsausbildung, welche kompetenzorientiert umgesetzt werden soll, muss an dieser Stelle eine spezifischere Wissenschaft herangezogen werden: die Berufs(-feld-)didaktik. Petersen und Vollmer (2010, S. 100) verdeutlichen dazu, dass die Didaktik für einen berufsbezogenen Unterricht nicht „schlicht" gleichzustellen ist mit Fachdidaktik oder Unterrichtsdidaktik. Berufsbezogener Unterricht solle didaktisch seinen Fokus auf berufliche Arbeit(-sprozesse) und nicht nur auf Fachinhalte legen. Darum geht es im Kern einer Didaktik beruflicher Bildung.

3.3 Mehrebenenmodell einer Berufs(-feld-)didaktik als Grundbegriffe einer Didaktik beruflicher Bildung in der Notfallsanitäterausbildung

Die Berufs(-feld-)didaktik befasst sich mit der beruflichen Strukturierung und wissenschaftlichen Auseinandersetzung von Didaktik im Kontext der Berufsausbildungen. Je nach Literatur werden die Begriffe „Berufsfelddidaktik" und „Berufsdidaktik" synonym verwendet (vgl. Petersen und Vollmer 2010, Schütte 2010) oder es erfolgt eine weitere Ausdifferenzierung von allgemeiner und spezieller Berufsfelddidaktik (vgl. Rosen und Schubiger 2013). Da eine Ausdifferenzierung und begriffliche Schärfung notwendig sind, um im Kontext einer systematischen Betrachtung einer Berufsdidaktik oder gar Unterrichtsdidaktik für die Notfallsanitäterausbildung herangezogen zu werden, orientiert sich die folgende Darstellung und Analyse am Modell von Rosen und Schubiger (2013), da diese eine Segmentierung in einem Mehrebenenmodell didaktischen Handelns vornehmen.

Rosen und Schubiger (2013, S. 39) bieten in ihrem Ansatz „Berufsfelddidaktik der höheren Berufsbildung" einen metatheoretischen Ansatz zur Entwicklung (spezifischer) Berufsfelddidaktiken. Sie weisen darauf hin, dass eine Berufsfelddidaktik „bewusst nicht an einem inhaltlich konkret definierten, spezifischen Bildungsverständnis ausgerichtet" sei. Dies würde zum einen einem wissenschaftlich rationalen Diskurs widersprechen und zum anderen einen Widerspruch in sich ergeben. Es läge in der Verantwortung einer jeden Bildungseinrichtung, ihr Bildungsverständnis selbst zu klären.

Nach Rosen und Schubiger (2013, S. 28 ff.) „[...] reflektiert die [...] Berufs(feld)didaktik drei Ebenen berufspädagogischen Handelns in den didaktischen Feldern der beruflichen Aus- und Weiterbildung. Angesprochen sind damit neben zieltheoretischen Überlegungen ferner prozesstheoretische Aspekte sowie handlungstheoretische Implikationen im Sinne eines professionellen Lehrerhandelns an den Lernorten Schule [...]." Die Rede ist hierbei von einem Mehrebenenmodell didaktischen Handelns mit einer Makro-, Meso- und Mikroebene, wie es von Flechsig und Haller bereits 1975 postuliert wurde (s. a. Abb. II.4).

- Die **Makroebene** als **allgemeine Berufsfelddidaktik** „[...] hat ihren Bezugspunkt im Berufsfeld. Sie generiert Fragen, die zur Erfassung der bestehenden Berufswirklichkeit und ihrer Bewältigung anleiten soll“ (Rosen und Schubiger 2013, S. 32). Auf vier Funktionsfeldern generiert sie Fragen in den Dimensionen berufliche Praxis, schulische Praxis, Bildungstheorie, Bezugs- und Fachwissenschaften. Auf der Makroebene wird somit die Frage **„Wer wird in welchem Kontext unterrichtet?“** geklärt. Es muss zunächst das Arbeitsfeld auf Grundlage der Betrachtung des wissenschaftlich relevanten Kontextes konkretisiert werden.
- Auf der **Mesoebene**, welche fünf Felder umfasst, werden die auf der Makroebene definierten Ansprüche konkretisiert, legitimiert und berufsfelddidaktische Entscheidungen getroffen. Diese Form der Didaktik wird von Rosen und Schubiger (2013, S. 44) als die **spezifische Berufsfelddidaktik** bezeichnet. Auf dieser Ebene „[...] lässt sich in prozesstheoretischer Absicht nach der curricularen Umsetzungen [sic!] eines speziellen Bildungsgangs [...] fragen (Mesoebene)“ (Schütte 2010, S. 103). Im Detail geht es um die differenzierte Betrachtung von Arbeitsfeldern bzw. Arbeitssituationen im Kontext des beruflichen Handelns, Kompetenzen, Ressourcen, Themen, Transferprozessen und Qualifikationsverfahren. Auf der Mesoebene wird im Sinne des Lernfeldansatzes daher das **„Was wird unterrichtet?“** geklärt. Anschließend muss konkretisiert werden, welche Arbeitssituationen relevant sind, um daran die Kompetenzen und Ressourcen, welche von Belang sind, zu generieren, um daraus die Themengebiete/Fächer abzuleiten.
- Auf der **Mikroebene** werden die auf der Mesoebene getroffenen didaktischen Entscheidungen konkretisiert. „Das Spezifische der unterrichtlichen Praxis besteht darin, die curricularen Prinzipien aufzunehmen und sie in die Gestaltung von Lehr-Lernsituationen zu überführen“ (Rosen und Schubiger 2013, S. 48). So bezeichnen sie die Didaktik der Mikroebene als spezifische berufsfeldorientierte Unterrichtsdidaktik mit den Dimensionen Lernsituationen, Kompetenzerwerb und -unterstützung, Transferunterstützung, Lern- und Leistungsziele, Inhalte, Lehr-Lernprozesse und Qualifikationsverfahren. Sie soll mithilfe dieser Dimensionen Leitfragen entwerfen, welche zur Konkretisierung von Lehrplanvorgaben anregen sollen. „Die handlungstheoretische Ebene erklärt Lehren und Unterrichten, d. h. professionelles Lehrerhandeln sowie berufsfachliches Lernen zum Gegenstandsbereich [...]“ (Schütte 2010, S. 103). Schütte beschließt damit die hypothetische Ausführung der Didaktik und stellt den Bezug wieder zum konkreten „Anwender“, d. h. den Lehrkräften, her. Auf der Mikroebene wird in diesem Sinne **„Was wird wie (tief) unterrichtet?“** geklärt. Auf Grundlage konkreter Lernsituationen werden die vorher (curricular) festgelegten Kompetenzen und Ressourcen definiert und es erfolgt eine Umsetzung.

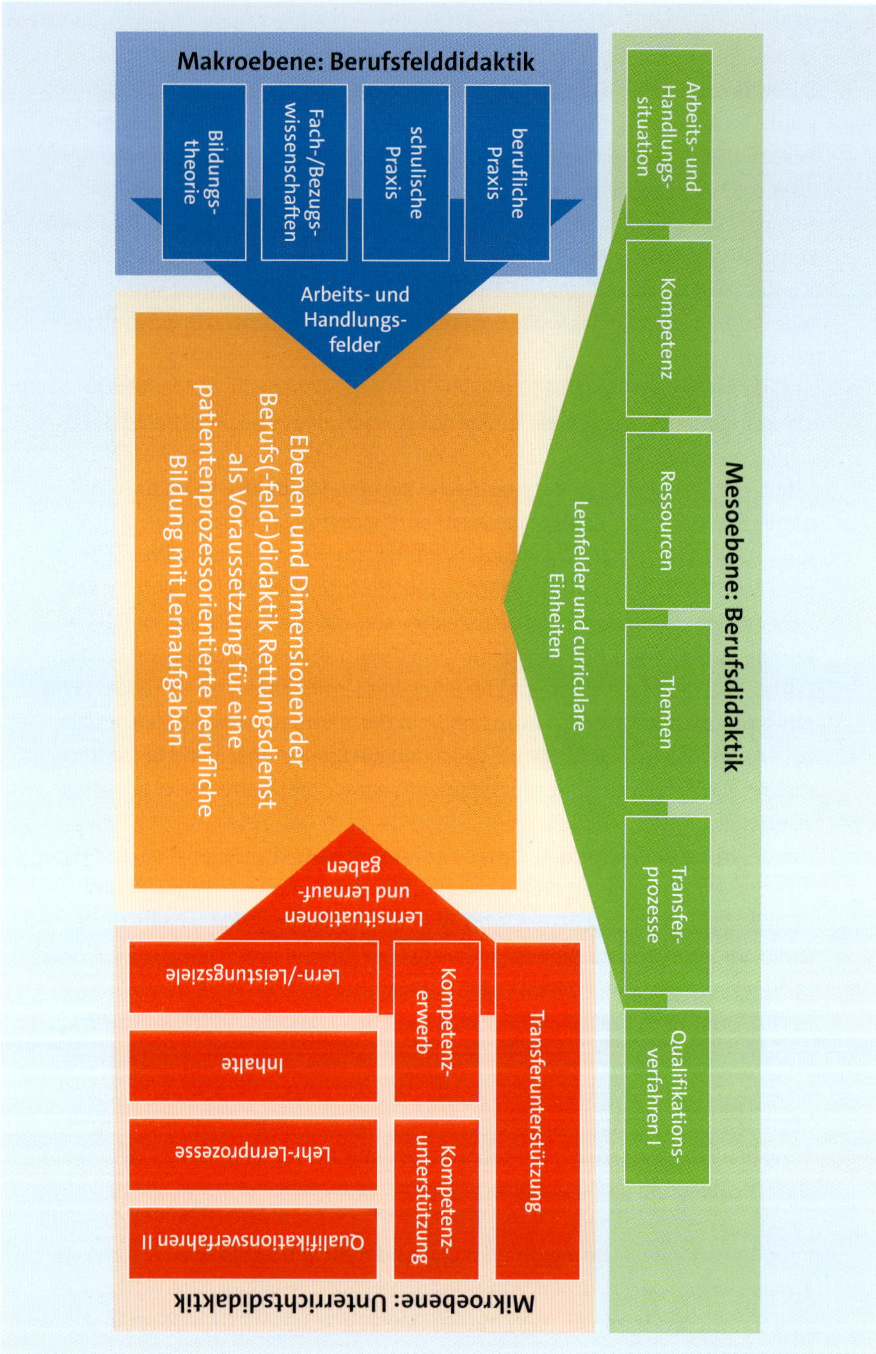

Abb. II.4 ▶ Mehrebenenmodell der Berufs(-feld-)didaktik mit den korrespondierenden Einflussgrößen (nach Schubiger und Rosen 2013, S. 10 ff.)

4 Modell der Berufs(-feld-)didaktik Rettungsdienst abgeleitet nach Rosen und Schubiger

Bei der Bundesagentur für Arbeit (berufenet.arbeitsagentur.de, Abfrage Juni 2019) ergibt die Suche mit den Begriffen „Berufsfelder → Gesundheit → Berufe im Rettungsdienst" neun Ergebnisse. Das Ergebnis dieser Abfrage zeigt, dass der Notfallsanitäter der einzige Ausbildungsberuf ist und auch die einzige Fachkraft im Regelrettungsdienst darstellt (s. Tab. II.4).

Das Berufsfeld Rettungsdienst ist mit Blick auf die Konzeption einer Berufsfelddidaktik Rettungsdienst sicher weiter zu fassen, allein wenn man den Bereich des Bevölkerungs- und Katastrophenschutzes einbezieht. Aufgrund des Fokus in diesem Buch auf den Notfallsanitäter wurde in den jeweiligen Ebenen (insbesondere auf der Makroebene) darauf verzichtet, das gesamte Berufsfeld Rettungsdienst zu betrachten, da es den Autoren/der Autorin insbesondere um das didaktische Handeln in Berufsfachschulen im Rahmen der Notfallsanitäterausbildung geht. Um den Bedarf der didaktischen Präzisierung darzulegen, ist es notwendig, die Ausbildung und das Berufsbild des Notfallsanitäters auf der Makro-, Meso- und Mikroebene innerhalb des Modells von Rosen und Schubiger zu betrachten und die jeweiligen didaktischen Bezüge konkret anzuwenden. Der Fokus wird auf die für diesen Beitrag notwendigen Inhalte beschränkt, welche einerseits das Berufsbild veranschaulichen und andererseits offene oder nicht abschließend geklärte Bereiche demaskieren sollen, um den unabdingbaren Diskurs zu ermöglichen oder gar voranzutreiben.

Daten und wissenschaftliche Studien über nicht-medizinische Themen, insbesondere über didaktische und rettungswissenschaftliche mit Bezug zum Berufsbild des Notfallsani-

Tab. II.4: Berufe im Rettungsdienst (in Anlehnung an Bundesagentur für Arbeit)

Berufsbezeichnung	Berufskundliche Gruppe	Fachkraft*
Ausbilder/-in – Erste Hilfe	andere Weiterbildung	nein
Ingenieur/-in – Rettungswesen	Tätigkeit nach Studium	akademischer Grad
Notfallsanitäter/-in	Ausbildung Berufsfachschule	ja
Praxisanleiter/-in – Notfallsanitäter	andere Weiterbildung	ja
Rettungshelfer/-in	sonstige Ausbildung	nein
Rettungsingenieurwesen (grundständig)	Studienfach	akademischer Grad
Rettungsingenieurwesen (weiterführend)	Studienfach	akademischer Grad
Rettungssanitäter/-in	sonstige Ausbildung	nein
Sanitäts-, Rettungswesen (grundständig)	Studienfach	akademischer Grad
Sanitäts(-dienst-)helfer/-in*	sonstige Ausbildung	nein

*eigene Ergänzungen

täters, sind noch rar, jedoch nehmen die Breite und Tiefe von Studien im Rahmen der Akademisierung im Feld „Rettung“ zu.

Das vorliegende Modell der Berufs(-feld-)didaktik ist konzeptionell, strategie- und werteorientiert angelegt. Um zu einer besseren Lesbarkeit beizutragen, die Konsistenz des Modells zu erhöhen und die Anschlussfähigkeit sicherzustellen, wird die Terminologie mit Berufsfelddidaktik, Berufsdidaktik und Unterrichtsdidaktik genutzt (s. Tab. II.5). In Tabelle II.6 wird ein Überblick der didaktischen Aufgaben auf der Makro-, Meso- und Mikroebene gegeben.

Tab. II.5: Terminologie der Didaktiken auf der Makro-, Meso- und Mikroebene (in Anlehnung an Rosen und Schubiger 2013, S. 28 ff.).

Ebene	Terminologie nach Rosen und Schubiger	vorgeschlagene Terminologie	Erläuterung	Fragestellung
Makroebene	allgemeine Berufsfelddidaktik	**Berufsfelddidaktik**	das Berufsfeld Rettungsdienst im Allgemeinen betreffend	Wer soll auf welcher Grundlage unterrichtet werden?
Mesoebene	spezielle Berufsfelddidaktik	**Berufsdidaktik**	den Beruf Notfallsanitäter betreffend	Was soll auf welcher Grundlage beim Notfallsanitäter unterrichtet werden?
Mikroebene	berufsfeldorientierte Unterrichtsdidaktik	**Unterrichtsdidaktik**	die spezifische Didaktik für den Unterricht in der Notfallsanitäterausbildung betreffend	Wie tief und was soll auf welcher Grundlage beim Notfallsanitäter unterrichtet werden?

Tab. II.6: Überblick der didaktischen Aufgaben auf der Makro-, Meso- und Mikroebene (in Anlehnung an Rosen und Schubiger 2013, S. 32 ff.)

Ebene	Arbeitssituationen	Kompetenzen	Curricula	Qualifikationsverfahren
Makroebene	... müssen erfasst, konkretisiert und entschieden werden (ausführliche Analyse der tatsächlichen Berufspraxis und Emanzipation der beruflichen Wirklichkeit).	... müssen erfasst, konkretisiert und entschieden werden (Kompetenzentwicklung und berufliche Qualifikation).	Fach- und Bezugswissenschaften müssen erfasst und auf Grundlage von berufspolitischen Gegebenheiten, festgelegten Bildungstheorien und des eigenen Leitbildes konkretisiert und entschieden werden (ausgewogene Ausrichtung, zielführend).	Output und Handlungskompetenz müssen erfasst, konkretisiert und entschieden werden (berufliche Wirklichkeit).

Tab. II.6: Überblick der didaktischen Aufgaben auf der Makro-, Meso- und Mikroebene (in Anlehnung an Rosen und Schubiger 2013, S. 32 ff.)

Ebene	Arbeitssituationen	Kompetenzen	Curricula	Qualifikationsverfahren
Mesoebene	... müssen anhand der in der Makroebene erfassten, konkretisierten und entschiedenen Arbeitssituationen in ein curriculares Konzept implementiert werden.	... müssen anhand der in der Makroebene erfassten, konkretisierten und entschiedenen Kompetenzen in ein curriculares Konzept implementiert werden.	Curriculare Umsetzung der auf der Makroebene erfassten und konkretisierten Entscheidungen (Kompetenzen, Lernziele, Lerninhalte).	... müssen anhand der in der Makroebene erfassten und konkretisierten Entscheidungen formuliert und konzipiert werden (kompetenzorientiertes wissenschaftliches Vorgehen).
Mikroebene	Die curricular auf der Mesoebene festgelegten Arbeitssituationen müssen in Lehr-Lernsituationen umgewandelt und umgesetzt werden.	Die curricular auf der Mesoebene festgelegten Kompetenzen müssen in Lehr-Lernsituationen umgewandelt und umgesetzt werden.	Die curricularen Vorgaben müssen in konkrete Lehr-Lernsituationen umgesetzt werden.	Kompetenzorientiertes Prüfen muss umgesetzt werden.

4.1 Makroebene: Berufsfelddidaktik Rettungsdienst

Die folgenden Ausführungen basieren auf der Veröffentlichung von Rosen und Schubiger (2013, S. 32 ff.) und werden weiter differenziert betrachtet und auf das Berufsfeld Rettungsdienst angewandt. Wie in Kapitel 3.3 erläutert, beleuchtet die Makroebene den sozioökonomischen und kulturellen Kontext des Arbeitsfeldes und hat ihren Ausgangs- und Bezugspunkt im Arbeitsfeld. Im Folgenden werden die Dimensionen der Makroebene berufliche Praxis, Bezugs- und Fachwissenschaften, Bildungstheorie und schulische Praxis näher betrachtet.

4.1.1 Berufliche Praxis als Basis situierten Lernens

Bei der Analyse der beruflichen Praxis geht es um die konkrete Erfassung der Berufswirklichkeit und ihrer Bewältigung (vgl. Robinsohn 1974, S. 229). Handlungskompetenz bzw. der reale Arbeitsalltag (des Notfallsanitäters) muss erhoben und für die Ausbildung in direkte Situationen übertragen werden (vgl. Euler und Hahn 2007). Um diesen Transfer zu ermöglichen, gibt es mehrere Ansätze, von denen beispielhaft das DACUM-Verfahren (Develop A CUrriculuM) von Kaiser (2005, S. 19) und die Expec™-Methode von Mariner und Hämmerle (2010, S. 21 ff.) angeführt werden, welche jeweils über Experten (z. B. fachinterne Medizinpädagogen) oder erfahrene Personen des Berufes (z. B. Notfallsanitäter mit mehreren Jahren Berufserfahrung) vollzogen werden, um daraus Anforderungen aus konkreten Arbeitssituationen zu generieren und diese in berufliche Handlungskompetenzen zu überführen. Eine Gefahr besteht jedoch darin, den Fokus zu eng auf die eigentliche Berufspraxis zu

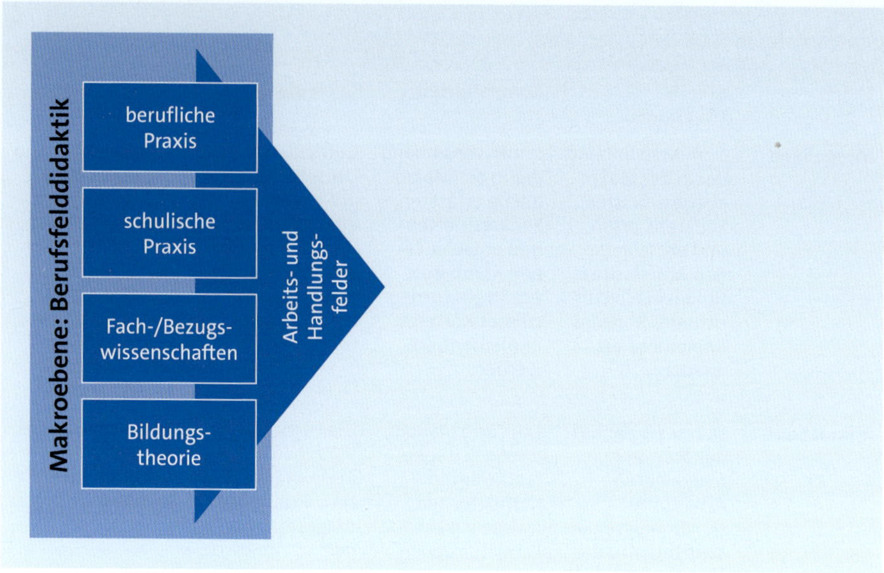

Abb. II.5 ▶ Die Makroebene mit den korrespondierenden Einflussgrößen auf das Arbeitsfeld (nach Schubiger und Rosen 2013, S. 10)

legen, sodass es zu einer Stagnation innerhalb der Entwicklung des Berufsfeldes kommen könnte (vgl. Bischoff-Wanner 2003, S. 8). So habe die Entwicklung eines Berufs- und Bildungsverständnisses stets auch die Aufgabe, Leitideen und neue Bildungsziele zu formulieren (vgl. Siebert 1974). Strukturierte und ausführliche Analysen der tatsächlichen Berufspraxis und eine gleichzeitige Emanzipation der beruflichen Wirklichkeit sollten die Ziele der berufspraktischen Betrachtung sein.

Die berufliche Praxis des Notfallsanitäters zu beschreiben und zu präzisieren, um daraus konkrete Situationen und Anforderungen zu extrahieren, ist zum aktuellen Zeitpunkt der Berufsentwicklung nicht einheitlich bzw. pauschal möglich. Im Planungstool für patientenprozessorientierte Lernaufgaben (PPOLA), das in Teil III vorgestellt wird, werden dazu entsprechende Vorgaben aus dem Rahmenlehrplan sowie erfahrungsbasiert ein Szenario bzw. eine berufliche Handlungssituation als Basis der didaktischen Planung herangezogen. Die inhaltliche Ausgestaltung richtet sich dabei nach regionalen, institutionellen und bundeslandabhängigen Vorgaben bezüglich Lehrinhalten für die Berufsfachschulen, Befugnissen und Restriktionen. Die Umsetzung des Bundesgesetzes obliegt den Bundesländern und diese delegieren die Definition an die einzelnen Träger, implizit an die Ärztlichen Leiter Rettungsdienst (ÄLRD) mit deren Vorgaben. Die Realität zeigt, dass innerhalb eines 50-km-Radius (z. B. Landkreis Marburg-Biedenkopf und Vogelsberg-Kreis) die Anforderungen und Kompetenzen derart voneinander abweichen können, dass die Wahrnehmung dessen, was die wirkliche Berufspraxis darstellt, ebenfalls gravierend voneinander abweicht. Dem Erfahrungsschatz der Lehrkräfte kommt damit eine große Bedeutung zur Ausgestaltung eines situierten Lernens zur Erfüllung dieser Ebene bei. Dies gilt jedoch nicht für alle Bundesländer, da z. B. Bayern einheitliche Maßnahmen für alle Regionen vorgibt (BayRDG

2008, ÄLRD Bayern 2018a, ÄLRD Bayern 2018b, ÄLRD Bayern 2018c). Die Bandbreite reicht von der Ansicht, dass der Notfallsanitäter ein Erfüllungsgehilfe ärztlicher Deutungshoheit sei, bis hin zu der Wahrnehmung, dass der Notfallsanitäter in der präklinischen Rettung in viel höherem Maße eigenverantwortlich tätig sei soll im Vergleich zum Rettungsassistenten und zur Ausübung (z. B. der invasiven Maßnahmen) ein weitaus umfassenderes Fachwissen benötige (durch die Ausweitung von § 4 Absatz 2 Nummer 2 Buchstabe c NotSanG und die zunehmende Ausrichtung des algorithmenbasierten Arbeitens) (vgl. Lippert und Gliwitzky 2013, S. 590 ff.). Diese Pole der Auffassungen entsprechen dem Unterschied zwischen notarztbasiertem System und Paramedic-System. Für die vorliegende Berufsfelddidaktik bedeutet das, dass dieser Aspekt auf Ebene der Mesodidaktik aufgegriffen werden muss, indem Lehrkräfte nach dem didaktischen Prinzip der Situierung konkrete Arbeits- und Handlungssituationen zum Gegenstand einer Lernsituation machen (s. a. Kap. 4.2.1). Die Auswahl der Handlungssituation wird dabei nicht systematisch aus einer Berufsfeldanalyse abgeleitet, sondern speist sich aus der Berufserfahrung der Lehrkräfte.

4.1.2 Fach- / Bezugswissenschaften als Orientierungspunkte fachtheoretischen Unterrichts

Bezugswissenschaften bieten eine Orientierung für die Ausrichtung der Notfallsanitäterausbildung. Aus ihnen können keine Vorgaben für den Unterricht oder gar die Lernziele abgeleitet werden, jedoch können ohne die Berücksichtigung fachlicher Inhalte aus den Bezugswissenschaften keine Lernziele begründet werden (vgl. Bonz 1998, S. 275). Hierbei spielt die Ausgewogenheit der fachtheoretischen Inhalte eine wichtige Rolle, da sie in direkter Verbindung zur curricularen Ausrichtung auf der Mesoebene und zu den später auf der Mikroebene stattfindenden Lehr-Lernsituationen stehen (vgl. Reetz und Seyd 1995, S. 207 ff.). Eine zu fachspezifisch konzipierte curriculare Umsetzung würde die Freiheit und Gewichtung von einzelnen Inhalten in der Lehre hemmen.

Die Bezugswissenschaften des Notfallsanitäters sind mannigfaltig und umfassen z. B. die Pflegewissenschaft, (Notfall-)Medizin, Rechtskunde, Kommunikationswissenschaft, Psychologie usw. Die umfassende Analyse der Bezugswissenschaften für den Notfallsanitäter auf Basis des NotSan-APrV befindet sich in der Tabelle II.7.

Tab. II.7: Bezugsdisziplinen für die Ausbildung zum Notfallsanitäter auf Basis der NotSan-APrV

Der theoretische und praktische Unterricht umfasst folgende Themenbereiche:	Bezugswissenschaften	Quellen
1. „Notfallsituationen bei Menschen aller Altersgruppen sowie Gefahrensituationen erkennen, erfassen und bewerten“		
„Die Schülerinnen und Schüler sind zu befähigen, ...“		
a) „auf der Grundlage notfallmedizinischer Erkenntnisse und notfallrelevanter Kenntnisse der Bezugswissenschaften wie Naturwissenschaften, Anatomie, Physiologie, allgemeine und spezielle Krankheitslehre und medizinische Mikrobiologie sowie Sozialwissenschaften, Notfallsituationen wahrzunehmen und zu reflektieren sowie Veränderungen der Notfallsituationen zu erkennen und adäquat zu handeln,“	Naturwissenschaften: Physik, Chemie, Biologie Medizin: Anatomie, Physiologie, allgemeine und spezielle Krankheitslehre, medizinische Mikrobiologie Sozialwissenschaften: Kindheitsforschung, Kommunikationswissenschaften, Psychologie, Gesundheitswissenschaften, Religionswissenschaft, Sozialpsychologie, Soziologie	Fachliteratur der Bezugswissenschaften, Artikel in Fachzeitschriften, Leitlinien
b) „eine Eigen- und Fremdanamnese unter Anwendung der notwendigen diagnostischen Maßnahmen entsprechend dem aktuellen Stand von Wissenschaft und Technik sowie unter Berücksichtigung des Zustandes der Patientin oder des Patienten insbesondere im Hinblick auf ihre oder seine vitale Gefährdung zielgerichtet zu erheben,“	Medizin, Kommunikationswissenschaften, Psychologie	Fachliteratur der Bezugswissenschaften, Artikel in Fachzeitschriften, Leitlinien
c) „die erhobenen Befunde zu beurteilen und eine Arbeitsdiagnose zu erstellen,“	Medizin	
d) „unter Beachtung der Lage vor Ort und möglicher Gefahren Maßnahmen zur Erkundung einer Einsatzstelle durchzuführen,“	Organisation und Einsatztaktik der verschiedenen Hilfsorganisationen und deren Facheinheiten	Dienstvorschriften, KatSchutzG, Feuerwehrdienstvorschriften und weitere Bezugsnormen

Tab. II.7: Bezugsdisziplinen für die Ausbildung zum Notfallsanitäter auf Basis der NotSan-APrV

Der theoretische und praktische Unterricht umfasst folgende Themenbereiche:	Bezugswissenschaften	Quellen
e) „die gewonnenen Erkenntnisse zu beurteilen sowie der Situation entsprechend zu reagieren,"	CRM, Clinical Reasoning	Fachliteratur der entsprechenden Bezugswissenschaften
f) „die eigenen Grenzen insbesondere im Hinblick auf die Gefährdungslage, die Zahl der betroffenen Personen oder die berufsrechtlichen Rahmenbedingungen zu beachten und unter Berücksichtigung sachlicher, personenbezogener und situativer Erfordernisse Maßnahmen zum Anfordern entsprechender Unterstützung einzuleiten."	Organisation und Einsatztaktik der verschiedenen Hilfsorganisationen und deren Facheinheiten, Clinical Reasoning, CRM	Fachliteratur der entsprechenden Bezugswissenschaften
2. „Rettungsdienstliche Maßnahmen und Maßnahmen der Gefahrenabwehr auswählen, durchführen und auswerten"		
„Die Schülerinnen und Schüler sind zu befähigen, ..."		
a) „Maßnahmen zur Rettung der Patientinnen und Patienten sowie medizinische Maßnahmen der Erstversorgung entsprechend dem aktuellen Stand von Wissenschaft und Technik in ihrer Zielsetzung, Art und ihrem Umfang an der Arbeitsdiagnose auszurichten und danach zu handeln,"	Medizin: Notfallmedizin	Fachliteratur der Bezugswissenschaften, Artikel in Fachzeitschriften, Leitlinien
b) „Maßnahmen zur Überprüfung und Sicherung der Vitalfunktionen situationsgerecht durchzuführen,"	Medizin	Fachliteratur/Lehrbücher

Tab. II.7: Bezugsdisziplinen für die Ausbildung zum Notfallsanitäter auf Basis der NotSan-APrV

Der theoretische und praktische Unterricht umfasst folgende Themenbereiche:	Bezugswissenschaften	Quellen
c) „geeignete Hilfsmittel zur fachgerechten Lagerung und zum Transport von unterschiedlichen Patientengruppen unter Beachtung der Patienten- und Eigenschonung einzusetzen,"	Medizin	Fachliteratur/Lehrbücher
d) „Maßnahmen zur fachgerechten Lagerung, Betreuung und Überwachung von unterschiedlichen Patientengruppen unter Einbeziehung der Grundregeln der Hygiene während des Transports durchzuführen,"	Medizin, Biologie	Fachliteratur/Lehrbücher
e) „Maßnahmen zur fachgerechten Betreuung und Überwachung unter Einbeziehung der Grundregeln der Hygiene von unterschiedlichen Patientengruppen während eines ärztlich begleiteten Sekundärtransportes durchzuführen,"	Medizin, Biologie	Fachliteratur/Lehrbücher, Normen des RKI, IfSG
f) „Transporte von Intensivpatientinnen und -patienten mit den notwendigen Pflegemaßnahmen unter Einbeziehung der Grundregeln der Hygiene zu begleiten,"	Medizin, Mikrobiologie	Fachliteratur/Lehrbücher, Normen des RKI, IfSG, DIVI
g) „das eigene Handeln an Maßnahmen zur Gefahrenabwehr und zum Eigenschutz einschließlich der Grundregeln des Infektionsschutzes auszurichten und einfache Maßnahmen sicher anzuwenden,"	Medizin, Biologie	KatSchutzG, Algorithmen MANV, Bezugsnormen
h) „die durchgeführten berufsfeldspezifischen Maßnahmen zu evaluieren und zielgerichtetes Handeln kontinuierlich an sich verändernde Anforderungen anzupassen."	Berufskunde, Organisation und Einsatztaktik der verschiedenen Hilfsorganisationen und deren Facheinheiten, Clinical Reasoning, CRM	NotSanG, Fachliteratur der entsprechenden Bezugswissenschaften

Tab. II.7: Bezugsdisziplinen für die Ausbildung zum Notfallsanitäter auf Basis der NotSan-APrV

Der theoretische und praktische Unterricht umfasst folgende Themenbereiche:	Bezugswissenschaften	Quellen
3. „Kommunikation und Interaktion mit sowie Beratung von hilfesuchenden und hilfebedürftigen Menschen unter Berücksichtigung des jeweiligen Alters sowie soziologischer und psychologischer Aspekte“		
„Die Schülerinnen und Schüler sind zu befähigen, …“		
a) „Kommunikation und Interaktion im Rettungsdienst an Grundlagen aus Psychologie und Soziologie auszurichten,“	Sozialwissenschaften: Kommunikationswissenschaften, Psychologie, Soziologie	Fachliteratur der Bezugswissenschaften sowie Psychologie- und Kommunikationsmodelle
b) „mit kranken und verunfallten Patientinnen und Patienten sowie ihren Angehörigen unter Berücksichtigung personenbezogener und situativer Erfordernisse zu kommunizieren,“	Sozialwissenschaften: Kommunikationswissenschaften, Psychologie, Soziologie	Fachliteratur der Bezugswissenschaften sowie Psychologie- und Kommunikationsmodelle
c) „die besonderen Bedürfnisse von sterbenden Patientinnen und Patienten sowie ihrer Angehörigen zu beachten,“	Sozialwissenschaften: Kommunikationswissenschaften, Psychologie, Gesundheitswissenschaften, Religionswissenschaft, Soziologie	PSNV, Fachliteratur der Bezugswissenschaften sowie Psychologie- und Kommunikationsmodelle
d) „das eigene Kommunikationsverhalten, auch unter Nutzung nonverbaler Möglichkeiten, an den spezifischen Bedürfnissen und Anforderungen in der Kommunikation und Betreuung von speziellen Patientengruppen wie Kindern, Jugendlichen, älteren Menschen oder hör- und sehbehinderten Menschen sowie von deren Angehörigen und von unbeteiligten Dritten auszurichten,“	Sozialwissenschaften: Kindheitsforschung, Kommunikationswissenschaften, Religionswissenschaft, Kulturwissenschaften, Sozialpsychologie, Soziologie	Fachliteratur der Bezugswissenschaften sowie Psychologie- und Kommunikationsmodelle

Tab. II.7: Bezugsdisziplinen für die Ausbildung zum Notfallsanitäter auf Basis der NotSan-APrV

Der theoretische und praktische Unterricht umfasst folgende Themenbereiche:	**Bezugswissenschaften**	**Quellen**
e) „das eigene Kommunikationsverhalten an Auswirkungen wesentlicher psychischer Erkrankungen auf die Patientenkommunikation und Patientenbetreuung auszurichten."	Sozialwissenschaften: Kommunikationswissenschaften, Psychologie, Soziologie	Fachliteratur der Bezugswissenschaften sowie Psychologie- und Kommunikationsmodelle
4. „Abläufe im Rettungsdienst strukturieren und Maßnahmen in Algorithmen und Einsatzkonzepte integrieren und anwenden"		
„Die Schülerinnen und Schüler sind zu befähigen, ..."		
a) „Versorgungsalgorithmen entsprechend dem aktuellen Stand von Wissenschaft und Technik unter Berücksichtigung sachlicher, personenbezogener und situativer Erfordernisse anzuwenden,"	Medizin	Leitlinien, Algorithmen, Delegationen nach § 4 Absatz 2 Nummer 2 Buchstabe c NotSanG durch ÄLRD
b) „das eigene Handeln bei besonderen Lagen an aktuellen Einsatzkonzepten auszurichten,"		LbEL (Handlungskonzeption für die Bewältigung lebensbedrohlicher Einsatzlagen)
c) „auf einer Rettungswache nach Verfahrensanweisungen zur Strukturierung und Organisation von Arbeitsabläufen zu handeln."	Arbeitsrecht	QM-Handbuch, normative Vorgaben aus dem Arbeitsrecht
5. „Das Arbeiten im Rettungsdienst und interdisziplinär vorhandener Strukturen organisieren"		
„Die Schülerinnen und Schüler sind zu befähigen, ..."		
a) „ihre Einsatzbereitschaft und die Einsatzbereitschaft der Einsatzmittel des Rettungsdienstes einschließlich Luft-, Berg- und Wasserrettungsdienst durch tägliche Kontrolle des Materials und der Geräte anhand von Vorschriften und Checklisten sicherzustellen,"	Rettungsingenieurwesen	MPG, Dienstanweisungen, Unterlagen der Gerätehersteller, Checklisten, QM

Tab. II.7: Bezugsdisziplinen für die Ausbildung zum Notfallsanitäter auf Basis der NotSan-APrV

Der theoretische und praktische Unterricht umfasst folgende Themenbereiche:	Bezugswissenschaften	Quellen
b) „mit Funk- und Kommunikationsmitteln zu arbeiten,"	Physik	Unterlagen der Gerätehersteller sowie der ILS, BDBOS-Gesetz
c) „bei Transportentscheidungen die Krankenhausorganisation in Deutschland zu berücksichtigen,"	Gesundheitssystem der Bundesrepublik Deutschland (und Anrainerstaaten)	Unterlagen der Leitstellen, IVENA
d) „die technischen und organisatorischen Erfordernisse bei Intensivtransporten zu berücksichtigen,"	Medizin	Fachliteratur der Bezugswissenschaften, DIVI
e) „bis zum Eintreffen von Leitungspersonal unter Beachtung der dann zu erwartenden Strukturen und Maßnahmen der Einsatzleitung bei außergewöhnlichen Einsatzlagen wie insbesondere Großschadensfällen, CBNR-Gefahren, terroristischen Gefahren und Katastrophen zu handeln."	Berufskunde, Organisation und Einsatztaktik der verschiedenen Hilfsorganisationen und deren Facheinheiten, Clinical Reasoning, CRM	MANV-Richtlinie, DV 100, DV 500, LbEL, KatSchutzG
6. „Handeln im Rettungsdienst an Qualitätskriterien ausrichten, die an rechtlichen, wirtschaftlichen und ökologischen Rahmenbedingungen orientiert sind"		
„Die Schülerinnen und Schüler sind zu befähigen, ..."		
a) „das eigene Handeln an den rechtlichen Rahmenbedingungen des Rettungsdienstes einschließlich der für seine Organisation und Durchführung relevanten Vorschriften der Landesrettungsdienstgesetze sowie des Katastrophenschutzes auszurichten,"	Rechtswissenschaft	GG, StGB, BtMG, BGB, SVG, NotSanG, NotSan-APrV, LRG, KatSchutzG
b) „bei der medizinischen Behandlung die rechtlichen Rahmenbedingungen zu berücksichtigen,"	Rechtswissenschaft	Patientenrechtegesetz, StGB, BGB, BtMG

Tab. II.7: Bezugsdisziplinen für die Ausbildung zum Notfallsanitäter auf Basis der NotSan-APrV

Der theoretische und praktische Unterricht umfasst folgende Themenbereiche:	Bezugswissenschaften	Quellen
c) „das eigene Handeln an relevanten Rechtsvorschriften aus dem Straf- und Zivilrecht, aus dem Straßenverkehrsrecht sowie aus anderen einschlägigen Rechtsgebieten, insbesondere dem Arbeits- und Arbeitsschutzrecht, auszurichten,"	Rechtswissenschaft	StGB, BGB, StVO
d) „das eigene Handeln an Qualitätsmanagement- und Dokumentationssystemen im Rettungsdienst auszurichten."	Arbeitsrecht	DIN ISO 9001, QM-Handbuch
7. „Bei der medizinischen Diagnostik und Therapie mitwirken, lebenserhaltende Maßnahmen und Maßnahmen zur Abwendung schwerer gesundheitlicher Schäden bis zum Eintreffen der Notärztin oder des Notarztes oder dem Beginn einer weiteren ärztlichen Versorgung durchführen"		
„Die Schülerinnen und Schüler sind zu befähigen, ..."		
a) „apparative Hilfsmittel zur Diagnose und Überwachung von Notfallpatientinnen und -patienten situationsbezogen einzusetzen,"	Medizin	Lehrbücher, Anleitungen von Herstellern, MPG, MPBetreibV
b) „bei der Durchführung von Maßnahmen zur Sicherung der Atemwege und Beatmung wie insbesondere endotracheale Intubation, supraglottische Atemwegshilfen, erweiterte Beatmungsformen, medikamentöse Therapien oder Narkoseeinleitungen entsprechend dem aktuellen Stand von Wissenschaft und Technik mitzuwirken,"	Medizin	Lehrbücher, Leitlinien, Anleitungen von Herstellern, MPG, MPBetreibV

Tab. II.7: Bezugsdisziplinen für die Ausbildung zum Notfallsanitäter auf Basis der NotSan-APrV

Der theoretische und praktische Unterricht umfasst folgende Themenbereiche:	Bezugswissenschaften	Quellen
c) „bei der Durchführung von Maßnahmen zur Stabilisierung des Kreislaufs wie insbesondere medikamentöse Therapien oder Infusionstherapien entsprechend dem aktuellen Stand von Wissenschaft und Technik mitzuwirken,"	Medizin	Lehrbücher, Gebrauchsanweisung Medikamente, MPG, MPBetreibV
d) „bei der Durchführung von Maßnahmen im Rahmen der Reanimation wie insbesondere medikamentöse Therapien entsprechend dem aktuellen Stand von Wissenschaft und Technik mitzuwirken,"	Medizin	Lehrbücher, Gebrauchsanweisung Medikamente, MPG, MPBetreibV
e) „bei der Durchführung von Maßnahmen im Rahmen der chirurgischen Versorgung von Notfallpatientinnen und -patienten wie insbesondere Thoraxdrainage, Tracheotomie, Koniotomie oder Reposition entsprechend dem aktuellen Stand von Wissenschaft und Technik mitzuwirken,"	Medizin	Lehrbücher, Gebrauchsanweisung Medikamente, MPG, MPBetreibV
f) „ärztlich veranlasste Maßnahmen zur Sicherung der Atemwege und Beatmung, zur Stabilisierung des Kreislaufs, im Rahmen der Reanimation und im Rahmen der chirurgischen Versorgung im Einsatzkontext eigenständig durchzuführen und die dabei relevanten rechtlichen Aspekte zu berücksichtigen,"	Medizin, Rechtswissenschaften	Lehrbücher, Gebrauchsanweisung Medikamente, Leitlinien, ERC, AHA, Gesetzesbücher

Tab. II.7: Bezugsdisziplinen für die Ausbildung zum Notfallsanitäter auf Basis der NotSan-APrV

Der theoretische und praktische Unterricht umfasst folgende Themenbereiche:	Bezugswissenschaften	Quellen
g) „Maßnahmen zur Sicherung der Atemwege und Beatmung, zur Stabilisierung des Kreislaufs, im Rahmen der Reanimation und im Rahmen der chirurgischen Versorgung, die zur Lebenserhaltung oder zur Abwendung schwerer gesundheitlicher Schäden im Einsatzkontext erforderlich sind, bis zum Eintreffen der Notärztin oder des Notarztes oder dem Beginn einer weiteren ärztlichen Versorgung eigenständig durchzuführen und die dabei relevanten rechtlichen Aspekte zu berücksichtigen,"	Medizin, Rechtswissenschaften	Lehrbücher, Gebrauchsanweisung Medikamente, Leitlinien, ERC, AHA, Gesetzesbücher
h) „bei Maßnahmen der erweiterten notärztlichen Therapie, die über die Maßnahmen zur Sicherung der Atemwege und Beatmung, zur Stabilisierung des Kreislaufs, im Rahmen der Reanimation und im Rahmen der chirurgischen Versorgung hinausgehen, bei notfallmedizinisch relevanten Krankheitsbildern zu assistieren,"	Medizin, Rechtswissenschaften	Lehrbücher, Gebrauchsanweisung Medikamente, Leitlinien, ERC, AHA, Gesetzesbücher
i) „Maßnahmen der erweiterten notärztlichen Therapie, die zur Lebenserhaltung oder zur Abwendung schwerer gesundheitlicher Schäden im Einsatzkontext bis zum Eintreffen der Notärztin oder des Notarztes oder dem Beginn einer weiteren ärztlichen Versorgung erforderlich sind, eigenständig durchzuführen und die dabei relevanten rechtlichen Aspekte, insbesondere die Verhältnismäßigkeit bei der Auswahl der Maßnahmen, zu berücksichtigen."	Medizin, Rechtswissenschaften	Lehrbücher, Gebrauchsanweisung Medikamente, Leitlinien, ERC, AHA, Gesetzesbücher

Tab. II.7: Bezugsdisziplinen für die Ausbildung zum Notfallsanitäter auf Basis der NotSan-APrV

Der theoretische und praktische Unterricht umfasst folgende Themenbereiche:	Bezugswissenschaften	Quellen
8. „Berufliches Selbstverständnis entwickeln und lernen, berufliche Anforderungen zu bewältigen“		
„Die Schülerinnen und Schüler sind zu befähigen, ...“		
a) „den Notfallsanitäterberuf im Kontext der Gesundheitsfachberufe zu positionieren,“	Rettungsingenieurwesen, Gesundheitswissenschaften, Gesundheitssystem der Bundesrepublik Deutschland (und Anrainerstaaten)	Fachliteratur der Bezugswissenschaften, normative Vorgaben
b) „sich kritisch mit dem Beruf auseinanderzusetzen,“	Rettungsingenieurwesen, Gesundheitswissenschaften, Gesundheitssystem der Bundesrepublik Deutschland (und Anrainerstaaten)	Fachliteratur der Bezugswissenschaften, normative Vorgaben
c) „zur eigenen Gesundheitsvorsorge beizutragen,“	Public Health	Fachliteratur der Bezugswissenschaften
d) „mit Krisen- und Konfliktsituationen konstruktiv umzugehen und Deeskalationsstrategien anzuwenden.“	Psychologie, Kommunikationswissenschaften	Fachliteratur der Bezugswissenschaften, Psychologie- und Kommunikationsmodelle
9. „Auf die Entwicklung des Notfallsanitäterberufs im gesellschaftlichen Kontext Einfluss nehmen“		
„Die Schülerinnen und Schüler sind zu befähigen, ...“		
a) „das Gesundheitssystem in Deutschland in seinen wesentlichen Strukturen zu kennen und Entwicklungen im Gesundheitswesen wahrzunehmen, deren Folgen für den Notfallsanitäterberuf einzuschätzen und sich in die Diskussion einzubringen,“	Rettungsingenieurwesen, Gesundheitswissenschaften, Gesundheitssystem der Bundesrepublik Deutschland (und Anrainerstaaten)	Fachliteratur der Bezugswissenschaften, normative Vorgaben

Tab. II.7: Bezugsdisziplinen für die Ausbildung zum Notfallsanitäter auf Basis der NotSan-APrV

Der theoretische und praktische Unterricht umfasst folgende Themenbereiche:	Bezugswissenschaften	Quellen
b) „den Notfallsanitäterberuf in seiner Eigenständigkeit und im Zusammenwirken mit unterschiedlichen Akteuren zu verstehen, danach zu handeln und ihn weiterzuentwickeln,"	Rettungsingenieurwesen, Gesundheitswissenschaften, Gesundheitssystem der Bundesrepublik Deutschland (und Anrainerstaaten)	Fachliteratur der Bezugswissenschaften
c) „die eigene Ausbildung kritisch zu betrachten sowie Eigeninitiative und Verantwortung für das eigene lebenslange Lernen zu übernehmen,"	Rettungsingenieurwesen, Psychologie, Soziologie, Pädagogik	Fachliteratur der Bezugswissenschaften, normative Vorgaben
d) „mit Grundkenntnissen der englischen Fachsprache fachbezogen zu kommunizieren,"	Englisch	Fachliteratur
e) „Unterschiede von Rettungsdienstsystemen innerhalb der Bundesrepublik Deutschland sowie in den verschiedenen europäischen Ländern mit Blick auf die Stellung der Notfallsanitäterin oder des Notfallsanitäters zu bewerten."	Rettungsingenieurwesen, Gesundheitswissenschaften, Gesundheitssystem der Bundesrepublik Deutschland (und Anrainerstaaten)	NotSanG, Fachliteratur der entsprechenden Bezugswissenschaften, normative Vorgaben der Anrainerstaaten
10. „In Gruppen und Teams zusammenarbeiten"		
„Die Schülerinnen und Schüler sind zu befähigen, ..."		
a) „Übergabe- und Übernahmegespräche zielgerichtet zu führen,"	Kommunikationswissenschaften, Psychologie, CRM	Fachliteratur der Bezugswissenschaften, Leitlinien, Psychologie- und Kommunikationsmodelle
b) „mit Behörden und Organisationen mit Sicherheitsaufgaben sowie mit sonstigen beteiligten Behörden und Organisationen situationsbezogen zusammenzuarbeiten,"	Berufskunde, Organisation und Einsatztaktik der verschiedenen Hilfsorganisationen und deren Facheinheiten, Clinical Reasoning, CRM	MANV-Richtlinie, DV 100, DV 500, LbEL, KatSchutzG

Tab. II.7: Bezugsdisziplinen für die Ausbildung zum Notfallsanitäter auf Basis der NotSan-APrV

Der theoretische und praktische Unterricht umfasst folgende Themenbereiche:	Bezugswissenschaften	Quellen
c) „mit den Angehörigen anderer Berufsgruppen im Gesundheitswesen unter Beachtung von deren Zuständigkeiten und Kompetenzen zusammenzuarbeiten,"	Berufskunde, Organisation und Einsatztaktik der verschiedenen Hilfsorganisationen und deren Facheinheiten, Clinical Reasoning, CRM	MANV-Richtlinie, DV 100, DV 500, LbEL, KatSchutzG
d) „mit den Angehörigen anderer Berufsgruppen im Bereich von Sicherheit und Ordnung sowie Gefahrenabwehr und Katastrophenschutz unter Beachtung von deren Zuständigkeiten und Kompetenzen zusammenzuarbeiten."	Berufskunde, Organisation und Einsatztaktik der verschiedenen Hilfsorganisationen und deren Facheinheiten, Clinical Reasoning, CRM	MANV-Richtlinie, DV 100, DV 500, LbEL, KatSchutzG

4.1.3 Bildungstheorie zur Standortbestimmung im Selbst-, Fremd- und Weltverhältnis

Bildungstheoretisch ist das Verhältnis des Menschen zu sich selbst, zu den anderen und zur Welt als zentrales Moment anzusehen (vgl. Koller 2012, S. 7). Die bildungstheoretischen Begriffe sind dafür das Selbst-, Fremd- und Weltverhältnis. In diesem Sinne muss eine Bildung, die insbesondere eine berufliche Bildung zum Gegenstand hat, genau die Veränderung des Verhältnisses zu sich selbst, den anderen und der Welt in den Mittelpunkt stellen. Berufliche Bildung kann, so gesehen, als eine Bildung im Verständnis einer „Bildung als Problemlösung" (Prescher 2019a, S. 6) verstanden werden. Sie bezieht sich auf subjektive Bedeutsamkeiten und Bedürfnisse, aber auch auf den kollektiven Bedarf, die ein berufliches Handlungsfeld markieren. Bildung dient hier dazu, die entsprechenden Handlungsressourcen zur Verfügung zu stellen bzw. sich diese lernend selbst zu erschließen. Im Kern geht es darum, das Selbst- und Weltverhältnis zu verändern, indem man die Art und Weise verändert, wie auf die Welt bezogen gehandelt wird. Dies schließt die Perspektive auf die anderen ein, das heißt, der Diskurs und der Perspektivenwechsel um Deutungsversuche und Deutungshoheiten als unmittelbare Bezugnahme auf das Fremdverhältnis sind maßgeblich für ein interprofessionelles und ein patientenorientiertes Handeln. Die berufliche Ausbildung zum Notfallsanitäter kann mit diesen Verhältnissen und Perspektivverschränkungen als ein von vielen Widersprüchen geprägtes Vorhaben verstanden werden. Um die identifizierten Widersprüche im Selbst-, Fremd- und Weltverhältnis aufzulösen, ist eine bildungstheoretische Standortbestimmen über das, was Lernen sein soll, erforderlich. Das darin immanente Menschenbild ist ein wesentliches Bestimmungsstück gelingender Bildungsarbeit.

Unter der Annahme, dass das zugrunde liegende Menschenbild einen impliziten Teil des Bildungsverständnisses darstellt (vgl. Mutzeck 2005, S. 49, Schlee 1988, S. 11 ff.), muss dies bei der Betrachtung bildungstheoretischer Aspekte berücksichtigt werden. „Bildung" ist ein unabdingbarer Begriff in der Berufspädagogik, auf dessen Grundlage erst normative Entscheidungen zur Bestimmung von Bildungsinhalten getroffen werden können (vgl. Siebert 1974). Soll eine berufliche Bildung zur Kompetenzentwicklung und beruflichen Qualifikation führen, sind diverse Aspekte aus bildungstheoretischer Sicht zu klären.

Im Verständnis des **Fremdverhältnisses** ist beispielsweise die Rollenklarheit im Verhältnis zu anderen Statusgruppen zu klären, ob das Anforderungsprofil für Notfallsanitäter gemäß dem NotSanG abschließend definiert ist oder ob es aufgrund der berufspraktischen Erfahrungen einer Weiterentwicklung bedarf, wie die Novellierung des NotSanG mit dem § 2a sichtbar macht. Das NotSanG ist ein Berufs-/Ausbildungsgesetz und kein Berufsausübungsgesetz, woraus sich Folgen für die Ausbildung ergeben, wie auch Pilotvorhaben zum Einsatz eines Telenotarztes zeigen. Es bestehen zum Beispiel Unterschiede zwischen dem realen Einsatzalltag und den normativ geforderten Ausbildungsinhalten (Tab. II.1), die einen deutlichen Schwerpunkt auf einen notfallmedizinischen Einsatz legen (wie auch die Tab. II.8 zeigen soll). Jedoch zeigt die Praxis, dass unter anderem eine Zunahme psychiatrisch bedingter und psychosozialer Notfalleinsätze mit einem erhöhten Anspruch an die kommunikativen und sozial-situativen Kompetenzen des Notfallsanitäters zu beobachten ist, wie Karutz (2014, S. 632) darstellt, und dass sich das Handlungsspektrum innerhalb eines Notfalleinsatzes erheblich erweitert hat, z. B. erweiterte Versorgungsmaßnahmen (EVM) (vgl. Redelsteiner 2018, S. 107 ff.). Das Alter-Ego im Sinne sozialer Ko-Konstruktionen von Notfallsituationen spielt in Notfalleinsätzen eine wesentlich größere Rolle, als es im Rahmenlehrplan abgebildet ist, der das Berufsbild des Notfallsanitäters eher als „Vitalfunktionsmechaniker" zeichnet.

Tab. II.8: Themenbereiche der theoretischen Notfallsanitäterausbildung (in Anlehnung an den Rahmenlehrplan Hessen)

Themenbereich	Stundenumfang insgesamt
1. Notfallsituationen bei Menschen aller Altersgruppen erkennen, erfassen und bewerten (a, b, c, d, e, f).	360
2. Rettungsdienstliche Maßnahmen und Maßnahmen der Gefahrenabwehr auswählen, durchführen und auswerten (a, b, c, d, e, f, g, h).	360
3. Kommunikation und Interaktion mit sowie Beratung von hilfesuchenden und hilfebedürftigen Menschen unter Berücksichtigung des jeweiligen Alters sowie soziologischer und psychologischer Aspekte (a, b, c, d, e).	120
4. Abläufe im Rettungsdienst strukturieren und Maßnahmen in Algorithmen und Einsatzkonzepte integrieren und anwenden (a, b, c).	100
5. Das Arbeiten im Rettungsdienst intern und interdisziplinär innerhalb vorhandener Strukturen organisieren (a, b, c, d, e).	100

Tab. II.8: Themenbereiche der theoretischen Notfallsanitäterausbildung (in Anlehnung an den Rahmenlehrplan Hessen)

Themenbereich	Stundenumfang insgesamt
6. Handeln im Rettungsdienst an Qualitätskriterien ausrichten, die an rechtlichen, wirtschaftlichen und ökologischen Rahmenbedingungen orientiert sind (a, b, c, d).	100
7. Bei der medizinischen Diagnostik und Therapie mitwirken, lebenserhaltende Maßnahmen und Maßnahmen zur Abwendung schwerer gesundheitlicher Schäden bis zum Eintreffen der Notärztin oder des Notarztes oder dem Beginn einer weiteren ärztlichen Versorgung durchführen (a, b, c, d, e, f, g, h, i).	500
8. Berufliches Selbstverständnis entwickeln und lernen, berufliche Anforderungen zu bewältigen (a, b, c, d).	100
9. Auf die Entwicklung des Notfallsanitäterberufes im gesellschaftlichen Kontext Einfluss nehmen (a, b, c, d, e).	60
10. In Gruppen und Teams zusammenarbeiten.	120

Persönlichkeitsbildung ist im Sinne des **Selbstverhältnisses** ebenfalls ein elementarer Teil der bildungstheoretischen Fragen und Entscheidungen auf der Makroebene (vgl. Reetz und Seyd 1995, S. 210 ff.). Die Autoren nennen drei zentrale Ausgangspunkte, die ein berufliches Selbstverständnis im Selbstverhältnis der Auszubildenden markieren:

1. Humanisierung der Arbeit (berufliche Autonomie, Verhältnis von Arbeit und Lernen)
2. Kompetenzorientierung statt Disziplinorientierung
3. handlungsleitendes Wissen im Gleichgewicht mit sachstrukturellem Wissen.

Ein berufliches Selbstverständnis zu entwickeln, war und ist für die Berufsgruppe der Notfallsanitäter nicht einfach, da der ihm vorausgegangene Rettungsassistent per Gesetz als „Helfer des Arztes" definiert war und diese Auffassung noch in die neue Berufsgruppe nachhallt. Die für die Notfallsanitäter gesetzlich geforderte Selbstständigkeit und damit einhergehend das Selbstverständnis dieser Berufsgruppe muss sich erst noch entwickeln. Noch divergiert die Selbstwahrnehmung mit der geforderten Eigenständigkeit als Fachkraft in der Notfallrettung (vgl. Nakotte 2021). Für eine berufsdidaktische Perspektive auf die Notfallsanitäterausbildung geht es daher darum, bildungstheoretisch der doppelten Zweckstruktur beruflicher Bildung zu entsprechen (vgl. Arnold 1996, S. 15): Neben der üblichen Ausrichtung auf eine zweckorientierte berufliche Bildung, die Auszubildende zur Erfüllung organisationaler Zwecke befähigt, ist stärker der Fokus auf eine zwecksetzende berufliche Bildung zu legen. Eine zwecksetzende berufliche Bildung befähigt die Auszubildenden zur Mitgestaltung und Teilhabe an betrieblichen Zwecken. Diese bezieht sich nicht auf die Mündigkeit oder kritische Haltung des Subjekts, sondern zuvorderst auf die beruflichen und professionellen Handlungskompetenzen. Die Klärung des Selbstverhältnisses im Verhältnis zur Perspektive auf die Selbst-Anderen als Persönlichkeitsentwicklung kann hier als Scharnierstelle einer gelingenden beruflichen Bildung angesehen werden.

Dem steht gegenüber, dass Schüler oft nicht unbedingt dahingehend gefördert werden, betriebliche Zwecke „vernünftig“ mitzugestalten, sondern dass – auch ökonomisch betrachtet – ein Auszubildender als Bestätigung der erfolgreichen Ausbildung die Abschlussprüfung bestehen soll (vgl. Badry 1994, S. 64). Jedoch lassen sich hier Inkonsistenzen im System beobachten: Zum einen ist das Niveau der Ausbildung einschließlich der Abschlussprüfungen nicht eindeutig bestimmt. Offen ist zudem, wer dieses festlegt. Zum anderen bestehen deutliche Unterschiede zwischen den einzelnen Berufsfachschulen, Lehrrettungswachen und zwischen den Bundesländern, wie die Unterweisungen und Abschlussprüfungen umgesetzt und bewertet werden. Die Regierungspräsidien prüfen zwar (weitestgehend), ob die Fragen- und Prüfungsinhalte zulässig sind, dies geschieht jedoch (auf Grundlage bisheriger Erfahrungen der Autoren) ohne Rückbindung an eine unterrichtsdidaktische Grundlage oder Festsetzung. Sicher wird sich dabei auf die NotSan-APrV und den Rahmenlehrplan bezogen, jedoch kann mit diesen lediglich entschieden werden, was geprüft werden soll. In diesen Vorgaben finden sich aber keine Angaben bezüglich der Fragentiefe. Siebert (1974) führt an, dass die reflexive Auseinandersetzung mit der Bildungsgangarbeit und der Umsetzung einer Berufsausbildung durch die Bildungsverantwortlichen erfolgen soll. Rosen und Schubiger (2013, S. 39) sehen die Verantwortung für die Klärung des Bildungsverständnisses und der curricularen Umsetzung bei jeder Bildungseinrichtung selbst. Ein Anspruch, welcher kritisch zu hinterfragen ist. So scheint es in Bezug auf die Unterrichtsqualität fraglich, ob es sinnstiftend ist, eine solche Verantwortung jeder Bildungseinrichtung im Rahmen der schulischen Curriculumsentwicklung selbst zu überlassen. Eine Gefahr könnte darin liegen, dass die Divergenz damit noch zunimmt, weil die eine Schule ein Schulcurriculum benutzt, das inhaltsorientiert eine Themenliste repräsentiert, und eine andere Schule ein Schulcurriculum mit komplexen Lernsituationen entwickelt hat. Nach Auffassung der Autoren sollte die Definition der Ausgestaltung von Unterrichtsreihen und Lernsituationen der Bildungseinrichtung obliegen, der Grundrahmen des Curriculums jedoch nicht. Dies scheint insbesondere für eine länderübergreifende Zusammenarbeit und Mobilität ausgebildeter Notfallsanitäter von Bedeutung zu sein.

Daran anschließend ist daher die bildungstheoretische Dimension des **Weltverhältnisses** zu betrachten. Dies meint, dass die fachlichen Grundlagen dessen, was als Handlungskompetenz im Ausbildungsberuf verstanden wird, durch die NotSan-APrV und das NotSanG vorgegeben sind. Hier gibt es jedoch Widersprüche in der Umsetzung, wie beispielsweise in Bayern, wo die Notfallsanitäterausbildung über Pflichtfächer umgesetzt wird (vgl. ISB 2018, S. 13). Handlungsleitendes Wissen wird dabei aus den fachlichen Bezügen zur Bewältigung eines Notfalleinsatzes abgeleitet, welches sehr stark durch notfallmedizinisches Fachwissen geprägt ist. Gleichzeitig kann eine Entwicklung beobachtet werden, bei der handlungsleitendes Wissen wie Kommunikation, PSNV (psychosoziale Notfallversorgung), Beratung usw. einen größeren Stellenwert in der Ausbildung bekommt. Weiterhin sind auch spezielle Themen zur Interaktion in Hochrisikoberufen wie z. B. CRM und Human Factors als Gegenstand der Ausbildung bedeutsam. Damit wurde auf die Entwicklung des beruflichen Alltags reagiert, in der Notfallsanitäter größtenteils mit kommunikativen Herausforderungen konfrontiert werden und gleichzeitig der Anteil an Patienten mit vitaler Bedrohung abnimmt. Dieser Annahme folgend zeigt sich eine Reaktion auch darin, dass in einigen Bundesländern eine Umstellung von einem RTW-/KTW-System auf MZF-Systeme stattgefunden hat.

4.1.4 Schulische Praxis für einen Wechsel zum kompetenzorientierten Unterricht

Die schulische Praxis muss sich mit Konsequenzen curricularer Entscheidungen auf allen Ebenen (berufspolitisch, methodisch usw.) befassen. Damit stellt sich zunächst bei der Lehrplangestaltung die Frage, ob eine Fächersystematik oder das Vorgehen durch Handlungssituationen angewandt wird (vgl. Clement 2001, S. 10). Da für die Notfallsanitäterausbildung Handlungskompetenz gefordert wird (vgl. NotSan-APrV, NotSanG), bedeutet der Wechsel von der Rettungsassistentenausbildung zur Notfallsanitäterausbildung einen Umbruch von fächerspezifischem Unterricht zu kompetenzorientiertem Unterricht (mit Ausnahme von Bayern, vgl. ISB 2018, S. 13).

Des Weiteren müssen bei curricularen Entscheidungen berufspolitische Auswirkungen bedacht werden. Diese umfassen die Betrachtung der Bundesebene (Sicherstellungsauftrag, NotSanG, NotSan-APrV, SGB V usw.), der Länderebene (Algorithmen, Sicherstellungsauftrag usw.), der Regionalebene (ÄLRD, EVM, Regelfortbildungen usw.) und der Organisationsebene (eigener Anspruch bei Qualitäts-/Qualifikationsfragen, z. B. ACLS-Kurse, die Zusammenarbeit mit ÄLRD, Kooperationen usw.).

Ebenfalls zu den Leitfragen der schulischen Praxis auf der Makroebene zählen die Fragen zur Unterrichtsorganisation. Aktuell gestaltet sich diese an den Notfallsanitäter ausbildenden Schulen z. T. schwierig, da viele Lehreinrichtungen mit substanziellen Herausforderungen konfrontiert sind, wie beispielsweise die notwendigen personellen Ressourcen aufzubringen, um die vorgeschriebene Akademisierung der Lehrkräfte umzusetzen. So führen Personalengpässe z. T. zur überdurchschnittlichen Inanspruchnahme externer Dozenten, um den Unterricht aufrechtzuerhalten. Da diese jedoch nicht in das schulische System eingebunden sind, ist eine pädagogisch-didaktische Qualitätssicherung schwierig.

In der beruflichen Praxis und der eigentlichen Arbeit „am Schüler" spielen Methoden und deren Anwendung eine übergeordnete Rolle. Methodenschulungen und die Entwicklung von kompetenzstiftenden Lernsituationen scheinen somit Bereiche der schulischen Praxis zu sein, welche an Priorität gewinnen. Logische Konsequenzen dieser Annahme sind, dass die Akademisierung der Lehrkräfte notwendig ist sowie eine zielführende Lehrkräfteentwicklung im Rahmen der Schul- und Unterrichtsentwicklung mit Ansätzen wie Co-Teaching, Evaluationen und Supervisionen einen nötigen Schritt zu einer kompetenzorientierten Lehr-Lernkultur darstellt (vgl. KMK 1996). Jedoch stellt sich der Einsatz der zahlreichen freiberuflichen Dozenten, die unmittelbar aus dem Rettungsdienst ohne spezifische pädagogische Qualifikation kommen, als schwierig dar. Eine systematische und planvolle Schulentwicklung (vgl. Arnold und Prescher 2014, S. XI ff.) ist hier kaum möglich, da auf die Dozenten dahingehend kein Zugriff möglich ist. Oder anders formuliert: Die Schulen sind über jeden Dozenten froh, der das Kollegium entlastet. Schulentwicklung und eine Umstellung ihres Unterrichts durch Weiterentwicklung könnten und würden für sie eine zusätzliche Belastung darstellen. Dieser Belastung wohnt die Gefahr inne, dass die Dozenten das Dozieren einfach lassen. Das wäre in vielerlei Hinsicht ein Verlust.

4.1.5 Zwischenfazit: Lücken und Inkonsistenzen

Die berufsfelddidaktische Betrachtung des Notfallsanitäters auf Makroebene bietet Aufschluss darüber, dass viele Bereiche noch nicht abschließend oder z. T. nicht einmal ansatzweise geklärt sind. Offene Fragen sind beispielsweise:

- Was ist die berufliche Realität? Das Spannungsfeld reicht vom „Vitalfunktionsmechaniker“ bis hin zum Notfallsanitäter als „Sozialarbeiter“.
- Wie sollen aus diesem Spannungsfeld, zu dem eine große Uneinigkeit zwischen den Akteuren im Rettungsdienst besteht, konkrete Arbeitssituationen für die Ausbildung generiert werden?

Aufgrund der massiven Unterschiede auf Länder-, regionaler und auf Organisationsebene steht für eine Schärfung sowohl eine berufspolitische als auch eine rettungswissenschaftliche Klärung an. Die Einsatzpraxis und damit die Erfahrung der Lehrkräfte bieten jedoch einen ausreichend großen Erfahrungsschatz an, um diese Lücke zu füllen. Was jedoch bleibt bzw. zu beobachten ist, ist eine mannigfaltige Diversität der Ausbildungsstätten.

4.2 Mesoebene: Berufsdidaktik Notfallsanitäter

Auf der Mesoebene werden die auf der Makroebene definierten Ansprüche konkretisiert, legitimiert und es werden Perspektiven für berufsdidaktische Entscheidungen aufgezeigt (s. a. Kap. 3.3). Zur Mesoebene gehören die Dimensionen der Arbeitsfelder bzw. Arbeitssituationen im Kontext des beruflichen Handelns, Kompetenzen, Ressourcen, Themen, Transferprozesse und Qualifikationsverfahren.

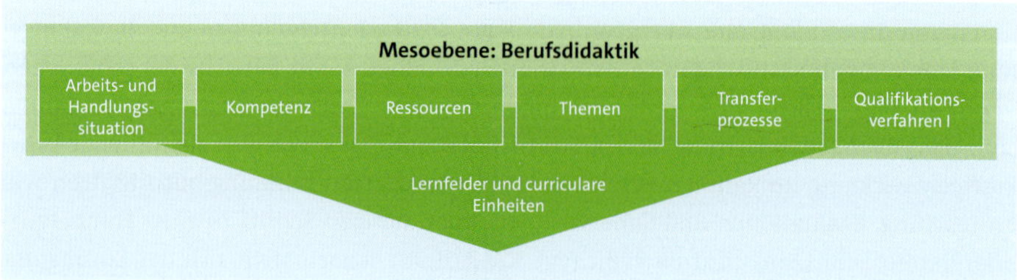

Abb. II.6 ▶ Die Mesoebene mit dem Prozess zur Gestaltung von Arbeitssituationen und den dazugehörigen Aspekten der Kompetenzen und Ressourcen (nach Schubiger und Rosen 2013, S. 10)

4.2.1 Arbeitssituationen als Basis für Lernsituationen

Arbeitssituationen können als „Orte" bezeichnet werden, an denen berufliche Handlungsfähigkeit gefordert ist. Jede Arbeitssituation ist einmalig, sie weist jedoch Charakteristika oder Grundmuster auf, die für rettungsdienstliches Handeln typisch und strukturgebend sind (vgl. Kaiser 2005, S. 35).

So können für die Beschreibung der Arbeitssituationen gewisse Strukturmerkmale herangezogen werden, wie die „eindeutige Bezeichnung der Arbeitssituationen, die beteiligten Personen, die auszuführenden Tätigkeiten und Normen" (Schubiger 2010, S. 20). Für den Notfallsanitäter lassen sich diese Strukturmerkmale in Anlehnung an das NotSanG und den jeweiligen Rahmenlehrplan der Bundesländer generieren. Im NotSanG § 4 Absatz 1 steht, dass heilkundliche Maßnahmen eigenständig durchzuführen sind, wenn sie durch den Ärztlichen Leiter Rettungsdienst vorgegeben, verantwortet und freigegeben sind. Die beteiligten Akteure, welche berücksichtigt werden müssen, sind z. B. (Not-)Ärzte, Pflegepersonal, Polizei, Feuerwehr, Ersthelfer, PSNV-Kräfte usw. Die auszuführenden Tätigkeiten (Kernprozesse) können zusammengefasst werden in der Durchführung der qualifizierten Notfallrettung und dem Krankentransport sowie der praktischen Begleitung von Schülern. Ebenfalls notwendige Strukturmerkmale (Unterstützungsprozesse) bilden alle Fertigkeiten, Normen, Gesetze, Richt- und Leitlinien, welche erforderlich sind, um die Tätigkeit auszuüben: NotSanG, NotSan-APrV, SGB, StGB, StVO, algorithmenbasiertes Handeln, S3-Polytrauma-Leitlinie, Verfahrensanweisungen zur Durchführung generell delegierter Maßnahmen der ÄLRD usw.

Darüber hinaus bietet es sich für die Entwicklung von Lernsituationen an, konkrete Handlungssituationen und Patientenprozesse zu betrachten und zu formulieren. Schneider, Kuckeland und Hatziliadis (2019, S. 130) fassen dazu verschiedene Perspektiven zusammen (s. Abb. II.7). Dies versteht sich als ein pragmatischer Ansatz, mithilfe dessen für einen Unterricht schnell und einfach relevante Handlungssituationen formuliert werden können, um den eigenen Unterricht als fallorientierten Unterricht zu situieren wie Enke und Kuhnke (2013, S. 148) dies an einem einfachen Beispiel darstellen:

- „Situationsbeschreibung: Sie sind als Auszubildender auf dem RTW Akkon Haland 73-41 eingesetzt. Um 8.10 Uhr wird Ihr Fahrzeug zu einem schweren Betriebsunfall in einem Sägewerk alarmiert. Sie werden die Einsatzstelle in etwa fünf Minuten erreichen. Zu Ihnen alarmiert ist der Rettungshubschrauber ‚Christoph 4' aus der Medizinischen Hochschule Hannover (MHH). [...]
- Beim Eintreffen an der Einsatzstelle stellen Sie fest, dass es zu einer kompletten Abtrennung der rechten Hand des 60-jährigen Patienten gekommen ist. Der Patient ist blass und kaltschweißig, der Puls ist peripher schwach tastbar und tachykard."

Anhand dieser Beschreibung einer Arbeitssituation im Rettungsdienst können die Kernaufgaben in dieser Situation mit den allgemeinen, d. h. fallübergreifenden, Tätigkeiten und den speziellen Tätigkeiten thematisiert werden. Ebenso sind relevante Akteursgruppen,

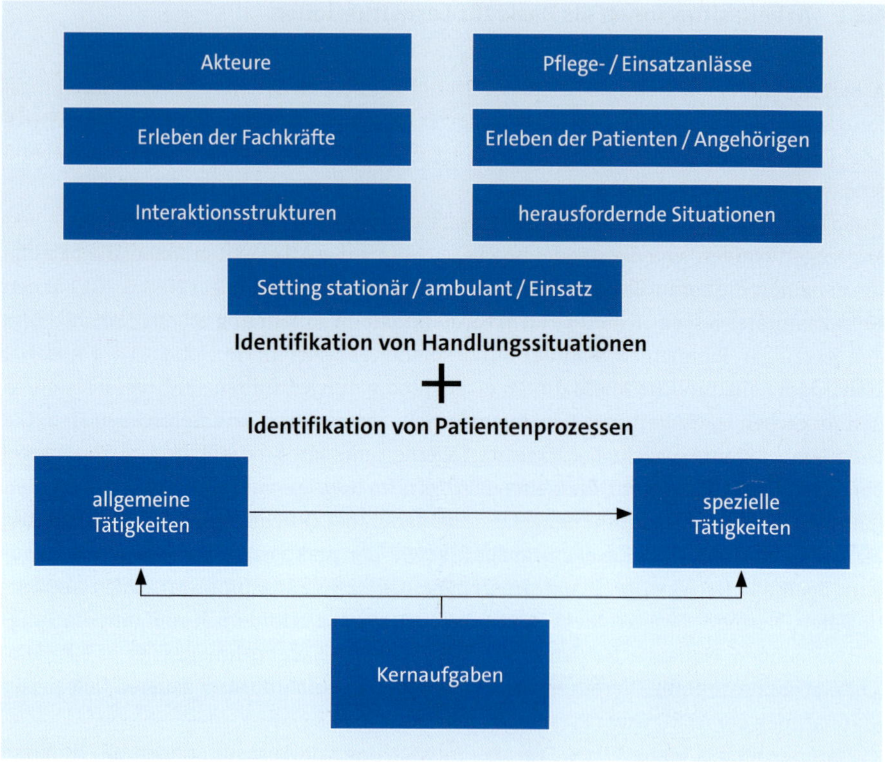

Abb. II.7 ▶ Identifikation von Arbeitssituationen (nach Schneider, Kuckeland und Hatziliadis 2019, S. 130)

die unmittelbar in die Situation einwirken, benannt und die Situation kann im Unterricht aus deren Perspektive bearbeitet werden. Dies umfasst deren Erleben, Interaktionsstrukturen und diverse Settings.

4.2.2 Kompetenzen brauchen Kriterien und Indikatoren

In § 4 Absatz 1 NotSanG wird gefordert, dass die Ausbildung fachliche, personale, soziale und methodische Kompetenzen vermittelt. Diese sollen die eigenverantwortliche Durchführung und teamorientierte Mitwirkung in der notfallmedizinischen Versorgung und dem Transport von Patienten ermöglichen. Dies braucht ein gewisses Maß an Handlungskompetenz. Handlungskompetent zu sein, schließt ein Repertoire an Handlungen ein,

> *„[...] dass [den Menschen, Anm. d. Verf.] befähigt, die zunehmende Komplexität und Unbestimmtheit seiner beruflichen Umwelt zu begreifen und durch ziel- und selbstbewusstes, flexibles, rationales, kritisch-reflektiertes und verantwortliches Handeln zu gestalten.“ (Pätzold 2006, S. 72)*

Die erforderlichen Kompetenzen eines Notfallsanitäters sind vielfältig, sie sollten jedoch stets den Patienten ins Zentrum des Handelns stellen. Eine vollumfängliche Ausdifferenzierung der Kompetenzdimensionen in Bezug auf die Notfallsanitäterausbildung und -prüfung kann aufgrund des Fokus' an dieser Stelle nicht erfolgen. In Tabelle II.9 wird jedoch exemplarisch der Weg von der Kompetenzdimension zum konkreten Bewertungs-Item in einem praktischen Prüfungsbogen dargestellt. Anhand der Tabelleninhalte lässt sich verdeutlichen, wie wichtig die Situierung des Lernens im Sinne der Betrachtung der relevanten Arbeitssituationen ist, da sich aus der Arbeitssituation überhaupt erst die relevanten Indikatoren ableiten lassen. Die Definition der Arbeitssituation lässt es zu, den Tätigkeitsmerkmalen Inhalte, Methoden, Lernziele und damit zu entwickelnden Kompetenzen zuzuordnen, wie es im Schritt 1 des Planungstool für PPOLA vorgesehen ist (s. Teil III).

4.2.3 Ressourcen befähigen zum Handeln

Unter notwendigen Ressourcen werden die Kenntnisse, Fertigkeiten und Haltungen (eines Notfallsanitäters) verstanden, welche erforderlich sind, eine Tätigkeit durchzuführen (vgl. Schubiger 2010, S. 21).

- **Kenntnisse** beschreiben alle nötigen wissensbezogenen Elemente. Beim Notfallsanitäter sind das z. B.: Anatomie, Physiologie, Pathophysiologie, Therapie, Normen und Gesetze, Psychologie, Biochemie, Kommunikationsmodelle, PSNV u. v. m.
- Als **Fertigkeiten** werden alle Routinen bezeichnet, die in den entsprechenden Anwendungssituationen schnell abgerufen werden können. Beim Notfallsanitäter wären das exemplarisch sowohl diagnostische Maßnahmen (wie Blutdruck messen, Puls tasten, abdominelle Untersuchung, Lagerungstechniken u. a.) als auch therapeutische Maßnahmen (z. B. einen i. v. Zugang legen, Medikamente aufziehen und applizieren, Sauerstoffgabe u. a.).
- **Haltungen** sind die Einstellungen, Normen und Werte, die prägend für das Verhalten in der Arbeitssituation sind (vgl. Schubiger 2010, S. 21). So spielen für den Notfallsanitäter folgende Aspekte eine fundamentale Rolle oder gar Grundvoraussetzung, um die Tätigkeit auszuüben:
  - Kommunikationsaspekte, wie die absolute Wertschätzung eines jeden Patienten und Kollegen,
  - moralische Handlungsgrundsätze, wie z. B. jeden Patienten gleich zu behandeln, unabhängig von seiner Herkunft, seines Aussehens usw.,
  - professionelles Auftreten gemäß dem Motto „firm, fair, friendly“ sowie
  - hygienisches und richtliniengetreues Arbeiten
  - u. v. m.

Diese Aspekte sind neben der technischen Seite des Handelns maßgeblich für den Handlungserfolg in einer Notfallsituation. So gilt es, Routinen und Algorithmen zwar zu lernen, um diesen folgend zu handeln, es ist aber unabdingbar, dass sie sich in der „Arbeitshaltung“ wiederfinden. Ein Notfallsanitäter sollte sich mit diesen Aspekten im Sinne einer Enkulturation identifizieren.

Tab. II.9: Darstellung des Weges von der Kompetenzdimension zum konkreten Bewertungs-Item in einem praktischen Prüfungsbogen (in Anlehnung an das Sächsische Staatsministerium für Kultus 2007, S. 16 ff.)

Handlungskompetenzen	Operationalisierung der Schülerleistung	Kompetenzen	Kriterien	Indikator	konkrete Abbildung im Bewertungsbogen
Fachkompetenz	fachlich-inhaltliche Kompetenz	analytisches Denken in Zusammenhängen	Gegenstandsbezug	z. B. Darstellung von Zusammenhängen	Diagnostik, rettungsdienstliche Maßnahmen, Algorithmen (z. B. Diagnostik: Struktur erkennbar)
Sozialkompetenz	sozial-kommunikative Kompetenz	Kommunikationsfähigkeit, Kooperationsfähigkeit, Toleranz, Konfliktfähigkeit	kommunikatives Verhalten/ sprachliche Darlegung	z. B. kommunikationspartnerorientierte Verwendung der Sprache	Patientenmanagement (z. B. angemessene Ausdrucksweise/ Wortwahl, findet angemessenen Kontakt zum Patienten)
		Selbstständigkeit	Selbstständigkeit	z. B. selbstgesteuerte Kooperation sowie	Patientenmanagement
Selbstkompetenz	persönliche Leistung	Verantwortungsbewusstsein, Selbstvertrauen, Kritikfähigkeit, Zuverlässigkeit, Kreativität	Führungsposition	Verteilung der Verantwortlichkeiten in der Gruppe	(z. B. Teamabsprachen, Führungsposition erkennbar)
		Reflexions- und Diskursfähigkeit	Selbstreflexion	z. B. kritische Bewertung des eigenen Handelns unter Berücksichtigung des Fallbezugs und des theoretischen Wissens	Fachgespräch

Tab. II.9: Darstellung des Weges von der Kompetenzdimension zum konkreten Bewertungs-Item in einem praktischen Prüfungsbogen (in Anlehnung an das Sächsische Staatsministerium für Kultus 2007, S. 16 ff.)

Handlungskompetenzen	Operationalisierung der Schülerleistung	Kompetenzen	Kriterien	Indikator	konkrete Abbildung im Bewertungsbogen
Methodenkompetenz	methodisch-strategische Leistung	Problemlösefähigkeit, Methodenwissen	Zielgerichtetheit	z. B. durchgängige Situationsorientierung	Diagnostik, rettungsdienstliche Maßnahmen, Algorithmen (z. B. Patientenmanagement: Problemlösungskompetenz)

4.2.4 Themen folgen curricularen Strukturprinzipien

Die Themen, welche es curricular zu strukturieren gilt, werden über eine didaktische Reflexion bzw. Reduktion der beruflichen Anforderungen extrahiert und geplant (vgl. Wittneben 2003, S. 199). Die Krux liegt darin, die erforderlichen Anforderungen in für die Notfallsanitäterausbildung typische Lernziele umzustrukturieren, um die erforderlichen Ressourcen und Kompetenzen entwickeln zu können. Hierbei spielen sowohl Konzeptions- als auch Strukturierungsprinzipien bei der curricularen Arbeit eine Rolle (vgl. Lipsmeier 2000, S. 66):

- Konzeptionsprinzipien befassen sich abstrahiert mit der Auswahl der Bildungsinhalte und
- Strukturierungsprinzipien mit der Anordnung der Bildungsinhalte.

Das geschieht alles vor dem Hintergrund der ganzheitlichen Handlungskompetenz (KMK 1996). Beim Notfallsanitätercurriculum handelt es sich daher um ein

> *„[...] outputorientiertes Curriculum ohne hinreichend präzise Bestimmung des Outputs, also der mit dem Bildungsgang angestrebten Kompetenzen. Wer mit diesem Lehrplan arbeitet und den Anspruch der Kompetenzorientierung ernst nehmen will, kommt nicht umhin [sic!] selbst zu klären und in substanzieller und strukturierter Weise zu manifestieren und zu kommunizieren, welche Kompetenzen am Ende des Bildungsganges erreicht sein sollen." (Tramm und Naeve-Stoß 2015, S. 59).*

Um den Inhalt des Unterrichts zu erfassen, ist es neben der Orientierung an Arbeitssituationen notwendig, die Vorgaben des jeweils gültigen Rahmenlehrplanes zu identifizieren und relevante Fachinhalte durch eine Recherche einschlägiger Fachliteratur zu strukturieren. Die Auswahl der Lehrbücher, die an der jeweiligen Berufsfachschule eingesetzt werden und den anteiligen Rahmen des Erwartungshorizontes des Examens vorgeben, obliegt jeder Schule. Die Auswahl der Bücher hat dabei einen Einfluss auf das didaktische Handeln und das Outcome.

Bei der Wahl eines Buches für den Unterricht oder eines Prüfungstrainers gilt zu beachten, welche Autoren und Herausgeber am Buch beteiligt sind. Die verlagsseitige Auswahl der Autorenschaft unterliegt bestimmten Kriterien, zum Beispiel:

- regelmäßiges Unterrichten von Notfallsanitätern,
- fachliche Qualifikation (thematisch und pädagogisch),
- Mitglied von Arbeitsgruppen (falls vorhanden) des jeweiligen Regierungspräsidiums, Ministeriums, an Rettungsdienstschulen oder ähnlichen zum Thema Staatsexamina der Notfallsanitäter,
- regelmäßiges Konzipieren und Prüfen von (schriftlichen) Staatsexamina oder
- enger Kontakt zu Personen/Schulen, welche dies regelmäßig tun,
- bundeslandweiter Kontakt und Vergleich der (schriftlichen) Staatsexamina (Beispiel Hessen: jede Schule konzipiert eigene Prüfungen)
- u. a.

Da jedoch zum einem die Akademisierung im Bereich des Rettungsdienstes nur schleppend voranschreitet, einige Autoren aus dem Rettungsdienst eine eher fachfremde akademische Qualifikation aufweisen oder einseitig medizinisch ausgerichtet sind, müssen Buchinhalte auch immer bezüglich ihrer Eignung für den Unterricht hinterfragt werden. Dies betrifft auch Prüfungsliteratur für die Gestaltung und Vorbereitung der Prüfungen. Zudem können dargestellte Lösungen immer wieder nur Meinungen/Auslegungen der Autoren darstellen. Auch hierauf ist bei der Auswahl an Prüfungsliteratur zu achten.

Das fallbasierte Erstellen von schriftlichen Examina beispielsweise ist eine Möglichkeit, die optional besteht, aber in keiner Weise länderübergreifend verbindlich ist (vgl. Künz, Hornung und Kehr et al. 2017). Durch die Heterogenität der Schullandschaft und der Bildungshoheit der Länder bildet dieses Vorgehen daher nur eine Möglichkeit der Prüfungserstellung unter vielen ab.

In einem Rahmenlehrplan werden die erforderlichen Themenbereiche definiert, den Ausbildungsabschnitten zugeordnet und ein Stundenumfang vorgegeben. In Tabelle II.8 wurden exemplarisch die Themenbereiche für das Land Hessen aus dem Rahmenlehrplan abgebildet.

4.2.5 Transferprozesse brauchen eine funktionierende Lernortkooperation

Transferprozesse zu etablieren, um „Transferkompetenzen" bei Notfallsanitäterschülern zu entwickeln, stellt eine Herausforderung auf der Mesoebene dar, welche es zu bewältigen gilt. Um Handlungskompetenz zu erlangen, ist es notwendig, das theoretische Wissen bzw. die Fertigkeiten, welche die Schüler erlernt haben, in die Praxis umsetzen zu können.

Um dies zu ermöglichen, müssen Lernsituationen so realitätsnah wie möglich gestaltet werden (vgl. Erpenbeck et al. 2017, S. IX ff.). Auf diese Weise können die Kompetenzdimensionen internalisiert und angewandt werden (Renkl 2002, S. 596). Dies stellt eine schwierige Aufgabe dar, da eine Umsetzung Weitblick und ein spiralcurriculares Vorgehen erfordert. Darüber hinaus wird eine enge Vernetzung zwischen den Lernorten benötigt sowie ein hohes Maß an rhetorischen und didaktischen Fähigkeiten der Lehrkräfte, damit immer wieder ein Transfer in die Praxis ermöglicht werden kann, der die Relevanz für die berufspraktische Handlung herausstellt.

„Die didaktische Leitidee von Lernortkooperation besteht [...] in der Verzahnung von praktischem Handeln und theoretischer Reflexion" (Diesner et al. 2004, S. 6). Das Thema der Lernortkooperation wurde insbesondere im Rahmen der Curriculumspräzisierung bei der Umstrukturierung nach dem Lernfeldkonzept aufgegriffen, bei der eine arbeitsprozessorientierte und ganzheitliche Gestaltung von Lern- und Arbeitsaufgaben angestrebt wurde (vgl. ebd. S. 18 f.). Eine curriculare Abstimmung aller an der Ausbildung beteiligten Akteure (Praxisanleiter auf Rettungswache, Praxisanleiter im Krankenhaus, Lehrkräfte, pädagogische Schulleitung, externe Dozenten, Mitarbeiter in Simulationszentren usw.) sollte daher Grundvoraussetzung sein. So finden sich in der Notfallsanitäterausbildung je nach Organisation und institutioneller Entwicklung alle vier Lernortkooperationen nach Landwehr (2002, S. 39): Koexistenz, Koordination, Kooperation und Integration (Tab. II.10).

Bei diesen vier Arten der Lernortkooperation wird deutlich, dass das übergeordnete Ziel für die Notfallsanitäterausbildung im Konzept der Integration liegt. Zwei Merkmale lassen sich jedoch herausstellen, welche eine Lernortkooperation durch Integration erschweren: Zum einen weist die Notfallsanitäterausbildung nicht nur die Lernorte Schule und Betrieb auf, es existiert noch ein dritter Lernort: das Krankenhaus. Im Krankenhaus findet gemäß der NotSan-APrV die Ausbildung blockweise in gesetzlich vorgeschriebenen Bereichen statt. Daraus ergibt sich die Herausforderung einer curricularen Dreiteilung bzw. aus deren Schnittmengen. Die Praxis zeigt, dass es auch seitens der Kliniken noch einen großen Entwicklungsbedarf gibt, die curricularen Anforderungen und Bedarfe der Notfallsanitäter in den viele unterschiedliche Akteure bedienenden klinischen Lernort zu integrieren (vgl. Enke 2019, S. 436 ff.). Dafür erscheint eine intensive Auseinandersetzung der Praxisanleiter im Krankenhaus mit dem neuen Berufsbild unabdingbar (vgl. Jürgens et al. 2019, S. 447 ff.).

Tab. II.10: Lernortkooperationen (nach Landwehr 2002, S. 39)

Koexistenz	Schule und Betrieb funktionieren als in sich geschlossene Systeme nebeneinander mit ihren je eigenen Zielen und Inhalten.
Koordination	Schule und Betrieb existieren auch hier mehrheitlich nebeneinander, jedoch erfolgt eine Abstimmung der verschiedenen Konzepte.
Kooperation	Schule und Betrieb sprechen sich gegenseitig ab und koordinieren die Inhalte zeitlich. Die gemeinsame Weiterentwicklung wird angestrebt.
Integration	Schule und Betrieb verfügen über ein lernortübergreifendes Konzept. Gemeinsame Entwicklung und Verantwortung werden anvisiert.

Des Weiteren ist es gesetzlich geregelt, dass die Hauptverantwortung der Ausbildung aufseiten der Schule liegt. Somit kann und soll normativ keine gleichgewichtige Verantwortungsaufteilung der einzelnen Lernorte erfolgen.

Darüber hinaus ist zu beobachten, dass ein bloßes Informieren als Funktion die Lernortkooperation in vielen Bereichen dominiert. Mäßig gefolgt wird dies von der Funktion der inhaltlichen Abstimmung. Eine echte Kooperation der Lernorte scheint indes oft zu fehlen. Insgesamt kann eine mangelnde Abstimmung innerhalb des Systems festgestellt werden, was zum einen systeminduziert ist und zum anderen zu systeminduzierten Problemen führt (vgl. Wittmeier 2010, S. 18). Wichtig herauszuheben ist, dass bei allen Institutionalisierungsbemühungen der Lernortkooperation nicht Institutionen kooperieren, sondern Menschen (vgl. Wettstein 2011, S. 2). Zur Förderung von Transferprozessen kann daher von einem erheblichen Handlungsbedarf im Bereich des Rettungsdienstes ausgegangen werden.

4.2.6 Qualifikationsverfahren als stimmiger Ansatz von Lernen und Prüfen

Qualifikationsverfahren sollen das Erreichen der beschriebenen Kompetenzen nachweisen. Dementsprechend müssen sie auch dazu in der Lage sein, genau dies zu überprüfen. Es müssen also Überprüfungen geschaffen werden, welche zum einen den normativen Anforderungen entsprechen (s. Tab. II.1) und zum anderen die Handlungskompetenz überprüfen. (Da sich die Ausbildung zum Notfallsanitäter wie jede berufliche Bildung am Konzept der Handlungskompetenz orientieren soll, muss auch diese in entsprechenden Prüfungen bzw. beim Staatsexamen ge- bzw. überprüft werden [vgl. KMK 1996]). Kompetenzorientierte Prüfungen sollen sich möglichst nah an realen Arbeits- und Handlungsabläufen orientieren (vgl. Frank 2011). Weidauer (2015, S. 41) definiert weiterhin folgende Merkmale für die Überprüfung von Kompetenzen im Berufskontext:

- „Arbeitsweltbezug/Anbindung an eine konkrete Handlung,
- Problemorientierung,
- Performanz,
- fächerübergreifende Wissensvernetzung,
- kognitive Aktivierung,
- [sowie angemessener, Anm. d. Verf.] Anspruch [und]
- Metakognition/Reflexion".

Erpenbeck et al. (2017) empfehlen, für eine spezifische Handlungssituation Kategorien und Indikatoren als Voraussetzungen festzulegen, welche als erwünschtes Verhalten definiert werden. Anschließend könne die Kompetenz einer Person dann daraufhin überprüft werden, inwieweit sie diese durch ihr Handeln in Bezug auf diese Kategorien und Indikatoren erfüllt hat. Weiterhin lässt sich festhalten, dass laut dem Bundesinstitut für Berufsbildung (BIBB 2009, S. 4)

> *„die methodischen Möglichkeiten derzeit kaum ausreichen, Kompetenz in dieser komplexen Weise ‚multikriterial' zu bestimmen und zu erfassen. […], wenn komplexe Kompetenzkonstrukte wie ‚berufliche Handlungskompetenz' oder*

auch übergreifende Kompetenzen wie allgemeine ‚Problemlösekompetenz' angesprochen werden."

Defacto existiert aktuell nicht *das eine* Messverfahren, um Kompetenzen zu prüfen, ebenso hat eine erfahrungsbasierte und webbasierte Recherche gezeigt, dass keinerlei Spezifika für die Staatsexamina der Notfallsanitäter existieren. Hierbei soll erwähnt werden, dass nach aller Wahrscheinlichkeit bereits jede Schule mit eigenen Prüfungsverfahren oder Bewertungstools prüft, Konsens darüber und Veröffentlichungen hierzu gibt es aber nicht. Bundeslandspezifische Unterschiede bezüglich der Prüfungsverfahren können exemplarisch anhand der Bundesländer Bayern, Baden-Württemberg und Hessen aufgezeigt werden: Die beiden erstgenannten stellen eine zentrale Prüfung (schriftliches Staatsexamen), wohingegen in Hessen jede Schule ihre eigene Prüfung formuliert und diese zur Genehmigung beim entsprechenden Regierungspräsidium einreicht (Ministerium für Inneres Baden-Württemberg, Regierungsbezirke Bayern, Regierungspräsidium Darmstadt). Fundierte und bundesweit einheitliche Standards zu etablieren, sollte daher ein Ziel sein, wird vermutlich aber noch viele Jahre der Entwicklung benötigen.

4.2.7 Zwischenfazit: Vage Grundlagen und Regelungen

Auf der Mesoebene wird deutlich, dass viele Grundlagen einer Berufs(-feld-)didaktik lediglich vage formuliert oder gar offengelassen sind. Um definitive Prozesse auf den einzelnen Ebenen generieren zu können, bedarf es einer weiterführenden Konkretisierung und Erhebung von Daten, welche dann zu einer weiteren Evaluation der bestehenden Verfahren und Generierung von Standards verwendet werden sollten. Ohne konkret formulierte Kompetenzen und ein klares Prüfungsziel sind jedwede didaktischen Entscheidungen auf den Ebenen dazwischen als disputabel zu betrachten. Ebenso kritisch soll nun anschließend die didaktische Umsetzung in der Unterrichtspraxis der Notfallsanitäterausbildung betrachtet werden.

4.3 Mikroebene: Unterrichtsdidaktik für Notfallsanitäter

Auf der Mikroebene werden die auf der Mesoebene begründeten didaktischen Entscheidungen in die unterrichtliche Praxis überführt und die curricularen Konzepte in konkrete Lehr-Lernsituationen übertragen. Die Mikroebene umfasst als spezifische berufsfeldorientierte Unterrichtsdidaktik die Dimensionen Lernsituationen, Kompetenzerwerb und -unterstützung, Transferunterstützung, Lern- und Leistungsziele, Inhalte, Lehr-Lernprozesse und Qualifikationsverfahren.

4.3.1 Lernsituationen als Ziel berufsdidaktischer Vorarbeit

In Lernsituationen sollen die Berufsbildungsziele auf Grundlage der curricularen Vorüberlegungen und der beruflichen Schlüsselprobleme aus den Arbeitssituationen realisiert

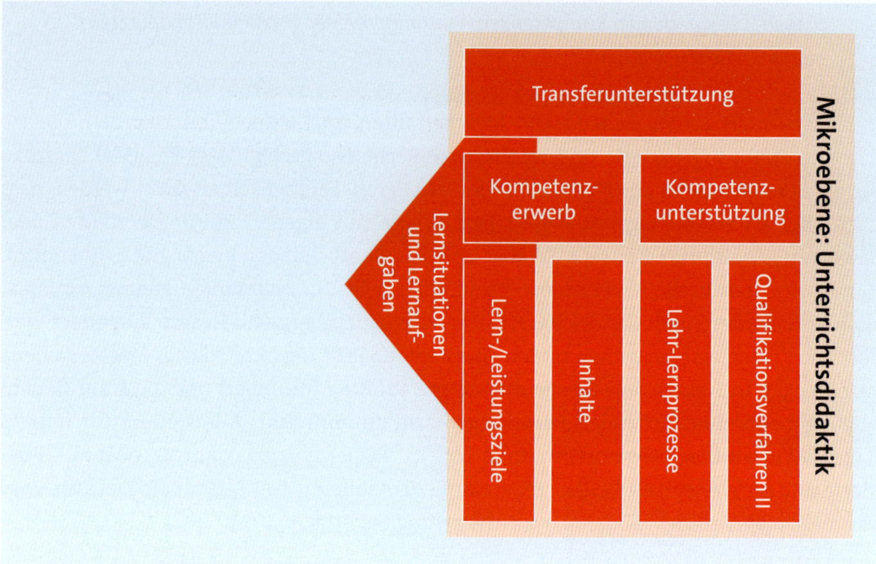

Abb. II.8 ▶ Mikroebene mit dem Konzept der Lernsituationen und den Gedankengängen zum Qualifikationsverfahren (nach Schubiger und Rosen 2013, S. 10)

werden (s. Kap. 4.1.1). Dies kann in der Notfallsanitäterausbildung lediglich erfolgen (wie bereits in den vorherigen Ebenen begründet), wenn der schulinterne Konsens über die zu klärenden beruflichen Schlüsselprobleme berücksichtigt wird und an geltende normative Anforderungen angelehnt ist. Ist dies in den vorangegangenen Ebenen passiert, kann es nun umgesetzt werden. Die Qualität der Umsetzung steht demnach in kausalem Zusammenhang mit den didaktischen Entscheidungen auf der Mesoebene (vgl. Rosen und Schubiger 2013, S. 49).

4.3.2 Kompetenzerwerb und Kompetenzunterstützung mit Stufenmodellen

Der Kompetenzerwerb soll und muss sinnhaft im schulischen Kontext unterstützt werden. Dabei bedarf es einer Betrachtung des sowohl institutionalisierten als auch des impliziten Lernens. Rauner (2004, S. 3 ff.) entwickelt mit der beruflichen Kompetenzentwicklung „vom Anfänger zum Experten“ die von Dreyfus und Dreyfus (1986, S. 50) identifizierten Stufen der Kompetenzentwicklung weiter. Die Stufen verbinden die drei didaktischen Prinzipien der „Wissenschaftsorientierung, Persönlichkeitsentwicklung und Situationsorientierung“ und wurden von Rauner (2004, S. 60) mit vier fundierten Lernbereichen zur Kompetenzentwicklung verknüpft (s. Abb. II.9).

Diese oder weitere Kompetenzmodelle sollen eingesetzt werden, um laut BMBF, so Klieme et al. (2007, S. 71), zwischen den abstrakten Ausbildungszielen und den konkreten Aufgaben zu vermitteln. So sollen Anforderungen über wissenschaftlich fundierte Stufenmodelle beschrieben werden und den Weg vom Wissen zum Handeln und schließlich zum Kompetenzerwerb ermöglichen. In der Notfallsanitäterausbildung werden schul-

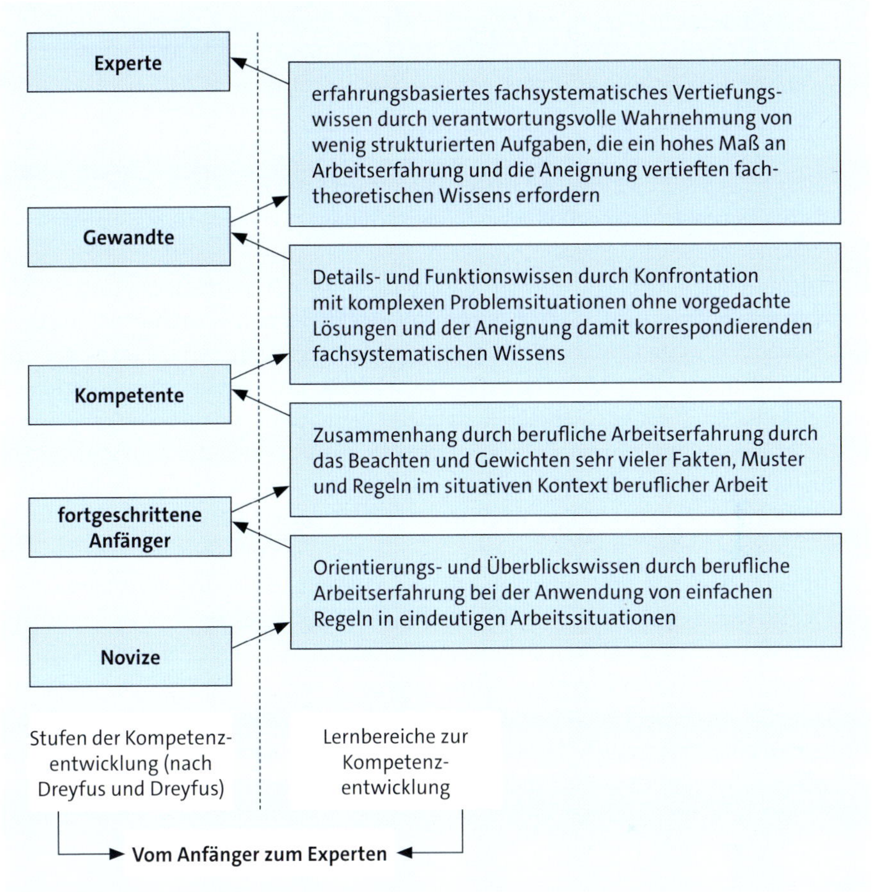

Abb. II.9 ▶ Berufliche Kompetenzentwicklung (nach Rauner 2004, S. 60)

intern unterschiedliche (didaktische) Kompetenzmodelle verwendet oder teilweise auch gar keine, z. B. durch externe Dozenten. Externe Dozenten sind häufig nicht in die schulinternen Prozesse eingebunden und somit (aktuell) nicht vollumfänglich dazu zu befähigen, einen an gängigen Standards ausgerichteten kompetenzorientierten Unterricht so durchzuführen, wie dies hauptamtliche Dozenten leisten können. Dies erschwert im Sinne eines Spiralcurriculums, eine Lernsituation zu gestalten, die sich über drei Ausbildungsjahre in unterschiedliche Lernfelder erstreckt, wie zum Beispiel das Thema internistischer Notfalleinsatz mit dem priorisierenden Arbeiten nach dem ABCDE-Schema nach dem baden-württembergischen Curriculum:

- LF 7 zur Festigung (Anfang bis Mitte 3. Lehrjahr): „Einen Notfalleinsatz selbstständig planen, durchführen und bewerten“ (Ohder et al. 2018, S. 91 ff.)
- vorherige Lernfelder mit Grundlagen: LF 2 (1. Lehrjahr): „Lebensbedrohliche Zustände erkennen und bewerten sowie einfache lebenserhaltende Maßnahmen durchführen“ (Ohder et al. 2018, S. 59 ff.)

- vorherige Lernfelder zur Vertiefung: LF 5 (Ende 1. bis Anfang 2. Lehrjahr): „Bei Notfalleinsätzen assistieren und erweiterte notfallmedizinische Maßnahmen durchführen" (Ohder et al. 2018, S. 75 ff.)

Erschwert wird die Kompetenzorientierung dadurch, dass (auch aktuell) nur ein kleiner Teil der rettungsdienstlichen Praxis auf wissenschaftlichen Erkenntnissen basiere, wie Christ (2015) noch feststellt. Im Jahr 2008 konstatierten Schiechtl et al., dass die Maßnahmen des Rettungsdienstpersonals oftmals „[...] auf nicht wissenschaftlich abgesicherten Handlungsalgorithmen oder pragmatischen Anweisungen, die von individuellen empirischen Erfahrungen abhängig sind" (S. 15), beruhten. Im Bereich der reinen notfallmedizinischen Versorgung mag es im Rahmen der Leitlinienentwicklung ein hinreichendes evidenzbasiertes Fundament geben. Mit Blick auf die Entwicklung und die ausstehende Formulierung einer Rettungswissenschaft als Disziplin, bei der neben der reinen notfallmedizinischen Behandlung komplexe Aspekte einer Versorgungsforschung, dem Management im Rettungsdienst und Einsatz sowie einer Einsatzdisposition und -führung eine Rolle spielen, ist die Annahme prägend, dass hier ausreichende Evidenzen fehlen.

Für die qualifizierte Tätigkeit am Patienten mit Best-Practice-Methoden und -Techniken ist ein fakten- und evidenzbasierter Entscheidungsfindungs- und Beratungsprozess erforderlich (vgl. APS 2019, S. 2 f.). Clinical Reasoning (CR) kann diesen Prozess am Patienten unterstützen. Somit hat Clinical Reasoning das Potenzial, der elementare Bestandteil einer jeden modernen Patientenversorgung zu werden und die Lehre zu optimieren, um den Lernerfolg gezielt zu fördern. Im Prozess des Clinical Reasoning (s. Abb. II.10) werden ab dem ersten Kontakt mit einem Patienten medizinische Informationen aus der Anamnese, den Messwerten und Umgebungsparametern erhoben. Unter Zuhilfenahme evidenzba-

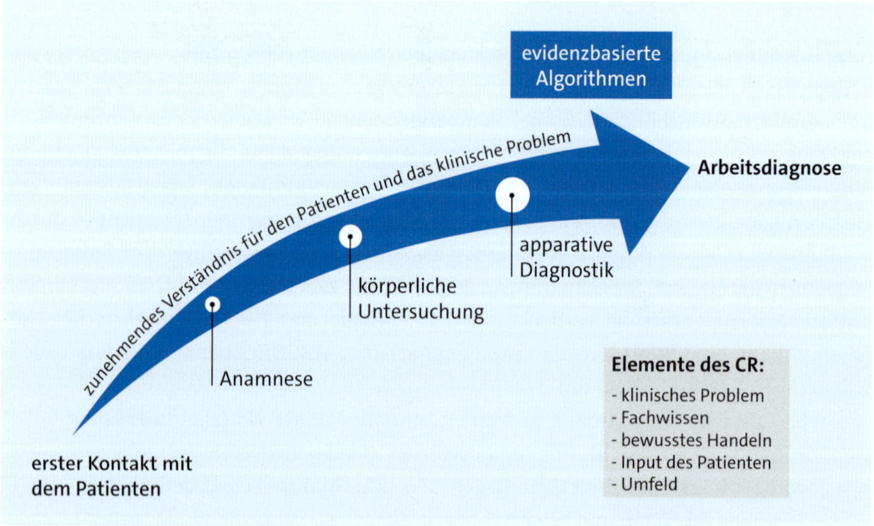

Abb. II.10 ▶ Prozess und Bestandteile des Clinical Reasoning (nach Skillqube® GmbH)

sierter Leitlinien und Algorithmen werden auf Basis der gesammelten Informationen spezifische Entscheidungen getroffen und eine Patientenprozessstrategie begründet.

Routinierten Fachkräften ermöglicht die Kombination aus gelerntem Fachwissen, erworbenem Erfahrungswissen und der Verarbeitung der Eindrücke des aktuellen Patientenzustandes, zeitlich effiziente Behandlungsstrategien zu generieren und zu priorisieren. Die Handlungsgrundlage in der Ausbildung zum Notfallsanitäter besteht somit in der Kenntnis der aktuellen evidenzbasierten Behandlungsmethoden und Algorithmen. Diese basalen Komponenten müssen zwingend implementiert und gelehrt werden. Das zentrale Element, um Clinical Reasoning zu vermitteln, besteht darin, den Schülern die unbewusste Bildung von wiederkehrenden Mustern und Abläufen bewusst zu machen. Gedanken sollen sichtbar und nachvollziehbar werden. Dies kann einerseits durch die konkrete Verbalisierung des Lerners erfolgen, indem er seine Gedanken laut ausspricht. Andererseits können z. B. Lernprodukte wie Darstellungs- und Erklärungsprodukte helfen, Gedanken und Verknüpfungen zu visualisieren und auf diese Weise für andere sichtbar zu machen (vgl. Güttinger, Hirsch und Schmitt 2016, S. 3). Im rettungsdienstlichen Kontext entspricht das hypothetisch-deduktive Reasoning (Diagnosetrichter) dem Erfassen eines Leitsymptoms als erste therapierelevante und reduzierte Information, anhand derer sich die Struktur und Ordnung für weitere Informationen ergibt. Dabei profitieren nicht nur Lehrkräfte und Schüler vom Clinical Reasoning: Von standardisierten Denkmodellen hat die wichtigste Zielgruppe den größten Nutzen: die Patienten (vgl. Trinh 2018, S. 1070 ff.).

4.3.3 Transferunterstützung durch die Kombination fachtheoretischen und fachpraktischen Unterrichts

Prozesse zur Förderung der Transferkompetenz sollen frühestmöglich im Unterricht eingesetzt werden. Dies soll durch „Einbezug der Praxis, handlungsorientierte Unterrichtsformen, intelligente Übungsmöglichkeiten und transferorientierte Lernaufgaben“ (Schubiger und Rosen 2013, S. 17) möglich sein. Der Theorie-Praxis-Transfer stellt eine besondere Herausforderung dar. So müssen u. a. laut Witzgall (1997) erlernte Fertigkeiten auf konkrete Handlungs-/Arbeitssituationen übertragen werden. Dies ist eine Herausforderung, welche zu gleichen Teilen institutionell auf Ebene der didaktischen Kompetenzmodellplanung und aufseiten der Lehrkräfte zu bewältigen ist. Ohne Struktur und Planung kann der Theorie-Praxis-Transfer nicht unterstützt werden und ohne rhetorische, didaktische und methodische Fähigkeiten bleibt die Vermittlung optimierbar. Eine Möglichkeit, den Transfer zu unterstützen, kann in der Verbindung von fachtheoretischem und fachpraktischem Unterricht im Rahmen eines simulationsbasierten bzw. szenarienbasierten Lernens gesehen werden. Für das Thema im Lernfeld 7 „Internistischer Notfalleinsatz mit dem priorisierenden Arbeiten nach dem ABCDE-Schema“ ergeben sich folgende Möglichkeiten der Kombination: Die Unterrichtsreihe lässt sich aufgrund des Stellenwertes des Themas und der curricularen Vorgaben auf insgesamt 32 Unterrichtseinheiten (UE) festlegen. Davon können zehn UE für die Er- und Ausarbeitung und sechs UE für die Durchführung der Skills-Labs an der Schule aufgewendet werden. Die verbleibenden 16 UE entsprechen zwei Tagen

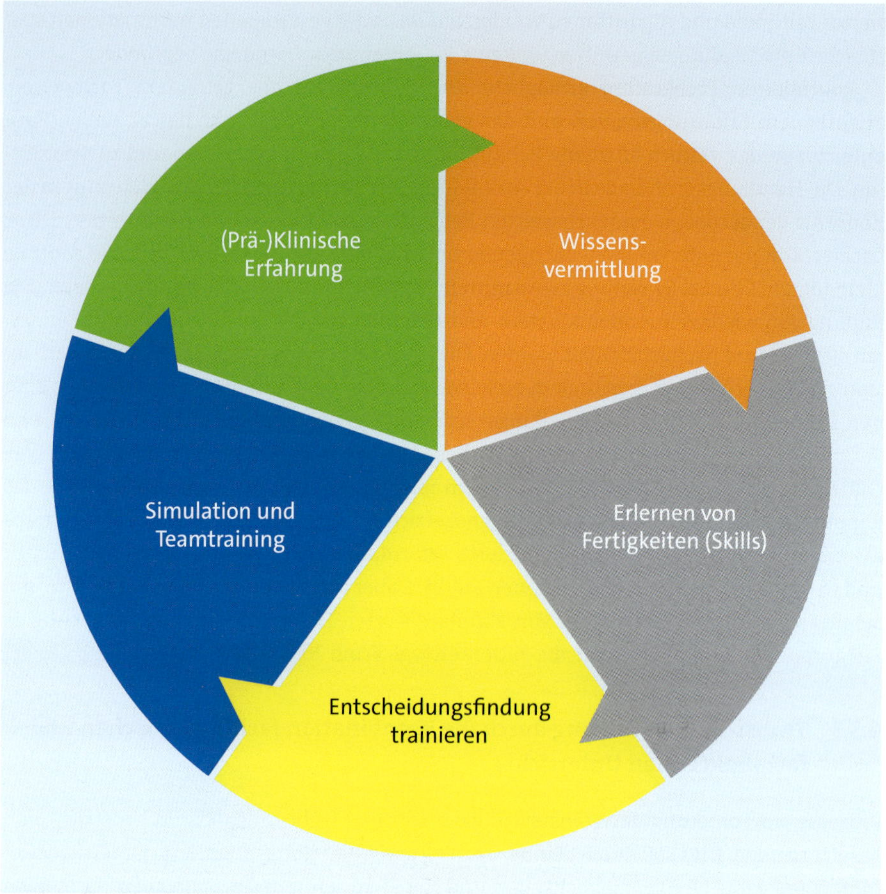

Abb. II.11 ▶ Modell „Kreislauf des Lernens", der Lernzyklus ist in fünf Themengebiete unterteilt, die aufeinander aufbauen (nach Skillqube® GmbH)

High-Fidelity-Simulation am Simulationszentrum, um das priorisierende Arbeiten nach dem ABCDE-Schema einschließlich Diagnostik praxisnah umzusetzen.

Eine Übersichtsarbeit, die insgesamt 113 Studien zum Thema Simulation im medizinischen Bereich erfasst, stellt die positiven Effekte der Simulation als Lehr-Lernmethode dar (vgl. Okuda et al. 2009, S. 330 ff.). Laut Peppmüller (2019) steigert der Einsatz von Simulationen die Akzeptanz und erhöht das Transferwissen zwischen Theorie und Praxis. Das Modell „Kreislauf des Lernens" für eine Integration simulationsbasierten Lernens in das Unterrichtsgeschehen stellt einen empfehlenswerten Ansatz dar, um Kompetenzen im Rahmen der Notfallsanitäterausbildung zu vermitteln (Abb. II.11).

In einer Studie haben Koppenberg et al. (2011) gezeigt, dass ca. 70 bis 80 Prozent aller Fehler in der Medizin durch eine entsprechende Sicherheitskultur und die Einführung von Crew Resource Management (CRM) verhindert werden könnten. Des Weiteren konstatieren die Autoren, dass die Anwendung von CRM bereits in der Ausbildung im Rettungsdienst ein absolutes Muss ist, um einen professionellen Prozess der Patientenversorgung zu gewährleisten. Virtuelle Welten bieten dazu universelle und moderne Methoden zur Ausbildung im Bereich von Feuerwehr, Rettungsdienst und Technischem Hilfswerk. Diese Technologie ermöglicht es, komplexe Szenarien und Übungen realitätsnah und effektiv durchzuführen. Jeder Sachverhalt ist darstellbar, unabhängig von der Anzahl der Übungsteilnehmer, den Unfallverhütungsvorschriften sowie Wetter und Tageszeit (vgl. Bremer 2016, S. 1072 ff.).

Die Simulation in der Notfallsanitäterausbildung stellt damit eine zeitgemäße und angemessene Lehr-Lernsituation dar, um Theorie und Praxis zu verbinden und die zudem effektiv und akzeptiert ist. Eine enge Verzahnung von Simulation und CRM-Methoden steigert die Patientensicherheit und Teamkooperation. Wenn zusätzlich virtuelle Simulationen verwendet werden, ergeben sich mannigfaltige und sichere Darstellungsmöglichkeit.

4.3.4 Lern- und Leistungsziele

Die Lern- und Leistungsziele müssen mit den beruflichen Kompetenzen und Bildungszielen übereinstimmen. Sie sollten stets die Inhalts-, Verhaltens- und Situationskomponente enthalten, denn so wird sowohl der Lehrkraft als auch dem Schüler selbst ermöglicht, den zu erzielenden Lernerfolg bzw. die Lernziele zu beurteilen. Dies stellt sich oftmals als schwierig dar, wie Reetz und Seyd (1995, S. 210 ff.) darstellen, weil immer wieder zu beobachten ist, dass einer Disziplinorientierung Vorrang vor einer Kompetenzorientierung gewährt wird und einem sachstrukturellen Wissen vor einem handlungsleitenden Wissen. Die mangelnde Transparenz und Möglichkeit der Selbsteinschätzung bezüglich der Lernziele und des eigenen Fortschritts stellen zwei der größten Kritikpunkte seitens der Schüler dar, wie es in Unterrichtsreflexionen mit Schülern immer wieder anklingt. Auch vonseiten der Lehrkräfte und der Praxisvertreter wird z. B. auf Fortbildungen mit Praxisanleitern angemerkt, dass die Schüler z. T. – auch noch zum Ende der Ausbildung – nur über rudimentäre (Selbst-)Reflexionsfähigkeiten verfügen.

4.3.5 Inhalte folgen einer Patientenprozessorientierung

Berufliche Bildung und somit der Erwerb von beruflichen Handlungskompetenzen erfordern, bei der Auswahl und Niveaufestlegung der Unterrichtsinhalte stets die beruflichen (Arbeits-)Situationen ins Zentrum der Entscheidungen zu stellen (s. Kap. 4.1.1). Unter Zuhilfenahme des „Wissenschafts- und Situationsprinzips" können Inhalte legitimiert werden: In der Tätigkeit als Notfallsanitäter steht immer der Patient im Zentrum jedweder Handlung. Demnach sollten alle Inhalts- und Inhaltstiefen-Fragen im Unterricht und bei einer Prüfung ihren Bezugspunkt beim Patienten haben. Dieser Bezug zum Patienten ist analog zu den AWMF-Leitlinien o. Ä. und orientiert sich im Sinne einer patientenprozessorientierten beruflichen Bildung am Patienten-Outcome, wie es in Teil III dargestellt wird.

4.3.6 Lehr-Lernprozesse zur Überwindung der Polarisierung von Theorie und Praxis

Bei der Lehr-Lerngestaltung handelt es sich um einen Prozess, welcher vollumfänglich die Formen des Lehrens und Lernens, die Aufeinanderfolge von Sequenzen (Unterrichtsreihenplanung) und die Methodik des Lehrens und Lernens strukturiert. Hierbei spielen die Implementierung und Umsetzung der in Kapitel 4.3.2 angeführten didaktischen Prinzipien eine zentrale Rolle (vgl. Dubs 2000, S. 16, KMK 2007, S. 12). Ziel ist es, zwischen der Lehre der Theorien der Bezugswissenschaften und den Handlungsanforderungen des Berufes zu vermitteln (vgl. Schelten 2004, S. 179 ff.). So können Bestimmungsgrößen für handlungsorientierten Unterricht definiert werden. Klafki (2003, S. 42) postuliert hierbei, keine scharfe Trennung zwischen theoriegeleitetem und interdisziplinärem Unterricht vorzunehmen, sondern die Vorteile beider Methoden zu nutzen. Dubs (2000, S. 21) führt an, dass sich über eine curriculare Struktur die „Polarisierung" aufheben lasse. Auch hier bleibt anzumerken, dass eine Strukturierung der Lehr-Lernprozesse nur erfolgen kann, wenn auf der Mesoebene insbesondere curriculare und kompetenzmodellbasierte Entscheidungen getroffen und umgesetzt wurden (s. o.).

4.3.7 Qualifikationsverfahren

Wie in Kapitel 4.2.6 erläutert wurde, werden mit kompetenzorientiertem Unterricht auch kompetenzorientierte Prüfungen notwendig, welche aktuell noch nicht (publiziert) existieren. Beispielhaft für das praktische Staatsexamen kann festgehalten werden, dass die Kompetenz der Auszubildenden nicht direkt bestimmt werden kann. Es kann nur versucht werden, aus der Handlung des Prüflings – also der Abarbeitung der Fallbeispiele als sichtbare Performanz – Rückschlüsse auf seine Kompetenzen zu ziehen (vgl. Pätzold 2006, S. 72). Städeli et al. (2013, S. 36) weisen diesbezüglich auf die Wechselwirkung zwischen Lernzielen und der Haltung des Schülers hin, die sich auf die beobachtbare Handlung auswirkt; eine Überprüfung in einer konkreten Prüfungssituation bzw. Prüfung sei schwierig und bedarf vermutlich nicht nur einer Prüfmethode, sondern einer Kombination aus polyperspektivischen Betrachtungsebenen.

5 Fazit: Patientenprozessorientierung als Basis beruflicher Bildung im Bereich der Notfallsanitäterausbildung

Im entwickelten und vorgestellten Modell der Berufs(-feld-)didaktik Rettungsdienst, das sich am allgemeinen Modell der „Berufsfelddidaktik der höheren Berufsbildung“ nach Rosen und Schubiger (2013) orientiert, wird didaktisches Handeln als ein Mehrebenenhandeln auf der Makro-, Meso- und Mikroebene verstanden. Die Auswertung der Makroebene konnte sichtbar machen, dass elementare Definitionen noch ausstehen und grundlegende Fragen noch zu klären sind: So kann die Beschreibung der beruflichen Praxis und die daraus resultierende Generierung von konkreten Arbeitssituationen nicht einheitlich erfolgen. Regionale und institutionelle Unterschiede machen dies aktuell unmöglich. Zum Beispiel werden in Bayern einheitliche Vorgaben durch das Bayerische Ministerium für Inneres für das Bundesland gemacht, in anderen Bundesländern gibt es keine zentrale Stelle für einheitliche Vorgaben. Wenngleich dies einen immensen Vorteil für die Erfassung der beruflichen Realität bringt, muss an dieser Stelle dennoch kritisiert werden, dass das Bundesland Bayern entgegen bildungstheoretischen Begründungslinien ein weiteres Alleinstellungsmerkmal mit fächerspezifischen Vorgaben aufweist. Dies erfolgt anstelle von handlungsorientierten Vorgaben.

Diese und weitere Diskrepanzen wirken sich auf die Mesoebene und somit hauptsächlich zulasten einer curricularen Ausgestaltung aus. Werden zu große Teile der konkreten Arbeitsrealität nicht beschrieben, können daraus keine Arbeitssituationen abgeleitet werden. Offen bleibt damit, wie bei solch einer Ausgangssituation eine curricular stimmige und sinnhafte Umsetzung in Lernsituationen auf der Mikroebene erfolgen kann. Versuche der Umsetzung variieren von Schule zu Schule und weichen sowohl umfänglich als auch qualitativ voneinander ab. Die resultierenden Folgefehler erstrecken sich daher bis auf die Mikroebene und behindern einen pädagogisch qualitativ hochwertigen Unterricht.

Nach der eingehenden Betrachtung der Didaktik und der exemplarischen Darstellung der Methodik auf der Mikroebene fällt auf, dass zwei wichtige Fragen noch nicht berücksichtigt wurden: „Was hat der Patient davon?“ und „Wie entscheidet, plant und realisiert der Notfallsanitäter seine Arbeit am Patienten?“. Folglich sollten sich die Lehrkräfte bei der didaktischen und methodischen Planung zwingend Gedanken um eine Patientenprozessorientierung machen. Das Prinzip der vollständigen Handlung muss bei der Planung der Lernaufgaben eng mit der echten und prozessorientierten Arbeit am Patienten verknüpft werden.

Bei der Notfallsanitäterausbildung soll der Patient im Zentrum aller didaktischen, methodischen und rhetorischen Entscheidungen stehen. Eine didaktische Ausrichtung, die sich daran orientiert, durch sinnhaft aufeinander abgestimmte Prozesse den Patienten in den Fokus zu stellen, würde zum einen zielführend für die Berufsgruppe der Notfallsanitäter sein, würde zudem die Kompetenz erweitern und würde zum anderen das nötige Alleinstellungsmerkmal gegenüber anderen Gesundheitsberufen liefern. Das Patienten-Outcome sollte dabei maßgeblich sein. Hier angeführte und nachweislich effiziente Methoden sollten bei der Konzeption eines solchen didaktischen Modells berücksichtigt werden und genügend Freiraum für eine Weiterentwicklung auf sowohl pädagogischer wie auch technologischer Ebene lassen. Die Notwendigkeit eines abschließenden Diskurses mit der Zielsetzung, das Niveau eines „ordentlichen" Ausbildungsberufes zu etablieren, sollte handlungsweisend sein. Didaktische Weiterentwicklungen auf allen Ebenen, beginnend auf der Makroebene, scheinen elementar dafür zu sein.

Es muss ebenfalls festgehalten werden, dass Berufs- oder Fachdidaktiken aus berufsverwandten Feldern aufgrund der spezifischen Anforderungen der Arbeitssituationen des Notfallsanitäters lediglich unzureichend Abhilfe leisten können (s. a. Kap. 2.2). Ein didaktisches Vorgehen, das den Patienten ins Zentrum des Handelns stellt, wird als zielführend ausgewiesen und nachdrücklich durch die Autoren gefordert.

Abschließend soll festgehalten werden, dass der einzige Weg zu Autonomie sowie qualitativ hochwertiger und bundeseinheitlicher Ausbildung und Arbeit nur vollzogen werden kann, wenn der Diskurs, die Forschung und die Entwicklung vorangetrieben werden. Dazu bedarf es auch einer starken Lobby. Das NotSanG und das Berufsbild mit einer drei Jahre andauernden Berufsausbildung mit Staatsexamen bilden die Grundlage, etwas qualitativ Hochwertiges aufzubauen, was sowohl in der Selbstwahrnehmung der Notfallsanitäter als auch in der Außenwahrnehmung der Bevölkerung honoriert wird.

III

Planungstool zur Entwicklung patientenprozessorientierter Lernaufgaben im Rettungsdienst: Konzept und Planungsschritte

Heiko König, Oliver Gabriel und Thomas Prescher

1 Einleitung

Durch die Einführung des Berufsbildes des Notfallsanitäters und der damit einhergehenden Ausbildung stellen sich auch heute noch neue pädagogisch- und medizinisch-fachliche Herausforderungen an die Lehrkräfte. Ein didaktisches Modell, wie es beispielsweise mannigfaltig in der Gesundheits- und Krankenpflegeausbildung existiert, liegt für die berufliche Ausbildung zum Notfallsanitäter aktuell nicht vor.

Aufgrund der vorgegebenen Kompetenzorientierung in der Notfallsanitäterausbildung (§ 2 NotSan-APrV) und dem Fehlen einer eigenen, fach- bzw. berufsspezifischen Didaktik ist es nötig, eine solche zu entwickeln, wie sie im Teil II umrissen wurde. Weiter muss diese modellhaft dargestellt werden, um den theoretischen Hintergrund sichtbar und anwendbar zu machen.

Dieser Beitrag zielt in diesem Sinne auf die Modellierung und Umsetzung einer funktionalen Berufs- und Unterrichtsdidaktik für Notfallsanitäter ab. Das didaktische Vorgehen innerhalb des hier ausgearbeiteten Konzeptes beruht auf der Annahme, dass die zu unterrichtenden beruflichen Handlungssituationen eines Notfallsanitäters prozessorientiert darstellbar sind. Am Ende des Lernprozesses steht die überprüfbare Handlungskompetenz, die sich im Handeln und Verhalten als sichtbare Performanz zeigt und erforderlich ist, um eine Situation zu bewältigen. Daher muss den Lernenden die Möglichkeit gegeben werden, Schritt für Schritt die notwendigen Kompetenzen aufzubauen und sie zu reflektieren.

Neben dem Arbeitsprozess am Patienten (Patientenprozess) innerhalb der rettungsdienstlichen Handlungssituation existiert der Lernprozess der Lernenden, der von Lehrkräften mithilfe von patientenprozessorientierten Lernaufgaben (PPOLA) (Kap. 2) gesteuert werden kann. Hierzu wird den Lehrkräften ein Planungstool zur Verfügung gestellt, um patientenprozessorientierte Lernaufgaben zu erstellen (Kap. 3). Am Ende einer jeden Lernaufgabe entsteht ein sogenanntes Lernprodukt, welches die inneren Lernprozesse der Lernenden aus der Lernaufgabe sichtbar, evaluierbar und dadurch zum Erreichen der erforderlichen Kompetenz korrigierbar macht. Hierzu wird zunächst die Prozessorientierung in der beruflichen Bildung in Kombination mit Lernprodukten beschrieben. Im Anschluss wird die Erstellung der patientenprozessorientierten Lernaufgaben mithilfe eines auf die Notfallsanitäterausbildung adaptierten Planungswerkzeugs für die Lehrkräfte erläutert. Finalisiert wird der Beitrag, indem das Konzept mit seinen Planungsschritten in die Modellebenen der Berufs- und Unterrichtsdidaktik eingeordnet wird.

2 Theoretische Hintergründe zu Prozessen in der Notfallsanitäterausbildung

Das hier vorgestellte Planungstool steuert den Lehr-Lernprozess hauptsächlich dadurch, dass es sich an den Geschäfts- und Arbeitsprozessen des Berufsbildes orientiert. Diese Prozesse bilden das Fundament für die erfolgreiche Anwendung des Planungstools und müssen daher grundlegend verstanden werden. Um das notwendige Vorwissen hierzu zu vermitteln, werden zunächst der allgemeine Aufbau eines Prozesses und seine Eigenschaften näher betrachtet (Kap. 2.1). Das Planungstool wurde über einen Zeitraum von rund zwei Jahren stetig weiterentwickelt und an die Bedürfnisse der Notfallsanitäterausbildung angepasst. Um einen nachvollziehbaren Überblick über die Entstehung und die durch die Autoren vorgenommenen Änderungen zu gewährleisten, beschreibt Kapitel 2.2 zunächst die Entwicklung. Anschließend werden die typischen Arbeitsprozesse der Notfallsanitäter vorgestellt, da sich die vorgenommenen Adaptionen hieraus ableiten lassen (Kap. 2.3 und 2.4). Abschließend wird der Begriff „Lehr-Lernprozess" definiert, wie er im Kontext dieses Buches verstanden wird (Kap. 2.5). Dabei wird erklärt, wie Lernaufgaben, die mit dem Planungstool erstellt worden sind, gezielt die Kompetenzen der Schüler fördern.

2.1 Der allgemeine Aufbau eines Prozesses und seine Eigenschaften

Innerhalb dieses Beitrags wird vielfach von Prozessen (z. B. Lehr-Lernprozess, s. a. Kap. 2.5) gesprochen, sodass dieser Begriff zunächst erklärt wird. Nach Pfitzinger (2003, S. 9) ist

> *„ein Prozess [...] eine Serie von Handlungen, Tätigkeiten oder Verrichtungen mit einer messbaren Eingabe (Input), einer messbaren Verarbeitung und einer messbaren Ausgabe (Output) in einer sich wiederholenden Folge."*

Als Eingabe gelten „Informationen oder physische Objekte" (Christ 2015, S. 40), welche dann im Rahmen der Verarbeitung in ein Ergebnis umgewandelt werden. Die englischen Begriffe „Input" und „Output" stehen dabei für „Eingabe" und „Ergebnis" (Je nach Quelle wird in der Literatur die englische oder deutsche Bezeichnung verwendet). In der ISO 9001 wird ein Prozessablauf wie in Abbildung III.1 dargestellt. Als Eingabequellen gelten zuvor geschaltete Prozesse, während der Ergebnisempfänger erneut einen Prozess auslöst bzw. darstellt (Deutsches Institut für Normung 2015, S. 12). Die Prozesselemente sind hierzu über Verbindungslinien mit deren Eigenschaften verbunden.

Aus der Prozessdarstellung aus Abbildung III.1 folgt, dass die Prozesseingabe und das Prozessergebnis nicht zwingend materieller Natur sein müssen. Für den Lehr-Lernprozess bedeutet das, dass auch Einstiegskompetenzen der Schüler eingegeben und gefördert werden können.

Um festzustellen, ob das Ergebnis den Erwartungen entspricht, muss ein Soll-Ist-Abgleich anhand messbarer Kriterien stattfinden. Weltring (2016, S. 37) ergänzt hierzu: „Wenn man es nicht messen kann, kann man es nicht steuern." Die Prozesssteuerung

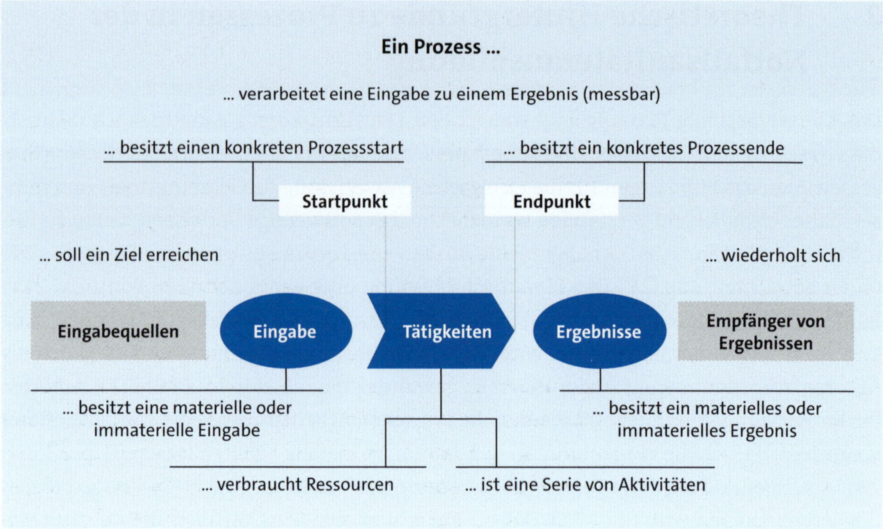

Abb. III.1 ▶ Überblick über allgemeine Prozesseigenschaften (in Anlehnung an Christ 2015, S. 40, Deutsches Institut für Normung 2015, S. 12, Pfitzinger 2003, S. 9, Staiger 1998, S. 28)

hängt also von einer Evaluation des Prozessergebnisses ab. Wie die Evaluation abläuft, wird ab Teil V - Kapitel 2 besprochen.

2.2 Entstehung und Ausgangspunkt des Planungstools: Geschäfts- und arbeitsprozessorientierte berufliche Bildung nach Müller 2011

Hans-Joachim Müller arbeitete im Auftrag des Bundesinstituts für Berufsbildung (BIBB) an einem Projekt zur Entwicklung und Erprobung von prozessorientierten Ausbildungseinheiten und lernorganisatorischen Strategien für neue Ausbildungsberufe in der Textilwirtschaft. Im Rahmen der Implementierung von neuen Ausbildungsberufen standen die Auftraggeber vor der Hürde neuer, veränderter Rahmenbedingungen in der betrieblichen Ausbildung und suchten nach didaktisch-methodischen Konzepten, das neugeformte „prozessorientierte Ausbildungskonzept" umzusetzen. Zinke (2007, S. 5), ein Mitarbeiter des BIBB, beschrieb auf einem Vortrag Prozessorientierung als ein „Verstehen der gesamten Wertschöpfungskette", ein „Denken in Prozessen" und einen „kontinuierlichen Verbesserungsprozess".

Um für eine prozessorientierte Didaktik den Anforderungen der Berufsausbildung von Notfallsanitätern zu begegnen, müssen Konzepte entwickelt werden, die den betrieblichen Anforderungen und den Veränderungen des Berufsbildes gerecht werden. Im Fokus steht die Handlungskompetenz, die in das schulische Lernen integriert werden soll. Gemäß Kultusministerkonferenz ist das „zentrale [...] Ziel von Berufsschule[n], die Entwicklung umfassender Handlungskompetenz zu fördern" (KMK 2018, S. 15). Da sich die Handlungskompetenz aus den Kompetenzen Fach-, Selbst- und Sozialkompetenz zusammensetzt (Tab. II.3), gilt es, diese konzeptionell zu erfassen, um sie gezielt zu fördern. Prozessbezogen auszubilden, bietet den Vorteil, die Schüler systematisch auf ihre Tätigkeiten vorzubereiten und dadurch träges Wissen zu vermeiden. Träges Wissen enthält keine Transferpotenziale und befähigt somit kaum zur eigenständigen Handlungskompetenz (vgl. Siebert 2005, S. 35).

Um eine Berufsausbildung „prozessbezogen“ durchführen zu können (vgl. Müller 2011, S. 71), sind die Themen der Ausbildungsordnungen und der lernfeldorientierten Rahmenlehrpläne auf betriebliche Arbeits- und Geschäftsprozesse zu beziehen. Die damit verbundenen Arbeitsaufgaben, die als „berufstypisch“ für die gewählte Berufsausbildung gelten, können aus diesen Prozessen abgeleitet werden. Müller entwickelte aus dieser Erkenntnis heraus ein Planungswerkzeug für prozessorientierte Lernaufgaben, welches es den Lehrkräften erleichtern soll, die notwendigen Aspekte einer prozessorientierten Unterrichtsgestaltung zu berücksichtigen. Im Zentrum eines solchen prozessorientierten Lernverständnisses stehen Lernaufgaben, welche in einer beruflich relevanten Situation verortet sind und handlungsorientiert gestellt werden. Über die selbstständige Bearbeitung der Lernaufgabe durch die Schüler sollen sich relevante Kompetenzen über den Lernprozess entwickeln (vgl. Müller 2011, S. 81). Hierzu erstellte Müller (2011, S. 72 ff.) zunächst eine Planungsgrundlage in sechs Schritten, die sicherstellen soll, die Lernaufgaben erfolgreich planen und anwenden zu können:

- Im ersten Schritt werden Referenzprozesse identifiziert, die bezeichnend für die zu gestaltenden beruflichen Lernprozesse gelten.
- Im zweiten Schritt werden die betrieblichen Arbeitsaufgaben mit curricularen Vorgaben verknüpft.
- Der dritte Schritt legt Kompetenzziele fest. Die aus den Ergebnissen der vorherigen Schritte ableitbaren Kompetenzen werden dazu detailliert beschrieben, sodass sie beobachtbar und auch bewertbar werden.
- Im vierten Schritt werden „Kompetenzen durch Arbeitsschritte und Lerninhalte ausdifferenziert“.
- Schritt fünf konstruiert die situative Lernaufgabe aus den zuvor erarbeiteten Ergebnissen.
- Der sechste Schritt erarbeitet Prüfungsaufgaben, die dem Paradigma der Lernaufgabe folgen.

Diese sechs Schritte fasst Müller zu einem Planungs-6-Eck zusammen, welches in der Abbildung III.2 (exemplarisch an seiner Lernaufgabe für die Textilindustrie) dargestellt wird (vgl. Müller 2011, S. 80).

Die Verwendung dieses Planungs-6-Ecks fiel den ersten Anwendern allerdings schwer und die erzielten Ergebnisse waren zu ungenau (vgl. Müller 2011, S. 80). Um die Arbeitsschritte sicher anwenden und effizientere Lernaufgaben gestalten zu können, entwickelte er das Planungs-6-Eck weiter, indem er einige der sechs Schritte zusammenfasste und konkretisierte (vgl. Müller 2011, S. 80 ff.). Das Ergebnis seiner Arbeit ist das „Planungswerkzeug Lernaufgabe“, ein tabellarisches Planungsraster, welches nun aus vier Schritten besteht. Es enthält auch die Möglichkeit über die Planung einer Lernaufgabe hinaus, dass

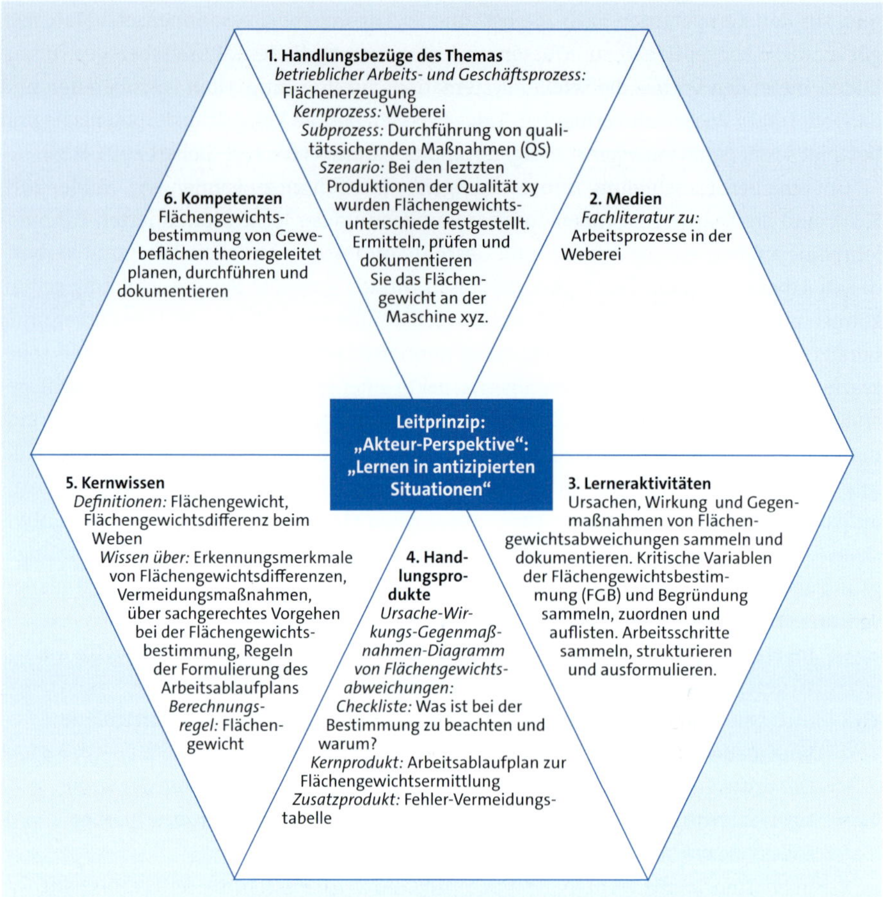

Abb. III.2 ▶ Planungs-6-Eck zur Ausdifferenzierung und Abstimmung der didaktischen Eckwerte eines handlungsorientierten Lernarrangements – dargestellt am Beispiel des Themas „Flächengewichtsbestimmung“ des Produktionsmechanikers/der Produktionsmechanikerin Textil (nach Müller 2011, S. 80)

> *„sowohl Ausbilder/-innen und Berufsschullehrer/-innen ihre ersten didaktischen Ideen in diesem Planungsraster wechselweise so aufeinander abstimmen können, sodass eine didaktisch stimmige und themenspezifische Planungsgrundlage entsteht.“ (Müller 2011, S. 81)*

Diese Planungsgrundlage soll die Outcome-Orientierung des aktuellen Lehr-Lernverständnisses gemäß einem auf die Zukunft bezogenen Lernen ermöglichen. Diese Erkenntnis ist für die vorliegende Arbeit von zentraler Bedeutung, da hiermit für die lernortübergreifende Lernaufgabe gesichert ist, dass die Lehrkräfte an allen beteiligten Lernorten eine gemeinsame Planungsgrundlage zur erfolgreichen Kooperation erhalten. Aus dieser Möglichkeit heraus entstand auch die Idee, das Planungstool zur Steuerung des Lehr-Lernprozesses in der Lernortkooperation einzusetzen.

Das finale „Planungswerkzeug Lernaufgabe“ Müllers mit seinen vier Schritten wurde als Vorlage zur Entwicklung des in Kapitel 3 vorgestellten Planungstools für patientenprozessorientierte Lernaufgaben herangezogen. Die Ergebnisse sowie die Erläuterungen zu den einzelnen Schritten werden im folgenden Kapitel vorgestellt.

2.3 Prozessorientierung in der Ausbildung zum Notfallsanitäter als Möglichkeit der gezielten Förderung von Handlungskompetenz

> *„‚Prozessorientierung‘ ist ein Begriff, der aus dem verarbeitenden Handwerk und der Wirtschaft kommt und in der rettungsdienstlichen Berufsausbildung bisher keine Verwendung gefunden hat“ (Müller, König und Prescher 2020, S. 3).*

Jedoch sind die Ausbildungsziele von Handwerk und Rettungsdienst vergleichbar, es geht um die Etablierung einer Handlungskompetenz (KMK 2018, S. 11, § 4 NotSanG). Der Frage nachgehend, ob eine Prozessorientierung im rettungsdienstlichen Handeln als didaktische Grundlage verwendet werden kann, lässt sich feststellen, dass Notfallsanitäter nach den Richtlinien eines Qualitätsmanagements (QM) arbeiten (vgl. Moecke et al. 2013) und sich die Ausübung ihrer Tätigkeit im Rahmen von Algorithmen, Leitlinien, Standard Operating Procedures (SOP) und Handlungsempfehlungen (HE) bewegt (vgl. Ministerium für Soziales und Integration Baden-Württemberg 2018). Standard Operating Procedures implizieren den Begriff „Prozessorientierung“ am stärksten und legen nahe, wie sehr die dort beschriebenen Kernaussagen auch hier angewandt werden können.

Um eine Prozessorientierung in die rettungsdienstliche Berufsausbildung zu integrieren, sind zunächst alltägliche Einsatzszenarien in Arbeitsprozesse zu unterteilen, wie z. B. die Blutdruckmessung bei der Untersuchung eines erkrankten Menschen und eine daraus resultierende medikamentöse Therapie (s. u. Exkurs I). Wird hierbei von zwei eigenständigen Arbeitsprozessen ausgegangen, so lassen sich dabei Subprozesse ableiten, die u. a. von der individuellen Situation des Patienten abhängig sind. Das heißt, dass im Gegensatz zur Verarbeitung von homogenen Werkstoffen in industriellen Produktionsprozessen die Arbeit der Notfallsanitäter eine Dienstleistung an einem individuellen menschlichen Wesen (Patient) darstellt.

> *„Aufgrund dieser sehr heterogenen Subjektivität des ‚Bearbeitungsobjekts Mensch‘ gibt es für jeden erdenklichen Zustand eine eigene Herangehensweise, die mehrere Handlungen miteinander vereint und dadurch entsprechende Subprozesse definiert.“ (Müller, König und Prescher 2020, S. 4)*

Diese Subprozesse sind zwar nicht mit bestehenden Versorgungsalgorithmen gleichzusetzen, integrieren jedoch für sich gesehen einzelne Arbeitsschritte, die wiederum prozedural dargestellt werden können. Somit führt jeder individuelle Patientenzustand konsequenterweise zu einer Handlung, die über verschiedene Arbeitsschritte zu Prozessen führt. Darüber hinaus ergeben sich auch Einsatzszenarien, die besonderer Regelungen bedürfen, beispielsweise die Planung spezieller Lagen (z. B. die Bewältigung von Terroranschlägen) oder ein Einsatzverlaufsplan für den Massenanfall von Verletzten. Diese Prozesse, die aus zahlreichen Subprozessen bestehen, werden im Rahmen der Ausbildung ebenfalls thematisiert (vgl. Ohder et al. 2018, S. 74). Hierfür geben Müller, König und Prescher (2020, S. 4) Aktivitäten um die Einsatzkräftesammelstelle, die Patientenablage, den Behandlungsplatz, den Betreuungsplatz usw. als beispielhaft an und beziehen sich dabei auf den Einsatzplan für Schadensereignisse mit einer größeren Anzahl Verletzter oder Erkrankter des Landratsamtes Kreis Minden-Lübbecke (2014, S. 6 ff.).

Exkurs I:
Die Patientenprozesseigenschaften der Blutdruckmessung

Die Blutdruckmessung stellt einen in dieser Arbeit exemplarisch verwendeten Patientenprozess dar. Für ein besseres Verständnis, weshalb diese als ein Patientenprozess gilt, werden die am Patienten durchgeführten Handlungen der Prozessdefinition und die Prozesseigenschaften gegenübergestellt. In der Tabelle III.1 ist die Blutdruckmessung mit ihren Eigenschaften als Prozess beschrieben.

Tab. III.1: Prozesseigenschaften der Blutdruckmessung

Prozesseigenschaft als Fragestellung	Exemplarischer Übertrag auf die Blutdruckmessung
Ist es eine Handlung?	Ja, sie wird durch den Notfallsanitäter ausgeführt.
Verfolgt die Handlung ein Ziel?	Ja, der Blutdruckwert soll erhoben werden.
Wird die Handlung wiederholt?	Ja, oft bei demselben Patienten im Rahmen einer Verlaufskontrolle.
Hat die Blutdruckmessung einen definierten Start?	Ja, hier gibt es mehrere Möglichkeiten. Sie kann beispielsweise mit der Indikationsstellung, der Patientenaufklärung, der Vorbereitung des Materials oder der Anlage der Manschette beginnen.
Hat die Blutdruckmessung ein definiertes Ende?	Ja, auch hier gibt es mehrere Möglichkeiten. Es obliegt dem Prozessersteller, dieses Ende festzulegen. In diesem Beispiel kann der Zeitpunkt nach der Wiederaufbereitung der Manschette als Endpunkt dienen.
Werden Ressourcen verbraucht?	Ja, es wird Zeit verbraucht.
Gibt es eine messbare Eingabe?	Ja, Informationen über den aktuellen Patientenzustand, der eine Blutdruckmessung notwendig macht. Ebenso die benötigten Ressourcen an Material und Personal.

Tab. III.1: Prozesseigenschaften der Blutdruckmessung

Prozesseigenschaft als Fragestellung	Exemplarischer Übertrag auf die Blutdruckmessung
Gibt es ein messbares Ergebnis?	Ja, der Blutdruckwert.
Gibt es eine Serie von Aktivitäten?	Ja, beispielsweise wird mit dem Patienten kommuniziert, die Manschette angelegt, der Puls des Patienten getastet, die Manschette aufgeblasen, die Luft wieder langsam abgelassen, mit dem Stethoskop die Korotkow-Töne auskultiert, Werte am Manometer abgelesen und dokumentiert sowie später das Material aufbereitet.

2.4 Patientenprozessorientierung

Der Patient steht im Mittelpunkt des rettungsdienstlichen Handelns. Um ihn drehen sich alle Kernprozesse. Dazu gehört die rettungsmedizinische Versorgung mit Anfahrt, Behandlung und Transport. Dabei beeinflusst der Patient beispielsweise die Art des Einsatzes, die Nutzung von Sonder- und Wegerechten, die Behandlung mit allen Eventualitäten, die Auswahl des Transportziels und die Art des Fahrzeugs. Das heißt, dass alle geplanten sowie reaktionären Handlungs- bzw. Arbeitsschritte sich prozedural am Patienten orientieren. Vom Beginn des Rettungseinsatzes mit dem Notruf und bis zu dessen Ende, z. B. bei der Übergabe im Krankenhaus, gilt: im Zentrum steht ein Patient. Dazwischen befinden sich die prozesshaften Arbeitsschritte, die anhand der patientenprozessorientierten Didaktik identifiziert und in Lernaufgaben überführt werden.

Doch nicht allein die Prozessstrukturen stellen den Patienten in den Mittelpunkt, sondern auch die Werte und Haltungen der Schüler gegenüber den Bedürfnissen des Patienten. Diese können sowohl medizinischer, psychologischer und sozialer Natur sein (vgl. Brinkmann 2014, S. 32). Somit lässt sich bei einem Krankentransport oder Rettungseinsatz eine sich immer wiederholende Grundstruktur erkennen, die nur durch die Individualität des Patienten und seine momentane Situation definiert ist. Die Definition der Handlungskompetenz von Notfallsanitätern lässt sich darin finden, situative Besonderheiten und die Bedürfnisse des Patienten zu erfassen sowie die Grundstruktur des Einsatzes entsprechend anzupassen.

In den Berufsausbildungen von Industrie und Handwerk stellt ein „betrieblicher Arbeits- und Geschäftsprozess“ die Grundlage der Prozessorientierung dar (vgl. Müller 2011, S. 23). Diese Begriffe müssen, um das Konzept der Prozessorientierung auf den Rettungsdienst übertragen zu können, definiert und für die Notfallsanitäterausbildung entsprechend adaptiert werden. Durch eine erste Analyse der zugrunde liegenden Rahmenbedingungen konnten bereits durch Müller, König und Prescher (2020) erste Anpassungen dahingehend erfolgen. Im wirtschaftlichen Kontext erschließen sich Prozesse über eine Wertschöpfungskette, welche die besagten Arbeits- und Geschäftsprozesse enthält. Dieser Bezug lässt sich in der Handlung von Notfallsanitätern nicht finden. Die Arbeitsprozesse von Notfallsanitätern zielen darauf ab, Gesundheitsschäden von Patienten abzuwenden bzw. einzudämmen. Sie führen nicht zu einer Wertschöpfung in Form von Produkten, an

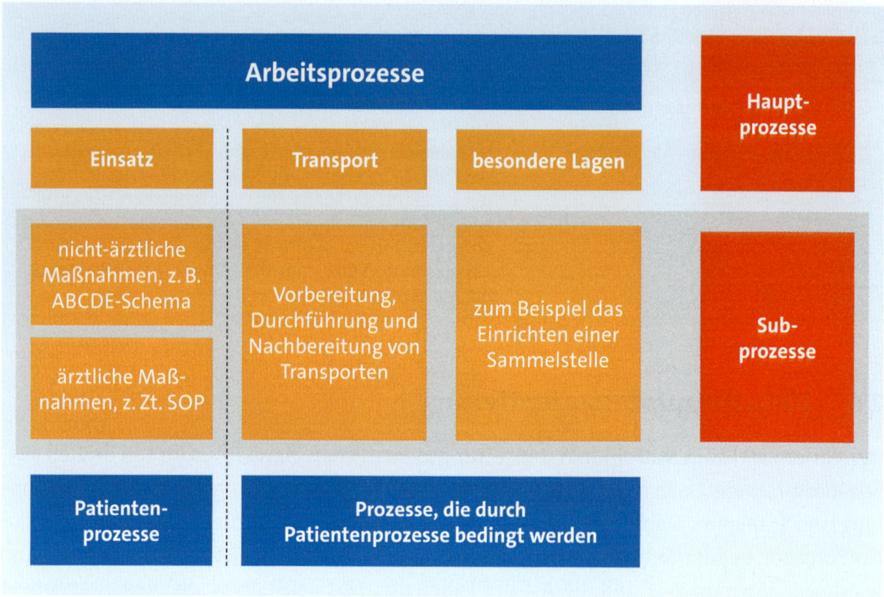

Abb. III.3 ▶ Modell der Prozessorientierung im Rettungsdienst (in Anlehnung an Müller, König und Prescher 2020)

denen sich sehr einfach die Qualität messen lässt. Die Schwierigkeit der Qualitätsbeurteilung liegt hierbei in einem häufig nur subjektiv messbaren Gesundheitszustand des Patienten. Auch haben Geschäftsprozesse keinen unmittelbaren Bezug zu den Arbeitsprozessen im Rettungsdienst (mit der Ausnahme, aufgefordert zu sein, wirtschaftlich zu arbeiten, vgl. § 15 NotSan-APrV Absatz 1 Nummer 3). Für die Definition des rettungsdienstlichen Prozessbegriffs wurden daher insgesamt drei Hauptprozesse definiert:

1. Patientenprozesse (jegliche Arbeitsprozesse, die in direktem Zusammenhang mit dem Patienten stehen)
2. Transportprozesse (Prozesse vor, während und nach dem Transport)
3. Prozesse in besonderen Einsatzlagen (z. B. Terroranschläge).

Aus diesen drei Hauptprozessen lassen sich die Subprozesse identifizieren, die wiederum aus einer Vielzahl von Sub-Subprozessen bestehen. Kumuliert ergeben alle Prozesse zusammen am Ende die vollständige Handlung von Notfallsanitätern. Die Abbildung III.3 fasst die soeben beschriebenen Gedanken schematisch zusammen.

Da der Patient als zentrales Element des rettungsdienstlichen Handelns angesehen werden kann, erscheint es den Autoren sinnvoll, den Kernprozessbegriff im Handlungsfeld von Notfallsanitätern als „patientenprozessorientiert" (Müller, König und Prescher 2020) zu bezeichnen. Um basierend auf diesem Modell Patientenprozesse zu identifizieren, aus denen sich Lernaufgaben formulieren lassen, ziehen Müller, König und Prescher (2020) das „Planungswerkzeug Lernaufgabe" (Müller 2011) heran (s. Kap. 2.2). Dieses Werkzeug (Tool) bietet ein wissenschaftlich belegbares Planungsraster, das auf einer pädagogischen, didaktischen und methodischen Forschungsgrundlage basiert (vgl. Kruse 1986, S. 188 ff.). Die darin gewonnenen Erkenntnisse können verwendet werden, um auch die berufliche Bildung im Rettungsdienst patientenprozessorientiert zu gestalten. Aufbauend auf den ersten Adaptionen passen die Autoren das Planungswerkzeug in den folgenden Kapiteln weiter an die Gegebenheiten und Anforderungen der Notfallsanitäterausbildung an – mit dem Ziel, es optimal abzustimmen (s. Kap. 3).

An dieser Stelle den Ausführungen vorgreifend: Diese Adaptionen haben dazu geführt, dass Lernaufgaben, die im Rahmen der Berufsausbildung zum Notfallsanitäter diesem Paradigma folgen, seitdem als patientenprozessorientierte Lernaufgaben (PPOLA) in der Unterrichtspraxis der Autoren bezeichnet werden. Durch die Verwendung des Planungstools lassen sich diverse Lernanforderungen identifizieren und begründen, welche zur Kompetenzbildung der Schüler beitragen. Um diese Kompetenzbildung zu erreichen, liegen dem Planungstool als didaktische Grundlage drei Planungsschritte zugrunde, welche in einem vierten Schritt zu einer patientenprozessorientierten Lernaufgabe formuliert werden.

2.5 Lehr-Lernprozess

In der Literatur lassen sich vor allem Definitionen und Beschreibungen von „Lernprozessen" finden. Definitorisch stehen diese den „Lehrprozessen" gegenüber. Von daher ist die Definition von „Lehrprozess" an dieser Stelle nur rudimentär möglich. Das liegt daran, dass sich in der Vergangenheit Lehrprozesse häufig vor allem am Thema bzw. am Inhalt orientierten (vgl. Klafki 1957). Moderne Lehrprozesse stellen jedoch zunehmend die Lernprozesse der Schüler in den Mittelpunkt der didaktischen Überlegungen (vgl. Kiper und Mischke 2004, S. 26 ff.). Die zu vermittelnden Inhalte dienen hauptsächlich als Lernursachen, das heißt, sie stellen „nur noch" einen Anstoß für die gesamten Lehr-Lernprozesse dar (vgl. Meyerhoff und Brühl 2017, S. 9), sind selbst jedoch nicht mehr der Dreh- und Angelpunkt (vgl. Klippert 2018, S. 19).

Grundlegend für eine Lehr-Lernprozessgestaltung ist zunächst die didaktische Idee, aus der sie entspringt (vgl. Kiper und Mischke 2004, S. 15 ff.). Heutzutage wird vor allem von einem konstruktivistischen Ansatz der Lernprozesse ausgegangen (vgl. Arnold 2018, S. 64), welcher den Lehrprozess als Unterstützungsprozess ansieht (vgl. Städeli et al. 2013, S. 12 f.). Dieser schülerzentrierten Didaktik nach fördern die Lehrkräfte vor allem die Fähigkeit und Bereitschaft der Schüler zum kooperativen und selbstverantwortlichen Lernen und Handeln (vgl. Klippert 2018, S. 20). Um die curricular gesetzten Ziele zu erreichen, zielen konstruktivistische Lehrprozesse somit zunehmend auf eine Lernbegleitung in Form von Beratung und Coaching ab, anstatt der reinen Wissensvermittlung zu dienen (vgl. Arnold 2015, S. 20 ff.).

Hinzu kommt, dass mittlerweile die Vermittlung von Kompetenzen als Bildungsauftrag der Berufs- und Berufsfachschulen festgeschrieben ist (vgl. KMK 2018, S. 9). Der Begriff „Kompetenz" lässt sich in diesem Kontext als ein Bildungskonzept verstehen, das zwar verschiedenen Definitionen unterliegt (vgl. Schweizer 2006, S. 128), jedoch das Handeln bzw. eine berufliche Handlungskompetenz der Schüler in das Zentrum der Bildungszielgestaltung stellt (vgl. KMK 2018, S. 10). Dieser Umstand stellt eine deutliche Abgrenzung zur reinen Wissensvermittlung dar und lässt erkennen, dass weitreichende Ressourcen der Lehr-Lernprozessgestaltung gefordert sind. Rosen und Schubiger (2013, S. 24) stellen dazu fest: „die Gleichung ‚Kompetenz = Wissen × Können × Wollen' veranschaulicht, dass die Ausbildung von Kompetenz von drei Dimensionen abhängt." Eine reine Wissensorientierung im Unterricht allein genügt nicht. Werden die drei Aspekte Wissen, Können und Wollen nicht im Zusammenhang adressiert, werden keine Kompetenzen im engeren Sinne entwickelt. Der Lehrprozess muss folglich bei der Gestaltung von Lernprozessen über die klassischen Lernziele (vgl. Anderson et al. 2014) hinausgehen, indem er kognitive, affektive, psychomotorische und motivationale Komponenten aufweist. Diese müssen miteinander verbunden werden, damit ein Kompetenzziel erreicht werden kann. Weitere Informationen zu den einzelnen Kompetenzdimensionen stehen in Teil II - Kapitel 3.1 zur Verfügung.

Anderson (1999, S. 4 f.) beschreibt Lernen als einen Prozess, der als Ergebnis der dabei gemachten Erfahrungen eine relativ langfristige Änderung im Verhaltenspotenzial von Menschen erzeuge. Aus dieser Definition heraus lässt sich schließen, dass als Resultat von Lernprozessen zwar eine sichtbare Veränderung des Verhaltens seitens der Schüler zu beobachten sein wird, diese jedoch nicht immer unmittelbar eintreten müsse (vgl. Kiesel und Koch 2012, S. 11). Sind nun Inhalte die Auslöser von Lernprozessen und der Lehrprozess hierfür ein Unterstützungsprozess, so sind Lehrmethoden: „[...] didaktische Handlungen und Maßnahmen, die absichtlich, planvoll und bewusst eingesetzt werden, um Lernvorgänge auszulösen oder zu beeinflussen" (Meyerhoff und Brühl 2017, S. 146). Aus diesen Erkenntnissen lässt sich die Verknüpfung aus dem Lern- und seinem begleitenden Lehrprozess (als Unterstützungsprozess) mithilfe des allgemeinen Aufbauschemas von Prozessen (Kap. 2.1) wie in Abbildung III.4 darstellen.

Im Kontext der Berufsausbildung von Notfallsanitätern erschließt sich aus diesen Erkenntnissen die Notwendigkeit einer schülerzentrierten Lehrprozessgestaltung, um eine allgemeine und spezielle Handlungskompetenz als Ausbildungsziel zu erreichen. Das berufliche Handlungsgebiet von Notfallsanitätern ist weitreichend und komplex. Es umfasst laut § 4 NotSanG eine teamorientierte Mitwirkung und eine eigenverantwortliche Durchführung bei der Versorgung und dem Transport von Patienten, wobei die unterschiedlichen situativen Einsatzbedingungen berücksichtigt werden. Notfallsanitäter sollen

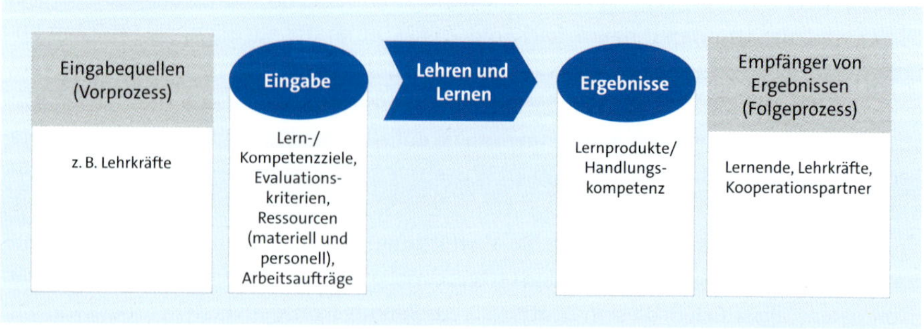

Abb. III.4 ▶ Vereinfachter Lehr-Lernprozess (in Anlehnung an Deutsches Institut für Normung 2015, S. 12)

außerdem in der Lage sein, die Lebenssituation, die jeweilige Lebensphase der Patienten und aller Beteiligten sowie deren Selbstständigkeit und Selbstbestimmung in ihr Handeln einzubeziehen.

Um diesen komplexen Anforderungen in der Ausbildung gerecht zu werden, bedarf es einer umfassenden didaktischen Analyse und Planung seitens der Lehrkraft. Dabei geben Lehrpläne und Curricula zwar inhaltliche Anstöße, der Lehrprozess kann dadurch allein jedoch nicht ausreichend gestaltet werden. Um zusätzlich eine lernortübergreifende Lehr-Lernprozessgestaltung effektiv und effizient durchzuführen, sind noch weitergehende und konkretere Planungsschritte sowie eine dichte Vernetzung der Lernorte notwendig (s. Teil V - Kap. 3.1). Die pädagogische Herausforderung im kompetenzorientierten Unterrichten besteht in der didaktisch sinnvollen Aufbereitung des Lernmaterials. Ziel ist, relevante Lernprozesse zu aktivieren, die schlussendlich zu einer gezielten Förderung von Kompetenzen führen (vgl. Arnold et al. 2018, S. 2).

Um dieses Ziel zu erreichen, ist eine didaktische Aufbereitung von Lerninhalten allein nicht ausreichend. Lernaufgaben, als didaktisches Bindeglied zwischen inhaltlicher Aufbereitung und methodischer Vermittlung, sollen den Schülern helfen, sich mit den Lerninhalten auseinanderzusetzen. Dadurch werden Lernprozesse in Gang gesetzt, die zu Kompetenzerwerb führen (vgl. Hug und Maier 2010, S. 187). In der Literatur lassen sich diesbezüglich verschiedene Ansätze finden (z. B. die Leittextmethode, s. u. Exkurs II), von denen der arbeitsprozessorientierte Ansatz Müllers (2011) in diesem Beitrag grundlegend betrachtet wurde (s. o.), da er der Grundstein der didaktischen Überlegungen im hier vorgestellten Modell ist.

Exkurs II: Bestehende Methoden für den prozessorientierten Kompetenzerwerb: Projektunterricht und die Leittextmethode

Eine Methode kann in sich selbst einem Prozess folgen (Abb. III.5) und/oder sich auf einen beruflichen Prozess beziehen (z. B. die Blutdruckmessung, s. Tab. III.1).

Innerhalb der beruflichen Ausbildung haben sich im Laufe der Zeit mindestens zwei Methoden für den prozessorientierten Kompetenzerwerb etabliert: die eher offen gestaltete Projektmethode und die enger gefasste Leittextmethode. Mamerow (2018, S. 143) ergänzt, dass „in der allgemeinen Berufspädagogik [...] die prozessorientierte Sichtweise vom Lernen in der Praxis vorwiegend im Rahmen der Leittextmethode Anwendung [findet]."

Die Projektmethode

Die Projektmethode (oder auch Projektunterricht genannt) erlangt nach Mamerow (2018, S. 197 f.) „[...] in der Praxis einen besonderen Stellenwert, weil [sie] Auszubildenden Anforderungen der Praxis realitätsbezogen vermittelt und verantwortliches Handeln in Teamstrukturen einfordert." Projekte können in Kooperation der Lehrkräfte mit den Praxisanleitern unter eventuell hohem Aufwand gemeinsam konzipiert werden. Exemplarisch nennt Mamerow (2018, S. 198) als Beispielprojekt die Entwicklung von Checklisten, wie sie in der ambulanten Pflege zum Einsatz kommen können. Das Projektprodukt „Checkliste“ selbst ist auch auf die Notfallsanitäterausbildung anwendbar, da hier mindestens zwei Ausbildungsziele aus der NotSan-APrV (Anlage 1 [zu § 1 Absatz 1 Nummer 1]) tangiert werden:

5. „[...] Die Schülerinnen und Schüler sind zu befähigen, [...] a) ihre Einsatzbereitschaft und die Einsatzbereitschaft der Einsatzmittel des Rettungsdienstes einschließlich Luft-, Berg- und Wasserrettungsdienst durch tägliche Kontrolle des Materials und der Geräte anhand von Vorschriften und Checklisten sicherzustellen [...]

6. [...] Die Schülerinnen und Schüler sind zu befähigen, [...] d) das eigene Handeln an Qualitätsmanagement- und Dokumentationssystemen im Rettungsdienst auszurichten.“

Bei diesem Lernprodukt ist die Entstehung desselben maßgeblich für den Lernprozess der Schüler, da sie sich nicht nur mit Vorgaben des Qualitätsmanagementsystems, der verpflichtenden Normen und Gesetze, sondern auch mit einer „Arbeitsökonomie“ und dem Design der Listen im Erstellungsprozess auseinandersetzen müssen.

Während die Schüler innerhalb der Projektmethode weitestgehend frei in ihrer Vorgehensweise sind, verwendet die Leittextmethode (ihrem Namen entsprechend) den Lernprozess leitende Texte oder Fragestellungen.

Die Leittextmethode

Bereits in den 1980er Jahren wurde die Leittextmethode in der betrieblichen Bildung eingeführt und ab den 1990er Jahren in der berufsschulischen Lehre verwendet. Ausgangspunkt hierfür war die Überlegung, einen handlungsorientierten Unterricht zu konzipieren und den bisherigen, linearen Lernprozess flexibler zu gestalten. Ziel der Leittextmethode ist die Steuerung von Lernprozessen durch den Schüler selbst (vgl. Schelten 2000, S. 107). Innerhalb der Leittexte werden Leitfragen entlang der vollständigen Handlung gestellt (vgl. Riedl 2004, S. 88), welche durch den Schüler bearbeitet werden. Nach Petersen (2006, S. 71) sind die Schüler im Gegensatz zur Projektmethode hier nicht frei in der Wahl des Themas, es wird von den Lehrkräften festgelegt. Sie führt weiter aus, dass „die Erarbeitung neuer Themen und Probleme [...] durch anleitende Fragen prästrukturiert [ist]. Diese Texte werden als Leittexte bezeichnet.“ Um die Prozessorientierung der Leittextmethode hervorzuheben, wurde in der Abbildung III.5 die Darstellung von Reibold und Regier (2009, S. 123) um den Schritt „0. Formulierung von Zielen [...]“ ergänzt und zuletzt die Entscheidung bezüglich der erreichten Kompetenz hinzugefügt.

Die Leittextmethode legitimiert sich in der Notfallsanitäterausbildung durch ihre Artikulation entlang der vollständigen Handlung, welche gemäß dem KMK (2018, S. 17) als Orientierungspunkt „[...] bei der Planung und Umsetzung handlungsorientierten Unterrichts zu berücksichtigen [...] [ist].“

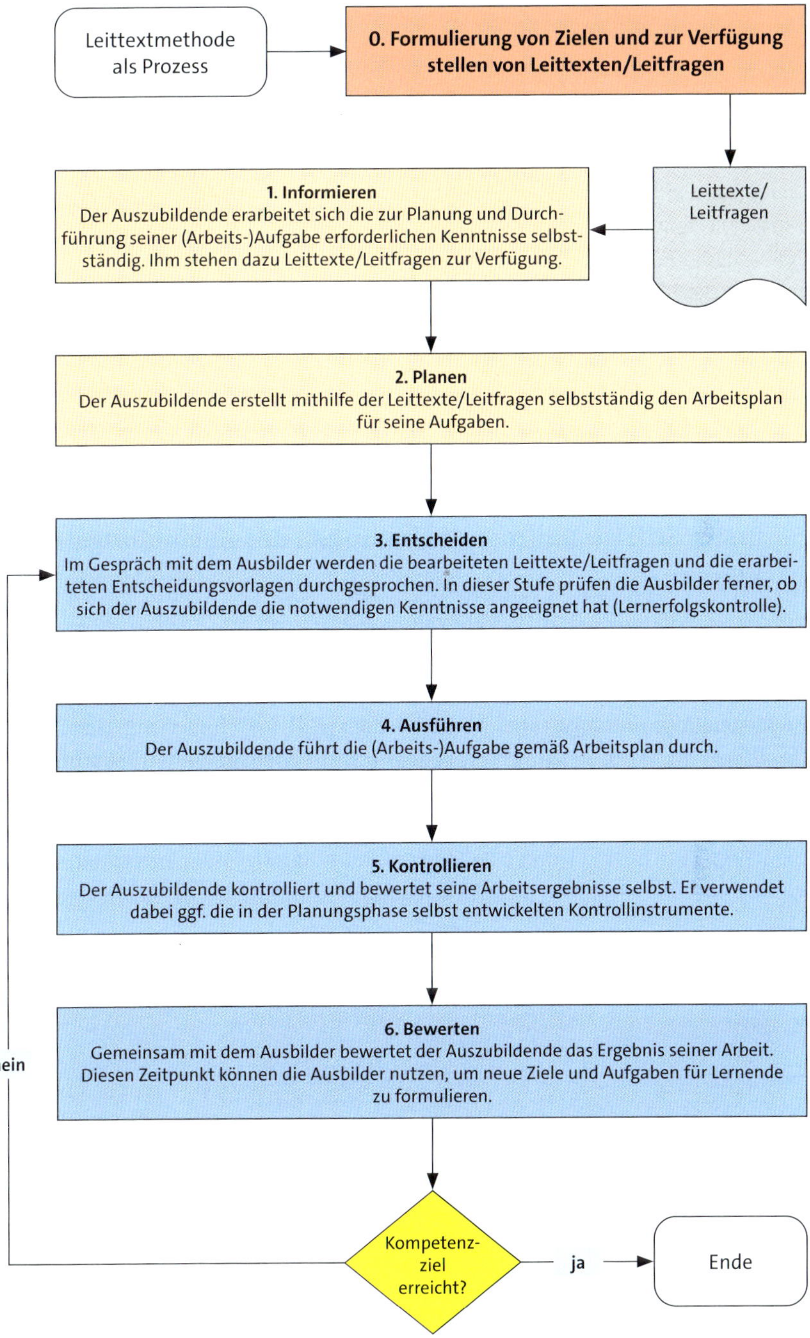

Abb. III.5 ▶ Prozess der Leittextmethode (in Anlehnung an Reibold und Regier 2009, S. 123)

3 Planungstool für PPOLA: Adaptionen des Planungswerkzeugs Müllers an die Bedürfnisse der Berufsausbildung zum Notfallsanitäter

Trotz der offensichtlichen Unterschiede in den Berufsfeldern liegt dem Planungswerkzeug Müllers (s. Kap. 2.2) eine detaillierte Handlungskompetenz als Outcome zugrunde. Basierend auf berufsrelevanten Handlungsprozessen strukturiert das Planungswerkzeug alle relevanten Lernprozesse in einer logischen Reihenfolge. Da eine prozessorientierte Berufsausbildung im Kern auch für Notfallsanitäter denkbar ist, unternahmen die Autoren erste Adaptionen des Planungswerkzeugs, um die dortigen Erkenntnisse auf den Rettungsdienst zu übertragen und sich das Werkzeug nutzbar zu machen (vgl. Müller, König und Prescher 2020). Dieses Kapitel beschreibt die einzelnen Schritte des Planungswerkzeugs Müllers. Die Autoren erklären und begründen die vorgenommenen Adaptionen, welche dazu geführt haben, dass das Planungswerkzeug für die Erstellung von Lernaufgaben in der Berufsausbildung von Notfallsanitätern verwendet werden kann.

3.1 Erster Schritt: Rahmenbedingungen des Ausbildungsthemas klären

Das Planungswerkzeug spezifiziert die Bedingungsanalyse einer Unterrichtsvorbereitung dahingehend, dass durch eine Orientierung an betrieblichen Arbeits- und Geschäftsprozessen bzw. im vorliegenden Fall Patientenprozessen die traditionelle Ausrichtung von statischen Ausbildungsordnungen ergänzt wird. Müller (2011, S. 77) fordert auf, Handlungs- und Tätigkeitfelder nicht nur zu betrachten, sondern „sie in ihrem gesamten Spektrum zu erfassen und zu beschreiben“. Weiter beschreibt er, dass hierbei eine besondere Aufmerksamkeit darauf zu legen sei, Kernprozesse zu identifizieren. Diese leiten sich aus beruflichen Referenzprozessen ab und können anhand anforderungsrelevanter Kategorien erfasst und beschrieben werden. Die Abbildung III.6 illustriert die angesprochenen Referenzprozesse.

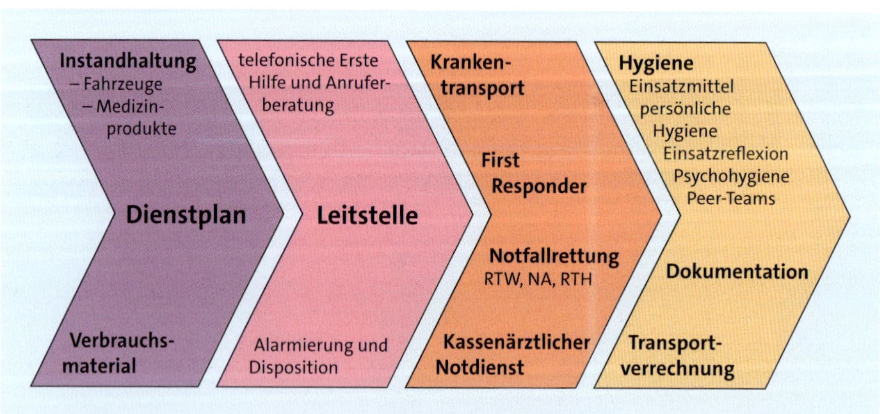

Abb. III.6 ▶ Überblick zu wesentlichen Aufgaben im Rahmen der rettungsdienstlichen Leistungserstellung (in Anlehnung an Redelsteiner 2019, S. 775)

Die Übersicht soll helfen, aus einem Referenzprozess über die curricular vorgegebene Thematik entsprechende Kernprozesse abzuleiten.

Inhaltliche Vorgaben aus Lehrplänen und Curricula können sehr fachspezifisch formuliert sein, deshalb sollen im ersten Schritt des Planungswerkzeugs die Handlungs- und Tätigkeitsfelder so auf die curricularen Vorgaben abgestimmt werden, dass eine handlungskompetenzorientierte Konkretisierung der Inhalte vorgenommen werden kann (vgl. Müller 2011, S. 78). Dies wird durch Beschreibungen von handlungsrelevanten Situationen erreicht, in denen das zu vermittelnde Wissen angewandt werden muss und sich die Patientenprozesse sowie deren Qualitätsanforderungen ableiten lassen.

Dem Planungswerkzeug Müllers (2011, S. 95) wurde deshalb eine Möglichkeit zur Erfassung der Kompetenzrichtziele hinzugefügt, da sich die erfassten Patientenprozesse sehr gut als Begründung eignen, um Kompetenzziele zu formulieren. Dies geschieht im ersten Schritt der PPOLA auf der Richtzielebene (vgl. Anderson et al. 2014), da dadurch die Tiefe und Komplexität der Lernaufgabe extrapoliert werden können (vgl. Velica 2010, S. 17). Gleichzeitig werden hierbei auch alle Möglichkeiten zur selbstorientierten Lernaktivität der Schüler identifiziert und gesammelt, welche die Grundlage des zweiten Planungsschrittes bilden.

Zusammenfassend lässt sich festhalten, dass das Planungstool in diesem Schritt die inhaltlichen Bedingungen einer Unterrichtsstunde in eine berufliche Situation integriert, die relevanten Prozesse erkennen lässt und die zu erreichenden Kompetenzziele auf der Richtzielebene beschreibt. Die Tabelle III.2 zeigt den ersten Schritt des Planungswerkzeugs für PPOLA.

Für die lernortübergreifende Anwendung werden in Punkt 1.5 dieses Planungsschrittes die Lernorte erfasst. Hier kann festgelegt werden, welche Lernorte an der Lernaufgabe beteiligt sind. Zusätzlich können auch erste inhaltliche Zuordnungen getroffen werden. Liegt keine lernortübergreifende PPOLA vor, hat sich dieser Punkt in der Erprobung des Planungstools als nicht zielführend erwiesen und soll in einem solchen Fall nicht beschrieben werden.

Im ursprünglichen Planungswerkzeug Müllers (2011, S. 80 ff.) werden in diesem Schritt auch Arbeitsmittel festgelegt (damit sind auch Verbrauchsmaterialien gemeint). Die Pro-

Tab. III.2: Planungstool zur Erstellung von patientenprozessorientierten Lernaufgaben – 1. Schritt

1. Schritt: Rahmenbedingungen des Ausbildungsthemas klären	
1.1	Thema:
1.2	Verortung im Ausbildungsrahmenplan/ Lernfeld im Rahmenlehrplan:
1.3	Szenario/berufliche Situation:
1.4	Patientenprozesse/durch diese bedingte Arbeitsprozesse:
1.5	Lernorte:
1.6	Richtziele der PPOLA:

zesse beim Herstellen eines Werkstückes sind jedoch selten so komplex wie die in einer medizinischen Notfallsituation, da hier aufgrund der Individualität des Patienten immer von unterschiedlichen Ausgangslagen ausgegangen werden muss (vgl. Moecke et al. 2013, S. 153). Dadurch enthält die Produktisierung im Rahmen der Notfallsanitäterausbildung im zweiten Schritt (Kap. 3.2) des Planungstools verschiedene Produkte. Da sich die Arbeitsmittel aus den Produkten erschließen, werden die Arbeitsmittel erst dort festgelegt.

3.2 Zweiter Schritt: Arbeitsschritte der Schüler durch Ziele und Lernprodukte festlegen – Lerninhalte der Produkte bestimmen

Im heutigen berufspädagogischen Diskurs über Fachdidaktik ist eine kompetenzorientierte Ausbildung, die zudem auch das Ziel „der Bereitschaft des lebenslangen Lernens" (NotSan-APrV Anlage 1 Nummer 9 Buchstabe c) enthält, ohne das Paradigma der Selbststeuerung von Lernprozessen nicht denkbar (vgl. Herzberg und Truschkat 2009, S. 111 ff.). In den didaktischen Modellen, die sich zu diesem Paradigma bekennen, lässt sich die grundsätzliche Frage finden, wie viel Fremdsteuerung ein Schüler benötigt, um überhaupt selbstgesteuert lernen zu können (vgl. Städeli et al. 2013, S. 11). Der zweite Schritt des Planungstools unterliegt ebenfalls dieser Fragestellung.

Dazu werden zunächst aus den Kompetenzrichtzielen des ersten Schrittes und den Prozessen, die den Handlungen zugrunde liegen, Kompetenzziele der Feinzielebene formuliert. Anschließend wird das zum Erreichen des Ziels notwendige Wissen und Können produktisiert. Produktisierung bedeutet in diesem Kontext, dass die Schüler Gegenstände herstellen, die das Wissen und Können sinnlich wahrnehmbar transformieren (vgl. Müller 2011, S. 81 ff.). In der patientenprozessorientierten Berufsbildung von Notfallsanitätern wird bei der Produktisierung von dem empfohlenen Vorgehen Müllers (2011, S. 81 ff.) abgewichen und Schritt 3 mit Schritt 2 getauscht. Das ist nötig, da das Endprodukt in der Lernsituation des Notfallsanitäters eine Handlungskompetenz darstellt, welche nicht in materielle Lernprodukte, z. B. bei der Herstellung eines farbigen T-Shirts in „gefärbter Stoff" und „genähtes Shirt", unterteilt werden kann. Daher sind die Lernprodukte von Notfallsanitätern rein kompetenzorientiert zu gestalten. Entscheidend für das Verständnis ist die Unterscheidung zwischen dem Endprodukt und einem Lernprodukt. Das Endprodukt ist immer eine Handlungskompetenz (Tab. II.3), die sich an der beruflichen Situation orientiert. Ein Lernprodukt markiert einen Zwischenschritt, eine Kompetenz, die in einer Handlung notwendig ist, allein allerdings nicht ausreicht.

Die Tabelle III.3 zeigt den zweiten Schritt des Planungstools. Auffällig ist hierbei zunächst die erste Veränderung, die vorgenommen wurde: Um das grundlegende Verständnis für die Bedeutung dieses Schrittes herauszustellen, wurde der Titel von: „Ergebnisse und Produkte festlegen" (Müller 2011) in „Arbeitsschritte der Schüler durch Ziele und Lernprodukte festlegen – Lerninhalte der Produkte bestimmen" geändert. Weitere Adaptionen sowie die notwendigen Hintergrundinformationen, um diesen Schritt bearbeiten zu können, folgen in Kapitel 3.3.

Tab. III.3: Planungstool zur Erstellung von patientenprozessorientierten Lernaufgaben* – 2. Schritt

2. Schritt: Arbeitsschritte der SuS durch Ziele und Lernprodukte festlegen – Lerninhalte der Produkte bestimmen						
	2.1 Kompetenzziele	**2.2 Arbeitsschritte des Arbeitsablaufs**			**2.3 Lerninhalte**	**2.4 Arbeitsmittel**
Nr.	**Richtziele: URP Feinziele: PPOLA**	**Produkte und Ergebnisse**	**Aktivitäten der SuS**	**Ausgangsmaterial / Wissensquellen**	**aufgabenrelevantes Wissen über ...**	**benötigte Materialien**
1.						
2.						
3.						
...						

* Da das Planungstool als Werkzeug zur Unterrichtsreihenplanung weiterentwickelt wurde, findet sich hier auch eine Unterscheidung in Richt- und Feinziele.

3.3 Dritter Schritt: Qualitätskriterien der Ergebnisse und Produkte festlegen

In der herstellenden Industrie werden Produkte (z. B. ein Tisch, ein Maschinenbauteil) in verschiedenen Qualitätsstufen erstellt. Die von den Schülern dort erstellten Lernprodukte lassen sich deshalb auch an den entsprechenden Qualitätskriterien der materiellen Endprodukte messen und vergleichen. Der zweite Schritt von Müllers Planungswerkzeug (2011, S. 82) legt daher auch „Kriterien zur Selbstkontrolle und zur Kontrolle der Ergebnisse“ fest, die den Schülern und den Lehrkräften helfen sollen, die Qualität während und nach der Herstellung zu sichern. Faktoren, die es im rettungsdienstlichen Handeln nicht gibt. Die Qualitätsansprüche rettungsdienstlichen Handelns sind prinzipiell immer als gleich hoch anzusehen (vgl. Hennes 2001, S. 71).

Da im zweiten Schritt der Planung von PPOLA Lernprodukte festgelegt und mit kompetenzorientierten Lerninhalten bestückt werden, ist eine Einteilung in Qualitätskriterien für die rettungsdienstliche Handlungskompetenz nicht nötig. Von daher wurden diese zunächst aus dem Planungstool entfernt (s. a. Kap. 3.2). Konstruktives und nachvollziehbares Feedback ist für den Lernerfolg von Menschen jedoch unerlässlich (vgl. Hattie und Yates 2014, S. 208). Daher muss auch im Rahmen einer PPOLA ein transparentes Feedback möglich sein. Die Lernprodukte müssen darüber hinaus auch anhand nachvollziehbarer Kriterien beurteilbar sein, damit eine Leistungsbewertung auf eine bestmögliche objektive Basis gestellt wird (z. B. Benotung). Der grundlegende Gedanke Müllers (2011, S. 82), „Kriterien zur Selbstkontrolle und zur Kontrolle der Ergebnisse“ zu beschreiben, wurde als Vorbild herangezogen, um auch im Rahmen von PPOLA der Qualitätssicherung der Lernergebnisse gerecht zu werden.

Tab. III.4: Planungstool zur Erstellung von patientenprozessorientierten Lernaufgaben – 3. Schritt

3. Schritt: Qualitätskriterien der Ergebnisse und Produkte festlegen			
Arbeitsschritte der PPOLA	**Lernprodukt/ -produkte**	**Qualitätskriterien für die SuS**	**Kontrollkriterien der Lehrkräfte**
1.			
2.			
3.			
...			

Der dritte Schritt einer PPOLA besteht aus vier Teilen (Tab. III.4). Die Abfolge der Lernprodukte wird aus dem zweiten Schritt des Planungstools übernommen, das heißt, dass die einzelnen Arbeitsschritte durchnummeriert und im nächsten Feld die in diesem Arbeitsschritt zu bearbeitenden Lernprodukte aufgezählt werden. Als nächstes werden die Qualitätsanforderungen an die Produkte beschrieben. Dies erfolgt zunächst auf der Schülerebene. Diese Informationen werden den Schülern bei etwaigen Nachfragen als Strukturierungshilfe und/oder zur Selbstkontrolle der Ergebnisse zur Verfügung gestellt. Das heißt, dass die Schüler über die hier aufgeführten Kriterien selbstreflexiv ihre Produkte auf die geforderte Qualität hin überprüfen sollen. Hintergrund ist der Gedanke, möglichst wenig Fremdsteuerung in den Lernprozess einfließen zu lassen und gleichzeitig sicherzustellen, dass alle Schüler den gleichen Anforderungskriterien unterliegen. Die Anforderungen werden dadurch transparent und die Ergebnisse vergleichbar. Auch sollen die Schüler hierdurch ihre Lernkompetenz ausweiten, indem sie ihren Lernstand reflexiv selbst evaluieren und korrigieren.

Die letzte Spalte des dritten Schrittes dient der Lehrkraft als Erwartungshorizont, an dem sich die Ergebnisse der Schüler messen lassen (vgl. Fröhlich, Rattay und Schneider 2013, S. 23). Auch hiermit soll eine einheitliche Lernprozessqualität erkennbar gemacht und eine Vergleichbarkeit von Lernprozessen transparent dargestellt werden. Die Abstraktion zu den Kriterien für die Schüler ist dabei ähnlich zu den Abstraktionen der Kompetenzzielebenen Richtziel, Grobziel und Feinziel zu verstehen, das heißt, dass die Qualitätskriterien für die Schüler recht grob zu halten sind und die Kontrollkriterien für die Beurteilung der Lehrkräfte deutlich konkreter beschrieben werden.

3.4 Vierter Schritt: Aufgabenstellung für die Schüler

Im letzten Schritt werden die Ergebnisse aus den vorangegangenen Planungsschritten auf die Schülerebene projiziert. Ziel ist es, eine schülerorientierte Beschreibung der Arbeitsaufträge zu erstellen und die Arbeitsfähigkeit herzustellen (Tab. III.5). Anhand des durch das Planungstool für PPOLA vorgegebenen Rasters werden alle wichtigen Bezüge hergestellt. Die adaptierten Schritte sind in Abbildung III.7 zusammengefasst.

Tab. III.5: Planungstool zur Erstellung von patientenprozessorientierten Lernaufgaben – 4. Schritt

4. Schritt: Aufgabenstellung für die SuS		
4.1	Thema:	
4.2	Szenario/berufliche Situation:	
4.3	Sinn der Aufgabe:	
4.4	Die Lernaufgabe wird von Ihnen an folgenden Lernorten erarbeitet:	
4.5	Ausgangsliteratur:	
4.6	Ihre Aufgaben:	
4.7	Visualisierungsmedien:	
4.8	Bearbeitungsdauer:	UE/Tage:
4.9	Abgabetermin:	
4.10	Abnahme durch:	
4.11	Präsentationstermin:	

Die in Abbildung III.7 dargestellten Schritte des Planungstools enthalten Begriffe wie zum Beispiel „Rahmenbedingungen“ (Bedingungsanalyse), „Qualitätskriterien“ und „Evaluationskriterien“ für die Lernprodukte, die auch mit Bearbeitungsregeln für die Schüler in Form der „Aufgabenstellung“ einhergehen. All diese Elemente dienen der Steuerung des Lehr-Lernprozesses, bei dem mit viel Geschick darauf Wert gelegt wird, ein stimmiges Maß der Selbststeuerung durch die Lernenden und der Fremdsteuerung durch die Lehrkräfte zu erreichen. Daher werden im Teil V die theoretischen Hintergründe beschrieben, was unter „Steuerung“ zu verstehen ist, welchen Anforderungen Evaluationskriterien genügen müssen und welchen Einfluss die Materialplanung, die Regeln sowie die beteiligten Personen auf den Lehr-Lernprozess haben.

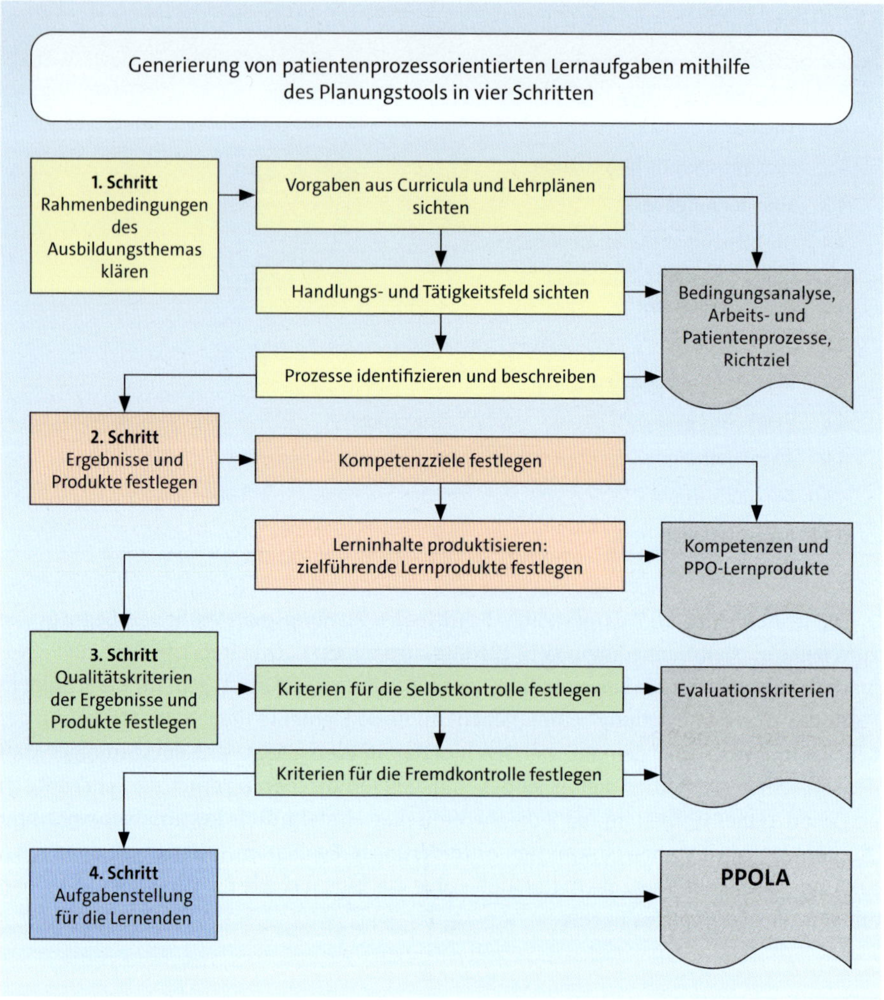

Abb. III.7 ► Generierung von PPOLA mithilfe des Planungstools in vier Schritten

4 Verortung des Konzeptes PPOLA in das didaktische Modell der Berufs(-feld-)didaktik

In diesem Kapitel werden zunächst die Modellebenen (Makro-, Meso- und Mikroebene, Abb. III.8) beschrieben und mit dem Planungstool für PPOLA in Zusammenhang gebracht. In Teil IV - Kapitel 3 werden die Lernaufgaben und Produkte aus der beispielhaften Anwendung des Planungstools auf das Modell übertragen.

4.1 Makroebene

Die Makroebene als allgemeine Berufsfelddidaktik „[...] hat ihren Bezugspunkt im Berufsfeld. Sie generiert Fragen, die zur Erfassung der bestehenden Berufswirklichkeit und ihrer Bewältigung anleiten soll" (Rosen und Schubiger 2013, S. 32). Auf vier Funktionsfeldern generiert sie Fragen in den Dimensionen berufliche Praxis, schulische Praxis, Bildungstheorie, Bezugs- und Fachwissenschaften. Für das Konzept PPOLA im Sinne seines didaktischen Aufbaus ist die Makroebene von untergeordneter Bedeutung, da sie lediglich den groben Rahmen zur Entwicklung von Lernsituationen nach dem PPOLA-Modell festlegt. Daher wird sie in der grafischen Konzeptdarstellung (Abb. III.9) nicht berücksichtigt, ist hier jedoch der Vollständigkeit halber aufgeführt. In ihr befinden sich der Lehrplan mit seinen Ordnungstafeln sowie gesetzliche Vorgaben (z. B. NotSanG).

4.2 Mesoebene

Auf der Mesoebene werden die auf der Makroebene definierten Ansprüche konkretisiert, legitimiert und berufsfelddidaktische Entscheidungen getroffen. Diese Form der Didaktik wird von Rosen und Schubiger (2013, S. 44) als die spezifische Berufsfelddidaktik bezeichnet. Die Konkretisierung der Ansprüche aus der Makroebene erfolgt über die Lernfelder, welche bereits grobe Handlungssituationen vorgeben und somit didaktische Entscheidungen vorweggenommen und bereits durch die curricularen Vorgaben der Länder legitimiert

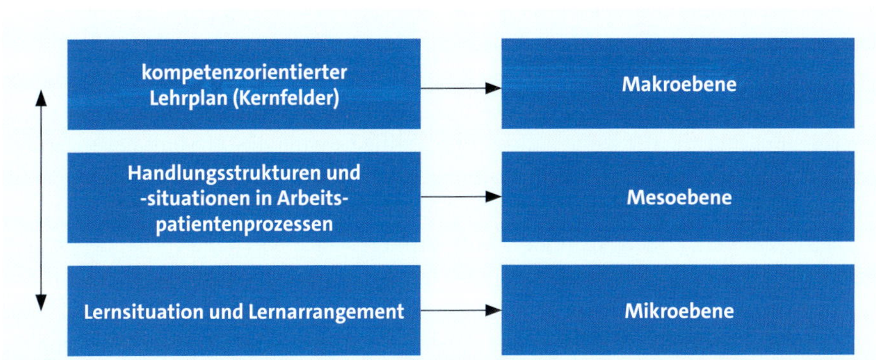

Abb. III.8 ▶ Überblick zu den Modellebenen (nach Müller et al. 2020, S. 5)

sind. Auf der Mesoebene spielt sich Schritt 1 des Planungstools ab, denn hier werden die Patientenprozesse identifiziert und curricular rückgebunden, damit „Handlungsverläufe in ihren beruflichen Strukturen aufgebrochen, dargestellt und ganzheitlich bearbeitbar [gemacht] werden [können]" (Müller, König und Prescher 2020, S. 4).

4.3 Mikroebene

Auf der Mikroebene werden die bezüglich der Mesoebene getroffenen didaktischen Entscheidungen konkretisiert. „Das Spezifische der unterrichtlichen Praxis besteht darin, die curricularen Prinzipien aufzunehmen und sie in die Gestaltung von Lehr-Lernsituationen zu überführen" (Rosen und Schubiger 2013, S. 48). Auf der Mikroebene des hier vorgestellten Ansatzes (s. Abb. III.9) befinden sich die konkreten Lernsituationen, in denen sich die Handlungen der Lernenden der auf der Mesoebene identifizierten und aufgebrochenen Patientenprozesse widerspiegeln. Nach Schütte (2010, S. 103) stellt die Mikroebene den Bezug zum „Anwender" – den Lehrkräften – her. Daraus abgeleitet, schließt somit der theoretische Aufbau der Planung ab.

Im Zuge des Lernprozesses steht für die Lernenden zu Beginn des PPOLA-Modells der Block des Ankommens, der Information und der Aktivierung des Vorwissens durch ein Einstiegsprodukt. Dies kann z. B. mit dem AVIVA©-Schema (vgl. Städeli et al. 2013) kombiniert werden. Zur Aktivierung des Vorwissens kann ein bereits früher erstelltes Lernprodukt herangezogen werden; es besteht auch die Möglichkeit, dieses im weiteren Verlauf „auszubauen".

Der Weg des Kompetenzzuwachses der Lernenden basiert auf den Lernaufgaben, welche über das Planungstool im Schritt 2 vorbereitet und erstellt werden. Diese Lernaufgaben führen zu Lernprodukten, deren Ausarbeitung und Reflexion einen Kompetenzzuwachs des Lerners herbeiführen. Entscheidend ist, welche Art von Kompetenz durch ein Lernprodukt gefördert werden soll und dass dieses Lernprodukt auch verifiziert bzw. reflektiert wird, denn das Lernprodukt ist der Einstieg und gleichzeitig die Voraussetzung für die folgende Lernaufgabe. Durch diese Reflexion wird ein „Kompetenzkeil" (ähnlich den Qualitätskeilen im Projektmanagement) gesetzt, der bei allen Lernenden das gemeinsame Minimum an Kompetenz nach Abschluss der Lernaufgabe über das Lernprodukt definiert und damit verhindert, dass ein Schüler die kommenden Aufgaben mangels Kompetenz nicht bewältigen kann. Dies bedeutet, dass der Kompetenzevaluation als Schritt 3 im Planungstool eine entsprechend große Aufmerksamkeit geschenkt und das Lernprodukt ggf. durch den Lerner nachgearbeitet werden muss. Gleichzeitig benötigt die Lehrkraft neben Evaluationsmethoden einen Plan und die notwendigen Ressourcen, um diejenigen Lernenden zu fördern, die das Kompetenzziel nicht erreicht haben.

Die Anzahl der Lernaufgaben im Schritt 4 sind lediglich durch die vorhandenen Zeitressourcen begrenzt. Schlussendlich führen die Lernprodukte in Summe zu der für den Patientenprozess gewünschten Handlungskompetenz des Lerners. Entsprechend müssen die Lernprodukte auf dem Weg des Patientenprozesses so gewählt werden, dass die gewünschte Handlungskompetenz auch erreicht werden kann. Dies setzt eine intensive Auseinandersetzung mit den zu fördernden Kompetenzen, den Lernzielen, den Lernaufgaben und den Lernprodukten voraus. Entsprechend muss das jeweils gewählte Lernprodukt (s. Teil IV - Kap. 2) messbare Kompetenzen fördern (da sonst die Evaluation erschwert ist). Am Ende des Patientenprozesses sollte ein Handlungsprodukt stehen, um die Handlungsorientierung zu gewährleisten.

Die entstandenen Lernprodukte dienen der Aktivierung von Vorwissen als Einstieg in den nächsten Prozess bzw. in kommende Lernsituationen. Daraus wiederum lassen sich anknüpfende Informationen und Problemstellungen generieren, welche die Basis für die Lernaufgaben der folgenden Teilprozesse darstellen.

4.4 Modell zur Umsetzung der patientenprozessorientierten Berufsausbildung

Da sich der Ansatz des Modells der patientenprozessorientierten Didaktik wesentlich auf die Lernfelder, die Lernsituationen und die daraus resultierenden Prozesse bezieht, wird die Makroebene aus Gründen der Übersicht im Folgenden nicht dargestellt. Das Modell (Abb. III.9) zeigt den Weg des Kompetenzgewinns von links nach rechts und die Zahlen eins bis vier zeigen die Einstiegspunkte der Schritte des Planungstools:

1. Schritt 1: Rahmenbedingungen des Ausbildungsthemas, Patientenprozesse und Grobziele bestimmen
2. Schritt 2: Arbeitsschritte der Lernenden innerhalb der Lernaufgabe und Lerninhalte bestimmen
3. Schritt 3: Festlegung von Kriterien zur Qualitätssicherung und Selbstkontrolle der Lernprodukte
4. Schritt 4: Aufgabestellung für die Schüler/Auszubildenden.

Wichtig für das Verständnis ist, dass das Modell die Lernrichtung als die Richtung der didaktischen Inszenierung beschreibt, während das Planungstool die Planungsrichtung vorgibt.

Die Mesoebene stellt Schritt 1 im Planungstool dar (Patientenprozessidentifikation); dies sind die Rahmenbedingungen für die Lernsituationen. Hier werden die Kompetenzziele konkretisiert bzw. befinden sich die entsprechenden Vorgaben. Die Bedingungsanalyse wird an dieser Stelle des Prozesses durchgeführt. In Schritt 2 werden die Lernprodukte mit passendem Inhalt gefüllt und die logische Reihenfolge bestimmt, in der sie erstellt werden. Kompetenzevaluationen (KE) stellen Schritt 3 dar (mit setzen der Kompetenzkeile). Die Lernaufgaben für die Lernenden werden zum Schluss innerhalb von Schritt 4 formuliert. Angewandt auf das ABCDE-Schema, ergibt sich eine wie in Abbildung III.10 dargestellte Struktur innerhalb der Mikroebene. Die einzelnen Lernaufgaben wurden für die Darstellung abgekürzt und zwischen den Lernaufgaben „Überführung“ und „Maßnahmendarstellung“ wurden Schritte aus Gründen der Darstellung weggelassen. Die letzten beiden Lernprodukte stellen Handlungsprodukte dar. Die einzelnen Kompetenzkeile entsprechen dem Kompetenzzuwachs auf der vertikalen Achse. Am Ende steht die Handlungskompetenzevaluation.

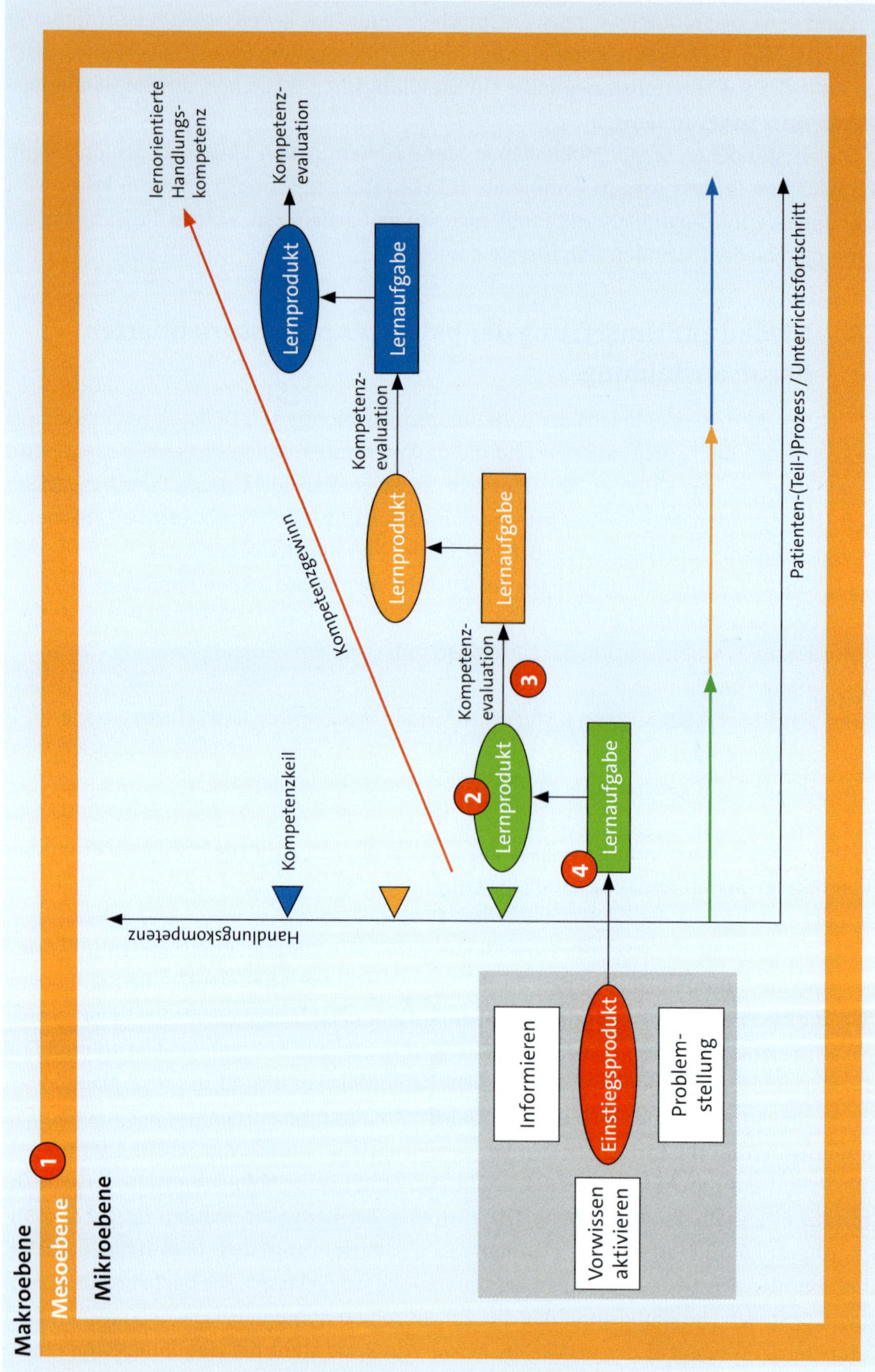

Abb. III.9 ▶ Modell der patientenprozessorientierten Didaktik

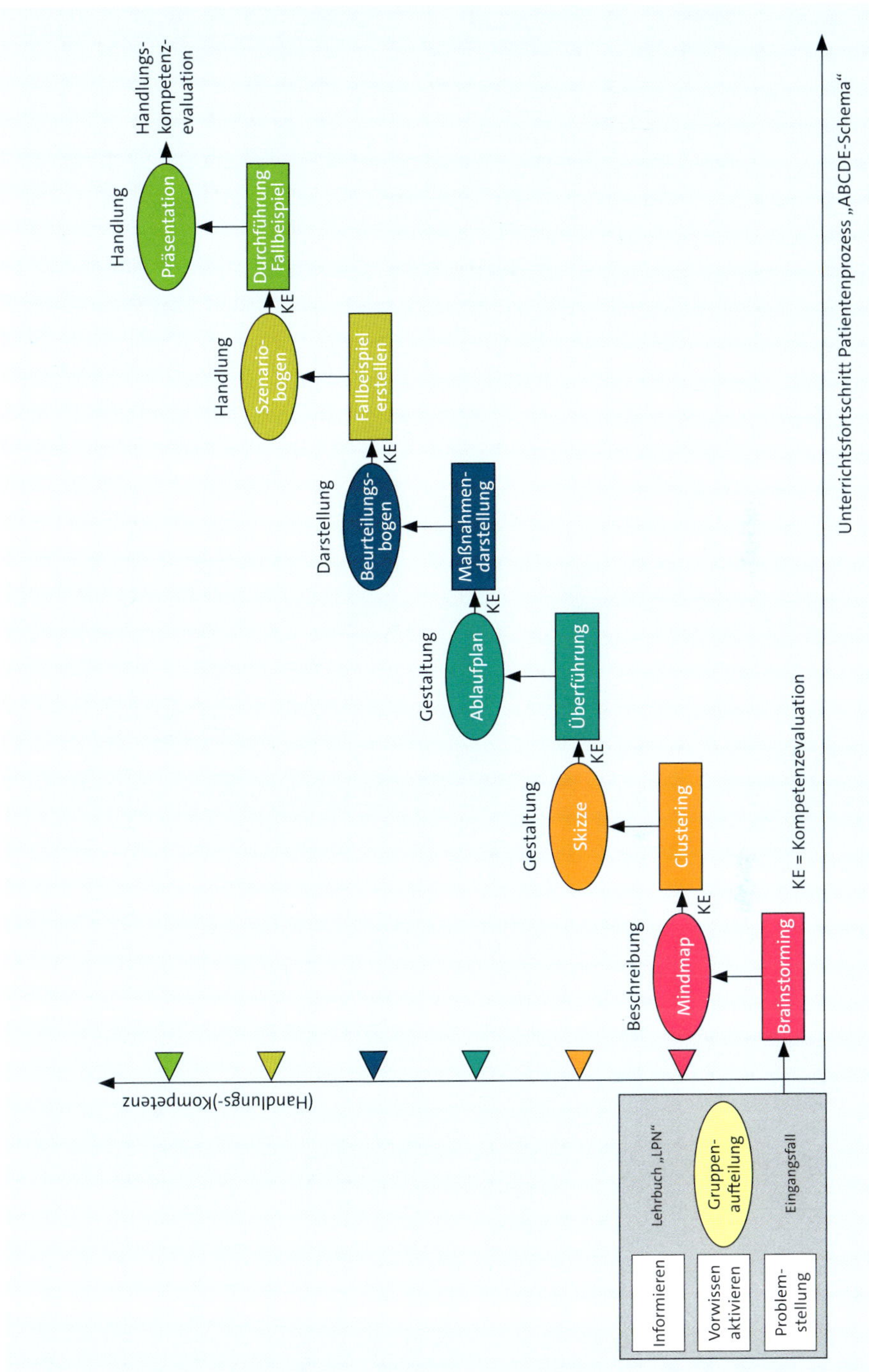

Abb. III.10 ▶ Modell der Patientenprozessorientierung am Beispiel des ABCDE-Schemas

IV Patientenprozessorientierte Lernaufgaben: Mit Lernprodukten Lernprozesse steuern und Learning Outcomes sichtbar machen

Oliver Gabriel, Heiko König, Carolin Schneider und Henrik Bender

1 Einleitung

Rettungsdienstmitarbeiter zählen zu den High Responsible Teams (vgl. Hagemann, Kluge und Kehren 2015). Dieser Umstand impliziert, dass die an der Berufsausbildung beteiligten Lehrpersonen vor große Herausforderungen gestellt werden, um verantwortungsvolle, selbstständige und fachlich versierte Schüler für den Beruf auszubilden.

Mangels eigener didaktischer Modelle (vgl. Gädkte 2018, S. 235) orientieren sich viele Rettungsdienstschulen an den didaktischen Grundlagen anderer Berufe und versuchen, diese den Bedürfnissen der Notfallsanitäterausbildung anzupassen (vgl. Karutz 2018, S. 223). Wie im Teil III in den Kapiteln 2.2 und 3 beschrieben, entstanden durch die Auseinandersetzung mit aktuellen Ideen und Paradigmen anderer Berufsgruppen die Adaptionen des Planungswerkzeugs zur Erstellung von Lernaufgaben aus der Berufsausbildung der Textilindustrie. Durch mehrere Erprobungsläufe wurde das Planungswerkzeug immer weiter angepasst. Diese Veränderungen führten dazu, dass die Autoren die Bezeichnung „Planungswerkzeug“ in „Planungstool“ änderten, um eine begriffliche Abgrenzung herstellen zu können.

Da in der rettungsdienstlichen Berufsausbildung die Schüler den überwiegenden Teil an den Praxisorten verbringen, während die hauptsächliche Verantwortung der Ausbildung bei den Berufsfachschulen liegt, war es ein Ziel, das Planungstool auch lernortübergreifend einsetzbar zu machen. Durch diese Adaptionen wurde auch erreicht, dass die Schule den Lehr-Lernprozess über das Planungstool steuern kann. Das Planungstool soll nicht nur helfen, die Qualität der Ausbildung zu sichern, sondern auch den Arbeitsalltag aller an der Ausbildung beteiligten Personen erleichtern. Von daher wird mit dem didaktischen Modell der patientenprozessorientierten beruflichen Bildung großen Wert auf eine enge Kooperation zwischen den beteiligten Ausbildungsorten (Berufsfachschule, Lehrrettungswache und Krankenhaus, s. Teil V - Kap. 3) gelegt.

Eine weitere Anforderung bestand darin, sowohl lernortgebundene als auch lernortübergreifende Lernaufgaben unabhängig von divergierenden Landescurricula und den darin formulierten Kompetenzzielen anwendbar zu machen. Möglich wird dies durch eine Kategorisierung der typischen Arbeitsprozesse von Notfallsanitätern, welche in Kernprozesse, wie z. B. die Patientenprozesse (Teil III - Kap. 2.4), unterteilt und dadurch nicht an ein spezielles Curriculum gekoppelt sind. Somit sind einmal erstellte Lernaufgaben bundesweit übertragbar. Sie müssen allerdings an die jeweiligen Bedürfnisse der Institutionen vor Ort angepasst werden. Insofern eignet sich der patientenprozessorientierte Ansatz für einen nationalen Austausch der bereits erarbeiteten Lernaufgaben und der damit verbundenen Möglichkeit des Aufbaus einer umfassenden Sammlung zur Gestaltung und Entwicklung von Lernsituationen.

Die Verwendung des Planungstools bietet also ein lernortübergreifendes Konzept, welches die Lernorte miteinander verzahnt. Darin wird der Ablauf des Kompetenzerwerbs geplant und die Lernergebnisse für einen Soll-Ist-Abgleich evaluierbar gemacht. Der vorliegende Beitrag erklärt, wie ein lernortübergreifender Lehr-Lernprozess mithilfe des Planungstools zur Gestaltung von patientenprozessorientierten Lernaufgaben gesteuert werden kann. Dabei kann allerdings nur exemplarisch eine gesteuerte lernortübergreifende

Lernaufgabe dargestellt werden. Die Vielzahl an Prozessen im rettungsdienstlichen Alltag macht eine umfassendere Darstellung unmöglich und würde den Rahmen dieses Buches überschreiten.

Im Folgenden wird zunächst der Gedanke, der hinter einer Lern- und Kompetenzzielproduktisierung steht, erklärt und dann werden grundlegende Lernprodukte vorgestellt, mit denen sich zielführende Lernaufgaben gestalten lassen. Anschließend wird eine exemplarische Lernaufgabe durch das Planungstool im schulischen Kontext erstellt (Kap. 3). Der Gedanke der lernortübergreifenden Lehr-Lernprozessgestaltung wird in Teil V dargelegt.

2 Lernprodukte: Der Weg zum Learning Outcome

Innerhalb eines patientenprozessorientierten Unterrichts nach dem PPOLA-Prinzip werden von den Lernenden Produkte hergestellt. Dabei steht das Wort „Produkt“ beispielweise für ein „Erzeugnis“. Synonyme sind laut Duden-Online auch: „Arbeit“, „Artikel“, „Fabrikat“, „Handelsgut“, „Werk“, (gehoben) „Schöpfung“, (abwertend) „Machwerk“, (veraltet) „Manufakt“, (Wirtschaft) „Produktion“, (Fachsprache) „Ware“, „Ergebnis“, „Frucht“, „Gebilde“, (bildungssprachlich) „Resultat“ (Duden-Redaktion o. J.a).

> *„Das Lernprodukt ist das zentrale Element im Lernprozess. Lernprodukte können materieller Art (z. B. Tabelle, Skizze, Diagramm) oder immaterieller Art sein. Sie spiegeln die Konstruktionsleistungen der Lerner wider und sind individuell, vielfältig, dürfen fehlerhaft sein und müssen diskursiv verhandelbar sein.“ (Leisen 2011, S. 10 f.)*

Metaphorisch ausgedrückt können Lernprozesse als Wege auf einer Landkarte der Handlungskompetenz gesehen werden. Lernprodukte sind Zwischenstationen auf dem Weg, den die Schüler beschreiten, um zur entsprechenden Handlungskompetenz zu gelangen. Ein Lernprodukt im Rahmen von PPOLA orientiert sich an den Patientenprozessen. Jeder dieser Prozesse soll von den Schülern in Lernprodukten dargestellt werden (Abb. IV.1). Es handelt sich um Listen, Darstellungen oder auch plastische Modelle, wie z. B. Skulpturen. Kumuliert führen die Produkte zum Endprodukt der jeweiligen PPOLA, der Handlungskompetenz.

Die Aufgabe der Lehrkraft ist es, Lernprodukte so zu entwerfen, dass die Schüler durch das Erstellen bestimmte Kompetenzen entwickeln, die sich in dem Produkt wiederfinden. Anhand dieser lassen sich für alle nachvollziehbar die erworbenen Kompetenzen in der abschließenden Reflexion darstellen. Um dieser Aufgabe gerecht zu werden, muss der Erstellungsprozess des Lernproduktes der Lehrkraft gewahr sein. Die Fragen „Was müssen die Schüler genau tun?“, „Welches Wissen müssen sie generieren?“, „Wie müssen die Inhalte logisch miteinander verknüpft werden?“, „Welche Handlungen müssen mit welchen Skills angewandt werden?“ usw. sind hierbei essenziell, damit das Lernprodukt als Ergebnis des Lernprozesses stehen kann. Das Lernprodukt ist somit nicht der Lernprozess, sondern das Ergebnis. Das heißt, die Schüler sollen sich mit einem Lerngegenstand beschäftigen und erst am Ende ihr Ergebnis visualisieren. Die Visualisierung fasst somit alles zusammen, mit dem sich die Schüler beschäftigt haben. Kreativität ist dabei ein wesentlicher Faktor. Erkenntnisse neuerer Studien haben gezeigt, dass durch bewusste Visualisierungen von Lernergebnissen assoziativ Wissen gespeichert wird, dieses dadurch leichter abrufbar macht und wissensbasierte Handlungen fördert (vgl. Birkenbihl 2018a, Birkenbihl 2018b, Fenandes 2018, Mueller und Oppenheimer 2014).

Trotz der notwendigen Kreativität unterliegen Lernprodukte als zentrales Element der PPOLA festgeschriebenen Regeln. Die Idee liegt darin, ein Qualitätsmanagement der Lehr-Lernprozesse möglich zu machen. Die Lernprodukte sollen einheitlich bewert- und vergleichbar gestaltet werden. Die Lernenden sollen die Möglichkeit haben, ihre Ergebnisse mit anderen objektiv vergleichen sowie Feedback und Bewertungen der Lehrkräfte besser nachvollziehen zu können. Um die Methode der Lernprodukterstellung im Sinne einer PPOLA erfolgreich anzuwenden, ist das Einhalten der folgenden Regeln obligat:

1. **Werden Lernprodukte anhand von Literaturquellen erstellt, so wird die Literaturauswahl von den Lehrkräften vorgenommen und dient dadurch der Qualitätssicherung.**
   Heutzutage ist das Internet eine gern genutzte Wissensquelle. Aus den Erfahrungen mit PPOLA führt die Nutzung des Internets allerdings häufig dazu, dass Lernende sich in der Informationsflut verlieren und so vom Lernziel abkommen. Die Lernenden nutzen zum Erarbeiten von PPOLA ausschließlich die ihnen zur Verfügung gestellte Literatur. Erfolgt eine PPOLA als z. B. Vertiefung und Sicherung von Inhalten eines Vortrags, so nutzen die Lernenden ausschließlich ihre Notizen und die Literatur, die ihnen von der Lehrkraft zur Verfügung gestellt wird. Eigene Recherchen sind nicht erwünscht und müssen im Fall von begründeten Ausnahmen zuerst mit den Lehrkräften abgesprochen werden.
2. **Eine PPOLA wird in Lerntandems oder in Kleingruppen erstellt (Wir empfehlen Gruppen bis maximal vier Teilnehmer).**
   Die Lernenden erarbeiten sich gemeinsam die Lerngegenstände, besprechen die zu erschließenden Inhalte in der Gruppe und erstellen zunächst Notizen, aus denen sie erste Skizzen und Entwürfe zu ihrem Lernprodukt herstellen. Erst wenn der Gruppenkonsens herrscht, den geforderten Inhalt verstanden zu haben, fertigen die Lernenden das finale Lernprodukt an.
   Das finale Lernprodukt muss jeder Teilnehmer für sich selbst erstellen. Dazu reproduzieren sie das finale Gruppenprodukt aus dem Gedächtnis. Das finale Gruppenprodukt dient hierbei zur Ergebnissicherung. In der Praxis hat sich folgende Vorgehensweise als zielführend erwiesen: Die Lernenden bearbeiten den Arbeitsauftrag und erstellen ihr Gruppenprodukt zum Beispiel auf einem Flipchart. Sie drehen anschließend das Flipchart um und jedes Gruppenmitglied erstellt sein eigenes Lernprodukt aus dem Gedächtnis. Nachdem sie ihr Produkt fertiggestellt haben, zeigen sich die Lernenden ihre Produkte, vergleichen diese und sprechen über etwaige Abweichungen. Abschließend gleichen sie ihre Produkte mit dem Gruppenprodukt ab und nehmen, wenn nötig, letzte Änderungen am eigenen Lernprodukt vor.
   Sollten Probleme auftauchen bzw. Unklarheiten bestehen, fragen die Lernenden die ihnen zugeteilten Mentoren. Diese lassen sich zunächst den aktuellen Wissens- und Könnensstand erklären bzw. zeigen. Dadurch können sie gezielt bei dem tatsächlichen Problem einsteigen und die Lernenden an der Stelle coachen, an der sie es benötigen. Dabei können sie bei Bedarf auch diverse Methoden einsetzen, z. B. eine Demonstration oder einen Impulsvortrag.
3. **Grafiken, Darstellungen und Textpassagen aus Fachliteratur dürfen nicht unreflektiert abgezeichnet bzw. abgeschrieben werden.**
   Die Lernenden beschäftigen sich zunächst mit der Aufgabenstellung und dem Lernziel, indem sie beispielsweise auf einer Kann-Liste nachschauen und eruie-

ren, welcher Taxonomie die von ihnen zu erstellende Aufgabe entspricht („Was genau muss ich können?"). Anschließend beschäftigen sie sich mit der Literatur bzw. ihren Notizen und versuchen, die Inhalte zu verstehen, und machen sich weitere Notizen. Bei Schwierigkeiten und/oder Unklarheiten sprechen sie zunächst mit ihren Mitschülern. Dieser Abgleich ist ein wesentlicher Faktor des sozialen Lernens und fördert Sozial-, Selbst- und Methodenkompetenz (vgl. Arnold und Thillosen 2002).

Ergebnisse und Kompetenzen der Lernenden werden durch das Lernprodukt sichtbar bzw. anderen medial zugänglich gemacht. Das Lernprodukt dient wesentlich dem Nachweis und der Archivierung eines Lernergebnisses. Gleichzeitig ermöglicht es, den Lernstand in Bezug auf den Umfang von Wissen, Fähigkeiten und Fertigkeiten in den unterschiedlichen Dimensionen der Handlungskompetenz festzustellen, zu überprüfen und zu bewerten. Um die Lernprodukte effektiv einzusetzen, bedarf es gewisser Regeln und dem Wissen um die Eigenschaften eines Lernproduktes. Nach Leisen (2011, S. 11) sollen Lernprodukte folgende Bedingungen erfüllen:

- „Sie sind vielfältig, d. h. es gibt verschiedene Bearbeitungswege und Lösungsmöglichkeiten.
- Sie sind für Lerner bearbeitbar, d. h. sie müssen nicht perfekt und können fehlerhaft sein.
- Sie zeigen den Lernstand der Lerner, d. h. sie sind ein Instrument der Diagnostik.
- Sie sind kommunizierbar und diskursfähig, d. h. sie entfalten nach der Bearbeitung in der Verhandlung im Plenum einen Mehrwert für das Lernen.
- Sie sind anschlussfähig, d. h. der nachfolgende Unterricht nutzt sie."

Somit ist das Lernprodukt dem Kompetenzraster unterworfen und soll den SMART-Kriterien (spezifisch, messbar, attraktiv, relevant, terminiert) entsprechen (vgl. Chan, Swann und Donnelly 2018). In diesem Sinne bestehen Verbindungen zwischen den Artefakten eines Lernproduktes und dem Kompetenzraster. Für die Organisation des Wissens der Lernenden ist die Form und das Layout des Produktes wichtig. Später erneut betrachtet, sollte das Lernprodukt für den Lernenden einen Mehrwert bieten (vgl. Forstner-Ebhart et al. 2014, S. 75 f.). Eine starre Vorgabe für ein Lernprodukt über dessen Gestaltung und den Entstehungsprozess scheint nach obigen Bedingungen nicht sinnvoll zu sein, da sie die Lernenden einschränkt.

Hat sich die Lehrkraft für ein oder mehrere Lernprodukte als Auftrag entschieden, sollte über eine Bedingungsanalyse festgestellt werden, ob die Lernenden auch in der Lage sind, das Lernprodukt herzustellen. So muss dem Lerner neben dem Auftrag zum Beispiel das entsprechende Material zur Verfügung stehen. Gleichzeitig benötigen die Lernenden entsprechende Fähigkeiten und Fertigkeiten bzw. Anleitung und Begleitung, um das Produkt herzustellen. Hier kann sich die Lehrkraft am Turtle-Diagramm in Abbildung V.6 orientieren (Womit? Mit wem? Wie? Was soll erreicht/erstellt werden?).

Lernprodukte sprechen während und nach ihrer Erstellung einzelne oder auch kombinierte Eingangskanäle der Zielgruppe an. Zu unterscheiden ist auch zwischen dem Darsteller (oder Hersteller) des Lernproduktes und dem Empfänger (z. B. der Schulklasse bei der

Vorführung eines Rollenspiels), da bei der Erstellung des Lernproduktes ggf. mehr Sinne des Lerners angesprochen werden als bei dessen Empfang, z. B. durch eine Präsentation. Basierend auf der Weitergabemöglichkeit eines Lernproduktes avanciert dieses gleichermaßen zu einem Lehrprodukt. Dieser Umstand kann bereits berücksichtigt werden, während der Lernauftrag erstellt wird. Bei der Arbeit mit Lernprodukten werden nach Müller (2011, S. 151) folgende Produktarten unterschieden:

- Erklärungsprodukte
- Gestaltungs-/Darstellungsprodukte
- Handlungsprodukte
- Beschreibungsprodukte
- Verbindungsprodukte.

Die Abbildung IV.1 zeigt eine Übersicht über die gängigen und häufig verwendeten Lernprodukte, wie Müller (2011, S. 151) sie angibt. Um dem Kompetenzerwerb von notwendigen Handlungen für die Notfallsanitäterausbildung gerecht zu werden, wurden sie um die Handlungsprodukte (vgl. Müller 2017, S. 7) ergänzt, welche von den Autoren verwendet werden. Die zu fördernde Kompetenzentwicklung der Schüler orientiert sich hierbei an dem Modell der vollständigen Handlung (vgl. Küper und Mendizábal 2018, S. 162).

Lernprodukte der Patientenprozessorientierung

Erklärungsprodukte	Darstellungsprodukte	Beschreibungsprodukte	Verbindungsprodukte	Handlungsprodukte
Ursache-Wirkungs-Diagramm	Entscheidungstabelle	Bestandteilelisten	Infografik	Skill-Station/ Lernzirkel
Schaubild der Einflussbeziehungen	Arbeitsablaufplan	beschriftetes Schaubild/ Diagramm	OMW (One Minute Wonder)	Rollenspiele/ kommentierte Fallbeispiele
Fehler-Ursachen-Tabelle	Bearbeitungsregeln und medizinische Regelprodukte	Prozessdiagramm	schriftliche (Fach-) Ausarbeitung	High-Fidelity-Simulation
Liste von handlungserklärenden Bearbeitungsregeln	Checklisten	Kriterien-Merkmals-Katalog		
	Wertetabelle	Strukturbild		
		Beschreibungsvideo		

Abb. IV.1 ▶ Übersicht über gängige Lernprodukte (in Anlehnung an Müller 2011, S. 151)

2.1 Erklärungsprodukte

„Erklären“ steht für „[...] deutlich machen; [in allen Einzelheiten] auseinandersetzen; so erläutern, dass der bzw. die andere die Zusammenhänge versteht“ (Duden-Redaktion o. J.b). So gesehen steht ein Erklärungsprodukt für ein Werk, das irgendetwas deutlich macht. Dies stellt jedoch lediglich eine vage Definition für den äußeren Rahmen her, eine inhaltliche Auseinandersetzung steht noch aus. Thommen (2018) beschreibt eine „Erklärung“ als

> *„[...] den Versuch, in der Realität zu beobachtende Tatbestände oder Vorgänge auf ihre Ursachen zurückzuführen [...]. Benötigt werden Gesetzesaussagen (wenn p, dann q), die eine logische Beziehung zwischen Ursache p und Wirkung q herstellen.“*

Soll mit dem Werk außerdem ein wissenschaftlicher Sachverhalt erklärt werden, so ist es notwendig, dass zusätzlich die entsprechenden Gesetzesaussagen und die zugehörigen Anwendungsbedingungen eingebracht werden (z. B. Hempel-Oppenheim-Schema). Als Anwendungsgebiet dient das Erklärungsprodukt dazu, „konditionales Warum-Wissen und dessen Wirkungsmechanismen sichtbar [zu] machen“ (Forstner-Ebhart et al. 2014, S. 75). Um Erklärungsprodukte ein- und gegen andere Produkte abgrenzen zu können, ist eine gemeinsame Definition hilfreich, die im Folgenden aus den obigen Verständnissen abgeleitet wird:

> *Ein Erklärungsprodukt erläutert basierend auf logischen Beziehungen und in für den Adressaten verständlicher Form reale Zusammenhänge oder Vorgänge und führt diese auf ihre Ursachen und Wirkmechanismen zurück.*

Aus dieser Definition ergeben sich die Anforderungen an ein Erklärungsprodukt:

- Es enthält logische Beziehungen (z. B. Wenn-Dann).
- Es muss für den Adressaten verständlich sein.
- Es enthält eine sinnvolle Art der Visualisierung.
- Es enthält die Ursache, das Warum.

Beachtenswertes ergibt sich, wenn man die Haltbarkeit eines Erklärungsproduktes betrachtet: Ein Rollenspiel ist geprägt von einer kurzen Haltbarkeit entsprechend seiner Dauer. Erst eine Aufzeichnung desselben macht das Erklärungsprodukt für spätere Zwecke verfügbar. Diesem Umstand muss in der Vorplanung durch die Lehrkraft in dem jeweiligen Arbeitsauftrag Rechnung getragen werden. Vor der Konzeption und der Erstellung eines Erklärungsproduktes müssen sich die Lehrkräfte die Frage nach der Zielgruppe stellen, das heißt, wer es erarbeitet und wem damit etwas erklärt wird. Weitere Anforderungen stellen die Erstellungsökonomie und der klare Arbeitsauftrag dar. Die Grenze zu einem Beschreibungsprodukt ist fließend. Folgendes Beispiel soll die genannten Aspekte verdeutlichen:

Als Beispiel dient das Erstellen eines Erklärvideos durch die Schüler zum Thema Hygiene bei einem Infektionstransport. Dabei muss sich die Lehrkraft vorab Gedanken machen, inwieweit der Auftrag thematisch eingegrenzt wird und welche Kompetenzen bei den Lernenden gefördert werden sollen. Es besteht sonst die Gefahr, dass die technische Umsetzung zwar den Infektionstransport mit seinen Kernbotschaften in einer fünf Minuten-Sequenz bedient, das Scripting, der Dreh und der Videoschnitt jedoch eine Woche in Anspruch nehmen. Gleichzeitig besteht die Gefahr, dass zwar die Durchführung gezeigt (beschrieben) wird, jedoch nicht, warum etwas so und nicht anderes gemacht werden soll (logische Beziehungen fehlen).

2.1.1 Ursache-Wirkungs-Diagramm (Ishikawa-Modell)

Eine Möglichkeit, Wirkungsmechanismen verständlich zu machen, besteht in der Erstellung eines Ursache-Wirkungs-Diagramms. Kaoru Ishikawa hat ein Ursache-Wirkungs-Diagramm entwickelt, um Qualitätsproblemen beizukommen. Es dient dazu „Probleme zu erkennen sowie deren Ursachen herauszuarbeiten" (Syska 2006, S. 63). Seine grafische Form erinnert an eine Fischgräte, daher wird auch der Name „Fischgrätendiagramm" synonym verwendet. Entlang der Gräten kann der Prozess einer Problemlösung dargestellt werden (vgl. Steven 2007, S. 176).

Nach Pluntke (2017, S. 56) eignet sich dieses Diagramm im Bereich „Lernen durch Einsicht". Dabei „[wird] eine Lösung [...] gefunden, indem man einen Sachverhalt versteht, Ursache-Wirkungs-Zusammenhänge erkennt oder die Bedeutung einer Situation erfasst." Das Lernprodukt stützt sich dabei idealerweise auf die Analyse einer Fallvignette oder kann zur Reflexion einer eigenen oder fremden Handlung dienen.

Die in Abbildung IV.2 unter „Personen" beschriebene „fehlende Kompetenz" könnte ebenfalls wieder ein Problem darstellen, dass mit einem Ursache-Wirkungs-Diagramm analysiert werden kann. Die Kompetenzen könnten im Einzelnen aufgeschlüsselt und als Überbegriffe verwendet werden. Das bedeutet, dass das Diagramm hier noch nicht beendet sein muss, sondern jede Ursache für sich nochmals analysiert werden kann.

Ein Ursache-Wirkungs-Diagramm könnte auch zur eigenen Reflexion von Fehlern nach einem Fallbeispiel verwendet werden. Hier sind den Möglichkeiten kaum Grenzen gesetzt, eigene Fehler im Lernprozess begrifflich zu beschreiben. Möglich wäre beispielsweise die Betrachtung der Analysedimensionen wie Fachkompetenz („Hatte ich das nötige Wissen und Fertigkeiten?"), Methodenkompetenz, Sozialkompetenz (Kommunikation), persönliche Kompetenz (Einstellung und Haltung, „Wollte ich das Beispiel ernsthaft bearbeiten?"). Auf diese Weise haben Lernende Gelegenheit, eigene Fehler zu analysieren und zu visualisieren. Die Lernenden sollten dann sogleich Möglichkeiten der Verbesserung schriftlich fixieren. Beides sollte nachbesprochen werden. So kann das Diagramm auch zum Einstieg in den fachpraktischen Unterricht genutzt werden.

Ein Ursache-Wirkungs-Diagramm muss jedoch nicht zur Problemlösung angewandt werden. Statt eines „Problems" kann ein beliebiger Zustand/eine beliebige Wirkung definiert werden. Das Diagramm erklärt dann die Möglichkeiten, wie es zu diesem Zustand gekommen sein kann oder gekommen ist. Es kann auch analysiert und erklärt werden, warum ein bestimmtes Vorgehen erfolgreich war und welche Faktoren dafür gegeben waren.

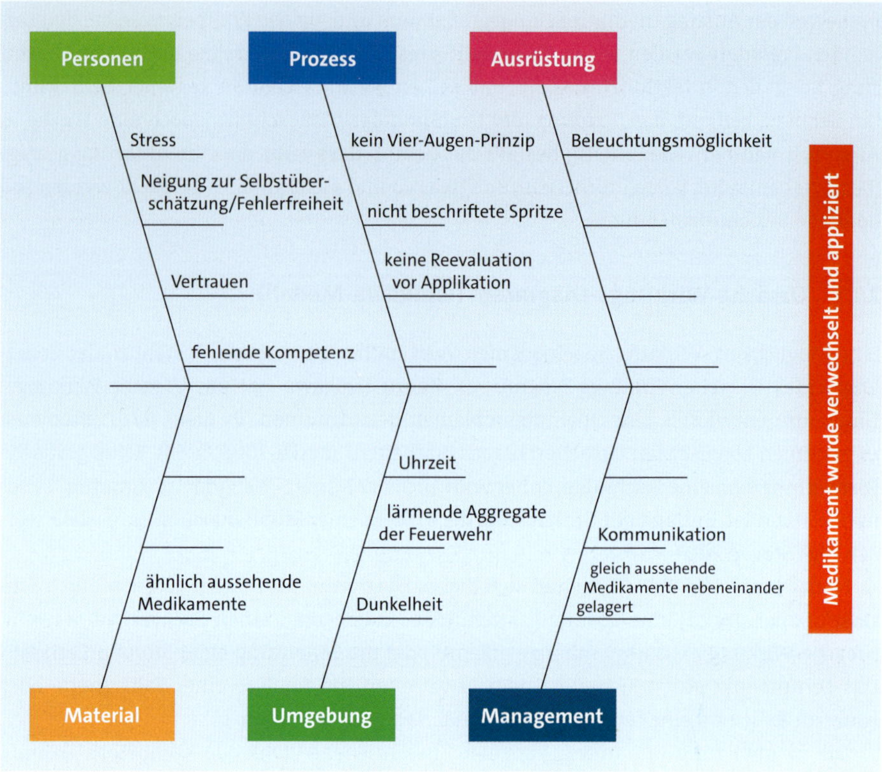

Abb. IV.2 ▶ Erklärungsprodukt: Ursache-Wirkungs-Diagramm

2.1.2 Schaubild der Einflussbeziehungen

Nach Stracke (2004, S. 17) sind „Concept Maps [...] Netzwerke aus Begriffen (dargestellt in Form von Knoten) und beschrifteten Relationen (dargestellt durch Pfeile mit bestimmtem Label) zur Darstellung von Wissensstrukturen.“ Der kleinste Baustein einer Concept-Map, auch Proposition genannt, besteht aus zwei Begriffen, die miteinander in Relation gebracht werden, ohne jedoch zwangsläufig ein hierarchisches Verhältnis abzubilden. Die Relation wird durch einen Richtungspfeil und eine Beschreibung, wie die Begriffe zueinanderstehen, dargestellt (Abb. IV.3, vgl. Stracke 2004, S. 18).

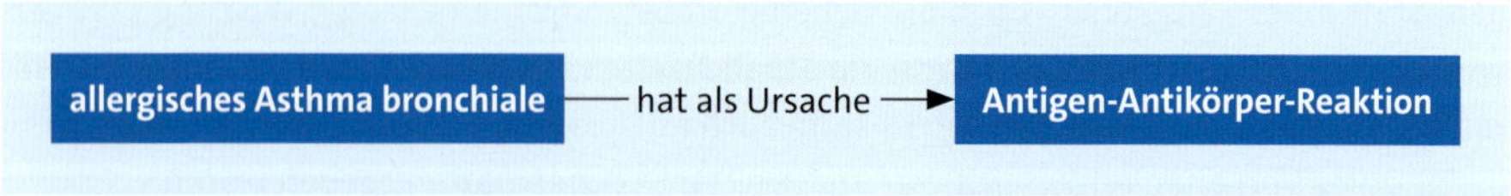

Abb. IV.3 ▶ Proposition einer Concept-Map

Damit eine Concept-Map zu einem Erklärungsprodukt wird, müssen als Relationen Ursache-Wirkungs-Beziehungen genannt werden. Geschieht dies nicht, so handelt es sich nicht um eine Concept-Map, sondern um ein Beschreibungsprodukt (s. Kap. 2.3.5).

Am Beispiel des Asthma bronchiale soll verdeutlicht werden, wie die Propositionen gewählt werden können, damit sich gemäß Definition ein Erklärungsprodukt ergibt (Abb. IV.4). Die Lernenden haben dafür den Auftrag, als Lernprodukt eine Concept-Map zum Thema Asthma bronchiale zu entwerfen. Recherchiert werden sollen zusätzlich die Virchow-Trias und die allergische Reaktion. Ursachen und Wirkungen sind hier in den Relationen dargestellt und es kann damit die Pathophysiologie des Asthmas bronchiale erklärt werden.

In einer weiteren Lernsituation kann dieses Erklärungsprodukt erneut aufgegriffen und mit einem weiteren Arbeitsauftrag versehen werden. An dieser Stelle geht es um die rein medikamentöse Behandlung des allergischen Asthmas bronchiale sowie die Erklärung der verfolgten Therapieziele. Nach Pfeifer (2009, S. 98) liegt dabei „die elementare didaktische Funktion des Concept-Mapping [...] im Aufbau einer organisierten, klar strukturierten und stabilen kognitiven Struktur", wie die Abbildung IV.5 verdeutlichen soll.

Concept-Maps eignen sich prinzipiell sehr gut, um komplexe Prozesse, voneinander abhängige Abläufe, Steuerungsmechanismen usw. auf das Wesentliche zu reduzieren. Bei der Reduktion gehen inhaltliche Zusammenhänge nicht verloren, sondern werden selbsterklärend und übersichtlich darstellbar. Den Fachinhalten einer Concept-Map lässt sich

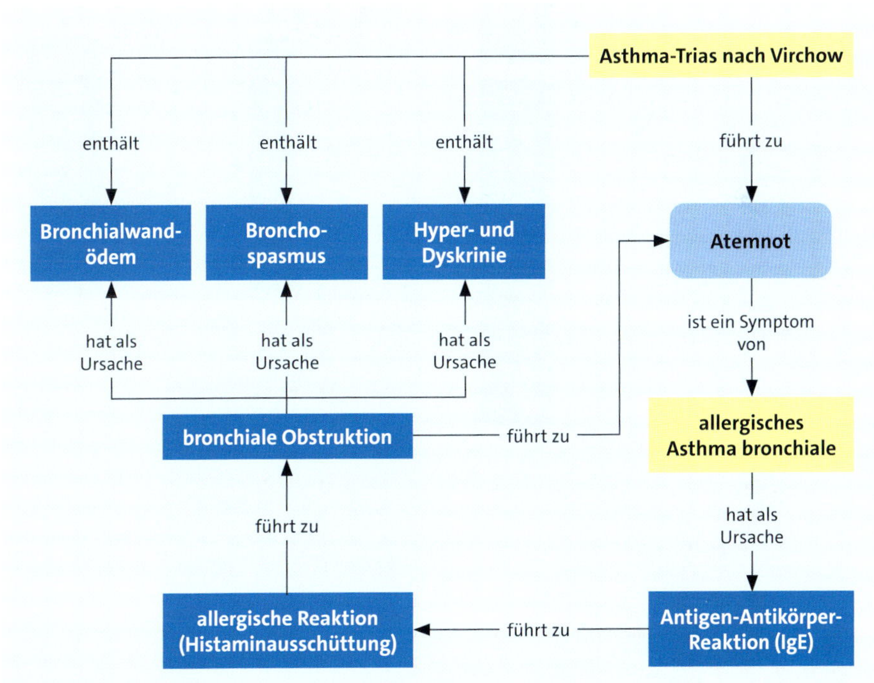

Abb. IV.4 ▶ Erklärungsprodukt: Concept-Map zum Asthma bronchiale

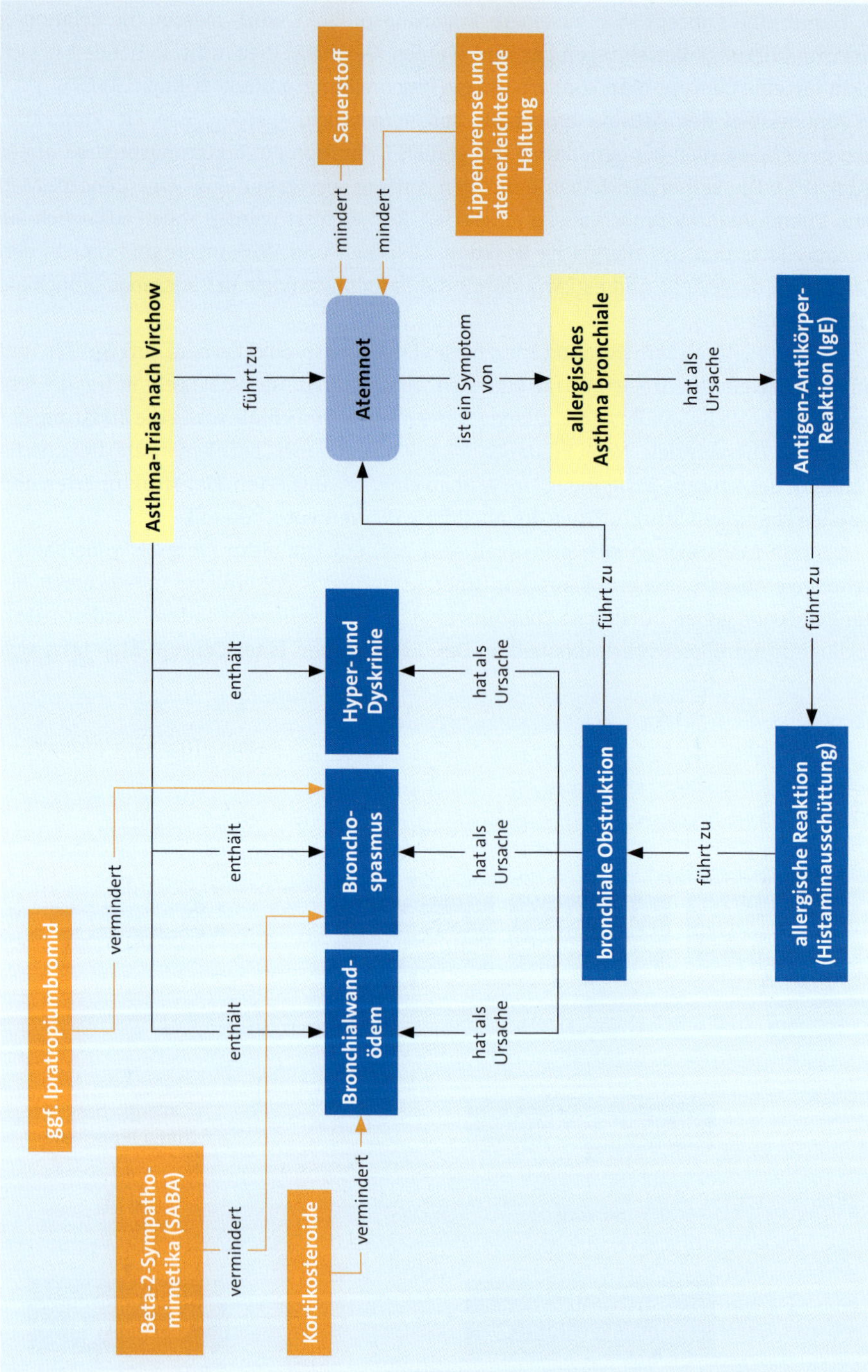

Abb. IV.5 ▶ Erklärungsprodukt: erweiterte Concept-Map zum Asthma bronchiale

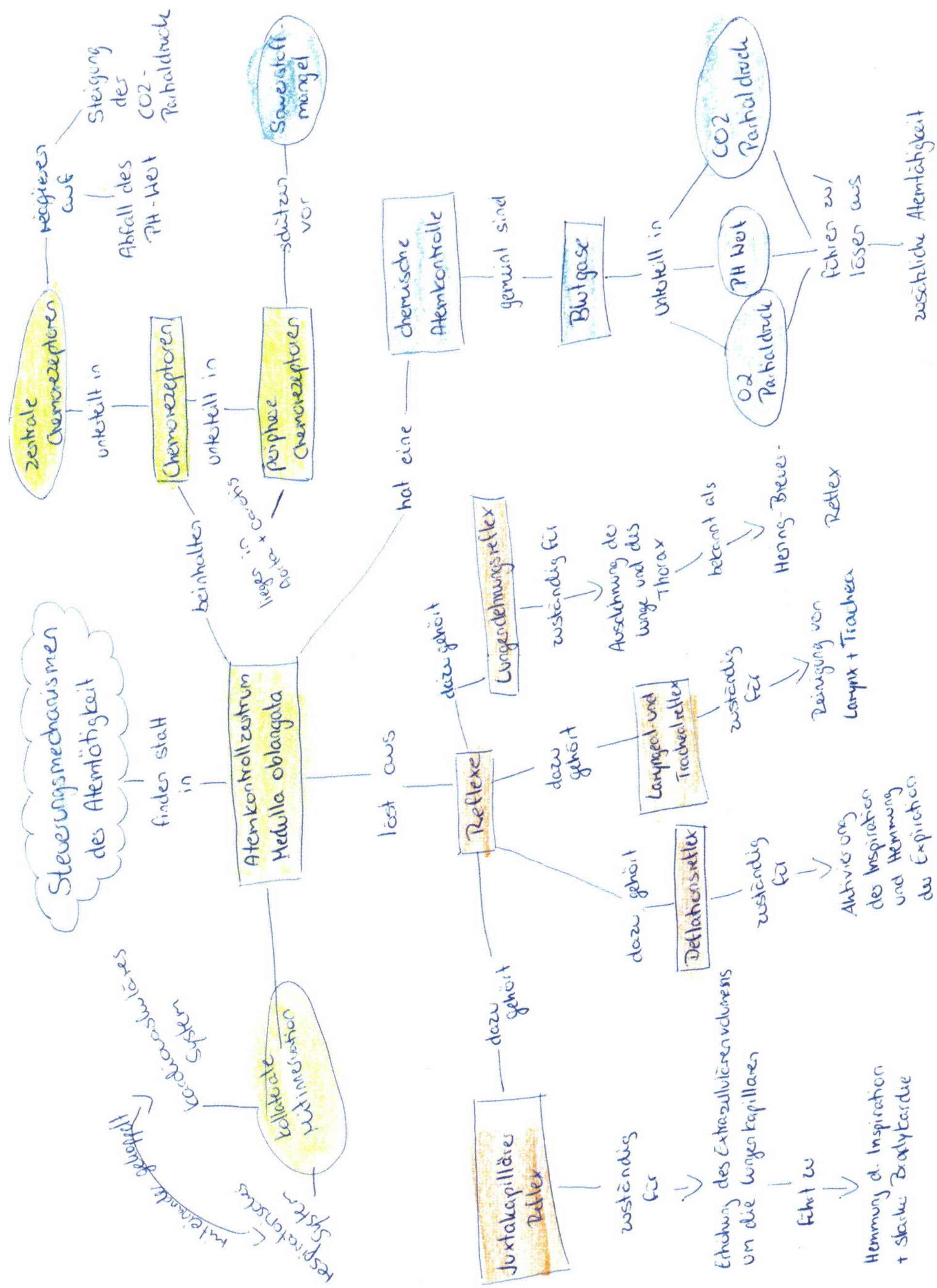

Abb. IV.6 ▶ Concept-Map „Steuerungsmechanismen der Atmung" (mit freundlicher Genehmigung von Kathleen Müller)

Tab. IV.1: Fehler-Ursachen-Tabelle (in Anlehnung an Marx und Richter 2013, S. 58)

Fehler	Ursache	Klassifikation
falsches Medikament wurde gespritzt	die Spritze wurde unleserlich beschriftet	unsichere Handlung
ein Elektroschock wurde zur Kardioversion unsynchronisiert abgegeben	die Synchronisation wurde bei der dritten Kardioversion nicht eingestellt	unsichere Handlung, Denkfehler oder Versehen
Material fehlt im Notfallrucksack	der Materialcheck zu Dienstbeginn wurde nicht durchgeführt	beabsichtigte Zuwiderhandlung

somit sehr gut folgen und die Abhängigkeiten innerhalb eines komplexen Systems werden nachvollziehbar dargestellt, wie das Beispiel (Abb. IV.6) aus einer PPOLA, die im Rahmen des Physiologieunterrichts erstellt worden ist, verdeutlicht. Das Thema waren die Steuerungsmechanismen der Atmung.

2.1.3 Fehler-Ursachen-Tabelle

Bei einer Fehler-Ursachen-Tabelle ist das Lernprodukt auf Fehler eingegrenzt und es handelt sich dabei um eine tabellarische Darstellung. Die Ursache des Fehlers ist bekannt. Dabei kann sich das Lernprodukt auf die Analyse einer Fallvignette stützen oder als Reflexion einer eigenen oder fremden Handlung dienen. Die Tabelle stellt für jeden Fehler eine Ursache, welche jeweils den Auslöser beschreibt und klassifiziert, dar. Wie weit dabei chronologisch zurückgegangen wird, bleibt dem Anwender überlassen, denn nicht immer hat ein Fehler nur eine einzige Ursache.

Die einzelnen Punkte sowohl einer Fehler-Ursachen-Tabelle (Tab. IV.1) als auch einer Fehlererkennungs- und Vermeidungstabelle können in die Form eines Ursache-Wirkungs-Diagramms überführt werden. Eine Tabelle eignet sich beispielsweise im Rahmen einer simulationsgestützten Ausbildung oder im Praxiseinsatz. Fehler können einfach gesammelt und dokumentiert werden. Als reflektorischer Zugriff auf das eigene Handeln können diese Fehler dann gemeinsam in der Lerngruppe oder im Team auf die Ursachen hin untersucht werden. Diese Art der Reflexion hat den Charakter eines Lerntagebuches.

2.1.4 Liste von handlungserklärenden Bearbeitungsregeln

„Regel" kann definiert werden als „Gleichförmigkeit von Erscheinungen oder Vorgängen" (Lackes und Siepermann 2018). Dies entspricht einer Wenn-Dann-Entscheidung. Diese Entscheidungen werden auch in Flussdiagrammen getroffen, werden dort jedoch nicht erklärt. Ein Flussdiagramm zeigt die genaue Abfolge einer Handlung, je nach Formulierung auch das Wie. Eine Erklärung zu dem Warum fehlt jedoch. Eine solche Regel muss (der Definition eines Erklärungsproduktes nach) neben dem Was und Wie auch das Warum einschließen. Eine handlungserklärende Bearbeitungsregel kann wie folgt aufgebaut werden: Wenn A eintritt, dann mache B auf die Weise C, weil D. Ein Beispiel aus dem Bereich des rücken-

Tab. IV.2: Erklärungsprodukt als Liste mit handlungserklärenden Bearbeitungsregeln (in Anlehnung an Deutsche Gesetzliche Unfallversicherung e. V. 2016, S. 23)

Wenn ...	... dann ...	... weil ...
... die Last besonders schwer ist ...,	... bewege die Last nicht allein ...,	... so die Last aufgeteilt werden kann und das Verletzungsrisiko an der Wirbelsäule sinkt.
... die Last angehoben wird ...,	... aus der Hocke mit der Kraft der Beine und dabei den Rücken gerade halten ...,	... die Wirbelsäule so möglichst achsengerecht belastet wird (Vermeidung von Verletzungen).
... die Last getragen wird ...,	... diese eng am Körper tragen und beide Körperseiten gleichmäßig belasten ...,	... die Wirbelsäule so möglichst achsengerecht belastet wird (Vermeidung von Verletzungen) und Hebelwirkungen vermieden werden.

gerechten Arbeitens soll dies verdeutlichen (Tab. IV.2): „Wenn der schwere Gegenstand aufgehoben werden soll, dann bücke Dich, indem Du in die Knie gehst, damit die Belastung der Wirbelsäule gegenüber dem Vorbeugen verringert wird.“ Das Heben und Tragen stellt für Notfallsanitäter eine häufige körperliche Belastung dar. Daher ist eine möglichst schonende Technik für die Gesunderhaltung wichtig. Die Lernaufgabe könnte so gestellt werden, dass einzelne Felder bereits gefüllt sind oder vom Lerner ein kompletter Handlungsablauf erklärt werden muss. Reduziert auf ein Beschreibungsprodukt (ohne die Spalte „Weil“), kann es zu einem späteren Zeitpunkt als Anweisung für ein Handlungsprodukt, z. B. die tatsächliche Durchführung, dienen.

2.2 Darstellungsprodukte

Eine Darstellung enthält die Wiedergabe von Sachverhalten, Inhalten, Erkenntnissen oder Erlebtem durch Wort, Schrift, Bild, Zeichnung (z. B. als grafische Darstellung) oder eine Formel. Eine Darstellung kann auch durch eine künstlerische Gestaltung oder Nachgestaltung, auch durch die Verkörperung einer Rolle erfolgen (vgl. Brockhaus-Redaktion o. J.c). In der Medizin wird dieser Begriff auch für das Sichtbarmachen durch z. B. Röntgenaufnahmen, in der Chemie für das Herstellen eines Stoffes und in der Physik für die Nachbildung der Realität als Modell beschrieben. Etymologisch lässt sich das Wort bis in die zweite Hälfte des 14. Jahrhunderts zurückverfolgen, wo es synonym zu „bereitstellen“ und „kennzeichnen“ war. Von dort aus entwickelte sich die Wortbedeutung über „Bereitstellung“, „Übergabe“ und „Gestaltung“ zu der heutigen Definition weiter (vgl. Köbler 1995, S. 74). Um Darstellungen als Lernprodukte zielführend zu verwenden, muss somit definitionsgemäß eine „Wiedergabe von Sachverhalten, Inhalten, Erkenntnissen oder Erlebtem“ (Brockhaus-Redaktion o. J.c) im Fokus des Produktes liegen. Dieses Kapitel beschäftigt sich zunächst mit der Beschreibung von klassischen Gestaltungs- und Darstellungsprodukten, die dann auf die Ansprüche der Notfallsanitäterausbildung hin überprüft und beispielhaft dargestellt werden.

2.2.1 Entscheidungstabelle

Entscheidungstabellen dienen einer eindeutigen Darstellung von komplexen Entscheidungssituationen (vgl. BMI 2018, S. 266). Der Aufbau und die Begriffe einer Entscheidungstabelle sind durch die DIN 66241 festgelegt und sollen möglichst kurz und übersichtlich gehalten werden. Die Tabelle besteht aus insgesamt vier Teilen bzw. Bereichen.

Das Bundesministerium des Innern definiert eine Entscheidung als die „Auswahl einer aus Aktionen bestehenden Handlungsalternative anhand festgelegter Regeln" (BMI 2018, S. 266). Es geht darum, sich für eine von mindestens zwei möglichen Richtungen des Handelns zu entscheiden. Eine Entscheidungstabelle unterstützt dabei, die Richtung einer Entscheidung in einer mehrperspektivischen Analyse zu bestimmen. Um dies zu erreichen, müssen zunächst die später in der Tabelle aufgeführten Regeln und die daraus resultierenden Aktionen in einem Begleitdokument genau beschrieben werden, damit im Zweifel in der Dokumentation nachgelesen werden kann. Dieses Begleitdokument kann auch als eigenständiges Lernprodukt angesehen werden, z. B. in Form einer Arbeitsanweisung oder eines Erklärungsproduktes (s. Kap. 2.1).

Zunächst wird innerhalb der Tabelle zwischen einem Bedingungsteil, welcher als Wenn-Bereich, und einem Aktionsteil, der als Dann-Bereich bezeichnet wird, unterschieden. In diesen Bereichen müssen die Voraussetzungen beschrieben und angegeben werden, welche Maßnahme oder welche Kombination von Maßnahmen als Entscheidung zu einer Aktion getroffen werden kann bzw. muss (vgl. Hering 1989, S. 14). Dem gegenübergestellt werden die Entscheidungsregeln, welche im Bedingungsbereich die Kombination der Bedingungen als erfüllt oder nicht erfüllt kennzeichnen. Die Kennzeichnung geschieht durch ein „J" für „Ja – erfüllt" oder einem „N" für „Nein – nicht erfüllt". Nichtrelevante Bedingungen werden mit einem Strich („–") gekennzeichnet (vgl. BMI 2018, S. 266). Der vierte Bereich der Tabelle behandelt die aufgestellten Regeln im Bereich der Aktionen. Hier werden mögliche Aktionen mit einem „X" für „ausführen" oder einem Strich „–" für „nicht ausführen" gekennzeichnet (s. Tab. IV.3). Als praktikabel hat sich nach Hering (1989, S. 14) erwiesen, nicht mehr als zwölf Bedingungen pro Tabelle zu formulieren, um die Entscheidungstabellen nachvollziehbar und verständlich zu halten.

Hering (1989, S. 15) beschreibt folgende Besonderheiten, die beim Erstellen von Entscheidungstabellen zu beachten sind:

- **Redundanz:** Eine Redundanz liegt vor, wenn unterschiedliche Regeln zu derselben Aktion führen sollten. Trifft dies zu, so können diese Regeln zu einer Hauptregel zusammengeführt werden, was jedoch zulasten der Vollständigkeit geht. Dies kann hilfreich sein, um z. B. zu viele Regeln auf die oben genannte Maximalzahl zu reduzieren oder eine Mindestzahl an Regeln zu generieren.
- **Widerspruch:** Ein Widerspruch liegt vor, wenn gleiche Entscheidungsregeln zu verschiedenen Aktionen führen.
- **SONST-Regel**: Trifft keine der formulierten Regeln zu, wird die SONST-Regel (englisch: ELSE oder auch OTHER) angewandt, um die Fehler in einem Auswahlverfahren zu behandeln. SONST-Angaben werden bei den Regeln als Vor- oder Nachspalte aufgeführt.

Tab. IV.3: Entscheidungstabelle nach DIN 66241

		Problembeschreibung	Entscheidungsregeln						
			R 1	R 2	R 3	R 4	R 5	R 6	R 7
Wenn-Bedingungen (B)	B 1	1. Bedingung	J	J	J	N	N	N	N
	B 2	2. Bedingung	J	J	N	N	J	J	N
	⋮	weitere Bedingungen							
	B_n	letzte Bedingung	N	J	J	N	–	–	J
Dann-Aktionen (A)	A 1	1. Aktion	–	–	–	X	X	–	–
	A 2	2. Aktion	–	–	–	–	X	X	–
	⋮	weitere Aktionen							
	A_n	letzte Aktion	X	X	X	X	–	–	–

- **Entscheidungstabellen-Verbund:** Mehrere einzelne Entscheidungstabellen können als Verbund zusammengeführt werden, und zwar in einer Abfolge, einer Verzweigung oder in einer Wiederholung.

Notwendige Änderung im Bereich von PPOLA:

Bei der Erarbeitung von Entscheidungstabellen, die für Notfallsanitäter relevante Handlungen abbilden bzw. als Lernprodukt sinnvoll sind, ist den Autoren eine Besonderheit zum Handlungsablauf aufgefallen, die eine Begriffsabgrenzung im Bereich der SONST-/ELSE-/OTHER-Regeln nötig macht, da die beiden englischen Begriffe in der Literatur synonym verwendet werden bzw. beide englischen Begriffe mit SONST übersetzt werden. Für die PPOLA muss in Entscheidungstabellen jedoch gegeben sein, zwischen gleichrangigen Maßnahmen/Entscheidungen zu „wählen" bzw. müssen Eskalationsstufen berücksichtigt werden. Dies begründet sich darin, dass es Notfallsituationen gibt, in denen eine Hierarchie in der Eskalation vorgesehen ist. Das wird hier als OTHER-Regel bezeichnet. Für die Situationen, in denen es keine hierarchische Eskalation gibt, kann man entweder das eine oder das andere tun, denn es kommt nur auf das Ergebnis an. Dafür steht hier der Begriff ELSE-Regel. Deshalb gibt es in Entscheidungsregelprodukten einer PPOLA OTHER- und ELSE-Regeln (auf den deutschen Begriff SONST wird verzichtet, da er diese Unterscheidung nicht ermöglicht). Dieser Gedanke soll anhand des folgenden Beispiels erläutert werden:

Notfallsanitäter sind prinzipiell dazu angehalten, zunächst mit möglichst nicht-invasiven Maßnahmen zum Ziel zu gelangen. Je nach Erfolg sollen die Maßnahmen dann stufenweise „eskalieren" (§ 4 Absatz 2 Satz 1 Buchstaben b und c NotSanG). Beispielsweise wird laut den Handlungsempfehlungen Baden-Württembergs bei einem Notfallpatienten mit lebensbedrohlicher Bradykardie zunächst ein Versuch der Atropingabe unternommen, bevor Adrenalin verwendet oder eine Schrittmachertherapie eingeleitet wird (vgl. auch Soar et al. 2015, S. 813 f.).

Tab. IV.4: Beispiel für eine Entscheidungstabelle mit ergänzenden OTHER-Regeln

	Problembeschreibung Einen Patienten mit Bradykardie behandeln.		**Entscheidungsregeln**	
			R 1: **Bradykardie mit Asystolierisiko**	**R 2:** **Bradykardie mit Asystolierisiko**
Wenn-Bedingungen (B)	B 1	Patient atmet	J	J
	B 2	Herzfrequenz > 30	J	N
	B 3	Patient bei Bewusstsein	J	N
Dann-Aktionen (A)	A 1	Atropin 0,5 mg i. v.	X	–
	A 2	Suprarenin® 2–10 µg	**OTHER**: bei Versagen von A 1: Adrenalingabe	**ELSE*** X (*z. B. zentraler Puls tastbar, i. v. Zugang ist etabliert)
	A 3	transthorakales Pacing	**OTHER**: bei Versagen von A 2: transthorakale Schrittmachertherapie	X

* Hinweis: Es handelt sich hierbei um ein Beispiel zu den OTHER- und ELSE-Regeln. Die Autoren legen hierbei keinen Anspruch auf Vollständigkeit und Korrektheit der darin beschriebenen notfallmedizinischen Maßnahmen.

Um Entscheidungstabellen übersichtlich zu halten, können OTHER-Regeln in der gleichen Spalte hilfreich sein. Zum Beispiel steht in der Entscheidungstabelle IV.4 unter A 1, dass Atropin versucht werden kann. Die OTHER-Regel hierfür wäre in der nächsten Zeile (A 2) dann: „bei Versagen von A 1: Adrenalingabe“ und in der folgenden Zeile (A 3) dann: „bei Versagen von A 2: transthorakale Schrittmachertherapie“.

OTHER-Regeln, die Eskalationen kennzeichnen, müssen in einer Entscheidungstabelle für PPOLA nicht als solche gekennzeichnet werden, ELSE-Regeln jedoch schon (Anmerkung: Um den Unterschied zu verdeutlichen, sind in den in diesem Buch aufgeführten Beispielen auch OTHER-Regeln hervorgehoben).

Je nach Notfallsituation kann es vorkommen, dass mehrere Maßnahmen zum gleichen Ergebnis führen, wobei sie danach abzuwägen und vorausschauend auszuwählen sind, welchen Einfluss sie jeweils als Eskalation auf die Dynamik des Patientenzustandes haben. Somit kann es auch in Entscheidungstabellen möglich sein, dass verschiedene ELSE-Regeln angewandt werden können, weshalb sie als solche gekennzeichnet werden müssen, damit dem Anwender bewusst ist, dass es hierfür einer kritischen Betrachtung bedarf und nicht, wie bei der OTHER-Regel, zunächst eine Eskalationsstufe nach der anderen durchlaufen wird. Beispielsweise kann bei einer stark blutenden Wunde entweder ein Druckverband oder ein Tourniquet angelegt werden. Die Entscheidung hierfür muss vom Anwender anhand der Situation getroffen werden und sollte nicht prinzipiell eskalierend aufeinanderfolgend durchgeführt werden. Es handelt sich also um eine „Entweder-Oder-Situation", die vom Zustand des Patienten abzuleiten ist (Anlage Druckverband ELSE Anlage Tourniquet).

Es gibt Computerprogramme, die zum Erstellen von Entscheidungstabellen hilfreich sind. Hiermit können die Entscheidungstabellen am Bildschirm entworfen sowie auf Redundanz und Widerspruch geprüft werden (z. B. das Tool LF-ET der Firma Lohrfink [www.lohrfink.de/de/produkte/lf-et/] oder auf dem Methodenportal MEPORT® [www.meport.net]).

Da die Entscheidungstabelle übersichtlich und einfach anwendbar sein soll, muss – ähnlich einem Algorithmus in Form eines Prozessdiagramms (s. Kap. 2.3.3) – das nötige Hintergrundwissen nicht automatisch im vollen Umfang vorhanden sein, um die Tabelle zu verstehen und die dort beschriebenen Aktionen anwenden zu können. Jedoch ist es nötig, um eine solche erstellen zu können. Dieser Umstand macht die Erstellung eines solchen Lernproduktes sehr aufwendig und es sind entsprechende Zeitressourcen einzuplanen.

Ein weiteres Beispiel, wie eine Entscheidungstabelle in der Notfallsanitäterausbildung angewandt werden kann, findet sich in Tabelle IV.5 mit einem Fall eines Patienten mit nicht-traumatischem A-/B-Problem dargestellt.

2.2.2 Arbeitsablaufplan

Ein Arbeitsablaufplan legt die Arbeitsschritte zum Erreichen eines Endproduktes fest. Dabei muss die richtige Reihenfolge der einzelnen Schritte eingehalten werden. Ziel ist es, planerisches Handeln aufzuzeigen und dabei Kenntnisse und Erfahrungen in den Plan einfließen zu lassen. Auch muss eine Darstellung von Ursachen vorgenommen werden (vgl. Wittchen, Josten und Reiche 2006, S. 539). Arbeitsablaufpläne finden sich auch in der DIN 6385. Dort werden sie als „räumliche und zeitliche Abfolge des Zusammenwirkens von Arbeitenden/Benutzern, Arbeitsmitteln, Materialien, Energie und Information innerhalb eines Arbeitssystems" (Deutsches Institut für Normung e. V. 2016a) beschrieben. Um einen Arbeitsablaufplan zielführend erstellen zu können, ist eine genauere Betrachtung der Entstehung und Bedeutung von Arbeitsablaufplänen hilfreich.

Das Wort „Arbeit" wird in der Brockhaus-Enzyklopädie (o. J.a) als eine „auf ein Ziel gerichtete Betätigung, berufliche Beschäftigung" definiert. In Kombination mit dem Wort „Ablauf" ist die oben genannte Abfolge von einzelnen Arbeiten bzw. Arbeitsschritten gegeben, welche wiederum unter dem Begriff „Prozess" kategorisiert wird und in enger Verbindung mit dem Wort „Workflow" steht (vgl. Gabler Wirtschaftslexikon 2018). Dieses Wort ist als Anglizismus im professionellen Bereich von Unternehmen fest etabliert. Gleiches gilt für „Workflow Management", welches die Übersetzung für „Arbeitsablaufplan" ist. Von daher sind in der Literatur Arbeitsablaufpläne oftmals synonym zu Prozessablaufplänen zu finden. Die beiden Begriffe müssen allerdings unterschieden werden, da Prozessablaufpläne eine Übersicht darüber verschaffen sollen, wie ein Prozess abläuft und worauf

Tab. IV.5: Entscheidungstabelle aus der Notfallsanitäterausbildung nach DIN 66241

		Problembeschreibung Einen Patienten (Pat.) mit nicht-traumatischem A-/B-Problem zielführend behandeln.	**Regeln (R 1 – 7) mit möglichen Verdachtsdiagnosen**	
			R 1: Hyper-ventilation	**R 2: Asthma bron-chiale / COPD ausgeprägtes B-Problem**
Wenn-Bedingungen (B)	B 1	Patient atmet	J	J
	B 2	Atemfrequenz > 30	J	J
	B 3	Atemfrequenz ≤ 10	N	N
	B 4	inspiratorischer Stridor	N	N
	B 5	exspiratorischer Stridor	N	J
	B 6	sichtbare Zyanose	N	–
	B 7	$SpO_2 \geq 96\,\%$	J	J
	B 8	$SpO_2 < 96\,\%$	N	N
	B 9	Patient bei Bewusstsein	J	J
	B 10	Patient somnolent oder bewusstlos	N	N
Dann-Aktionen (A)	A 1	O_2-Gabe (Brille/Maske)	–	–
	A 2	Hyperventilationsmaske	X	–
	A 2	medikamentöse Therapie nach SOP/HE (inhalativ, i. v. bzw. i. m.)	–	nur i. v. Medi-kamente
	A 3	NIV-Beatmung	–	X
	A 4	assistierte Beutel-Masken-Beatmung	–	–
	A 5	Anlage SGA	–	–
	A 6	endotracheale Intubation	–	bei Versagen von A 3

* Die Inhalte sind exemplarisch und beanspruchen weder völlige Richtigkeit noch Vollständigkeit für sich.
net worden, was normalerweise nicht getan wird. Es wurde an dieser Stelle so verfahren, weil die

R 3: Asthma bronchiale / COPD moderates B-Problem	R 4: Anaphylaxie Stadium 1 – 3	R 5: Anaphylaxie Stadium 3 – 4	R 6: Lungenarterienembolie	R 7: Atemstillstand (Reanimation)
J	J	J	J	N
N	N	N	–	N
N	N	J	N	N
N	J	J	–	–
J	–	–	–	–
–	–	–	J	–
–	–	–	–	–
–	–	–	–	–
J	–	–	J	N
N	–	–	–	–
X	–	–	X	–
–	–	–	–	–
X	X	X	–	–
X	–	–	–	–
–	–	X	–	–
–	–	**OTHER**: bei Versagen von A 4	–	X
–	–	**OTHER**: bei Versagen von A 5	**OTHER**: bei Versagen von A 1	**ELSE**: X

Zum besseren Verständnis der Darstellung sind den Regeln mögliche Verdachtsdiagnosen zugeord-
ausführliche Beschreibung der entsprechenden Regeln aus Platzgründen entfällt.

es ankommt, damit dieser seinen Zweck erfüllt. Hierbei werden die einzelnen Arbeitsschritte nicht näher beleuchtet, also nur die Zwischenprodukte und das Endprodukt dargestellt (vgl. vom Brocke und Sonnenberg 2011, S. 59). Der Unterschied liegt somit im Detail: Eine Prozessbeschreibung umfasst einzelne Arbeitsergebnisse, die aufeinanderfolgend zu einem Ergebnis führen. Ein Arbeitsablaufplan bezieht sich detailliert auf die einzelnen Arbeitsschritte innerhalb eines Prozesses, die zu eben diesen Arbeitsergebnissen führen. Prozessbeschreibungen werden in Flussdiagrammen, den sogenannten Flowcharts, dargestellt (vgl. vom Brocke und Sonnenberg 2011, S. 58). Arbeitsablaufpläne lassen sich außerdem tabellarisch visualisieren, um eine Differenzierung unterschiedlicher Aufgaben zu erleichtern (vgl. Zenner 2006, S. 12 ff.)

Beispiele für Prozessbeschreibungen in der Notfallsanitäterausbildung sind Standard Operating Procedures (SOP) oder Handlungsempfehlungen (HE) (s. Kap. 2.3.3). Diese Formen ergeben Algorithmen und sind in sogenannten Flowcharts dargestellt. So findet sich z. B. in der HE des Landes Baden-Württemberg zur obstruktiven Atemwegserkrankung u. a. der Hinweis, dass bei nicht ausreichender spontaner Atmung eine nicht-invasive Ventilation (NIV) anzuwenden ist (Ministerium für Soziales und Integration Baden-Württemberg 2018, HE 2). Der eigentliche Arbeitsablauf einer NIV-Behandlung wird allerdings nicht dargestellt. Hierzu dient ein Arbeitsablaufplan.

Die Erstellung eines Arbeitsablaufplans verläuft innerhalb einer Tabelle von oben nach unten. Die einzelnen Schritte werden durchnummeriert, um zum einen die Abfolge konkret darzustellen und um zum anderen (z. B. bei Teilschritten) die Möglichkeit zu haben, eine Spalte mit „zurück zu Schritt xy" einzufügen. Es wird angegeben, in welcher Rolle/Verantwortlichkeit der einzelne Schritt durchzuführen ist, das heißt, welche Ressourcen (Informationen, Materialien, Werkzeuge oder Dokumente) angewandt werden und/oder ob es sich um eine Handlung durch den Bearbeiter handelt. Als Arbeitsgrundlage wird die Sinnhaftigkeit des einzelnen Arbeitsschrittes kurz aufgeführt.

Da einzelne Arbeitsschritte durch Prozesse ausgelöst werden, werden diese als Überschrift in die Tabelle eingetragen und farbig hervorgehoben, damit die einzelnen Arbeitsschritte nachvollziehbar dargestellt werden können. In die darauffolgende Spalte werden dann die Arbeitsergebnisse eingetragen. Solche Lernprodukte können darstellerisch noch intensiviert werden, indem die einzelnen Arbeitsschritte als Abbildungen eingefügt sind. Die Tabelle IV.6 zeigt einen solchen Arbeitsablaufplan anhand des oben genannten Beispiels der CPAP-/NIV-Beatmung.

Arbeitsabläufe korrelieren mit Prozessbeschreibungen. Von daher lassen sich diese als Lernprodukte sehr gut kombinieren. Zum Beispiel können die Lehrkräfte eine HE/SOP/einen sonstigen Algorithmus an die Lernenden verteilen, die dann Arbeitsablaufpläne zu den einzelnen Prozessen entwerfen oder gezielt Prozesse als Arbeitsabläufe definieren, um diese dann zu HE/SOP/Algorithmen weiterzuentwickeln.

Tab. IV.6: Beispiel für einen Arbeitsablaufplan

Arbeitsablaufplan: Anlegen und durchführen einer CPAP- / NIV-Beatmung				
Nr.	**Rolle / Verantwortlichkeit**	**Arbeitsgrundlage**	**Arbeitsschritte**	**Arbeitsergebnis**
Auslösender Prozess: Insuffiziente Eigenatmung des Patienten bei obstruktiven Lungenerkrankungen und kardialem Lungenödem, wenn nicht-invasive Maßnahmen oder eine Verneblung von speziellen Pharmaka aufgrund der Ateminsuffizienz nicht effektiv möglich sind (vgl. Ministerium für Soziales und Integration Baden-Württemberg 2018, HE 2 und HE 11).				
1.	Bearbeiter: Teamleiter	Information	• Patienten aufklären • Kommunikation der folgenden Maßnahme im Team	• Patient willigt in erforderliche Maßnahme ein • Arbeitsfähigkeit im Team gewährleisten
2.	Bearbeiter: Teammitglied	Material vorbereiten	• Auswahl der korrekten Maskengröße – Kinn bis Nasengrund • Betriebsbereitschaft des Gerätes herstellen – korrekte Parameter einstellen (DGP 2015, Ministerium für Soziales und Integration Baden-Württemberg 2018, HE 2)	• Durchführung ermöglichen
3.	Bearbeiter: Teamleiter oder Teammitglied	Durchführung der Maßnahme: 1. Gewöhnung	• Maske dem Patienten vorhalten	• Gewöhnung durch Reduktion der möglichen Angst des Patienten vor der Maßnahme • erste Besserung durch hohen Flow
4.	Bearbeiter: Teamleiter oder Teammitglied	Durchführung der Maßnahme: 2. konkrete Anwendung	• Das gesamte System wird auf Mund und Nase des Patienten aufgesetzt. • Hierbei ist auf einen dichten Sitz der Maske zu achten. • Anschließend wird das gesamte System mithilfe des Haltebandes fixiert. ➜ Dazu wird zunächst das Halteband quer hinter den Kopf des Patienten gelegt. ➜ Nach dem Aufsetzen der Maske über Mund und Nase werden die einzelnen Gurte des Haltebandes nacheinander am Befestigungsstern der Maske fixiert.	• Durchführung der eigentlichen CPAP-/NIV-Beatmung • Sicherstellung einer suffizienten Ventilation der Lungen des Patienten

TAB. IV.6: Beispiel für einen Arbeitsablaufplan

Arbeitsablaufplan: Anlegen und durchführen einer CPAP- / NIV-Beatmung

Nr.	Rolle / Verantwortlichkeit	Arbeitsgrundlage	Arbeitsschritte	Arbeitsergebnis
Auslösender Prozess: Evaluierung der Effektivität der Maßnahme				
1.	Team	Patientensicherheit	• Evaluation der Effektivität der NIV-Beatmung anhand des Patientenzustandes – ABCDE-Schema – SpO_2 – $etCO_2$ – rückgängige Zyanose – AZ-Verbesserung – usw.	• Auf Verbesserungen, gleichbleibenden oder Verschlechterung des Patientenzustandes reagieren und suffiziente Ventilation während Transport und Übergabe im Krankenhaus gewährleisten.
2a.	Bearbeiter	Anpassung der Parameter bei Besserung	• keine	
2b.	Bearbeiter	Anpassung der Parameter bei Verschlechterung am Gerät	geräteabhängig (CPAP und/ NIV oder nur CPAP möglich) • bei nur CPAP schrittweise Erhöhung des PEEP bis Zustandsverbesserung eingetreten ist – PEEP-Erhöhung pro Schritt um 1–2 cmH_2O – zwischen den einzelnen Erhöhungen des PEEP 30 sec bis 1 min warten – maximales PEEP von 10 cmH_2O • NIV zuschalten (falls geräteabhängig möglich und noch nicht geschehen) bis Zustandsverbesserung eingetreten ist – CPAP PEEP belassen – inspiratorische Druckunterstützung mit 2 cmH_2O beginnen – Erhöhung pro Schritt um 1–2 cmH_2O – zwischen den einzelnen Erhöhungen 30 sec bis 1 min warten – maximales (kumuliertes) PEEP von 10 cmH_2O	

2.2.3 Bearbeitungsregel und medizinisches Regelprodukt

Im Rahmen der Prozessorientierung werden Bearbeitungsregeln aufgestellt, um ein Kontrollkriterium zu bestimmen, das anschließend befolgt werden muss. Bearbeitungsregeln machen es möglich, im Prozess der Arbeit die Einhaltung der Regeln kriteriengeleitet zu überprüfen. Ein Nichteinhalten wiederum muss immer mit einer Konsequenz verbunden sein, für die dann das Gleiche gilt: Die Regel muss zunächst aufgestellt, dann befolgt und anschließend auf Einhaltung überprüft werden. Da dieses Vorgehen sich allerdings bis ins Unendliche ziehen kann, ist es ratsam, die letzte Konsequenz final zu gestalten. Im Rahmen von PPOLA können Regeln allerdings auch Auslöser sein, z. B. von Maßnahmen. Soll beispielsweise eine Regel erstellt werden, um eine elektrische Kardioversion durchzuführen, so könnte als Regel eine ventrikuläre Tachykardie zugrunde gelegt werden. Die Konsequenz hieraus wäre dann die Abgabe einer bestimmten Menge an Energie mit dem Defibrillator.

Um Bearbeitungsregeln als Lernprodukt zu verwenden, müssen sie von den Lernenden selbst erarbeitet und aufgestellt werden. Diese Produkte können immer dann erstellt werden, wenn die Inhalte einer Muss-Abfolge entsprechen sollen. Von daher empfiehlt es sich, dass sie in ihrer Grundgestaltung zunächst einen Titel und eine Begründung enthalten, damit nachvollziehbar ist, was geregelt werden soll und warum es einer Regel bedarf. Anschließend wird ein Regelbereich erstellt. Direkt danach folgt ein Kontrollbereich, in dem festgelegt wird, wer die Einhaltung überprüft oder wie die aufgestellten Regeln zu kontrollieren sind. Darauf folgt ein Konsequenzbereich, der beschreibt, wie vorgegangen wird, wenn die Regeln nicht eingehalten werden. Nun ist auch noch ein weiterer Bereich nötig, der die Konsequenzen bei Nichteinhalten der zuvor aufgestellten Konsequenzen festlegt, welche final zu gestalten sind. Ob an dieser Stelle eine weitere bzw. andere Kontrollinstanz notwendig ist, liegt im Ermessen der Gestalter und ist nicht obligat.

Regelprodukte eignen sich sehr gut dazu, die Grundlage einer Entscheidungstabelle (s. Kap. 2.2.1) zu gestalten. Die Abbildung IV.7 zeigt ein solches Produkt, wie es im Rahmen einer PPOLA erstellt wurde.

Da Regelkreise der menschlichen Physiologie Gesetzmäßigkeiten unterliegen, die dem oben genannten Vorgehen entsprechen, können auch solche Regelkreise im Unterricht erarbeitet und dargestellt werden. Diese Produkte eignen sich somit, geregelte Vorgänge im menschlichen Körper zu verdeutlichen. Eine Umsetzung eines solchen Produktes zeigt die Abbildung IV.8.

Bearbeitungsregeln zur Behandlung eines Patienten mit obstruktiver Lungenerkrankung (Asthma bronchiale und COPD)

Regel 3: moderates B-Problem

Dieses Regelprodukt ist Teil und Grundlage der Entscheidungstabelle: „Einen Patienten mit nicht-traumatischem A-/B-Problem zielführend behandeln".

Begründung:

Trotz individueller Besonderheiten erkrankter Menschen richten sich die durch NotSan durchgeführten Maßnahmen nach einer grundlegenden Vorgehensweise in Diagnostik und Therapie, welche sich an bestimmten Regeln orientiert. Dieses Regelprodukt soll diese Grundlagen zusammenfassen und verdeutlichen. Dabei soll es Anwendern eine Hilfestellung in Entscheidungssituationen geben.

Zuständigkeit:

NotSan bis zum Eintreffen eines NA

Kontrolle:

alle im Team, in letzter Instanz der NA

Regeln:

1. Der Patient ist bei Bewusstsein.
2. Der Patient atmet in einer ausreichenden Tiefe und mit einer Atemfrequenz < 30 Atemzüge/min, eine Inhalationstherapie ist noch möglich.
3. Es ist ein exspiratorischer Stridor zu hören.
4. Der Patient atmet länger aus als ein.
5. Eine Zyanose kann, muss allerdings nicht sichtbar sein (abhängig vom Allgemeinzustand und der Schwere des Anfalls).
6. Die SpO_2 unter Raumluft liegt bei < 96 %.

Konsequenz der Regel:

Trifft diese Regel zu, ist die Handlungsempfehlung 2[1] anzuwenden.

- Eine NIV-Therapie kann erwogen werden und soll bei Eskalation frühzeitig erfolgen.
- Verneblung von 2,5 mg Salbutamol und danach Ipratropiumbromid 0,5 mg **CAVE:** Patienten mit Hyperkapnie-Risiko nicht länger als 10 Minuten vernebeln lassen und O_2-Therapie anpassen (permissive Hypoxämie)[2].
- Zur Unterstützung und/oder bei Nichtansprechen der inhalativen medikamentösen Therapie sollen 100 mg Prednisolon i. v. verabreicht werden.
- Als Ultima Ratio kann der Patient in Absprache mit dem NA intubiert und maschinell beatmet werden.

Überprüfung:

Der hauptverantwortliche NotSan in Absprache mit dem Team (CRM) bis zum Eintreffen des NA.

[1] Handlungsempfehlungen für NotSan des Sozialministeriums in Baden-Württemberg (2022) Version 3.1.
[2] S3-Leitlinie „Sauerstoff in der Akuttherapie beim Erwachsenen" (2021)

Abb. IV.7 ▶ Darstellungsprodukt: Regelprodukt (Bearbeitungsregeln) der Patient mit moderatem „B-Problem" (Dieses Regelprodukt war Grundlage von „Regel 3" in Tab. IV.5, mit freundlicher Genehmigung der FAMS)

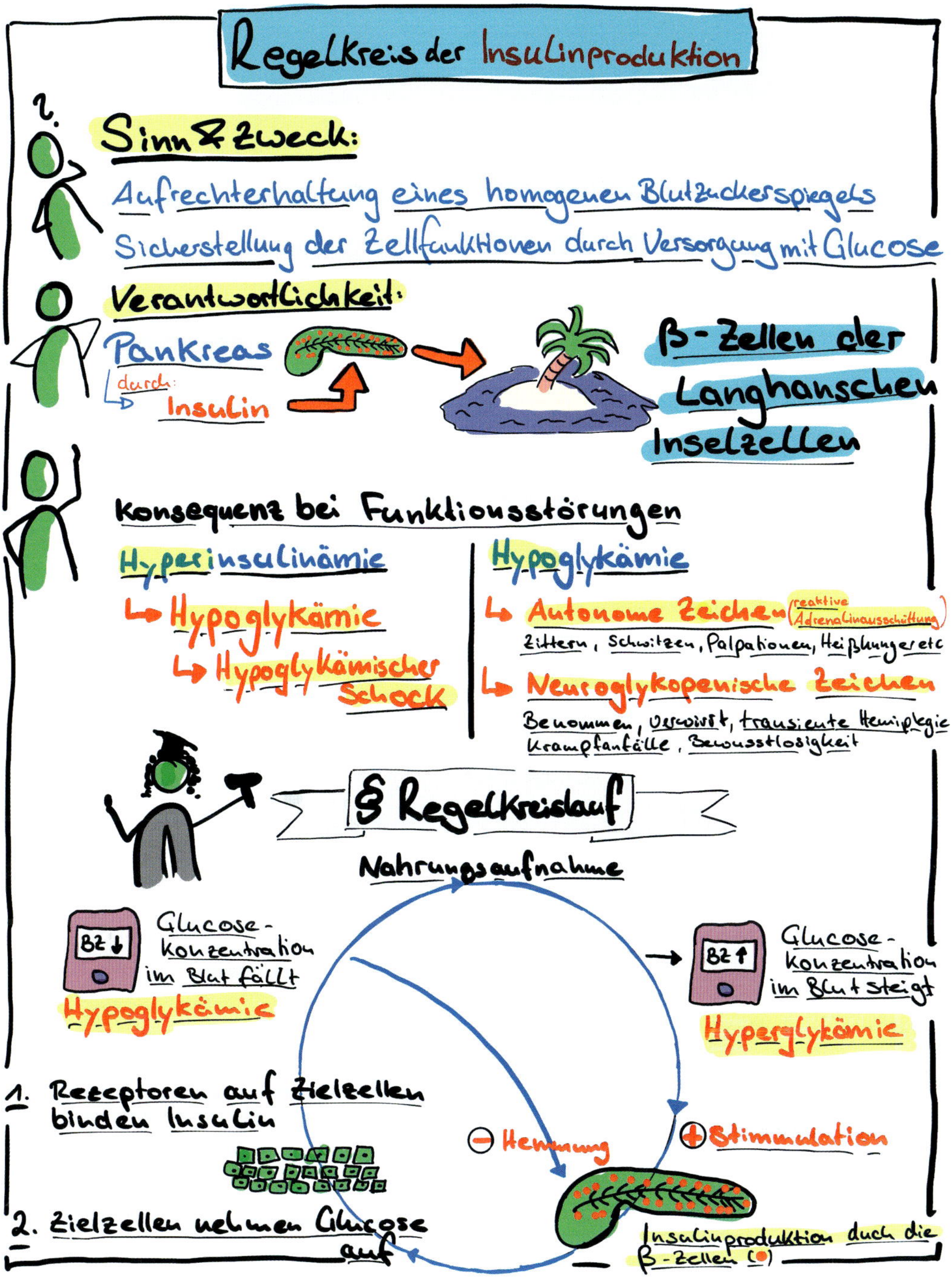

Abb. IV.8 ▶ Medizinisches Regelprodukt am Beispiel des Regelkreislaufs der Insulinproduktion (Grafik: Thomas Prescher)

2.2.4 Checklisten

Der Ausdruck „Checkliste“ hat sich als Anglizismus in der deutschen Sprache etabliert. Deutsche Übersetzungen des englischen Ausdrucks „checklist“ lauten „Kontrollliste“, „Prüfliste“ oder „Vergleichsliste“. In der Brockhaus-Enzyklopädie (o. J.b) wird zwar nicht das Wort „Checkliste“ definiert, dafür ist jedoch das Verb „checken“ aufgeführt, was mit „überprüfen oder kontrollieren anhand von Prüf- oder Kontrolllisten *(Checkliste),* auf denen durch Abhaken die Vollständigkeit z. B. von Warenbeständen oder das Funktionieren technischer Geräte überprüft (gecheckt) wird.“

Checklisten werden in der Berufsausübung von Notfallsanitätern täglich gebraucht; so wird bei Dienstantritt das Dienstfahrzeug anhand einer Checkliste überprüft, ebenso die Geräte und Notfalltaschen bzw. Rucksäcke. Auch halten viele Rettungsdienstschulen Checklisten für die dort vorgehaltenen Materialien vor. Von daher müssen Checklisten als

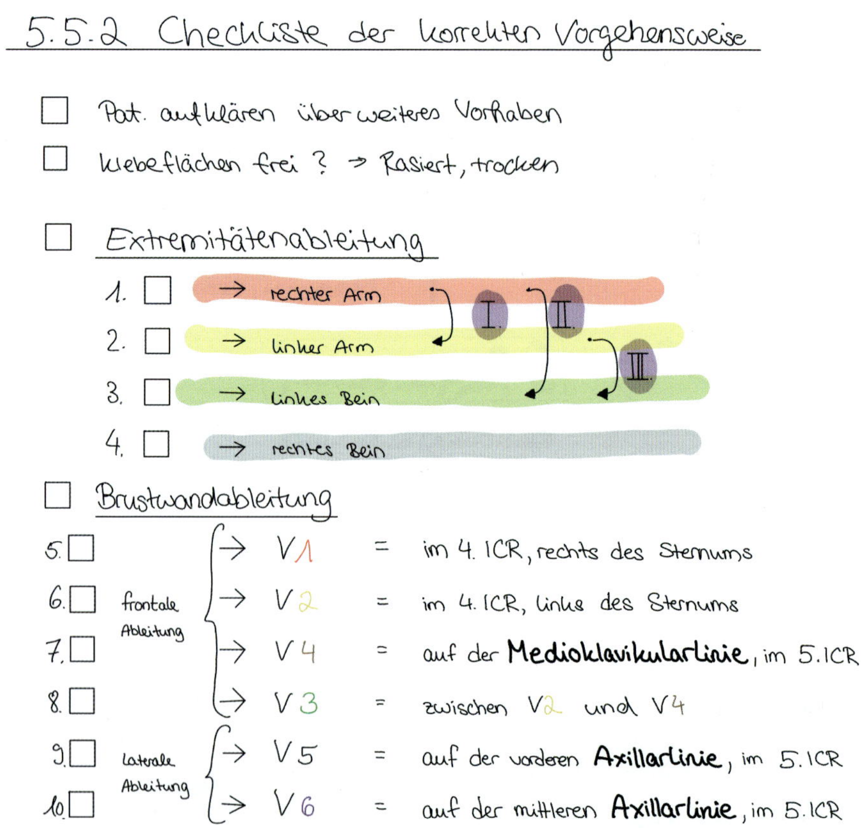

Abb. IV.9 ▶ Checkliste zur Kontrolle der korrekten Vorgehensweise beim Kleben der 12-Kanal-EKG-Elektroden durch eine Schülerin im Rahmen einer PPOLA erstellt (mit freundlicher Genehmigung von Katharina Schwarzwälder)

Lernprodukte an dieser Stelle nicht detailliert erläutert werden. Beispielhaft wird an dieser Stelle eine Checkliste aus dem rettungsdienstlichen Alltag abgebildet (Abb. IV.9), um eine Umsetzung als Lernprdukt zu präsentieren.

2.3 Beschreibungsprodukte

Angehrn (1995, S. 61) stellt eine „zwiespältige Wertung" des Wortes „Beschreibung" fest, welche sich im Kontext des Gebrauchs in Wissenschaftstheorie und Philosophie finden lässt:

> *„Beschreibung gilt einerseits als Anfangs- und Durchgangsstadium wissenschaftlicher Darstellung, als etwas, das geleistet sein muß, damit höherstufige Operationen wie Erklärung und Systematisierung stattfinden können. Und sie wird anderseits als eine Grundlage der Wirklichkeitserfassung gewertet, die nicht nur Voraussetzung für anderes, sondern Medium und umfassender Horizont wissenschaftlicher Betrachtung ist."*

Der Unterschied liegt in der Verwendung des Wortes, da nach Angehrn zum einen in der Philosophie häufig versucht wird, etwas Abstraktes, wie z. B. ein Gefühl, einen Geruch oder eine Emotion, in Worte zu fassen, damit der Leser sich darin wiederfinden kann, sich ein Bild davon machen kann, um den beschriebenen Sachverhalt nachempfinden zu können. Zum anderen werden Beschreibungen verwendet, um in Worten darzustellen, wie etwas ist. Angehrn stellt die universelle Verbindung beider Verwendungsformen her, indem er feststellt: „Beschreiben heißt [...] die Welt, wie sie uns gegeben ist, zur Sprache bringen" (1995, S. 62).

Dieser Bedeutungsansatz findet sich auch in der Bildungstheorie wieder. Operatoren in den Taxonomiemodellen können als Beschreibungen von etwas Abstraktem gewertet werden, da beobachtbare Verhaltensmerkmale als Hinweis auf zu entwickelnde Kompetenzen verstanden werden. In der kompetenzorientierten beruflichen Bildung werden Anforderungsbereiche daher operationalisiert und dadurch taxonomiert (vgl. Schott und Azizighanbari 2012, S. 79). Da es im Bildungswesen nicht nur eine Operatorenliste gibt (vgl. Reitbrecht und Sorger 2018, S. 2), wird als Beispiel für Operatoren, die an Berufsfachschulen für Notfallsanitäter zur Taxonomie der Anforderungsbereiche der Examina genutzt werden, im Folgenden der Standardoperatorenkatalog des Landes Baden-Württemberg verwendet. Das Verb „beschreiben" eignet sich hiernach, um die Anforderungsbereiche der gestellten Aufgaben und Tätigkeiten abzugrenzen. Es sollen wesentliche Informationen wie Merkmale, Eigenschaften und Vorgänge zusammenhängend und geordnet dargestellt werden, ohne Erklärung oder Begründung (vgl. Lehrerinnenfortbildung Baden-Württemberg o. J.). Aus diesem Verständnis heraus ergeben sich die folgenden Anforderungen an ein Beschreibungsprodukt:

1. Es enthält eine detaillierte Beschreibung (z. B. Vorgänge).
2. Es bildet einen geordneten Zusammenhang ab.
3. Es enthält eine Art der Darstellung (visuell, verbal oder/und auditiv).
4. Es enthält keine Erklärungen oder Begründungen.

Tab. IV.7: Übersicht zu Beschreibungsprodukten mit Beispielen

Beschreibungsprodukt	Beispiel
Bestandteileliste	Auflistung von verschiedenen Materialien in Einsatzrucksäcken
Schaubild	Grafiken, Diagramme und Statistiken enthalten bildliche Informationen, Anwendungsbereich Datenauswertung
Prozessdiagramm	Anwendung im Qualitätsmanagement, Prozesse und Arbeitsabläufe werden geordnet dargestellt
Kriterienkatalog	Team Resource Management, Qualitätsmanagement, zur Beurteilung eines Systems, z. B. Fragebogen
Strukturbild	Mindmapping, netzartige Darstellung von Informationen
Beschreibungsvideo (z. B. Produktbeschreibung)	visuelle und auditive Beschreibung, z. B. eines Gegenstandes

Ausgehend davon, dass die Beschreibung eines Lerngegenstandes sehr detailliert und mit klaren Zusammenhängen stattfindet, müssen sich die Lernenden notwendige Erklärungen zunächst aneignen, bevor das Beschreibungsprodukt angefertigt werden kann. Deswegen ist bei der Konzeption und vor der Erstellung eines Beschreibungsproduktes wichtig, dass Lehrkräfte es so planen, dass es als Zwischen- oder Endprodukt eines Lernprozesses eingesetzt wird und nicht für sich allein steht. Die Grenzen zu einem Erklärungsprodukt sind fließend und müssen eingehalten werden. So kann beispielsweise die Erstellung eines Prozessdiagramms zum Thema „Theoretischer Arbeitsablauf im Bereich der Versorgung eines Akuten Koronarsyndroms (ACS)" dazu führen, dass die Lernenden bei der Beschreibung der Maßnahmen eine Handlungserklärung (Kap. 2.1.4) vornehmen.

Die Tabelle IV.7 bietet eine Übersicht zu den Beschreibungsprodukten, die Müller (2011, S. 152) angibt, und zu den durch die Autoren ergänzten für Notfallsanitäter relevanten Beschreibungsprodukten.

2.3.1 Bestandteileliste

Als ein „Bestandteil" wird im Duden „der einzelne Teil einer Einheit eines Ganzen" (Duden-Redaktion 2015) definiert. Eine Bestandteileliste ist eine Anordnung und/oder eine Anreihung von einzelnen Teilen, die am Ende eine Auflistung des Gesamten ergibt. Dabei spielen die Ordnung und die Anzahl der Teile keine Rolle. Beispielsweise bekommen die Schüler über eine PPOLA den Auftrag, einen Notfallrucksack zusammenzustellen, und sollen in einer Kleingruppe zunächst überlegen, was alles hineingehört und wie sie den Rucksack zweckmäßig packen würden. Sie führen ein Brainstorming durch und notieren alle Beiträge auf einem Zettel. Die Reihenfolge ist wahllos und Materialien werden ohne deren Anzahl aufgeführt. Auch wäre es möglich, die Schüler aufzählen zu lassen, was alles an Material für die endotracheale Intubation nötig ist. Auch hier spielen weder eine Reihenfolge noch die genaue Anzahl der vorzuhaltenden Materialien eine Rolle. Um diese Anforderungen zu erfüllen, werden andere Produkte erstellt, wie z. B. Checklisten (s. Kap. 2.2.4). Bestandteilelisten sind somit häufig Vorläufer anderer Produkte und dienen als Referen-

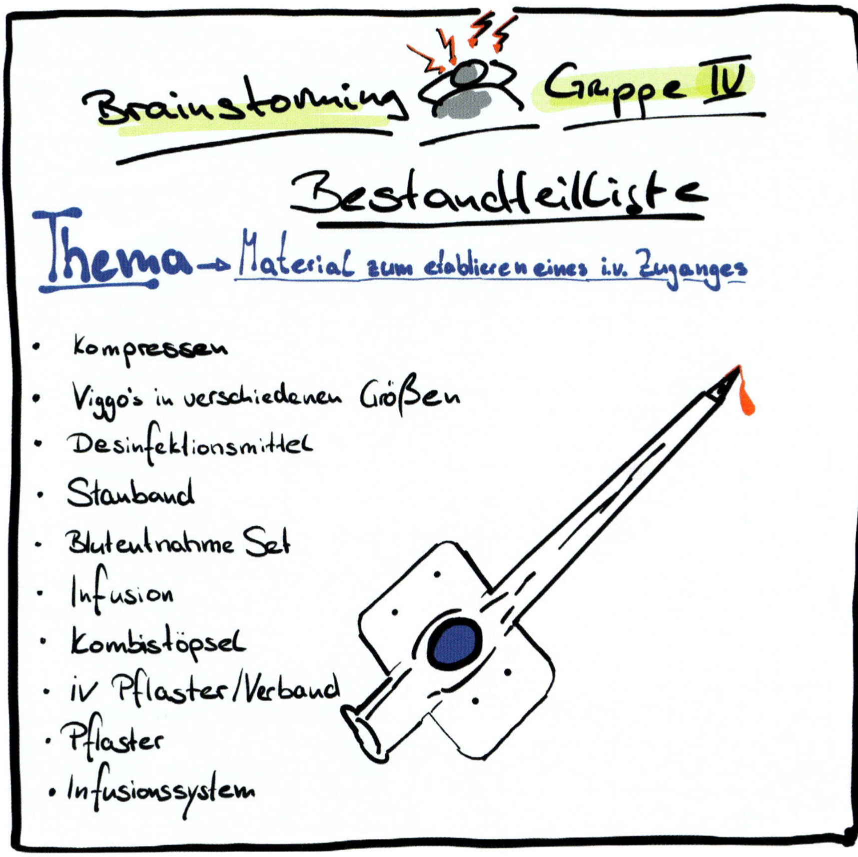

Abb. IV.10 ▶ Bestandteileliste (Grafik: Thomas Prescher)

zen, um diese zu erstellen. Die Abbildung IV.10 zeigt eine der angesprochenen Bestandteilelisten, wie sie im Rahmen einer PPOLA als Zwischenprodukt erstellt werden könnte.

2.3.2 Beschriftetes Schaubild / Diagramm

Schaubilder können verschiedene Formen haben. Sie verbinden beispielsweise Daten zu Diagrammen oder stellen Strukturbilder zu einem bestimmten Thema dar. Ein Diagramm hingegen liefert reine Sachinformationen über Zahlen und Werte. Dabei werden die Informationen in Form von Balken-, Torten- oder Säulendiagrammen dargestellt.

Das schnelle und sichere Erfassen von handlungsrelevanten Rahmenbedingungen und Parametern bildet eine zentrale Voraussetzung innerhalb der Teamkommunikation auf einem Rettungswagen (RTW). Notfallsanitäter müssen hierfür Fähigkeiten entwickeln, Fakten und Situationen schnell zu erfassen und Zusammenhänge herzustellen. Schaubilder und Diagramme können aufgrund ihrer Eigenschaft einfach und schlicht gehalten werden, um diese Fähigkeiten auszubilden. Roam (2009, S. 10) stellt hierzu fest:

1. „Es gibt keine stärkere Methode, neue Ideen zu finden, als eine schlichte Zeichnung.
2. Es gibt keine schnellere Methode, eine Idee zu entwickeln und zu überprüfen, als eine schlichte Zeichnung.
3. Es gibt keine wirkungsvollere Methode, anderen eine Idee zu vermitteln, als eine schlichte Zeichnung.“

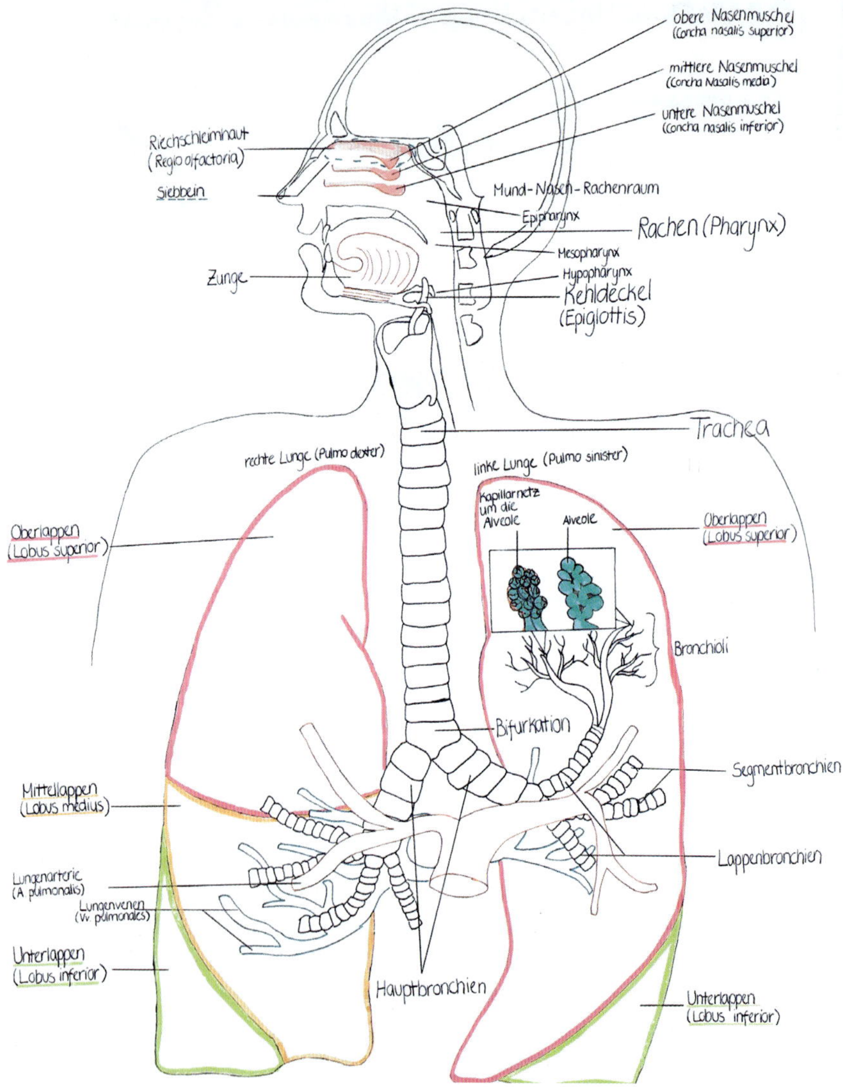

Abb. IV.11 ▶ Schaubild der Atemwege, erstellt durch eine Schülerin im Rahmen des Unterrichts (mit freundlicher Genehmigung von Emely Sauer)

Lernende daher immer wieder zeichnen zu lassen, um komplexe Sachverhalte zu erfassen, kann als wesentliches Element der Kompetenzentwicklung angesehen werden. Um ein Schaubild zu entwickeln, haben sich folgende vier Schritte bewährt:

1. Brainstorming oder Recherche der Ideen/Inhalte: „Ein Bild sagt nicht immer mehr als tausend Worte, aber es kann häufig bessere Dienste leisten als viele Worte“ (Franck und Stary 2006, S. 13). Bilder unterstützen:
   - das Verstehen,
   - das Behalten,
   - die Aufmerksamkeit.
2. Beziehungen und Leitgedanke: „Bilder [...] müssen funktionieren. [...] Verbildlichen Sie nur, was wichtig und relevant ist“ (Balzert et al. 2008, S. 252). Wenn sich ein Zuhörer, Zuschauer oder Leser nur drei Dinge merken sollte, welche wären das? Wie stehen diese Dinge zueinander in Beziehung?
3. Entwerfen des Bildes: Ziel eines abstrakten Strukturbildes ist die zurückhaltende Illustration und Veranschaulichung der im Text gegebenen Erklärungen (vgl. Niederhauser 1999, S. 194).
4. Technische Gestaltung: „Design is a big, big deal. We all have a responsibility to understand its potential and its power. You do not need to be a designer — but you do need to become more design sensitive or design mindful.“ (Reynolds 2010).

Die Abbildungen IV.11 bis IV.13 zeigen Schaubilder, die im Notfallsanitäterunterricht erstellt worden sind: Ein Schaubild kann auch eine einfache Grafik sein, z. B. zu Atemwegen (Abb. IV.11) oder zum anatomischen Aufbau des Darms (Abb. IV.13). Ein solches Schaubild dient nur zur Visualisierung, das Warum und daraus entstehende Fragen bleiben offen. Abbildung IV.12 zeigt vier Schaubilder auf Stellwänden zu Materialien, die für unterschied-

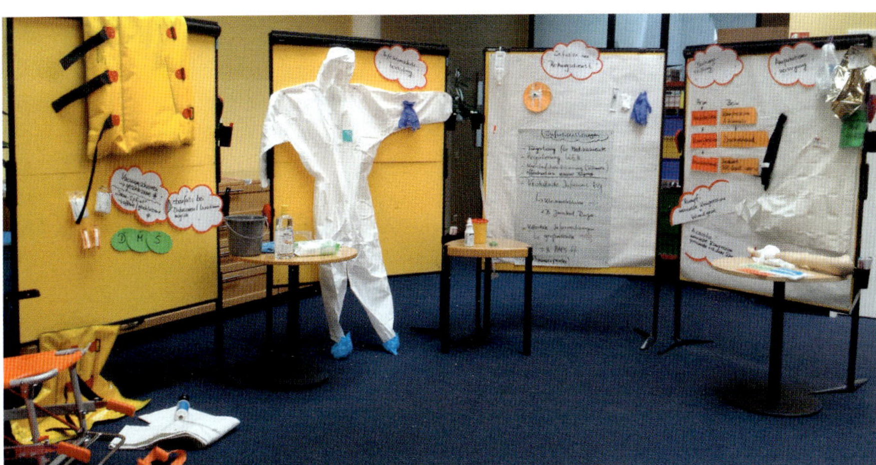

Abb. IV.12 ▶ Schaubilder von Materialien für verschiedene Einsatzzwecke (mit freundlicher Genehmigung von Alessandro Genovese)

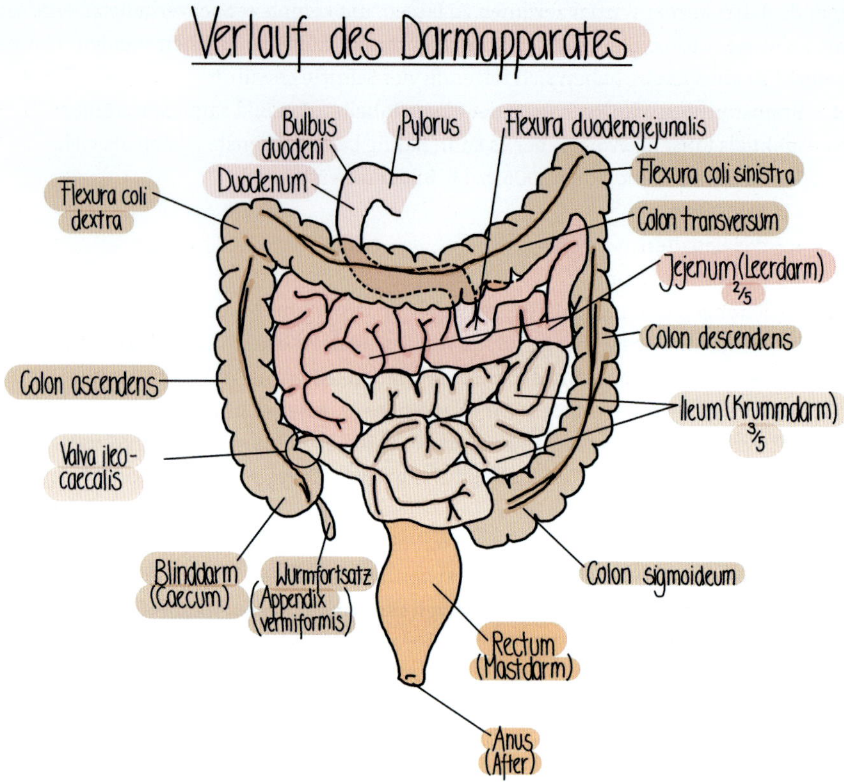

Abb. IV.13 ▶ Schaubild des Darms, erstellt durch eine Schülerin im Rahmen des Unterrichts (mit freundlicher Genehmigung von Emely Sauer)

liche Einsatzzwecke zusammengestellt wurden. Solche Schaubilder können je nach Aufgabenstellung ein sehr „plastisches" Lernprodukt darstellen. Einer Wiederverwendung sind jedoch Grenzen gesetzt, die sich aus den Aufbewahrungsmöglichkeiten ergeben.

2.3.3 Prozessdiagramm

Prozessdiagramme werden standardmäßig im Bereich der Qualitätsdokumentation für Verfahrens- und Arbeitsanweisungen verwendet (Thomann und Stockhardt 2008, S. 43). Prozessdiagramme sollten leicht verständlich, logisch aufgebaut und nachvollziehbar sein. Sie stellen daher nur den Verfahrens- bzw. Arbeitsprozess dar, ohne diesen im Detail zu erklären. Dennoch kann ein Anwender sich einfach und sicher durch den Prozess bewegen, ohne dabei (im Regelfall) auf größere Schwierigkeiten zu stoßen. Sie regeln die Durchführung von Arbeitsabläufen und dienen dazu, Handlungsabläufe zu konkretisieren und zu standardisieren (vgl. Zell 2017, S. 60). Verfahrensanweisungen regeln, was zu tun ist, und Arbeitsanweisungen bestimmen, wie etwas im Einzelnen auszuführen ist (vgl. Hensen 2016, S. 221 ff.). Verfahrensanweisungen bieten dabei verschiedene Entscheidungsmöglichkeiten und -alternativen an, während Arbeitsanweisungen diese Möglichkeiten zumeist nicht bieten. Beide Arten sind eigenständige Dokumente, wobei Verfahrensanweisungen im Regelfall mit Flussdiagrammen dargestellt werden, welche die am häufigsten verwendete Form von Prozessdiagrammen ist (vgl. Zell 2017, S. 60). Arbeitsanweisungen bedienen sich der Textform (vgl. Hensen 2016, S. 67)

Ein Flussdiagramm stellt die Abfolge der einzelnen Tätigkeiten und deren Ergebnisse anhand einer übersichtlichen, logischen Verknüpfung dar und dient der Visualisierung einzelner Abläufe und ihrer Zusammenhänge. Das Diagramm wird von einer Flusstabelle unterstützt, welche Informationen, Verantwortlichkeiten, Verweise (z. B. auf andere Dokumente) und Bemerkungen enthält. Das Flussdiagramm und die Flusstabelle sind häufig auf einem Dokument nebeneinander dargestellt. Um die Übersichtlichkeit des Dokuments zu gewährleisten, wird mit Symbolen und Verknüpfungen („und"/„oder", „ja"/„nein") gearbeitet. Das hat den Vorteil, dass der Aufbau nicht nur linear, sondern auch mit Alternativen in Schleifen und mit Parallelbearbeitungen gut dargestellt werden kann (vgl. Hensen 2016, S. 221 ff.).

Zur Erstellung von Arbeitsanweisungen ließen sich keine konkreten Vorgaben in der Literatur finden. Oft weisen sie jedoch einen hohen Detaillierungsgrad auf und konkretisieren bestimmte Fragestellungen, weshalb eine Gliederungsstruktur verwendet werden sollte, um die Nachvollziehbarkeit auch bei komplexen Prozessen zu gewährleisten. Im Bereich der Notfallsanitäterausbildung spielen Prozessdiagramme eine große Rolle, da sowohl im betrieb-

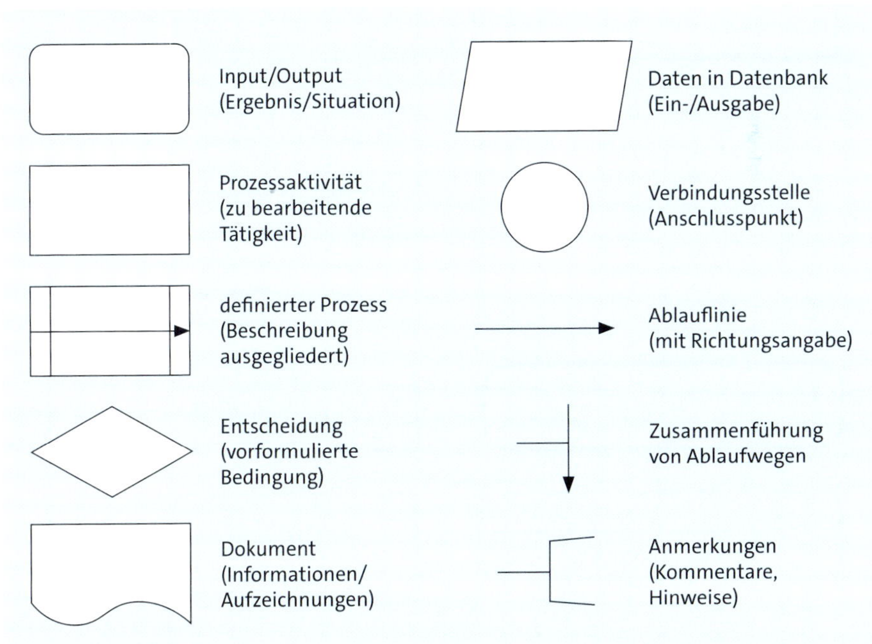

Abb. IV.14 ▶ Übersicht der Symbole eines Flussdiagramms in Anlehnung an die DIN 66001 (nach Hensen 2016, S. 222)

lichen Qualitätsmanagement damit gearbeitet wird als auch typischerweise die SOP und HE (z. B. Abb. IV.16) der Ärztlichen Leiter hiermit dargestellt werden (vgl. DBRD 2019b). Die dargestellte HE beschreibt nur die Handlung an sich. Der Aufbau gibt klare Symbole vor (ähnlich Abb. IV.14), deren Bedeutung zu Beginn einer HE-Sammlung erklärt wird (Abb. IV.15).

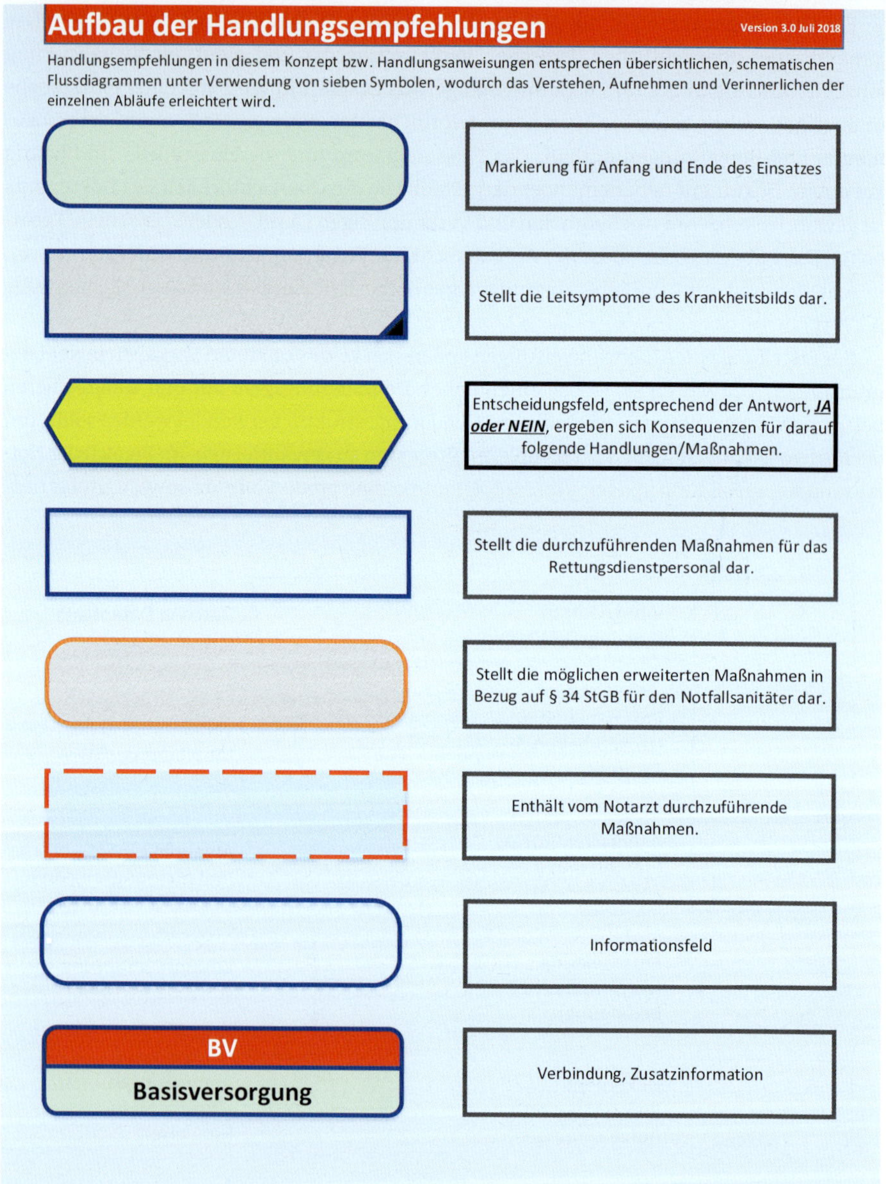

Abb. IV.15 ▶ Aufbau der Handlungsempfehlung Baden-Württembergs (Ministerium für Soziales und Integration Baden-Württemberg 2018)

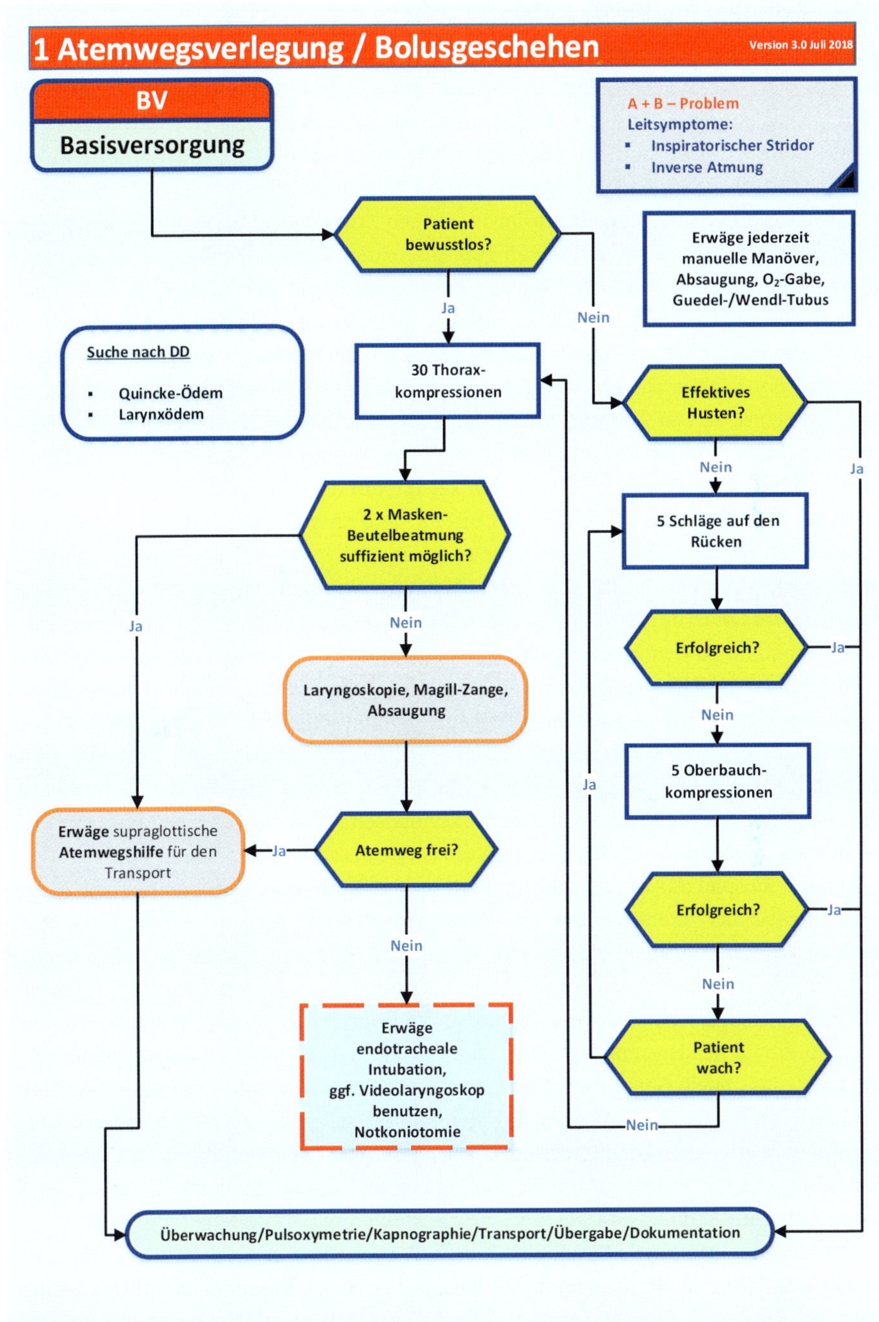

Abb. IV.16 ▶ Handlungsempfehlung für Notfallsanitäterinnen und Notfallsanitäter des Landes Baden-Württemberg (Ministerium für Soziales und Integration Baden-Württemberg 2018, HE 1)

2.3.4 Kriterien-Merkmals-Katalog

Ein Kriterien-Merkmals-Katalog besteht laut des Bundesministeriums des Innern (BMI 2010, S. 5-65) aus einer Liste, die alle Kriterien enthält, anhand derer eine Bewertung eines Sachverhaltes erfolgen kann. Die Liste umfasst insbesondere die Art des Kriteriums und legt dadurch fest, ob es sich um ein Bewertungs- oder Ausschlusskriterium handelt. Weiter wird die Struktur eines Kriteriums beschrieben und die Kriterien in Haupt- und Untergruppen unterteilt. Optionale Kriterien können gekennzeichnet werden. Es werden üblicherweise keine festen Vorgaben zur Erstellung von Kriterienkatalogen beschrieben. In der Literatur ähneln Kriterienkataloge Checklisten, anhand derer Vergleiche erstellt werden, um Entscheidungen zu treffen, z. B. ob ein Produkt gewissen Qualitätsvorgaben genügt oder nicht.

Damit ein Kriterienkatalog den Anforderungen eines Lernproduktes im Rahmen von PPOLA entspricht, bietet es sich an, die folgenden Richtlinien zur Erstellung eines Kriterien-Merkmals-Katalogs zu berücksichtigen: Zunächst wird zwischen Kriterien und Merkmalen unterschieden, da im Rahmen von Lernprodukten nicht selbstverständlich davon ausgegangen wird, dass es sich hierbei um ein und dasselbe handelt. Als ein **Merkmal** kann ein charakteristisches Zeichen bzw. ein Kennzeichen beschrieben werden. Ein **Kriterium** ist das Merkmal, das für eine Unterscheidung zwischen Dingen herangezogen wird. Kriterien werden in der Logik von Lernprodukten somit als Marker verstanden, die einen Lerngegenstand zu dem machen, was er ist. Sie müssen vorhanden sein, ein Ausbleiben bedeutet, dass es sich um etwas anderes handelt als der zu beschreibende Lerngegenstand. Merkmale können bei verschiedenen Gegenständen gleichermaßen auftauchen. Als Beispielaufgabe nehmen wir, ein Haus von einer Hütte zu unterscheiden. So findet man bei beiden Gegenständen gleiche Merkmale, z. B. Türen, Fenster, Räume, ein Dach usw. Das Kriterium, das den Unterschied ausmacht, könnte sein, dass ein Haus komplett aus Stein gebaut sein muss oder erst ab einer gewissen Größe als solches bezeichnet wird.

Um ein Beispiel aus der beruflichen Bildung von Notfallsanitätern zu nennen, könnte eine Aufgabe die Unterscheidung von Venen und Arterien sein, die gemeinsame Merkmale aufweisen. So transportieren beide Gefäßarten Blut und bilden Taschenklappen aus ihrer Intima aus. Ein Kriterium zur Unterscheidung wäre, dass Arterien die Klappen nur im Bereich des Herzens ausbilden (Pulmonal- und Aortenklappe) und Venen nur in Bereichen unterhalb des Herzens (vgl. Aumüller und Wolff 2010, S. 530). Für das gemeinsame Merkmal, dass beide Gefäßarten Blut transportieren, lässt sich das Kriterium zur Unterscheidung anbringen, dass Arterien das Blut vom Herzen weg- und Venen es zum Herzen hinführen. Weitere Merkmale wären beispielsweise, dass beide Gefäße eine Muskelschicht aufweisen, das Kriterium zur Unterscheidung hierbei ist die Dicke der Muskulatur. Umgesetzte Kriterien-Merkmals-Kataloge zeigen die Abbildung IV.17 und die Tabelle IV.8.

Der Kriterien-Merkmals-Katalog in Tabelle IV.8 wurde von einer Schülerin im ersten Ausbildungsjahr erstellt. Anhand dieses Beispiels lässt sich besonders deutlich erkennen, wie durch die Erstellung eines Lernproduktes Lernprozesse sichtbar gemacht werden. Während im klassischen Frontalunterricht die Informationen zu dem Thema von den Schülern eher passiv aufgenommen werden, erfordert der Erstellungsprozess eines Kriterien-Merkmals-Katalogs eine detaillierte Auseinandersetzung mit dem zugrunde liegenden Thema.

Dadurch können komplexe Themen differenziert erfasst und kategorisiert werden. Eine assoziative Verbindung der theoretischen Inhalte durch Grafiken fördern das Einprägen und Erinnern der Sachverhalte (vgl. Birkenbihl 2018b, S. 47 ff.).

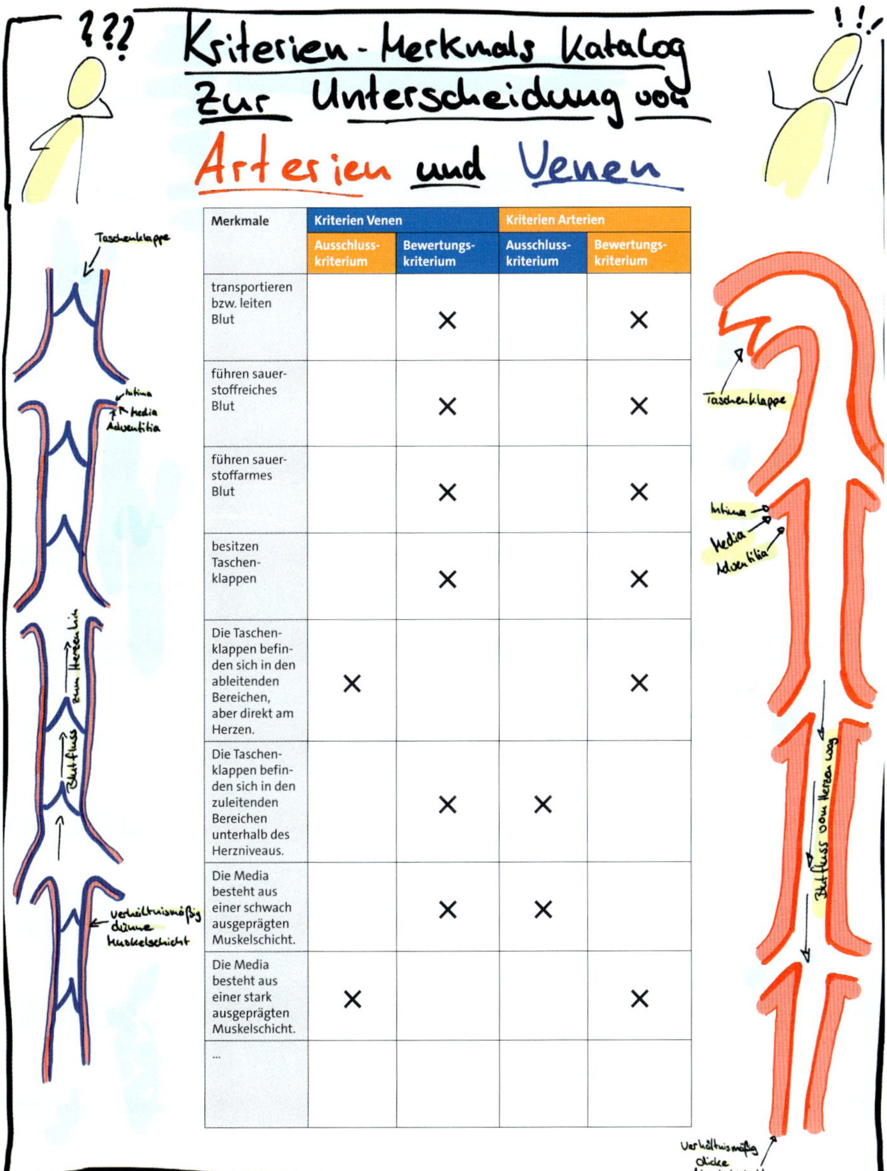

Merkmale	Kriterien Venen		Kriterien Arterien	
	Ausschluss-kriterium	Bewertungs-kriterium	Ausschluss-kriterium	Bewertungs-kriterium
transportieren bzw. leiten Blut		×		×
führen sauerstoffreiches Blut		×		×
führen sauerstoffarmes Blut		×		×
besitzen Taschenklappen		×		×
Die Taschenklappen befinden sich in den ableitenden Bereichen, aber direkt am Herzen.	×			×
Die Taschenklappen befinden sich in den zuleitenden Bereichen unterhalb des Herzniveaus.		×	×	
Die Media besteht aus einer schwach ausgeprägten Muskelschicht.		×	×	
Die Media besteht aus einer stark ausgeprägten Muskelschicht.	×			×
...				

Abb. IV.17 ▶ Kriterien-Merkmals-Katalog zur Unterscheidung von Arterien und Venen (Dieser Katalog ist rein exemplarisch und legt keinen Wert auf Richtigkeit und Vollständigkeit.) (Grafik: Thomas Prescher)

Tab. IV.8: Kriterien-Merkmals-Katalog aus einer PPOLA zur Anatomie und Physiologie der Epithelgewebe (mit freundlicher Genehmigung von Kathleen Müller)

	einschichtiges Plattenepithel (z. B. Blutgefäße)		**einschichtig kubisches Epithel (z. B. Nierenkanälchen)**		**einschichtig hochprismatisches Epithel (z. B. Schleimhaut im Dünndarm)**	
	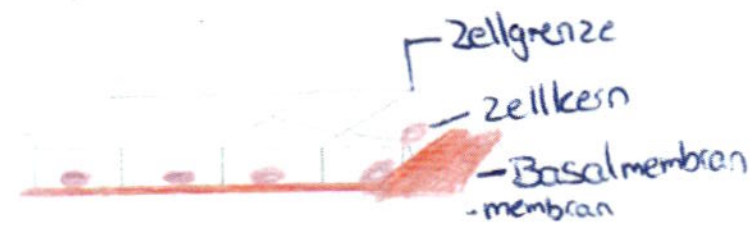		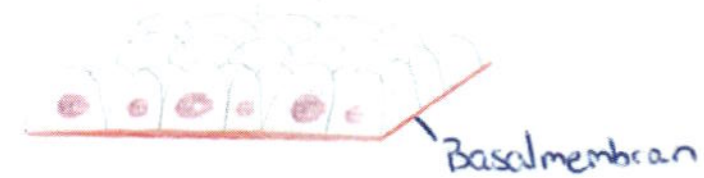		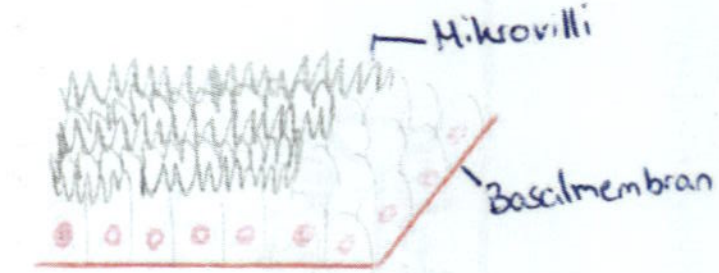	
Merkmale	**Ausschluss-kriterien**	**Bewertungs-kriterien**	**Ausschluss-kriterien**	**Bewertungs-kriterien**	**Ausschluss-kriterien**	**Bewertungs-kriterien**
Schutzfunktion		X		X		X
Abgrenzung		X		X		X
Resorptionsfunktion	X			X		X
sekretbildende Funktion	X			X		X
Basalmembran		X		X		X
Dehnung		X		X		X
Hornschicht	X		X		X	
bedeckt äußere Körperfläche	X		X		X	
bedeckt innere Körperoberfläche		X		X		X
Mikrovilli	X		X			X
Kinozilien	X		X		X	
Verschlusskontakte	X		X			X
Haftplatten		X	X		X	

TAB. IV.8: Kriterien-Merkmals-Katalog aus einer PPOLA zur Anatomie und Physiologie der Epithelgewebe (Fortsetzung)

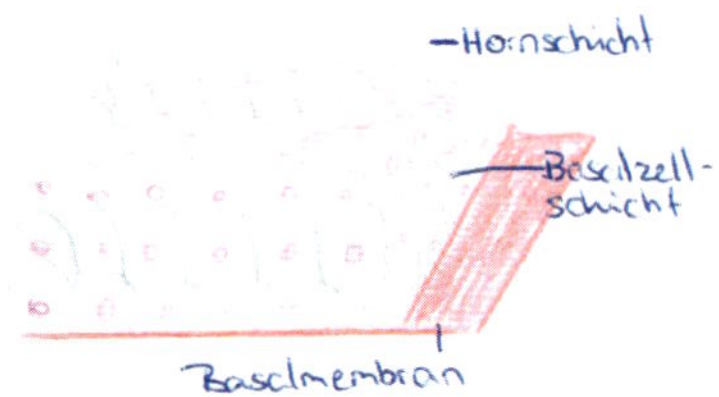

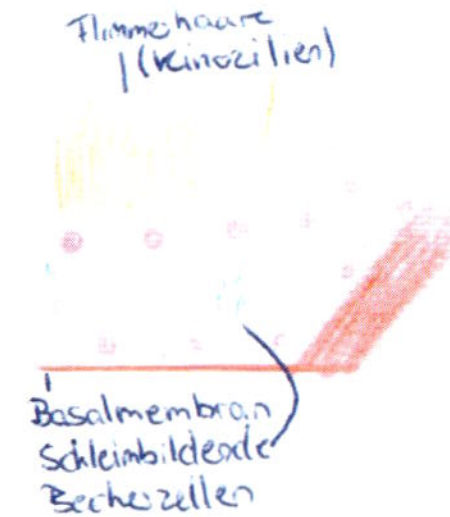

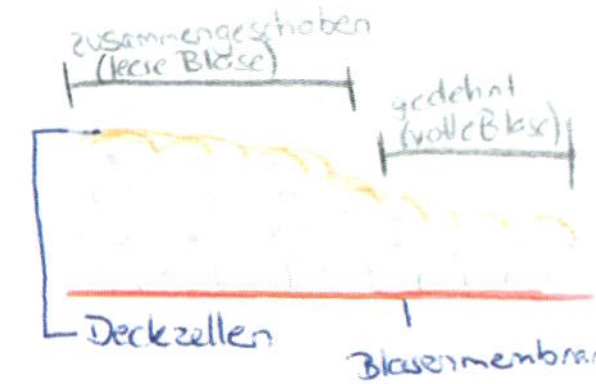

	mehrschichtig verhorntes Plattenepithel (z. B. Epidermis)		mehrreihiges Flimmerepithel (z. B. Luftröhre)		Übergangsepithel (z. B. Harnblase)	
Merkmale	**Ausschluss-kriterien**	**Bewertungs-kriterien**	**Ausschluss-kriterien**	**Bewertungs-kriterien**	**Ausschluss-kriterien**	**Bewertungs-kriterien**
Schutzfunktion		X		X		X
Abgrenzung		X		X		X
Resorptionsfunktion	X			X		X
sekretbildende Funktion	X			X		X
Basalmembran		X		X		X
Dehnung		X		X		X
Hornschicht		X	X		X	
bedeckt äußere Körperfläche		X	X		X	
bedeckt innere Körperoberfläche	X			X		X
Mikrovilli	X		X		X	
Kinozilien	X			X	X	
Verschlusskontakte	X		X		X	
Haftplatten		X	X		X	

Merkmale und Kriterien können zusätzlich einer Gewichtung und einer Erwartungshaltung unterliegen. Eine Gewichtung beschreibt dabei

> *„zu welchem Anteil (Gewicht) die einzelnen Kriterien in die Ermittlung der Gesamtleistung eingehen. Zusätzlich umfasst die Gewichtung Mindestpunktzahlen (oder Prozentsätze) für einzelne Kriterien, Kriteriengruppen oder Kriterienhauptgruppen." (BMI 2010, S. 5-66)*

Die Erwartungshaltung beschreibt, welche Antworten ein Auftraggeber erwartet und wie diese Erwartungen gewertet werden können. „Dazu empfiehlt die UfAB (Anm. d. Verf.: der Beauftragte der Bundesregierung für Informationstechnik, UfAB V – Unterlage für Ausschreibung und Bewertung von IT-Leistungen) die Festlegung von Zielerfüllungsgraden und die Unterteilung in Wertebereiche, z. B.

- Wertebereich I (8 – 10 Punkte): Hoher Zielerfüllungsgrad
- Wertebereich II (4 – 7 Punkte): Durchschnittlicher Zielerfüllungsgrad
- Wertebereich III (0 – 3 Punkte): Geringer Zielerfüllungsgrad

Dadurch müssen die erwarteten Antworten nur in drei Bereiche eingeteilt werden, was das Verfahren überhaupt erst praktikabel macht" (BMI 2010, S. 5-66).

Inwieweit Gewichtungen und Erwartungshaltungen in der Berufsausbildung von Notfallsanitätern als Bestandteile des Lernproduktes eine Rolle spielen, kann an dieser Stelle nicht abschließend beantwortet werden. Es obliegt dem jeweiligen Pädagogen, diese Entscheidung anhand des Lerngegenstandes und der auszubildenden Kompetenzen zu treffen. Denkbar ist eine Verwendung vor allem bei den nichtmedizinischen Themen, wie z. B. Qualitätsmanagement im Rettungsdienst.

2.3.5 Strukturbild

Die Bedeutung des Lernproduktes Strukturbild, lässt sich aus dessen Wortbestandteilen ableiten – es entsteht ein strukturiertes Bild. Um eine Definition für Lernprodukte im Zusammenhang von PPOLA geben zu können, gehen die Autoren bei Strukturbildern davon aus, dass es sich um eine Darstellung eines Lerngegenstandes handelt, die aufzeigt (beschreibt), wie Themenkomplexe unter- und miteinander vernetzt bzw. verbunden sind.

Die Abbildung IV.18, die von einer Arbeitsgruppe zum ABCDE-Schema während eines internistischen Notfalleinsatzes erstellt wurde, zeigt zum Beispiel, wie Themen, die unter den Buchstaben D (Disability) fallen, miteinander vernetzt sind. Dieses Strukturbild unterscheidet sich von einem Erklärungsprodukt (Concept-Map) dahingehend, dass hier zwischen den Propositionen (s. o.) die Relationen nicht explizit genannt werden. Es beschreibt also eher, wie die Sachverhalte zusammenhängen und nicht warum (s. Kap. 2.1.2).

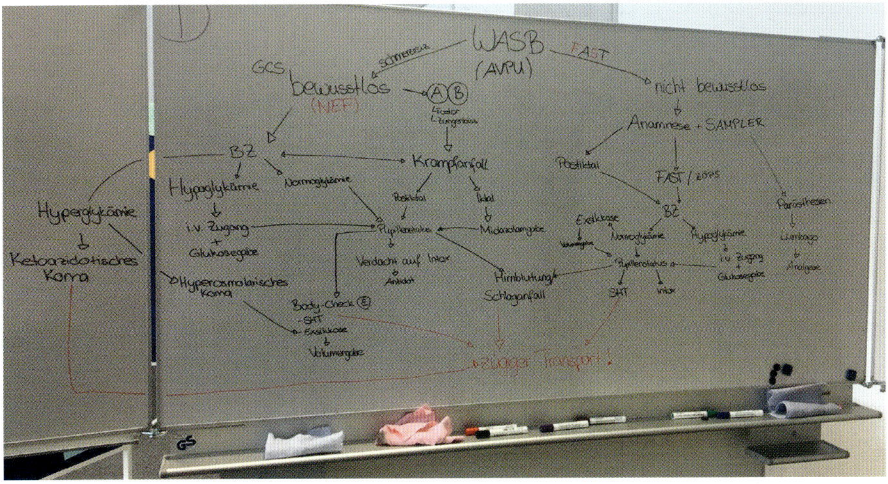

Abb. IV.18 ▶ Ergebnis der Arbeitsgruppe zum ABCDE-Schema während eines internistischen Notfalleinsatzes zum Buchstaben D; erstellt durch Schüler im Rahmen des Unterrichts (mit freundlicher Genehmigung der FAMS, Foto: Heiko König).

Eine der bekanntesten Arten von Strukturbildern ist die Mindmap. Eine Mindmap unterscheidet sich von einem „reinen“ Strukturbild insofern, als dass hier nicht „nur“ eine nachvollziehbare Struktur dargestellt wird, sondern Mindmaps zusätzlich darauf ausgelegt sind, zusammenhängende Informationen logisch miteinander zu vernetzen (vgl. Peterßen 2009, S. 206). Durch die Verwendung von Mindmaps entsteht ein kreatives Bild aus Begriffen, Bildern, bunten Farben, Symbolen und Linien. Hierbei wird durch ein Clustern von Begriffen das Gehirn angeregt, intrinsische Lernprozesse zu aktivieren und Informationen miteinander zu verbinden. Die Begriffe stammen dabei z. B. aus der Literatur oder aus einem Brainstorming (s. Kap. 2.3.2).

Im Bereich der Notfallsanitäterausbildung ist das Mindmapping bekannt und wird von Lernenden und Lehrkräften gern angewandt. Ein Beispiel für eine Aufgabenstellung ist, die Komplexität eines Einsatzes darzustellen. Der Lernende darf sich dabei nicht nur auf die Erkrankung (Krankheitsbild) des Patienten fokussieren, sondern muss auch die Kommunikation zum Patienten, Angehörigen und Teampartner beachten. Zu berücksichtigen sind außerdem Aspekte wie die rechtliche Situation, die Einsatztaktik, das Qualitätsmanagement, das Crew/Team Resource Management (CRM/TRM), die Differenzialdiagnosen u. v. m. Um die Komplexität der vielen zusammenhängenden Informationen visuell darzustellen, eignet sich das Mindmapping besonders gut.

Die Abbildung IV.19 zeigt eine Mindmap, die darstellen soll, welche Strukturen einem Einsatz unter dem Stichwort „Unklarer Bauch/Akutes Abdomen“ zugrunde liegen. Dieses Strukturbild wurde später auch als Advance Organizer im Klassenverbund verwendet. Als weiteres Beispiel zeigt die Abbildung IV.20 eine Mindmap zum Thema „Relevante Hirnnerven“.

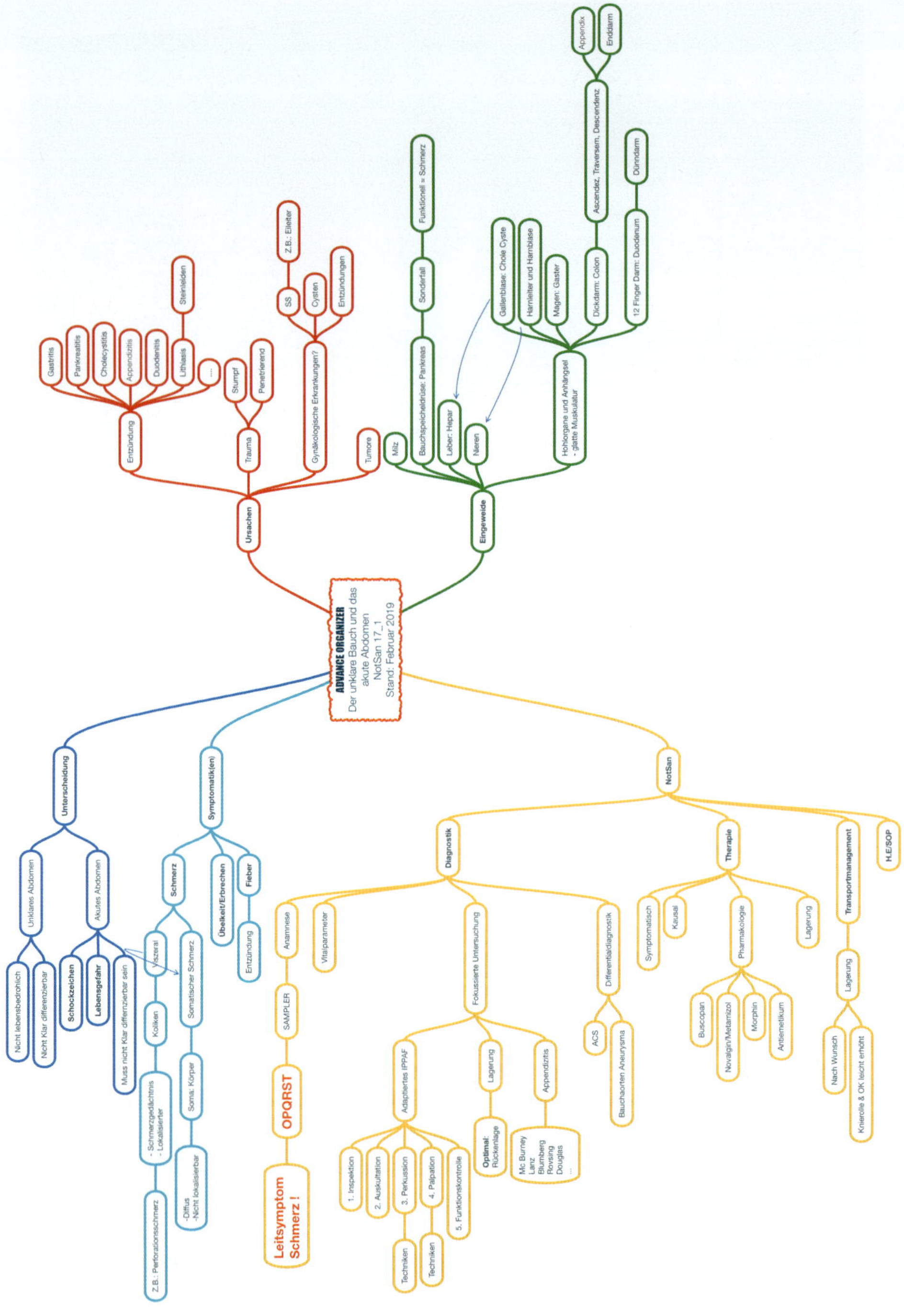

Abb. IV.19 ▶ Mindmap zur Darstellung der Struktur einer eines Einsatzes zugrunde liegenden Erkrankung, hier: „Unklarer Bauch/Akutes Abdomen" (Grafik: Heiko König)

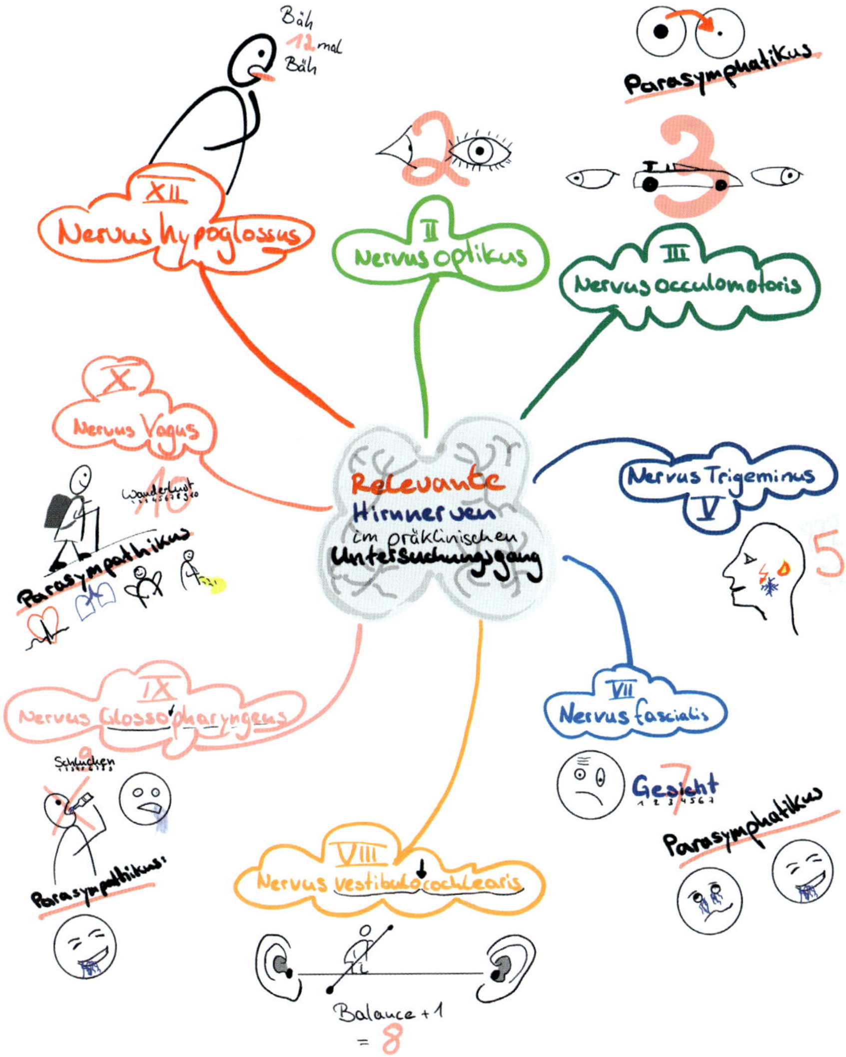

Abb. IV.20 ▶ Beispiel einer Mindmap zum Thema „Relevante Hirnnerven" (Grafik: Heiko König)

2.3.6 Beschreibungsvideo

Ein Beschreibungsvideo stellt einen Zusammenhang gemeinsam mit einer detaillierten Beschreibung (jedoch ohne Erklärung) bewegt dar. Sinnvolle Einsatzmöglichkeiten ergeben sich, wenn Handlungsabläufe oder Sachverhalte durch die Lernenden nur schwer in Schaubilder oder andere statische Visualisierungen überführt werden können. Die Formate sind vielfältig, so können vom Trickfilm oder Puppentheater bis hin zu realen Darstellern mannigfaltige Varianten genutzt werden.

Die Abbildungen IV.21 und IV.22 zeigen Lernende beim Üben einer Thoraxentlastungspunktion entlang eines Algorithmus (dort bereits als Handlungsprodukt). Ein durch die Schüler zuvor erstelltes Beschreibungsvideo, schlüssig kommentiert, kann als Einstiegsprodukt für andere PPOLA dienen. Dabei müssen die Schüler das Video nicht „in einem Rutsch" drehen, also darin eine komplette Handlungskompetenz abbilden, sondern können es beliebig zusammenschneiden, bearbeiten und korrigieren.

Ein Beschreibungsvideo kann auch zur Konservierung eines Darstellungsproduktes genutzt werden. Haben die Lernenden beispielsweise ein Styroporherz gebastelt, durch dessen Korpus Zahnstocher zur Darstellung der EKG-Ableitungen ragen, kann ein Video zur „Rundumbeschreibung" genutzt werden, falls das Darstellungsprodukt später nicht oder nicht mehr zur Verfügung steht.

Weitere Anwendungen können die filmische Visualisierung und Intonation einer Verfahrensbeschreibung zur Routineüberprüfung eines EKG-Gerätes vor dem Einsatz an der Rettungswache, das Be- und Entladen der Trage eines RTW oder die Durchführung einer hygienischen Händedesinfektion sein. Der spätere Betrachter kann die Durchführungsschritte dann u. U. besser nachvollziehen, insbesondere wenn Zwischenschritte durch unbewegliche Darstellungen nicht erfasst werden können. Parallel zum Video können die Schritte verbal oder nonverbal durch einen Sprecher, Texteinblendungen oder die Protagonisten beschrieben werden.

Für den Bereich des Distanzunterrichts und der einfachen und hohen Verfügbarkeit von Aufzeichnungsmöglichkeiten (z. B. Mobiltelefon) kann das Beschreibungsvideo auch online bereitgestellt und genutzt werden.

2.4 Das Handlungsprodukt als messbares Learning Outcome

Prinzipiell definieren sich Handlungsprodukte im Rahmen einer PPOLA dadurch, dass sie von den Schülern erstellt werden. Handlungen wie z. B. Rollenspiele (Kap. 2.4.2) und Simulationen (Kap. 2.4.3) gehören zum Schulalltag. Oft werden Unterrichtseinheiten mit einem Fallbeispiel begonnen oder ein sogenannter Praxistag gehalten, der nur aus Fallszenarien besteht. Das Ziel solcher Methoden ist häufig der Einstieg in eine Lernsituation oder die Überprüfung bzw. die Reflexion des Kompetenzstandes eines Schülers. Dabei werden Fallbeispiele typischerweise von der Lehrkraft geschrieben und kommentiert oder wurden beispielsweise aus einem Buch entnommen. In diesen Situationen dienen Fallbeispiele als Methode und stellen somit kein Handlungsprodukt im Sinne der Patientenprozessorientierung dar.

Im Rahmen von PPOLA sollen Handlungsprodukte, genauso wie all die anderen Lernprodukte auch, den Lernprozess des betreffenden Schülers sicht- und erfahrbar machen. Daher steht spätestens am Ende einer PPOLA immer ein Handlungsprodukt, das als sicht-

und messbarer Vertreter der zu erreichenden Kompetenzziele steht. Darin wird ersichtlich, ob und inwieweit die Lernenden die geforderten Kompetenzziele erreicht haben. Die individuelle Kompetenzentwicklung im Rahmen der Lernsituation orientiert sich an der vollständigen Handlung, von der Information und Planung bis hin zur Kontrolle und Bewertung. Die Kontrolle und Bewertung erbrachter Leistungen machen die zu erreichende Kompetenz durch Performanz sichtbar (vgl. Ohder et al. 2016, S. 37). Die Bewertung ist dabei jedoch im Sinne von Reflexion gemeint und abzugrenzen von einer Beurteilung (z. B. Benotung), vor allem weil sie durch die Schüler selbst durchgeführt wird und von der Lehrkraft „nur" kontrolliert bzw. gecoacht wird. Darüber hinaus geht es darum, den Schülern einen Abgleich zwischen den Anforderungen, die sich aus der PPOLA ergeben haben, und dem erreichten Kompetenzstand zu ermöglichen, welcher z. B. anhand von Kann-Listen (vgl. Herold und Herold 2017, S. 112 ff.) eingeschätzt werden kann. Die Verwendung von Kann-Listen hat sich bisher in den Anwendungen von PPOLA als sehr hilfreich erwiesen und wird von den Autoren an dieser Stelle empfohlen.

Je nach Gestaltung der PPOLA und des/der zugrunde liegenden Patientenprozesse(s) münden diese immer in Handlungsprodukte. Dabei handelt es sich entweder um Skills oder komplexe Handlungen, welche zusätzlich „konserviert" werden (s. Kap. 2.4.4). Es ist deshalb zu einem besseren Verständnis notwendig, sich mit den Handlungsprodukten im Sinne der Patientenprozessorientierung näher zu beschäftigen. Nach Oelke und Meyer (2014b, S. 361) können Handlungsprodukte „inszenierter Natur" sein. Ein dort genanntes Beispiel für inszenierte Handlungsprodukte stellt das Rollenspiel dar. Für das Wort „inszenieren" gibt es diverse Synonyme (vgl. u. a. woxikon.de oder thesaurus.de): So steht das Wort unter anderem in einer Reihe mit „durchführen", „praktizieren" oder „präsentieren". Um eine Performanz zu überprüfen, ist eine Inszenierung das Produkt der Wahl.

2.4.1 Darstellung einzelner Skills als Handlungsprodukt

Abgeleitet aus dem NotSanG (§ 4) müssen die Schüler bestimmte Fertigkeiten (Skills) erlernen, um Notfallpatienten mit und ohne Arzt adäquat versorgen zu können. Darüber hinaus sollen sie in der Lage sein, einem Notarzt bei seinen Tätigkeiten zu assistieren. Entsprechend kann eine PPOLA als Ziel einen einzelnen oder aber auch mehrere Skills haben. Diese dienen dann als (späterer) Baustein einer komplexen Patientenversorgung. Im Folgenden wird anhand einer Thoraxentlastungspunktion gezeigt, wie das Handlungsprodukt eines Skills durch PPOLA aufgebaut werden kann.

Die Thoraxentlastungspunktion soll an einer Puppe durchgeführt werden, es kann also nur die Performanz gezeigt und beurteilt werden. Als Einstiegsprodukte der zugehörigen PPOLA können beispielsweise eine Checkliste für die benötigten Materialien, ein Algorithmus für die Durchführung (Arbeitsablaufplan oder Prozessdiagramm), ein Kriterienkatalog für die Selbstüberprüfung und ein Fallbeispiel (welches eine typische Einsatzsituation umfasst) zuvor von den Schülern erstellt worden sein.

Tab. IV.9: Fallbeispiel Thoraxentlastungspunktion, Teil 1

Informationen für Prüfer / Statisten / Darstellung		
Werte werden nur genannt, wenn die Untersuchung suffizient angedeutet wird. Z. n. Sturz aus großer Höhe von einem Baugerüst, ca. 4 m Höhe.		
Einsatz		
	Informationen für Schüler (bekommt er direkt)	**Informationen für Statisten / Darstellung**
Alarmierung	„RD 1" „Musterstadt, Hauptstr. 42, dortiger Parkplatz, Sturz vom Gerüst"	
Szene (global)	9.00 Uhr, Musterstadt, Wetter trocken und 21 °C	
Situation (konkret nach Betreten des Raumes)	Die Anwesenden berichten, dass der Patient vom Gerüst gestürzt sei. Die Atemwege wurden von Ihnen aufgrund der Vitalparameter bereits gesichert.	Das Übungsphantom liegt auf dem Rücken auf einem Tisch • Atemweg gesichert • kontrolliert beatmet • Oberkörper entkleidet
Sicherheit	Sicherheit wie dargestellt	
Sonstiges	–	
Erstbefund		
	Informationen für Schüler (nur bei korrekter Diagnostik)	**Informationen für Statisten / Darstellung zu Vitalfunktion**
(A) Atemwege	SGA oder endotracheal gesichert, frei	Helfer übernimmt Beatmung und steht am Kopf
(B) Atemfunktion	linksseits kein Atemgeräusch hörbar	Atemzugvolumen unzureichend, Atemfrequenz: 6 Atemzüge/min
(C) Kreislauffunktion	Rekapillarisierungszeit > 3 sec, Radialispuls ca. 100/min, flach, regelmäßig	Blutdruck (RR) 80/50 mmHg, Pulsfrequenz: 100/min, Sinusrhythmus mit vereinzelten ventrikulären Extrasystolen
(D) Bewusstsein und Neurologie	bewusstlos, Glasgow Coma Scale 3	bewusstlos, Glasgow Coma Scale 3, Blutzucker 107 mg/dl
(E) Gesamteindruck	Hämatome an Brustkorb linksseits sichtbar	

Tab. IV.10: Fallbeispiel Thoraxentlastungspunktion, Teil 2

Befund Ganzkörperuntersuchung		
	Informationen für Schüler (nur bei korrekter Diagnostik)	**Infomationen für Statisten / Darstellung**
Kopf	Blutung Hinterkopf	Blutung Hinterkopf
Hals	• Halsvenenstauung • Trachealshift	• Halsvenenstauung • Trachealshift

Tab. IV.10: Fallbeispiel Thoraxentlastungspunktion, Teil 2

Thorax	• Prellmarken linksthorakal • hypersonorer Klopfschall • kein Atemgeräusch • instabiler Thorax	• Prellmarken linksthorakal • hypersonorer Klopfschall • kein Atemgeräusch • instabiler Thorax
Abdomen	o. B.	
Becken	o. B.	
Extremitäten	o. B.	
Rücken / Wirbelsäule	o. B.	

Die Lernenden führen die Skills-Übung anhand eines Algorithmus durch. Dabei werden die einzelnen Schritte fotografiert und dadurch die Handlung konserviert. Die Lernenden sind anhand von vorab festgelegten Kriterien in der Lage, die Handlung auch selbst zu bewerten. Hierfür können durch sie die in Tabelle IV.11 aufgeführten Kriterien in Betracht gezogen werden. Diese sind nicht abschließend und es ist Aufgabe des Erstellers der PPOLA, die Kriterien den Bedürfnissen der Aufgabenstellung anzupassen.

Die Abbildung IV.21 zeigt die Auskultation der Lunge, um die Indikation für eine Thoraxentlastungspunktion festzustellen. Für die Lernenden erkennbar ist z. B. ein fehlendes/abgeschwächtes Atemgeräusch in einer Thoraxhälfte. Das Vorgehen wird von einem Tandempartner entlang eines Algorithmus überwacht und ggf. geleitet. Als ein erstes messbares Erfolgskriterium gilt die Möglichkeit der Aspiration von Luft, sobald die Nadel den Pleuraspalt erreicht hat (Abb. IV.22). Wurden die einzelnen Schritte gemäß den Kriterien korrekt durchgeführt und von der Lehrkraft kontrolliert, wird dem Schüler die Handlungskompetenz anhand der Performanz zugesprochen.

Tab. IV.11: Beispiele für Erfolgskriterien einer Thoraxentlastungspunktion am Modell

Phasen der Übung	**Erfolgskriterien einer Thoraxentlastung am Modell**
Information	• Indikationsstellung: Auf einer Lungenseite sind abgeschwächte Geräusche während der Auskultation wahrnehmbar. • Hypersonorer Klopfschall ist wahrnehmbar. • …
Planung	• Alle Materialien für die Entlastungspunktion sind gemäß Checkliste vorbereitet. • …
Durchführung	• Die Einstichstelle kann exakt determiniert werden. • Es gibt keine Handlungsabweichungen zum Algorithmus. • Luftblasen werden bei Aspiration sichtbar. • …
Reflexion	• Atemgeräusche sind seitengleich. • Beatmungsdruck sinkt. • korrekt fixierte Punktionskanüle wie auf Bildern dargestellt • korrekt aufbereitetes Material nach Checkliste • …

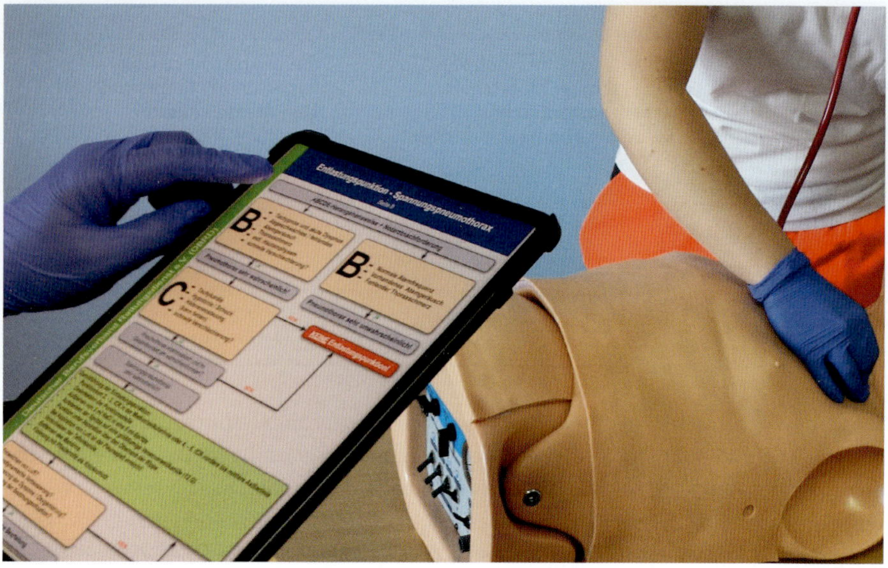

Abb. IV.21 ▶ Handlungsprodukt: Auskultation vor der Durchführung einer Thoraxentlastungspunktion (mit freundlicher Genehmigung von Anna Theuring und Robert Schreiber)

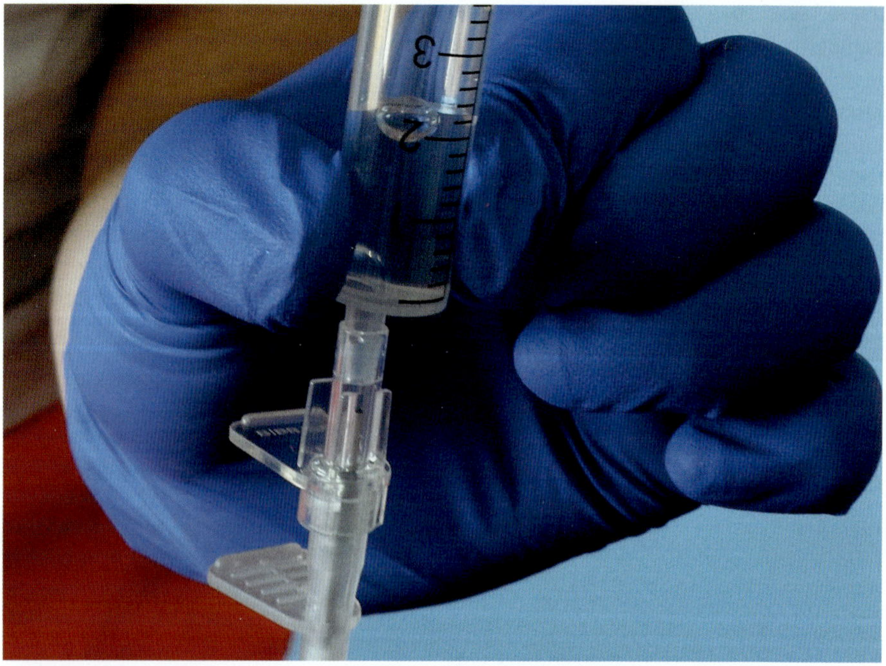

Abb. IV.22 ▶ Handlungsprodukt: Aspiration von Luft während der Durchführung einer Thoraxentlastungspunktion (mit freundlicher Genehmigung von Anna Theuring und Robert Schreiber)

2.4.2 Kommentierte Fallbeispiele / Rollenspiele im Lehrsaal

Eine Weiterführung der Skills-Darstellung wird durch Rollenspiele innerhalb komplexer Fallbeispiele erreicht. Bei einem Fallbeispiel wird eine für den Beruf typische Situation, die

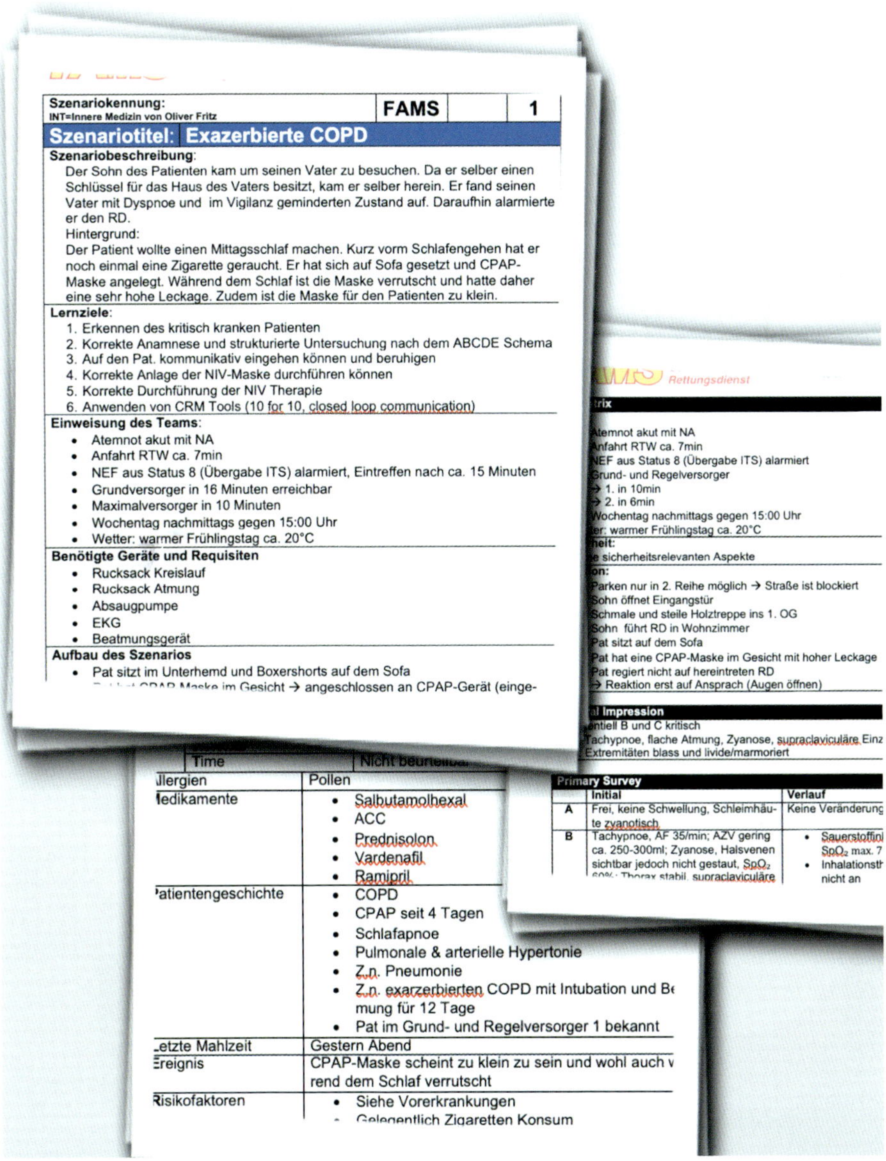

Abb. IV.23 ▶ Fallbeispiel im Rahmen einer PPOLA. Dieser Szenariobogen ist das Lernprodukt, das als Grundlage eines späteren Handlungsproduktes verwendet wird. (Bild: Heiko König)

einen bestimmten Sachverhalt charakterisiert oder illustriert, schauspielerisch dargestellt. Fallbeispiele versuchen dabei Situationen der Berufswelt widerzuspiegeln und dienen zur Übung und zur Festigung von Inhalten und Fertigkeiten (vgl. Arnold, Lipsmeier und Rohs 2020, S. 401). Im Unterricht verbinden Fallbeispiele Theorie und Praxis; sie sind ein vereinfachtes Abbild der Wirklichkeit, können real oder fiktiv sein und vorbildhaftes oder defizitäres Verhalten zeigen. Die Darstellung kann z. B. als Text, Filmszene, Rollenspiel oder auch in der Realität zum Üben präsentiert werden. In praktischen Fallbeispielen können Lernende unter Einsatz eines realen, jedoch simulierenden Patienten, der ein bestimmtes Krankheitsbild einstudiert hat, ihre erlernten Skills anwenden. Im Vergleich zur High-Fidelity-Simulation benötigen Lernende ein gewisses Maß an Fantasie, damit sie sich in das jeweilige Fallszenario hineinversetzen können.

Die Abbildung IV.23 zeigt eine Szenariobeschreibung, wie sie als Lernprodukt durch einen Schüler erstellt werden könnte. Die Abbildung IV.24 zeigt die Schüler in einem eben beschriebenen Rollenspiel. Das Thema ist die korrekte Immobilisation bei Verletzungen der Wirbelsäule. Im Hintergrund stehen die Ersteller des Szenarios und coachen die zur Lösung des Fallbeispiels notwendigen Skills. Links auf dem Flipchart ist ein Lernprodukt (Bestandteileliste) zu erkennen, das zuvor von den Schülern im Rahmen einer PPOLA erstellt worden ist.

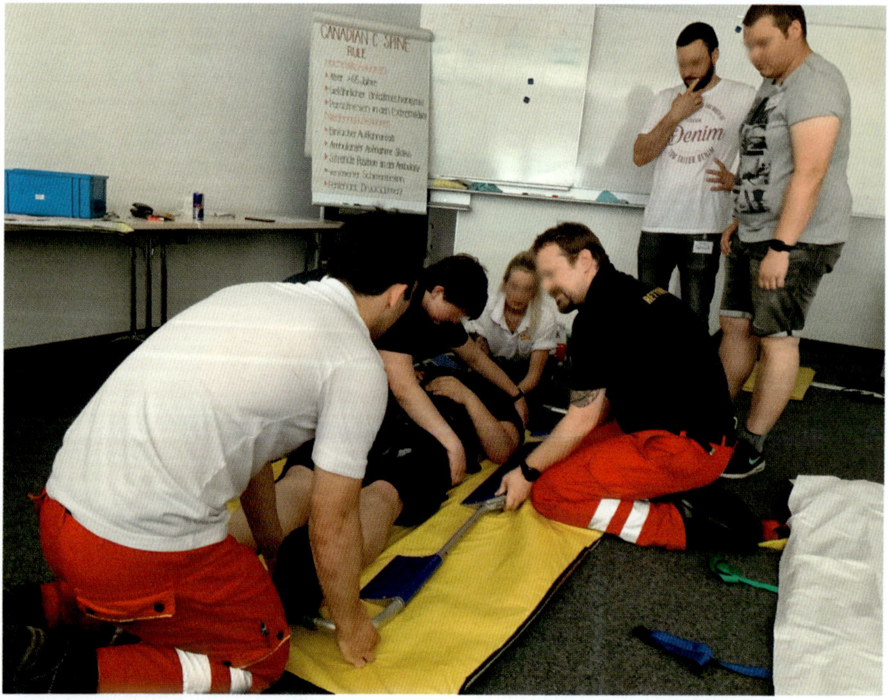

Abb. IV.24 ▶ Handlungsprodukt Rollenspiel in einer durch Schüler erstellten Situation (Foto: Heiko König)

2.4.3 Rollenspiele in High-Fidelity-Simulationsumgebungen

Mithilfe von High-Fidelity-Simulationen können die Lernenden in einer realitätsnahen Lernumgebung ihr durch die PPOLA erarbeitetes theoretisches Wissen sowie ihre erworbenen Skills miteinander koordinieren. Die High-Fidelity-Simulation stellt somit die vollständige Handlung aller erlernten Maßnahmen aus der PPOLA dar. Im Anschluss an eine Simulation muss die gezielte Reflexion des Falles anhand der zuvor erstellten Lernprodukte durch die Schüler selbst erfolgen. Zur Qualitätssicherung muss dieser Teil durch die Lehrkraft eng gecoacht werden. Die Abbildungen IV.25 und IV.26 zeigen Situationen aus High-Fidelity-Simulationen, die von den Schülern durch Lernprodukte zunächst selbst erarbeitet und später reflektiert wurden.

2.4.4 Möglichkeiten der Handlungsproduktkonservierung

Das sichtbare Handeln (Performanz) stellt zwar das Handlungsprodukt selbst dar, lässt sich jedoch nur schwer evaluieren. Es ist ohne weitere Konservierung zu diesem Zeitpunkt nur über die Erinnerung der beteiligten Akteure abrufbar. Entsprechend vulnerabel würde sich eine Evaluation gestalten. Die Liste möglicher Fehlinterpretationen ist lang. Es muss eine Auswahl des geeigneten Konservierungsmediums getroffen werden. Es sollte die Situ-

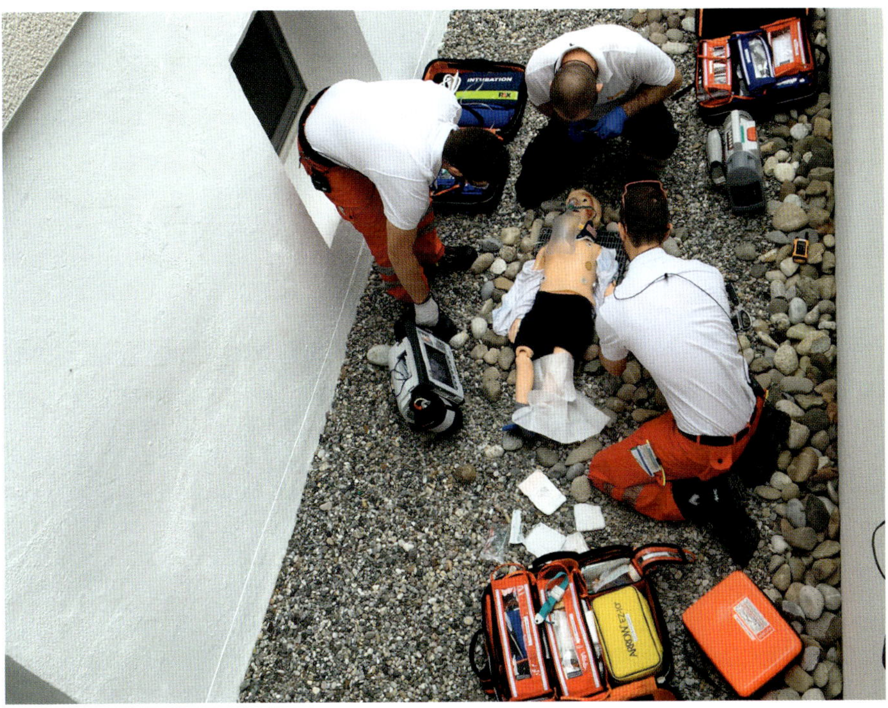

Abb. IV.25 ▶ Die vollständige Handlung als abschließendes Handlungsprodukt; hier die Versorgung eines Kindes nach einem Fenstersturz (Foto: Heiko König)

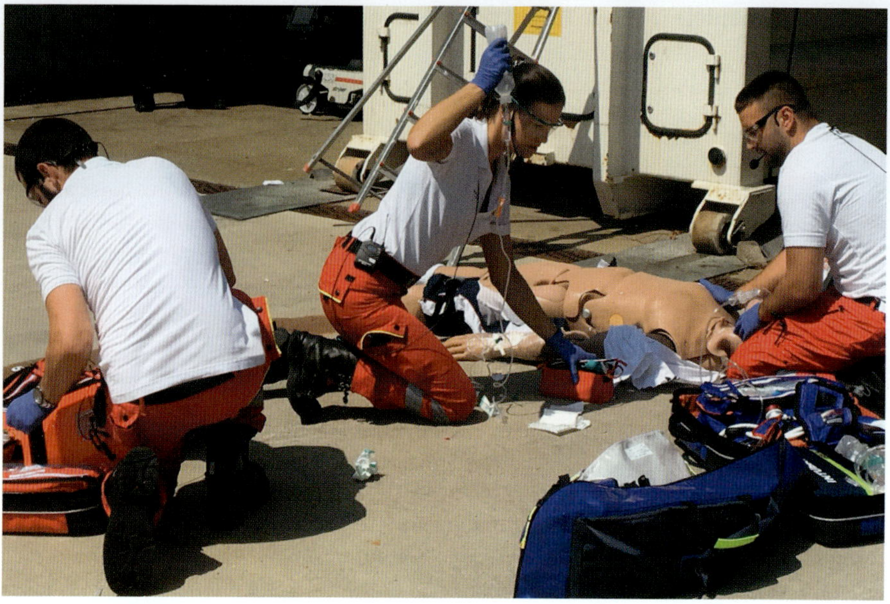

Abb. IV.26 ▶ Die vollständige Handlung als abschließendes Handlungsprodukt; hier die Versorgung eines Patienten, der von einer Leiter gestürzt ist (Foto: Heiko König)

ation einerseits evaluierbar machen und auf der anderen Seite ökonomisch bleiben, das heißt, es sollte auch ein wirklicher Mehrwert daraus gewonnen werden. Zeit ist bekanntlich eine wertvolle Ressource; es muss also zunächst geklärt werden, was für die Evaluation benötigt wird.

Eine sehr umfassende Konservierung stellt das Video mit Tonaufnahme dar (eventuell mit Ansteckmikros an den beteiligten Akteuren und mit mehreren Kameraperspektiven). Im High-End-Bereich könnten sogar Sensoren zur Messung des Stresslevels eingesetzt werden. Weitere Möglichkeiten ergeben sich aus der Nutzung von Tonaufnahmen (z. B. Podcast oder einfacher Mitschnitt der Lernsituation), Fotografien, schriftlicher Dokumentation (z. B. Verlaufsdokumentation oder Bildbeschreibungen) oder Kombinationen daraus. Es sollte für die Evaluation zwingend möglich sein, aus der Konservierung auch den Weg des Prozesses nachvollziehen zu können, um eventuelle Fehler analysieren zu können.

Als Beispiel soll die Patientenaufklärung dienen: Das Handlungsprodukt ist die wirksame Aufklärung eines Patienten vor der Anlage eines venösen Zugangs in Form eines Rollenspiels. Die Lernenden haben sich bereits die rechtlichen Grundlagen erarbeitet, ebenso die verbalen und nonverbalen Kommunikationsregeln. Sie können die Aufklärung und Einwilligung dokumentieren. Je nach gewünschter Evaluationstiefe kommen hier verschiedene Möglichkeiten infrage, Beispiele sind in Tabelle IV.12 aufgeführt.

Da sich die Handlungskompetenz aus mehreren Kompetenzdimensionen zusammensetzt (s. Teil II - Exkurs), muss im Vorfeld überlegt werden, ob diese Dimensionen über die Konservierung später nachvollzogen werden können.

Tab. IV.12: Konservierungsmöglichkeiten eines Rollenspiels

Gewünschte Evaluation	Geeignete Konservierungsmethode			
	Video und Ton	Tonaufnahme	Ablaufprotokoll	Fotostrecke
verbale Kommunikation	ja	ja	nein	nein
nonverbale Kommunikation	ja	nein	nein	bedingt
Sachinhalt der verbalen Aufklärung	ja	ja	ja	nein
finales Protokoll mit Einwilligung (kann auch als eigenes Produkt dienen)	ja	nein	nein	ja

2.5 Verbindungs- und weitere Lernprodukte

Die oben aufgeführten Lernprodukte erheben keinen Anspruch auf Vollständigkeit. Die Zuteilung bzw. Kategorisierung erfolgt auf der Grundlage Müllers (2011, S. 151) und soll den Anwendern einen Einstieg in die Produktisierung von Lernprozessen ermöglichen. Die Autoren haben durch die Überführung des „Planungswerkzeugs Lernaufgaben“ nach Müller (2011) in die Notfallsanitäterausbildung weitere, zielführende Produkte identifizieren können und den Lernprodukten aus Müllers Liste hinzugefügt und wenden diese in ihrer Lehrpraxis an. Bei den folgenden Lernprodukten fiel eine eindeutige Kategorisierung schwer, sie enthalten Aspekte zweier Lernproduktkategorisierungen (Erklär- und Darstellungsprodukte) gleichermaßen und verbinden die wesentlichen Charaktereigenschaften beider miteinander, weshalb sie durch die Autoren als „Verbindungsprodukte“ eingeteilt wurden.

2.5.1 Infografik

> *„[...] an infographic is defined as a visualization of data or ideas that tries to convey complex information to an audience in a manner that can be quickly consumed and easily understood.“ (Smiciklas 2012, S. 3)*

Eine Infografik verbindet die Bedeutungen der Worte „Information“ und „Grafik“ miteinander und stellt somit Informationen grafisch dar, was auch ein Grund ist, weshalb diese Lernprodukte als „Zwischenprodukt“ kategorisiert wurden. Infografiken folgen der Idee, so Smiciklas (2012, S. 3), dass ein Bild mehr sagt als tausend Worte. Die Betrachter sollen in Kommunikation mit der Darstellung treten und die Informationen sollen dadurch einfacher vermittelt werden. Der Begriff „Grafik“ entspringt dem griechischen Wort „grafein“, was als „ritzen“ (in Tontafeln, Schiefertafeln usw.) übersetzt wird und somit „schreiben“ und „zeichnen“ gleichermaßen bedeutet (vgl. Birkenbihl 2018b, S. 48). Aus Grafiken entstehen Bilder, die nach Lobinger (2012, S. 47)

> *[...] „im Unterschied zur sprachlichen Darstellung nicht als Beschreibung, sondern als visuelle Veranschaulichung eines (fiktiven oder realen) Sachverhalts aufgefasst [werden]. Sie sind wahrnehmbar, artifiziell und relativ dauerhaft.“*

Bilder kommunizieren mit Menschen auf eine tiefenpsychologische Art und Weise, indem sie einen Kommunikationsprozess unterlaufen, den Erke (2005, S. 49 f.) als zwar nicht

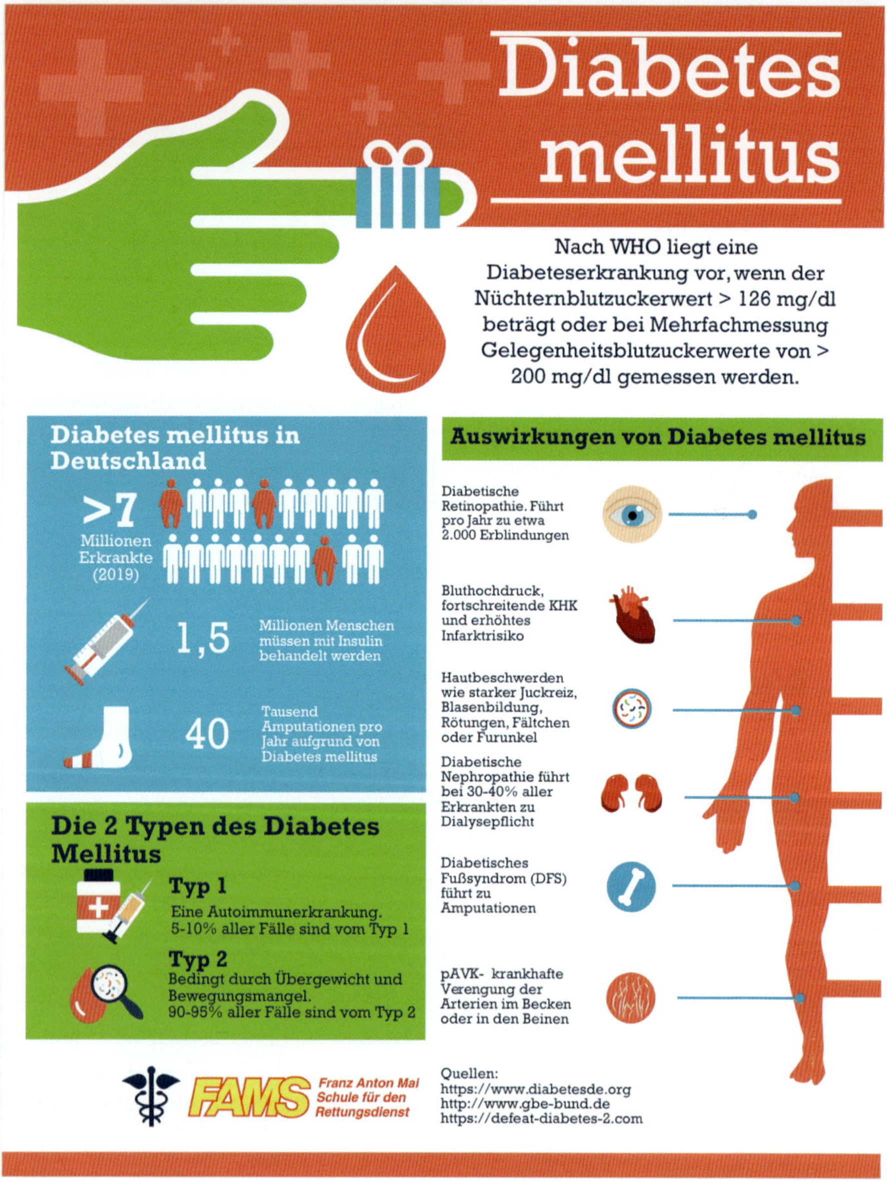

Abb. IV.27 ▶ Infografik Diabetes mellitus (Grafik: Heiko König)

immer vollständig und auch nicht immer in der gleichen Reihenfolge beschreibt, jedoch als „immer vorhanden". Er beschreibt diesen Prozess, indem er ausführt, dass Bilder ihrer Natur nach zunächst der visuellen Wahrnehmung unterliegen, sie würden bewusst oder unbewusst aufgenommen und das erste Verarbeiten der darin enthaltenen Informationen beginnt. Im nächsten Schritt beginnt die kognitive Informationsverarbeitung, z. B. das Zuordnen zu Bekanntem oder Unbekanntem. Auch geschieht eine Verknüpfung mit den eigenen Bedürfnissen, was laut Watzlawick, Bavelas und Jackson (2017) ein Axiom der menschlichen Kommunikation darstellt und u. a. erklärt, warum Bilder mit Menschen kommunizieren bzw. Menschen mit und durch Bilder kommunizieren. Über diese Verknüpfung kann, laut Erke (2005, S. 49 f.), eine Lernmotivation entstehen, indem die Informationen des Bildes in Bekanntes eingeordnet werden und dadurch der Aufbau von Vorwissen stattfindet.

Über die persönliche Beziehung zum Informationsgehalt des Bildes wird eine persönliche Reaktion ausgelöst, die auch in einem größeren Kontext Absender und Adressaten in eine soziale Beziehung zueinander stellt. Zeitliche Dimensionen sowie kulturelle Bezüge, z. B. ästhetisches Empfinden, führen zu einer logischen und systematischen Zuordnung, die die Leistungen der Informationen aus dem Bild „zwischen visuellem Müll und Hochkultur, Einweg-Bild und Leitbild" (Erke 2005, S. 50) einordnet. Infografiken sind wichtiger Bestandteil der „Visual Culture", die sich auf die Beziehungen zwischen den Darstellungen und ihren Betrachtern konzentriert und den sozialen Kontext beleuchtet, der die Bildwahrnehmung beeinflusst (vgl. Lobinger 2012, S. 37).

Der innere Lernprozess der Betrachter soll durch ansprechende und bezugnehmende Darstellungen angeregt werden (vgl. Smiciklas 2012, S. 3). Als Lernprodukte eignen sie sich, um komplexe Themenfelder auf die essenziellen Informationen zu reduzieren und dadurch einen Überblick über das behandelte Themengebiet zu ermöglichen. Durch die bewusste Reduktion der Inhalte auf das Wesentliche, wird der innere Kommunikationsprozess in den Betrachtern angestoßen und es werden dadurch (auch) Lernimpulse gesetzt. Die Abbildung IV.27 zeigt eine Infografik, die Schülern des ersten Lehrjahrs als Vorlage und zur Ideenfindung bereitgestellt wurde. Sie stellt das Endprodukt einer PPOLA zum Thema „Diabetes mellitus" dar. Abbildung IV.28 zeigt Infografiken, die im Rahmen des Physiologieunterrichts von einer Schülerin erstellt wurden.

2.5.2 One Minute Wonder (OMW)

Die von Joanna Rowlinson entwickelte und aus Großbritannien stammende Methode erfreut sich in den medizinischen fachberufen Deutschlands wachsender Begeisterung (vgl. Herrmann et al. 2022). Die grundlegende Idee dahinter ist, im hektischen Arbeitsalltag des medizinischen Fachpersonals Zeit für Fort- und Weiterbildungsthemen zu schaffen (vgl. Rowlinson 2014). Ähnlich wie Infografiken fassen One Minute Wonder komplexe Themen kurz und prägnant zusammen. Sie legen hierbei – anders als eine Infografik – keinen Fokus auf bildliche bzw. symbolische Visualisierung, sondern darauf, in nicht mehr als einer Minute gelesen werden zu können, und enthalten von daher vergleichsweise mehr

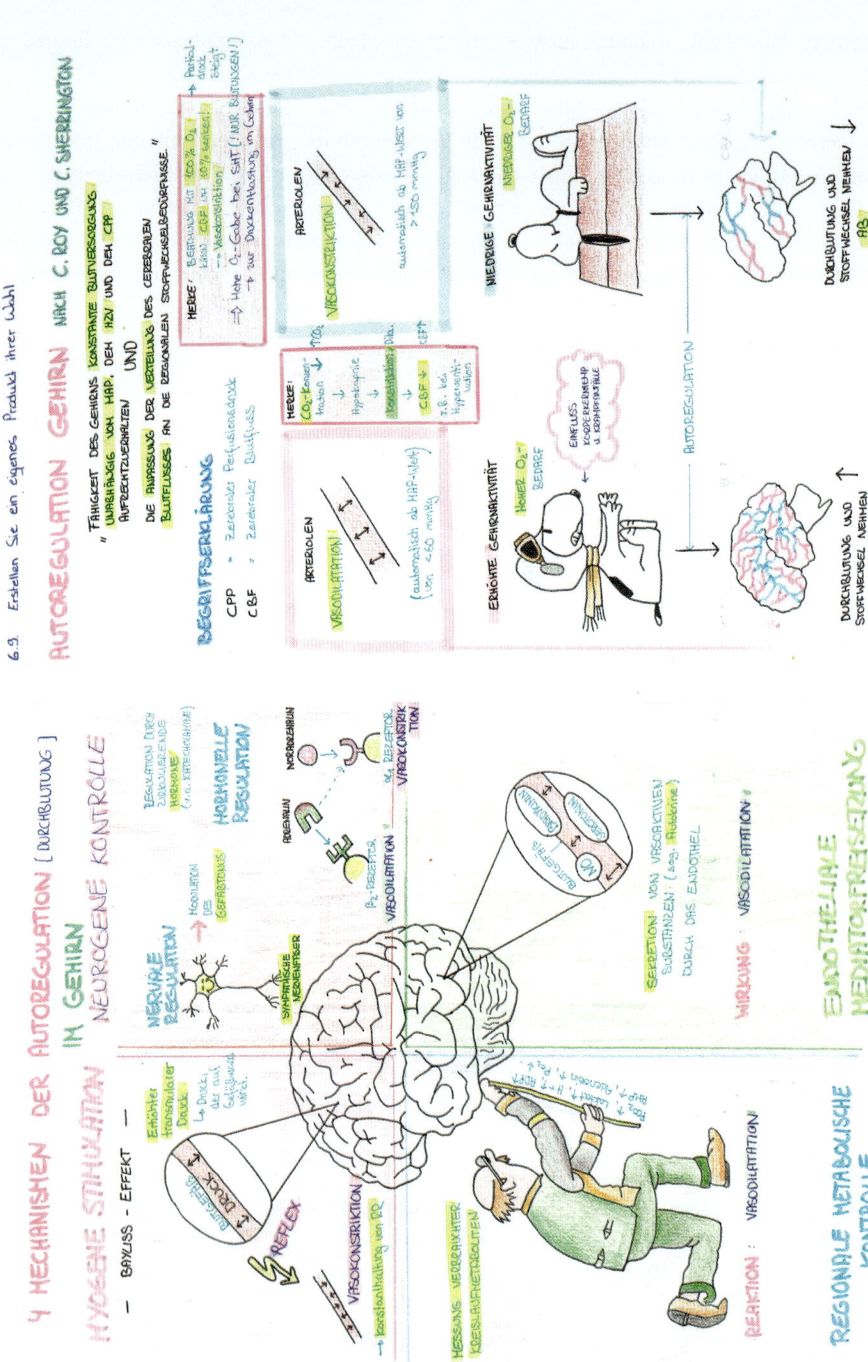

Abb. IV.28 ▶ Infografiken aus dem Physiologieunterricht zur Autoregulation des Gehirns (mit freundlicher Genehmigung von Corinna Schmälzle)

Text als Infografiken. Ziel ist es, alle relevanten Inhalte binnen einer Minute erfassen zu können. Eppler et al. (2019) geben zur Erstellung folgende Hinweise:

- „Fokussieren Sie die OMW auf Informationen, die innerhalb einer Minute gelesen und aufgenommen werden können.
- Konzentrieren Sie sich auf einen Aspekt, z. B. Entlastungspunktion, EKG-Ableitung, Sichtungskategorien, Teilaspekt einer Therapie.
- Nutzen Sie kurze Aufzählungen, keine langen Texte.
- Betonen Sie den wichtigsten Lernpunkt.
- Verwenden Sie große aus der Ferne lesbare Schriftarten.
- Verwenden Sie keine Patientendaten.
- Stellen Sie sicher, dass die Grundsätze des Plagiats und des Urheberrechts beachtet werden.
- Bilder/Grafiken lockern das OMW auf und wecken Interesse beim Leser.
- QR-Codes zur Verlinkung auf weitere Informationen“ verwenden.

Krüger et al. (2021) konnten durch eine Evaluationsstudie zeigen, dass OMW eine sinnvolle, ergänzende Fortbildungsmethode darstellen, da rund 91 Prozent der Befragten angaben, die Wartezeiten im Berufsalltag dazu zu nutzen, OMW zu lesen. 73,55 Prozent der Befragten gaben an, dass sie die Informationen als hilfreich empfanden.

2.5.3 Schriftliche Ausarbeitung

Notfallsanitäter müssen zur Erlangung der Berufserlaubnis u. a. ein schriftliches Examen bestehen, das laut Ausbildungs- und Prüfungsverordnung (§§ 4 und 15 NotSan-APrV) aus drei Themenbereichen besteht und jeweils 120 Minuten beansprucht. Dabei muss, entsprechend der handlungskompetenzorientierten Ausbildung, auch kompetenzorientiert geprüft werden (vgl. Ohder et al. 2018, S. 147). Eine Lösung hierfür ist die operationalisierte Aufgabenstellung, wie sie das Land Baden-Württemberg im Staatsexamen anwendet. Die Schüler erhalten eine für den Beruf typische und auf den Themenbereich entsprechend ausgelegte Situationsbeschreibung. Sie werden dann mit bestimmten Anforderungen (Operatoren) konfrontiert, die in verschiedene Schwierigkeitsgrade (Taxonomiestufen) eingeteilt werden, damit sich die Schüler mit dem Thema intensiv auseinandersetzen können. Hierzu ist neben den entsprechenden Kompetenzen auch ein gewisses Maß an sprachlichem Ausdrucksvermögen vonnöten, das es den Schülern erlaubt, die zu überprüfenden Inhalte so zu beschreiben, dass sie transparent und verständlich vermittelt werden. Die Abbildung IV.29 zeigt zum besseren Verständnis des soeben Dargelegten eine operationalisierte Aufgabenstellung, wie sie im schriftlichen Examen des Landes Baden-Württemberg umgesetzt wird. Die Operatoren sind farbig hervorgehoben, damit die Anforderungen zur Lösung der Aufgabe eindeutig zu erkennen sind.

In Baden-Württemberg wird durch das Curriculum gefordert, dass Schüler grundlegend wissenschaftlich Arbeiten können müssen (vgl. Ohder et al. 2018, S. 121). Dieses Wissen bildet die Grundlage, Studien und Fachartikel im Zuge des lebenslangen Lernens verstehen und einordnen zu können, was unter anderem für evidenzbasiertes Arbeiten und

Aufgabenstellung:

A Analyse der Situation (Informieren)

1. **Nennen Sie** die Merkmale, welche die oben geschilderte Situation charakterisieren.
2. **Leiten Sie** daraus resultierende einsatztaktische und sicherheitsrelevante Problemstellungen **ab**, welche sich für Sie ergeben.

B Aufgaben und deren Lösung (Planen und Durchführen)

3. **Entwickeln und strukturieren Sie** Ihr Vorgehen auf Grundlage der gegebenen Situation und der von Ihnen in Teil A ermittelten Problemstellungen.
4. **Leiten Sie** konkrete mögliche Komplikationen in Bezug auf rettungsdienstliche Maßnahmen und Maßnahmen der Gefahrenabwehr **ab** und übertragen Sie diese auf Ihr Vorgehen aus Frage 3.

C Begründung für das Vorgehen (Reflektieren und Bewerten)

5. **Beurteilen Sie** Ihr Vorgehen. Beziehen Sie sich dabei auf Ihnen bekannte Vorschriften, Einsatzkonzepte oder regionale Protokolle. **Ermitteln Sie** die daraus entstehenden Vorteile für alle beteiligten Personen (z. B. Patient, Unverletzte, Ersthelfer, Personal).

Abb. IV.29 ▶ Operationalisierte Aufgabenstellung (Land Baden-Württemberg)

das Clinical Reasoning relevant ist. Wer selbst Studien durchführen, auswerten und in Fachartikeln publizieren möchte, lernt die Basis schon in der Ausbildung, was einer möglichen akademischen Weiterqualifikation zugutekommt. Auch für den möglichen weiteren beruflichen Werdegang zum Praxisanleiter muss als Prüfungsleistung eine schriftliche Facharbeit eingereicht werden (vgl. Enke 2016, S. 315). Auf all diese verschiedenen wissenschaftlichen Texte können die Schüler schon im Rahmen ihrer Ausbildung mithilfe des Lernproduktes „schriftliche Ausarbeitung“ vorbereitet werden. Um die Schüler auf diese Formen der Überprüfung sowie prospektiv auf Möglichkeiten ihrer beruflichen Zukunft vorzubereiten, eignen sich schriftliche Ausarbeitungen als Einzel- und Gruppenarbeiten. Hierbei wird die Fachkompetenz gefördert, da die Schüler sich intensiv mit einer komplexen Thematik auseinandersetzen (vgl. Bonse-Rohmann, Hüntelmann und Nauerth 2015, S. 20). Auch wird die Methodenkompetenz erweitert, da die Schüler lernen, sich neben den notwendigen EDV-Kenntnissen mit aktueller Literatur und deren Beschaffung auseinanderzusetzen. Die persönliche Kompetenz wird gefördert, indem die Schüler durch den Schreibprozess Fähigkeiten erlangen, „sich sprachlich und stilistisch an einen Adressatenkreis sowie an eine Schreibfunktion und ein Schreibziel anzupassen“ (Schmölzer-Eibinger und Thürmann 2015, S. 101). Hierdurch erlangen sie außerdem die Kompetenz, in einem vorgegebenen Rahmen (zeitlich und umfänglich) Inhalte sprachlich auf das Wesentliche zu reduzieren. Auch sich an Formatvorgaben halten zu müssen und diese zu beachten, kann dazu beitragen, die persönliche Kompetenz zu fördern.

Ob durch Gruppenarbeiten zusätzlich auch Sozialkompetenzen förderbar sind, lässt sich an dieser Stelle nicht eindeutig klären. Aus eigener Erfahrung ist es den Autoren möglich zu sagen, dass eine enge Zusammenarbeit die Sozialkompetenz dahingehend fördert, als dass sich die Gruppenmitglieder auf die Qualität der Ausarbeitung anderer verlassen müssen, sie konstruktive Kritik üben und empfangen sowie lernen, sich Gruppendynamiken anzupassen, zumindest was gewisse zeitliche Zielsetzungen angeht. Es ist jedoch zu beobachten, dass die erworbenen Fachkompetenzen sich fast ausschließlich auf die Teile beschränken, die das jeweilige Gruppenmitglied selbst ausgearbeitet hat und dadurch teilweise große Differenzen im thematischen Gesamtkontext vorliegen. Von daher ist es von den Lehrkräften abzuwägen, welche Kompetenzen durch die Ausarbeitung im besonderen Maße gefördert werden sollen und ob ein Defizit in der Fachkompetenz vertretbar ist.

Um eine schriftliche Ausarbeitung im Rahmen von PPOLA zielführend zu gestalten, ist die inhaltliche Ausarbeitung wichtiger als die formale Gestaltung. Ein besonderer Fokus liegt auf dem sprachlichen Ausdruck und der Verwendung aktueller wissenschaftlicher Literatur, so wie es auch im NotSanG (§ 4) gefordert wird. Da Literatur für Schüler in der Berufsausbildung zum Teil schwer zugänglich ist und die Literaturrecherche einen großen zeitlichen Rahmen beansprucht, empfehlen die Autoren, den Schülern die notwendige Literatur zur Verfügung oder entsprechende Zugänge bereitzustellen, um die Recherchezeit zu verkürzen. Hierzu eignen sich z. B. Kooperationen mit Universitätsbibliotheken und/oder Verlagen.

Für die formalen Vorgaben empfehlen die Autoren an dieser Stelle die folgenden Richtlinien:

- Deckblatt, Einleitung, Hauptteil, Fazit
- Inhalts-, Abbildungs-, Tabellen-, Abkürzungs- und Literaturverzeichnis
- einheitlicher Zitierstiel (z. B. APA-Richtlinien oder Harvard-Zitierweise [amerikanische Zitierweise])
- Fließtext: Arial, 11 Pt., Blocksatz, automatische Silbentrennung, 1,5 Pt. Zeilenabstand
- Überschriften als nummerische Gliederung, maximal drei Ebenen
  - 1. Ebene Arial, 14 Pt., schwarz, fett, linksbündig, hängender Einzug (1,5 cm)
  - 2. und 3. Ebene Arial, 12 Pt., schwarz, fett, linksbündig, hängender Einzug (1,5 cm)

Die Abbildung IV.30 soll einen Eindruck des Beschriebenen vermitteln und zeigt verschiedene schriftliche Ausarbeitungen, die von Schülern des 2. Lehrjahres erstellt wurden.

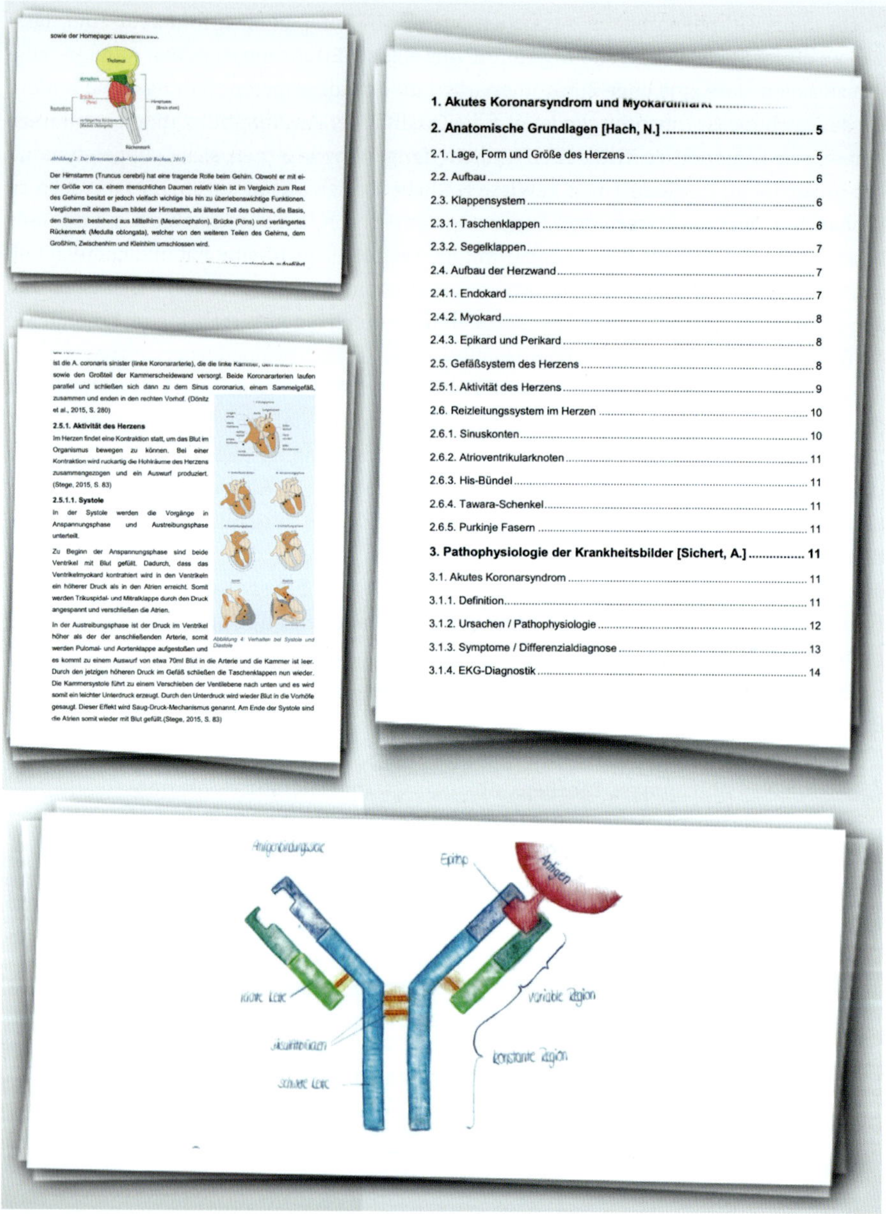

sowie der Homepage: DasGehirn.info.

Abbildung 2: Der Hirnstamm (Ruhr-Universität Bochum, 2017)

Der Hirnstamm (Truncus cerebri) hat eine tragende Rolle beim Gehirn. Obwohl er mit einer Größe von ca. einem menschlichen Daumen relativ klein ist im Vergleich zum Rest des Gehirns besitzt er jedoch vielfach wichtige bis hin zu überlebenswichtige Funktionen. Verglichen mit einem Baum bildet der Hirnstamm, als ältester Teil des Gehirns, die Basis, den Stamm bestehend aus Mittelhirn (Mesencephalon), Brücke (Pons) und verlängertes Rückenmark (Medulla oblongata), welcher von den weiteren Teilen des Gehirns, dem Großhirn, Zwischenhirn und Kleinhirn umschlossen wird.

ist die A. coronaris sinister (linke Koronararterie), die die linke Kammer, ... sowie den Großteil der Kammerscheidewand versorgt. Beide Koronararterien laufen parallel und schließen sich dann zu dem Sinus coronarius, einem Sammelgefäß, zusammen und enden in den rechten Vorhof. (Dönitz et al., 2015, S. 280)

2.5.1. Aktivität des Herzens

Im Herzen findet eine Kontraktion statt, um das Blut im Organismus bewegen zu können. Bei einer Kontraktion wird ruckartig die Hohlräume des Herzens zusammengezogen und ein Auswurf produziert. (Stege, 2015, S. 83)

2.5.1.1. Systole

In der Systole werden die Vorgänge in Anspannungsphase und Austreibungsphase unterteilt.

Zu Beginn der Anspannungsphase sind beide Ventrikel mit Blut gefüllt. Dadurch, dass das Ventrikelmyokard kontrahiert wird in den Ventrikeln ein höherer Druck als in den Atrien erreicht. Somit werden Trikuspidal- und Mitralklappe durch den Druck angespannt und verschließen die Atrien.

In der Austreibungsphase ist der Druck im Ventrikel höher als der der anschließenden Arterie, somit werden Pulomal- und Aortenklappe aufgestoßen und es kommt zu einem Auswurf von etwa 70ml Blut in die Arterie und die Kammer ist leer. Durch den jetzigen höheren Druck im Gefäß schließen die Taschenklappen nun wieder. Die Kammersystole führt zu einem Verschieben der Ventilebene nach unten und es wird somit ein leichter Unterdruck erzeugt. Durch den Unterdruck wird wieder Blut in die Vorhöfe gesaugt. Dieser Effekt wird Saug-Druck-Mechanismus genannt. Am Ende der Systole sind die Atrien somit wieder mit Blut gefüllt.(Stege, 2015, S. 83)

Abbildung 4: Verhalten bei Systole und Diastole

Abb. IV.30 ▶ Beispiele aus schriftlichen Ausarbeitungen, die von Schülern des 2. Lehrjahres erstellt wurden. Das untere Bild zeigt ein Lernprodukt, das als Abbildung in der Ausarbeitung verwendet wurde (mit freundlicher Genehmigung von Anna Sichert).

2.6 Mit den Lernprodukten zu erlangende Kompetenzen im Überblick

In den Tabellen IV.13 bis IV.16 werden die Lernprodukte aus Abbildung IV.1 anhand ihrer Kernelemente vorgestellt, die wichtigsten Bearbeitungsregeln festgehalten und der möglichen Kompetenzförderung zugeordnet. Sie sollen die Erstellung einer PPOLA und den Umgang mit Lernprodukten erleichtern.

Tab. IV.13: Erklärungsprodukte

Produkt	Kurzbeschreibung	Anforderungskriterien an das Produkt	Geförderte Kompetenzen			
			FK	MK	SK	PK
Ursache-Wirkungs-Diagramm	Diagramm in Form einer „Fischgräte“, um einen Problemlösungsprozess darzustellen	Wenn-Dann-Beziehungen, das Warum (als Ursache), verständlich für den Adressaten	*	*		*
Schaubild der Einflussbeziehungen (Concept-Map)	Visualisierung von Zusammenhängen und Abhängigkeiten in Form eines Netzwerkes	Ursache-Wirkungsbeziehungen, verständlich für den Adressaten	*	*		
Fehler-Ursachen-Tabelle	tabellarische Darstellung von Fehlern und deren Ursachen	Beziehung zwischen Fehler, Ursache, Klassifikation, verständlich für den Adressaten	*			*
Liste von handlungserklärenden Bearbeitungsregeln	Regeln (Schritte) zur Bearbeitung eines Auftrags werden nicht nur prozedural dargestellt, sondern auch erklärt.	Wenn-Dann-Warum-(Weil-)Beziehungen, verständlich für den Adressaten	*	*		

Tab. IV.14: Darstellungsprodukte

Produkt	Kurzbeschreibung	Anforderungskriterien an das Produkt	Geförderte Kompetenzen			
			FK	MK	SK	PK
Entscheidungstabelle	Dient einer eindeutigen Darstellung von komplexen Entscheidungssituationen. Ist in der Wirtschaft durch die DIN 66241 normiert und sollte möglichst kurz und übersichtlich gehalten werden.	Besteht aus vier Teilen: – Bedingungsteil (Wenn-Teil) – Aktionsteil (Dann-Teil) – Entscheidungsregeln – Kennzeichnung möglicher und unmöglicher Aktionen Pro Tabelle nicht mehr als zwölf Bedingungen erstellen.	*	*		*
Arbeitsablaufplan	Legt die Arbeitsschritte zum Erreichen eines Endproduktes fest.	– richtige Reihenfolge – tabellarisch von oben nach unten – auslösende Prozesse als Überschrift – Verantwortlichkeiten, Arbeitsgrundlagen, Arbeitsschritte und Ergebnisse der einzelnen Schritte müssen dargestellt werden.	*	*		*
Bearbeitungsregeln	Legen Regeln fest, die eingehalten und auf Einhaltung überprüft werden müssen.	Regelbereich (mit Begründung) – Kontrollbereich (Überprüfung durch Verantwortlichen) – Konsequenzbereich (bei Nichteinhalten; führt zu finalen Konsequenzen)	*	*	*	*
medizinische Regelprodukte	Regelkreisläufe des menschlichen Körpers, die Gesetzmäßigkeiten (physiologischen Regeln) unterliegen	s. Bearbeitungsregeln	*			*
Checklisten	Prüf- und Kontrolllisten zur Überprüfung von Vollständigkeit	vollständige Liste von z. B. Inhalten oder Funktionen Kästchen zum Abhaken		*		*
einfache Tabelle	Stellt Werte oder Texte strukturiert dar.	– vollständig ausgefüllt – eindeutige Beschriftung der Spalten	*	*		

Tab. IV.15: Beschreibungsprodukte

Produkt	Kurzbeschreibung	Anforderungskriterien an das Produkt	Geförderte Kompetenzen			
			FK	MK	SK	PK
Bestandteileliste	Eine Anordnung oder/und eine Anreihung einzelner Teile (Begriffe), die am Ende eine Auflistung des Gesamten ergibt. Die Ordnung der Teile (Begriffe) spielt dabei keine Rolle.	keine	*			
beschriftetes Schaubild/Diagramm	visuelle Darstellung eines Bildes (Grafik) oder Diagramms mit zugeordneten Pfeilen/Strichen für die Nennung des zu beschreibenden Bereichs	Wissen generieren, detaillierte Beschreibung, verständlich für den Adressaten	*	*		
Prozessdiagramm	Visualisierung von Zusammenhängen, die logisch, verständlich und nachvollziehbar dargestellt sind; zum einen in Verfahrensanweisungen (Flussdiagramme/Flusstabelle) und zum anderen in Arbeitsanweisungen (Textform). Die Flussdiagramme werden anhand von Symbolen, Begrifflichkeiten und Abkürzungen dargestellt, diese sollten jedoch für jeden Mitarbeiter im Rahmen des QM bekannt sein.	logische aneinanderreihende, zusammenhängende Beschreibungen und/oder Anweisungen, verständlich für den Adressaten	*	*		
Kriterien-Merkmals-Katalog	Ein Katalog von Kriterien, die als Grundlage für Entscheidungen oder Ähnliches dienen. Ein Tool der Evaluation im Bereich des QM.	Experten evaluieren Experten; schnelle, standardisierte und ggf. einfache Beurteilung, verständlich und attraktiv für den Adressaten	*	*	*	*
Strukturbild	Netzartige Darstellung eines (komplexen) Themas; dabei werden zusammenhängende Informationen in Form eines Mindmapping visuell dargestellt. Hierzu werden Symbole, Bilder, Farben, Begriffe und Linien benutzt.	zusammenhängende Informationen logisch aneinandergereiht, verständlich für den Adressaten	*	*		
Beschreibungsvideo	Beschreibung von Produkten, Personen, Materialien usw. mit dem Medium Video; dabei steht die informierende, sachbezogene und wirklichkeitsentsprechende Visualisierung im Vordergrund.	reine Beschreibung, verständlich für den Adressaten	*	*		*

Tab. IV.16: Handlungsprodukte

Produkt	Kurzbeschreibung	Anforderungskriterien an das Produkt	Geförderte Kompetenzen			
			FK	MK	SK	PK
Übungen/Skills/ Stationenlernen/ Lernzirkel	Üben praktischer Einzelmaßnahmen in Kleingruppen (Peer Learning) oder allein in Schritten (ggf. unter beschriebener Anleitung der Abfolgeschritte)	konkreter Arbeitsauftrag/Beschreibung an die jeweilige Einzelmaßnahme, verständlich für den Adressaten	*	*		
kommentierte Fallbeispiele	Beschriebene Fallkasuistik, die unter Zuhilfenahme eines Lernenden (als Patient) einem Team (aus Lernenden) dargeboten wird. Bei Bedarf kann die Lehrkraft von außen unterstützen. Einsatzmeldung wird den Lernenden Face-to-Face übermittelt und mögliche Gefahren werden verbal beschrieben. Die anderen Lernenden beobachten und machen sich Notizen. Nachbesprechung erfolgt wertschätzend unter Reflexion.	beschriebene Fallkasuistik (ggf. algorithmenbezogen) mit zuvor festgelegten Schwerpunkten Bewertungspapier bereitstellen	*	*	*	*
High-Fidelity-Simulation	Beschriebene Fallkasuistik, die unter Zuhilfenahme eines Simulators einem Team (aus Lernenden) dargeboten wird. Das Team befindet sich allein an einer simulierten Einsatzstelle. Einsatzbefehle bekommen sie z. B. über Funk mitgeteilt. Alle Informationen können in der Situation von dem Patienten(-simulator) erfasst und beschrieben werden. Die Lehrkraft steuert den Simulator. Nachbesprechung/Debriefing erfolgt wertschätzend unter Eigenreflexion der Lernenden (zirkulär).	funktionierende Kameratechnik und Simulator; beschriebene Fallkasuistik (ggf. algorithmenbezogen) mit zuvor festgelegten Schwerpunkten für den Operator; Debriefingmöglichkeiten	*	*	*	*

Eine PPOLA enthält immer mehrere Arbeitsschritte, die jeweils aus mindestens einem Lernprodukt bestehen. Jedes Lernprodukt wird inhaltlich einem Feinkompetenzziel zugeordnet und kann unterschiedlich bezüglich Anforderungen und Komplexität sein. Dabei kann es vorkommen, dass mehrere Lernprodukte notwendig sind, um ein Feinziel zu erreichen. Die Schüler müssen immer von einem zum nächsten Lernprodukt geleitet werden, das heißt, schrittweise vorgehen, was den zweiten Schritt des Planungstools der PPOLA wiederum in diverse Zwischenschritte unterteilt, die „als rotem Faden" der Struktur des Patientenprozesses folgen. Symbolisch können Lernprodukte als die Stufen einer Treppe angesehen werden, die zu einem Kompetenzziel führt. In einer PPOLA existieren Treppen, die sich in ihrer Stufenanzahl unterscheiden, jedoch führt eine Stufe über die nächste zum Ziel. Addiert sollen die durch die erstellten Lernprodukte erworbenen Kompetenzen abschließend die angestrebte Handlungskompetenz im Patientenprozess ergeben.

Aus dieser Logik heraus haben die Autoren eine weitere Spalte zu dem ursprünglichen Planungswerkzeug Müllers (2011, S. 95) hinzugefügt, die sich mit der Kompetenzzielformulierung auseinandersetzt. In Spalte 2.1 des Planungstools für PPOLA werden die Kompetenzziele der einzelnen Arbeitsschritte aufgeführt (s. Tab. III.3). In der handlungskompetenzorientierten Berufsausbildung von Notfallsanitätern soll eine PPOLA jedes Mal gezielt in eine Handlung überführt werden, das heißt, am Ende steht immer ein Handlungsprodukt. Während Produkte wie Skills-Lab oder Rollenspiel auch Einstiegsprodukte oder Zwischenschritte darstellen können, ist die vollständige Handlung in High-Fidelity-Simulationen bevorzugt als ein Endprodukt zu wählen, da aus Gründen der Patientensicherheit nur hier objektiv Kompetenzen aus dem Verhalten der Schüler in Notfallsituationen beobachtet und bewertet werden können (vgl. Manser, Perry und Schmutz 2013, S. 170). Das schließt allerdings nicht aus, dass bei aufgetretenen Kompetenzlücken diese als Einstiegsprodukt in einen weiteren oder vertiefenden PPOLA-Prozess eingebunden werden können. Kompetenzlücken, die auf diese Weise aufgedeckt werden, bieten mannigfaltige Möglichkeiten, weitere PPOLA zu entwerfen, mit dem Ziel, die Lücken zu schließen, was z. B. in der nächsten High-Fidelity-Simulation überprüft werden kann.

3 Einsatz des Planungstools zur Erstellung einer PPOLA am Beispiel des ABCDE-Schemas

Am Beispiel des ABCDE-Schemas, welches eine grundlegende Arbeitsweise von Notfallsanitätern ist, wird eine exemplarische Lernaufgabe unter der Verwendung des Planungswerkzeugs erstellt. In den einzelnen Schritten werden auch die durchgeführten Arbeitsschritte erklärt und durch das Beispiel verdeutlicht. Diese Lernaufgabe dient der Veranschaulichung und legt keinen Wert auf unreflektierte Umsetzbarkeit. Sollten Sie die folgende Lernaufgabe in Ihrem Unterricht umsetzen wollen, sind Adaptionen notwendig. Die Autoren laden Sie hiermit ein, nachdem Sie dieses Kapitel gelesen haben, diese Lernaufgabe zur Übung und Erprobung zu adaptieren und eine funktionsfähige PPOLA in Ihrer Ausbildung zu etablieren. Da die Durchführung der Notfallsanitäterausbildung Ländersache ist, wird das folgende Beispiel exemplarisch am Curriculum des Landes Baden-Württemberg (vgl. Ohder et al. 2018) erstellt. Es handelt sich um ein Spiralcurriculum, welches in zehn Lernfelder (LF) aufgeteilt ist.

3.1 Erster Schritt: Rahmenbedingungen des ABCDE-Schemas klären

Das „Vorgehen nach dem ABCDE-Schema" gilt in der Versorgung von Notfallpatienten als Fundament einer effizienten Versorgung. Mithilfe dieses Versorgungsschemas können wichtige Untersuchungen und Maßnahmen verinnerlicht werden, um später im Einsatz dynamisch an die jeweilige Situation angepasst zu werden. Jeder Buchstabe des Akronyms steht selbstständig für einen Untersuchungsbereich einer Körperfunktion oder einer Vitalfunktion und der damit verbundenen Diagnostik, aus der wiederum Maßnahmen entstehen. A steht für die Atemwege, B für die Belüftung der Lungen, C für den Kreislauf (Circulation), D für den neurologischen Status (Disability) und E für Entscheidung und Umwelteinflüsse (Environment, Exposure). Stellt man beim Untersuchungsgang (von A nach E) eine Erkrankung oder Verletzung fest, wird diese als „Problem" bezeichnet und direkt behandelt. Es werden grundsätzlich A-Probleme vor B-Problemen, B-Probleme vor C-Problemen usw. behandelt. Auch gibt es Adaptionen für pädiatrische Patienten oder für Traumapatienten (z. B. <x>ABCDE bzw. <c>ABCDE, bei einer lebensbedrohlichen Blutung). Der Leitsatz zur Versorgung heißt: „Behandle zuerst, was zuerst schadet". Daraus resultiert die Priorisierung von Maßnahmen. Da die subjektive Einfachheit dieses Schemas die wahre Komplexität der praktischen Umsetzung verbirgt, wird in der Berufsausbildung von Notfallsanitätern der Verinnerlichung des Schemas ein hoher Stellenwert zugeschrieben.

Der erste Schritt im Planungstool stellt die Bedingungsanalyse in der Mesoebene dar (vgl. Rosen und Schubiger 2013, S. 32). Die Bedingungen beziehen sich hierbei allerdings nicht auf die Lernenden, die Organisation und die Lehrkräfte, sondern auf die Ebenen des Gesetzes und des Curriculums. Adaptiv zum originalen Planungswerkzeug wurde die Identifikation von Patientenprozessen hinzugenommen, da diese den Kern von PPOLA darstellen. Des Weiteren wird an dieser Stelle bereits eine berufliche Situierung der Prozesse vorgenommen, d. h., eine für den Beruf relevante Situation festgelegt, in der die zu schulenden Prozesse zum Tragen kommen. Diese Situierung dient später als Einstiegsanweisung, indem sie schülerorientiert ausformuliert wird.

Die Einstiegsanweisung enthält auch die Erstellung eines Einstiegsproduktes und hat im ersten Bearbeitungsschritt einer Lernaufgabe die didaktische Funktion, den Lernprozess anzustoßen und „einzuwurzeln". Die dabei geforderten Lerneraktivitäten zielen deshalb zunächst auf ein „Sich-mit-dem-Ausgangsmaterial-vertraut-machen". Die Auszubildenden werden aufgefordert, die vorgegebenen Fakten, Daten und Bestandteile des zu bearbeitenden Auftrags in den Blick zu nehmen, um diese sodann beispielsweise aufzulisten, zu beschreiben und zu ordnen. Es geht also eher um annähernde und verweilende logische Operationen, z. B. des Identifizierens, Vergleichens und Einordnens der Vorgaben des Auftrags, ohne bereits in den Prozess der Aufgabenbearbeitung einzusteigen. Im vorliegenden Fall erfolgt der Einstieg klassisch mit einer Kann-Liste (vgl. Herold und Herold 2017, S. 112) zum Arbeitsauftrag.

Der Punkt „Lernorte" (s. Punkt 1.5 in Tab. IV.17) ist an dieser Stelle fakultativ. In einem Handwerksbetrieb gibt es verschiedene Maschinen, Werk- und Produktionsstätten, an denen sich die Lernenden Wissen aneignen können. In der Notfallsanitäterausbildung kommt dieser Punkt erst dann zum Tragen, sobald lernortübergreifende Lernaufgaben gestellt werden, z. B. von der Schule zur Lehrrettungswache. Dieser Punkt kann auch verwendet werden, um die Lernenden bei Gruppenarbeiten z. B. in verschiedene Lehrsäle aufzuteilen. Ob dies allerdings notwendig ist, muss von der Lehrkraft entschieden werden. Unter „Arbeitsmitteln" werden in der Notfallsanitäterausbildung Materialien verstanden, die die Lernenden zum Wissenserwerb benötigen, in erster Linie Bücher, Zeitschriften, von der Lehrkraft vorbereitete Handouts usw. Diese Arbeitsmittel sind nicht zu verwechseln mit den Materialien, die später benötigt werden, um Lernprodukte herstellen zu können. Die letzte Instanz ist die Festlegung der Grobziele, die durch die Lernaufgabe erreicht werden sollen.

Tab. IV.17: Planungstool für patientenprozessorientierte Lernaufgaben – Umsetzungsbeispiel anhand des ABCDE-Schemas

1. Schritt: Rahmenbedingungen des Ausbildungsthemas klären	
1.1 Thema:	Priorisierendes Arbeiten nach dem ABCDE-Schema
1.2 Verortung im Ausbildungsrahmenplan/ Lernfeld im Rahmenlehrplan:	Die geplante PPOLA dient zur finalen Festigung der Thematik und ist verortet: LF 7 (Ende 2. Lehrjahr – Mitte 3. Lehrjahr) „Einen Notfalleinsatz selbstständig planen, durchführen und bewerten" (Ohder et al. 2018, S. 91 ff.) Bisherige spiralcurriculare Unterweisungen: Grundlagen: LF 2 (1. Lehrjahr): „Lebensbedrohliche Zustände erkennen und bewerten sowie einfache lebenserhaltende Maßnahmen durchführen" (Ohder et al. 2018, S. 59 ff.) Vertiefung: LF 5 (Ende 1. Lehrjahr – Anfang 2. Lehrjahr): „Bei Notfalleinsätzen assistieren und erweiterte notfallmedizinische Maßnahmen durchführen" (Ohder et al. 2018, S. 75 ff.)

Tab. IV.17: Planungstool für patientenprozessorientierte Lernaufgaben – Umsetzungsbeispiel anhand des ABCDE-Schemas

1.3 Szenario/ berufliche Situation:	Sie sind als hauptverantwortlicher Notfallsanitäter auf einem Rettungswagen eingesetzt und werden zu einem Notfalleinsatz im internistischen Kontext alarmiert. Die Qualifikation Ihres Kollegen ist Rettungssanitäter. Die Meldung der Leitstelle lautet: „Internistisch: Sonstiges". An der Einsatzstelle angekommen, gilt es, einen erwachsenen Notfallpatienten nach dem ABCDE-Schema zu beurteilen und notwendige Maßnahmen zu priorisieren.
1.4 Patienten-prozesse/ durch diese bedingte Arbeits-prozesse:	– Einschätzen der Einsatzumgebung (SSS, General Impression) – Priorisierung der diagnostischen Maßnahmen nach vorliegendem Survey – fokussierte Patientenbeurteilung durch diagnostische Maßnahmen – Priorisierung der diagnostischen Maßnahmen nach ABCDE – Erkennen von ABCDE-Problemen – Kommunikation im Team und an Schnittstellen nach ABCDE – Priorisierung der medizinischen Maßnahmen anhand der zuvor ermittelten Probleme – Durchführung der entsprechenden HE/SOP – fokussierte Anamnese (SAMPLER/OPQRST)
1.5 Lernorte:	Schule, Skills-Lab, Kleinsimulation, Simulationszentrum, Rettungswache
1.6 Richtziele der PPOLA:	LF 7: – „Die Schülerinnen und Schüler besitzen die Kompetenz zur eigenverantwortlichen Durchführung von Notfalleinsätzen, einschließlich der eigenständigen Übernahme heilkundlich-invasiver Maßnahmen bis zur Übergabe an eine Ärztin/einen Arzt." (Ohder et al. 2018, S. 91) – „Die Schülerinnen und Schüler informieren sich über die Einsatzindikatoren, die Patientensituation und erkennen Auswirkungen für ihren Einsatz. Sie prüfen die Einsatzmeldung hinsichtlich der zu erwartenden Situation vor Ort. Daraus konkludieren sie denkbare Symptome und Komplikationen. Sie ermitteln die Situation vor Ort und leiten die Notwendigkeit zur eigenständigen Durchführung von heilkundlichen Maßnahmen ab." (Ohder et al. 2018, S. 92) – „Die Schülerinnen und Schüler prüfen die Vitalfunktionen und ergreifen geeignete Maßnahmen zur Sicherung bzw. Wiederherstellung und erfassen mit Hilfe der vorhandenen diagnostischen Möglichkeiten, der körperlichen Untersuchung und der Anamnese, den Zustand der Patientinnen und Patienten und erstellen daraus eine Arbeitsdiagnose. Auf dieser Grundlage führen sie die Versorgung unter Berücksichtigung der aktuellen Leitlinien der Fachgesellschaften selbstständig und fachgerecht in der Rolle des Teamleiters durch. Sie leiten die Notwendigkeit zur eigenständigen Übernahme heilkundlicher Maßnahmen aus der Situation ab, klären auf und führen diese sachgerecht und verantwortungsbewusst durch. Sie erkennen auftretende Komplikationen und leiten notwendige Schritte zur Abhilfe ein. Sie leiten aus der Einsatz- und Patientensituation eine eventuelle Notwendigkeit zur Nachforderung weiterer Einsatzmittel und Einsatzkräfte ab und führen dieses durch." (Ohder et al. 2018, S. 92) – „In regelmäßigen Abständen überprüfen sie die Wirksamkeit der eingeleiteten Maßnahmen und reagieren angemessen auf Veränderungen des Patientenzustandes." (Ohder et al. 2018, S. 92) – „Auf der Grundlage der Arbeitsdiagnose und der Behandlungsergebnisse treffen sie die Entscheidung über Transportindikation, Transportziel und Transportmittel oder Versorgungsalternativen. Während des Transports betreuen sie Patientinnen und Patienten unter Berücksichtigung der individuellen Bedürfnisse." (Ohder et al. 2018, S. 92) – „Die Schülerinnen und Schüler analysieren und beurteilen den Einsatz. Dabei [...] bewerten sie die Maßnahmen hinsichtlich des Zeitpunkts der Durchführung, der Korrektheit und ihrer Wirksamkeit und leiten daraus allgemeingültige Optimierungsmöglichkeiten ab. Auf dieser Grundlage passen sie ihr künftiges Handeln an und übertragen dies auf vergleichbare Notfalleinsätze." (Ohder et al. 2018, S. 93)

3.2 Zweiter Schritt: Arbeitsschritte bestimmen

Der zweite Schritt im Planungstool dient im Sinne der Produktisierung des Lernens der Identifikation von Arbeitsschritten und den dazugehörigen Lerninhalten, wie die Tabelle IV.18 exemplarisch verdeutlicht. Hierzu werden zunächst aus den Grobzielen des ersten Schrittes Feinziele formuliert und in eine logische Reihenfolge gebracht. Hilfreich hierfür ist das Vorgehen nach Klafkis didaktischer Analyse (1963). Anschließend werden diese Lernziele produktisiert, indem sich die Lehrkräfte entscheiden, welche Produkte in welcher Reihenfolge erstellt zu dem entsprechenden Feinziel führen. Haben die Schüler eine gewisse Erfahrung in der Umsetzung von PPOLA erlangt, können die Lehrkräfte den Schülern zunehmend mehr Entscheidungsfreiheit in der Produktwahl gewähren. Dadurch wird das selbstbestimmte Lernen der Schüler gefördert und der Lernprozess zunehmend individualisiert. Sind die Produkte festgelegt worden, wird das Ergebnis beschrieben. Diese Information wird an späterer Stelle (Schritt 3 des Planungstools, s. Kap. 3.3) wieder aufgegriffen. Die Beschreibung des Ergebnisses ist für die Schüler von zentraler Bedeutung, damit sie die inhaltliche Tiefe und das Konstrukt des geforderten Lerngegenstandes innerhalb des Produktes überhaupt erst erfassen können. Als Leitsatz soll an dieser Stelle gelten: „Jedes Ziel führt zu mindestens einem Produkt und jedes Produkt hat immer auch ein Ergebnis."

Anschließend werden die Ausgangsmaterialien und/oder die Wissensquellen festgelegt. Es hat sich als zielführend erwiesen, den Schülern Literaturvorgaben an die Hand zu geben, da ansonsten die Gefahr besteht, dass die Schüler den Fokus verlieren. Gerade durch das Internet ist die Gefahr sehr hoch, das Kompetenzziele nicht nur durch zu geringe Abstraktion verfehlt werden, sondern auch durch Fehlinformationen. Als Wissensquellen können allerdings auch Personen gelten, z. B. die Lehrkraft selbst oder ein geladener Experte. Die abschließenden Punkte dienen im Rahmen der didaktischen Analyse der Verdeutlichung des aufgabenrelevanten Wissens und der Festlegung der benötigten Materialien, was ebenfalls an späterer Stelle (Schritt 4 des Planungstools, s. Kap. 3.4) aufgegriffen wird.

Tab. IV.18: Planungstool für patientenprozessorientierte Lernaufgaben – Umsetzungsbeispiel anhand des ABCDE-Schemas

2. Schritt: Arbeitsschritte der SuS durch Ziele und Lernprodukte festlegen – Lerninhalte der Produkte bestimmen						
	2.1 Kompetenzziele	**2.2 Arbeitsschritte des Arbeitsablaufs**			**2.3 Lerninhalte**	**2.4 Arbeitsmittel**
Nr.	**Richtziele: URP Feinziele: PPOLA**	**Produkte und Ergebnisse**	**Aktivitäten der SuS**	**Ausgangsmaterial / Wissensquellen**	**aufgabenrelevantes Wissen über …**	**benötigte Materialien**
1.	Die SuS finden sich in einem Team zusammen und stellen die Arbeitsfähigkeit der Gruppe her.	Ergebnis: Arbeitsfähigkeit innerhalb der Gruppe herstellen	Einteilung von Arbeitsaufträgen innerhalb der Gruppe (Wer macht was?)	– Ausbilder vor Ort – individuelle Aufzeichnungen der SuS aus vorangegangenen Unterrichten *Fachliteratur:* – Enke K et al. (Hrsg.) (2019) LPN – Lehrbuch für präklinische Notfallmedizin. 6. Aufl., Stumpf + Kossendey. – Semmel T (2016) ABCDE. Die Beurteilung von Notfallpatienten. 2. Aufl., Elsevier.	– Teambuilding – Stärken/Schwächen bei sich und anderen erkennen und fördern	Stifte, Papier
2.	– Sozialkompetenz stärken – persönliche Kompetenz stärken – Fachkompetenz erweitern – Die SuS aktivieren ihr Vorwissen und gleichen ihre Erfahrungen in der Umsetzung des ABCDE-Schemas untereinander ab. Dabei erkennen sie Unterschiede und Gemeinsamkeiten. Sie erkennen dadurch subjektive Theorien.	*Beschreibungsprodukt:* Mindmap der Ergebnisse *Ergebnis:* Einstieg in die Thematik finden	– Brainstorming – Dokumentation der Ergebnisse des Brainstormings in Form einer Mindmap	– Ausbilder vor Ort – Fachliteratur – Aufzeichnungen der SuS	– Erkennen und sortieren von bereits vorhandenem Wissen – Abgleich des Wissens innerhalb der Gruppe	Stifte, Papier (DIN A3 für die Mindmap, elektronische Erstellung möglich)

Tab. IV.18: Planungstool für patientenprozessorientierte Lernaufgaben – Umsetzungsbeispiel anhand des ABCDE-Schemas

2. Schritt: Arbeitsschritte der SuS durch Ziele und Lernprodukte festlegen – Lerninhalte der Produkte bestimmen						
	2.1 Kompetenzziele	**2.2 Arbeitsschritte des Arbeitsablaufs**			**2.3 Lerninhalte**	**2.4 Arbeitsmittel**
Nr.	**Richtziele: URP Feinziele: PPOLA**	**Produkte und Ergebnisse**	**Aktivitäten der SuS**	**Ausgangsmaterial / Wissensquellen**	**aufgabenrelevantes Wissen über ...**	**benötigte Materialien**

3.	Die SuS erkennen ihre subjektiven Theorien und gleichen diese mit dem wissenschaftlichen Hintergrund ab. Sie entwickeln bzw. festigen ihre Bereitschaft zur kritischen Auseinandersetzung mit berufsrelevanten Arbeitsabläufen.	*Gestaltungsprodukt:*
		Ablaufplanung in Form von Skizzen
		Ergebnis:
		ein auf Gruppenkonsens basierender Ablaufplan
			– Planung der Umsetzung und Materialfindung
			– Erstellung eines Ablaufplans
				– Ausbilder vor Ort, enges Coaching der Expertengruppen notwendig (dieser Schritt ist für das Endergebnis von besonderer Bedeutung)
				– Fachliteratur
				– Aufzeichnungen der SuS
				– Zugang zum Materiallager
					– logisches Vorgehen bei der Erstellung des Ablaufplans anhand der Ergebnisse im Beschreibungsprodukt (Mindmap)
					– Wann macht welcher diagnostische Schritt, welche Maßnahme am meisten Sinn, im:
					  – General Impression
					  – Primary Survey
					  – Secondary Survey
						Stifte, Papier

4.	Die SuS priorisieren erforderliche Schritte der Diagnostik und der vorzunehmenden Maßnahmen anhand des ABCDE-Schemas. Sie können die Priorisierungen begründen.	*Darstellungsprodukt:* Arbeitsablaufplan: übersichtliche, ordentliche und einheitliche Visualisierung der Diagnostik und Maßnahmenableitung nach dem ABCDE-Schema entlang eines zu bearbeitenden Falls *Ergebnis:* Bildung einer Expertengruppe	– Herstellung der Visualisierungsmedien für die Präsentation – Bildung einer Expertengruppe	– Ausbilder vor Ort – individuelle Aufzeichnungen der SuS aus vorangegangenen Unterrichten *Fachliteratur:* – Enke K et al. (Hrsg.) (2019) LPN – Lehrbuch für präklinische Notfallmedizin. 6. Aufl., Stumpf + Kossendey. – Semmel T (2016) ABCDE. Die Beurteilung von Notfallpatienten. 2. Aufl., Elsevier.	– Analyse und Bewertung der Begleitumstände von Notfallsituationen – Durchführung einer strukturierten Anamnese – situationsbezogenes Übertragen der ermittelten Sachverhalte – Untersuchungen von Notfallpatienten und bewerten der Ergebnisse – Anwenden von apparativer Diagnostik und Beurteilung der Ergebnisse	Stifte, Papier (Flipchart)

Tab. IV.18: Planungstool für patientenprozessorientierte Lernaufgaben – Umsetzungsbeispiel anhand des ABCDE-Schemas

2. Schritt: Arbeitsschritte der SuS durch Ziele und Lernprodukte festlegen – Lerninhalte der Produkte bestimmen						
	2.1 Kompetenzziele	**2.2 Arbeitsschritte des Arbeitsablaufs**			**2.3 Lerninhalte**	**2.4 Arbeitsmittel**
Nr.	**Richtziele: URP Feinziele: PPOLA**	**Produkte und Ergebnisse**	**Aktivitäten der SuS**	**Ausgangsmaterial / Wissensquellen**	**aufgabenrelevantes Wissen über …**	**benötigte Materialien**
5.		*Erklärungsprodukt:* Fehler-Erkennungs- und Vermeidungstabelle an einer Stellwand (alternativ Plakat [Stellwandpapier] an Wand) *Ergebnis:* eine Tabelle, anhand derer typische Fehler in der Priorisierung von notwendigen diagnostischen Schritten und den daraus resultierenden Maßnahmen abgelesen werden können	– Herstellung der Visualisierungsmedien für die Präsentation	– Ausbilder vor Ort, enges Coaching der Expertengruppen notwendig (dieser Schritt ist für das Endergebnis von besonderer Bedeutung) – Fachliteratur – Aufzeichnungen der SuS – Zugang zum Materiallager	– Beurteilen der Einsatzstelle und dafür die Verantwortung übernehmen – anhand der SSS-Matrix die Gefahren an der Einsatzstelle richtig einschätzen – Kenntnisse und Fertigkeiten bezüglich der Ersteinschätzung am Patienten auf unterschiedliche komplexe und dynamische Notfallsituationen mit abweichenden bzw. kombinierten Symptomen verschiedener Krankheitsbilder übertragen – Entscheiden über das Behandlungsregime und Priorisierung der Maßnahmen – Eigen- und Fremdanamnese sowie die Einordnung des Patienten in gängige Score-Systeme vornehmen	Stifte, Papier (Flipchart)

Tab. IV.18: Planungstool für patientenprozessorientierte Lernaufgaben – Umsetzungsbeispiel anhand des ABCDE-Schemas

2. Schritt: Arbeitsschritte der SuS durch Ziele und Lernprodukte festlegen – Lerninhalte der Produkte bestimmen						
	2.1 Kompetenzziele	**2.2 Arbeitsschritte des Arbeitsablaufs**			**2.3 Lerninhalte**	**2.4 Arbeitsmittel**
Nr.	**Richtziele: URP Feinziele: PPOLA**	**Produkte und Ergebnisse**	**Aktivitäten der SuS**	**Ausgangsmaterial / Wissensquellen**	**aufgabenrelevantes Wissen über …**	**benötigte Materialien**
6.	Die SuS können die theoretischen Grundlagen des ABCDE-Schemas im Rahmen einer vollständigen Handlung anwenden und auf andere berufsrelevante Situationen übertragen.	*Beschreibungsprodukt:* Prozessdiagramm (umfassende und verständliche Darstellung der Ergebnisse) **Dieses Produkt enthält folgende Produkte:** *Beschreibungsprodukte:* Zwei Flussdiagramme und die oben erstellte Fehler-Erkennungs- und Vermeidungstabelle – an einer Stellwand zur Visualisierung – als Handout *Beschreibungsprodukt:* Erstellung eines Fallbeispiels für die Simulation im Simulationszentrum mittels vorgegebenen Szenariobogen *Ergebnis:* Ein Prozessdiagramm, das sich am zuvor erstellten Arbeitsablaufplan orientiert und darstellt, wie ein Einsatz gemäß dem ABCDE-Schema abzuarbeiten ist. Darüber hinaus wird ein Fallbeispiel erstellt, anhand dessen die notwendigen Skills zum ABCDE-Schema (betreffend des exemplarischen Falls) eingeübt werden können. Des Weiteren wird ein realistisches Szenario kreiert, das das theoretische Wissen mit den erlernten Skills verbindet und in die vollständige Handlung überführt.	– Zusammenführung der Visualisierungsmedien für die Präsentation – Erstellen eines Fallbeispiels für die abschließende Simulation	– Ausbilder vor Ort – Fachliteratur – Aufzeichnungen der SuS – Zugang zum Materiallager	– Beurteilen der Einsatzstelle und dafür die Verantwortung übernehmen – anhand der SSS-Matrix die Gefahren an der Einsatzstelle richtig einschätzen – Kenntnisse und Fertigkeiten bezüglich der Ersteinschätzung am Patienten auf unterschiedliche komplexe und dynamische Notfallsituationen mit abweichenden bzw. kombinierten Symptomen verschiedener Krankheitsbilder übertragen – Entscheiden über das Behandlungsregime und Priorisierung der Maßnahmen – Eigen- und Fremdanamnese sowie die Einordnung des Patienten in gängige Score-Systeme vornehmen	– Stifte, Papier – Szenariobogen für das Simulationszentrum

Tab. IV.18: Planungstool für patientenprozessorientierte Lernaufgaben – Umsetzungsbeispiel anhand des ABCDE-Schemas

2. Schritt: Arbeitsschritte der SuS durch Ziele und Lernprodukte festlegen – Lerninhalte der Produkte bestimmen						
	2.1 Kompetenzziele	**2.2 Arbeitsschritte des Arbeitsablaufs**			**2.3 Lerninhalte**	**2.4 Arbeitsmittel**
Nr.	**Richtziele: URP Feinziele: PPOLA**	**Produkte und Ergebnisse**	**Aktivitäten der SuS**	**Ausgangsmaterial / Wissensquellen**	**aufgabenrelevantes Wissen über …**	**benötigte Materialien**
7.	– Die SuS stärken ihre Methodenkompetenz. – Die SuS fördern ihre Sozialkompetenz und die von anderen. – Die SuS stärken ihre persönliche Kompetenz. – Die SuS vertiefen ihre Fachkompetenz.	*Darstellungsprodukt:* umfassende und verständliche Darstellung der Ergebnisse *Ergebnis:* Die Gruppen stellen ihre Ergebnisse im Rahmen eines Expertenpuzzles so vor, dass die gesamte Klasse auf den gleichen Wissensstand kommt.	Vorstellung der Ergebnisse	– Ausbilder vor Ort – Plenum	– Struktur, Präsentation und Selbstwert – Sicherheit in den entsprechenden Thematiken	Produkte der Gruppen
8.	Die SuS können relevante Untersuchungen und Maßnahmen im ABCDE-Schema sicher anwenden und begründen.	*Handlungsprodukte:* Skills-Labs der Expertengruppen (verschiedene Stationen) *Ergebnis:* Handlungskompetenz durch Vereinigung aller Kompetenzbereiche	– Durchführung der Skills-Labs – Feedback und Reflexion durch die Expertengruppen	– Ausbilder vor Ort – Handouts und Stellwände	– alle bisherigen Inhalte – Feedback und Debriefing – Reflexionskompetenz	Produkte der Gruppen und Skills-Stationen
9.	Die SuS können relevante Untersuchungen und Maßnahmen im ABCDE-Schema sicher anwenden und begründen.	*Handlungsprodukte:* Simulationen der erstellten Einsätze der Expertengruppen *Ergebnis:* Handlungskompetenz durch Vereinigung aller Kompetenzbereiche	– Durchführung der Simulationen – professionelles Debriefing durch die Trainer des Simulationszentrums	Trainer des Simulationszentrums		persönliche Schutzausstattung (PSA), die Materialien werden vom Simulationszentrum gestellt

3.3 Dritter Schritt: Qualitätskriterien festlegen

Für den dritten Schritt des Planungstools werden die Ergebnisse der Lernprodukte als Ausgangspunkt herangezogen. Die Lehrkraft legt anhand der Ergebnisse fest, welche Produkt- und Inhaltskriterien, in welcher Hierarchie zum Erreichen des Lernziels notwendig sind. Dabei ist es zum einen für die Schüler wichtig zu wissen, welche Anforderungen an das Produkt im Detail gestellt werden. Diese Information dient gleichzeitig zur Selbstkontrolle der Ergebnisse. Zum anderen kann die Lehrkraft hier besondere Kriterien festlegen, die die Schüler nicht zur Selbstkontrolle benötigen, allerdings in eine Bewertung einfließen. Dies ermöglicht Transparenz in der abschließenden Bewertung und macht es möglich, Produktvergleiche anzustellen. Das heißt, den Schülern kann hierdurch nicht nur das Anforderungsprofil der Lehrkraft transparent dargestellt werden, sondern auch aufgezeigt werden, weshalb das Produkt von Mitschülern unter Umständen anders bewertet wurde.

Die Tabelle IV.19 zeigt das ausgefüllte Planungstool in der exemplarischen Anwendung zur Qualitätskontrolle innerhalb der Lernaufgabe.

Tab. IV.19: Planungstool für patientenprozessorientierte Lernaufgaben – Umsetzungsbeispiel anhand des ABCDE-Schemas

3. Schritt: Qualitätskriterien der Produkte festlegen			
Arbeitsschritte der PPOLA	**Lernprodukt/-produkte**	**Qualitätskriterien für die SuS**	**Kontrollkriterien der Lehrkräfte**
1.	Arbeitsfähigkeit herstellen	Ihnen ist klar, wer was macht. Offene Fragen sind geklärt und sie sind bereit, mit den Produkten zu beginnen.	Die SuS arbeiten zusammen und schließen niemanden aus. Sie zeigen Teamgeist und unterstützen sich gegenseitig.
2.	Mindmap	Ihre Mindmap enthält den Gruppenkonsens aus allen Ideen und Herangehensweisen jedes Gruppenmitgliedes.	Die Entscheidungen sind faktisch richtig und konsensuell, jedes Gruppenmitglied steht hinter dem Ergebnis.
3.	Skizze des Ablaufplans	vorstrukturierter Arbeitsablaufplan auf Grundlage der Mindmap	siehe Qualitätskriterien der SuS
4.	Arbeitsablaufplan	übersichtliche, ordentliche und einheitliche Visualisierung der Diagnostik und Maßnahmenableitung nach dem ABCDE-Schema entlang eines zu bearbeitenden Falls	Zusätzlich zu den Qualitätskriterien der SuS erfüllt der Arbeitsablaufplan die formalen Anforderungen.
5.	Fehler-Erkenntnis- und Vermeidungstabelle	übersichtliche, ordentliche und einheitliche Visualisierung einer Fehler-Erkenntnis- und Vermeidungstabelle an einer Stellwand (alternativ Plakat [Stellwandpapier] an Wand)	Zusätzlich zu den Qualitätskriterien der SuS erfüllt die Tabelle die formalen Anforderungen.

Tab. IV.19: Planungstool für patientenprozessorientierte Lernaufgaben – Umsetzungsbeispiel anhand des ABCDE-Schemas

3. Schritt: Qualitätskriterien der Produkte festlegen			
Arbeitsschritte der PPOLA	**Lernprodukt/-produkte**	**Qualitätskriterien für die SuS**	**Kontrollkriterien der Lehrkräfte**
6.	– zwei Flussdiagramme (einmal zur Visualisierung und einmal als Handout) – Szenario für die Simulation	Ein Prozessdiagramm, das sich am zuvor erstellten Arbeitsablaufplan orientiert und darstellt, wie ein Einsatz gemäß dem ABCDE-Schema abzuarbeiten ist. Darüber hinaus wird ein Fallbeispiel erstellt, anhand dessen die notwendigen Skills zum ABCDE-Schema (betreffend des exemplarischen Falls) eingeübt werden können. Des Weiteren wird ein realistisches Einsatzszenario kreiert, welches das theoretische Wissen mit den erlernten Skills verbindet und in die vollständige Handlung überführt.	Zusätzlich zu den Qualitätskriterien der SuS erfüllen die Produkte die formalen Anforderungen.
7.	Vorstellung im Plenum anhand Expertenpuzzles	Alle anderen außerhalb der eigenen Gruppe haben den gleichen Wissensstand.	siehe Qualitätskriterien der SuS
8.	Skills-Labs	Alle Teilnehmer der Skills-Station können ausreichend üben und bekommen Hilfestellung. Sie halten sich an Feedbackregeln.	siehe Qualitätskriterien der SuS
9.	Simulation im Simulationszentrum	obliegt den Trainern im Simulationszentrum	obliegt den Trainern im Simulationszentrum, vorheriges Gespräch und abschließendes Feedback notwendig

3.4 Vierter Schritt: Aufgabenstellung für die Schüler

Der vierte Schritt des Planungstools ist die finale Aufgabenformulierung an die Schüler. Die Produkte, ihre Reihenfolge, die Ergebnisse und Qualitätskriterien werden in konkrete Aufgabenstellungen überführt. Die Schüler bekommen auch alle Rahmenbedingungen in einer übersichtlichen Gliederung genannt und werden dadurch arbeitsfähig.

Anhand des Vorgehens nach dem ABCDE-Schema wird den Auszubildenden (genauso wie den Berufsausübenden im täglichen Einsatz) eine Hilfestellung zur effizienten Bearbeitung komplexer Notfallgeschehen an die Hand gegeben. Das Schema zeichnet sich als besonders effizient aus, da es einer „pathophysiologischen Logik" in Akutsituationen folgt. Um die Effizienz voll ausschöpfen und nutzen zu können, gehört eine theoretische Auseinandersetzung mit dieser Logik genauso dazu wie das praktische Anwenden von Untersuchungsschritten und den daraus resultierenden Maßnahmen. Die Aufgabenstellung der exemplarischen Lernaufgabe legt in diesem Schritt maßgeblich den Fokus auf ein tieferes Verständnis der zugrunde liegenden Logik. Da das Schema in der Herangehensweise bei traumatischen Ereignissen und bei Kindern modifiziert wird, wurde an dieser Stelle explizit „erwachsener Patient, internistische Ursache" vorgegeben, da dies die Ausgangslage des ABCDE-Schemas bildet. In weiteren Unterrichtseinheiten wird dann auf die entsprechenden Modifikationen eingegangen. Den Auszubildenden ist diese Sachlage bereits bekannt und muss deshalb nicht mehr gesondert erwähnt werden.

Tab. IV.20: Planungstool zur Erstellung von patientenprozessorientierten Lernaufgaben – Umsetzungsbeispiel anhand des ABCDE-Schemas

4. Schritt: Aufgabenstellung für die SuS	
Lernaufgabe	
Thema:	Priorisierendes Arbeiten nach dem ABCDE-Schema sowie dessen Vetiefung und Festigung
Szenario/berufliche Situation:	Sie sind als hauptverantwortlicher Notfallsanitäter auf einem Rettungswagen eingesetzt und werden zu einem Notfalleinsatz im internistischen Kontext alarmiert. Die Qualifikation Ihres Kollegen ist Rettungssanitäter. Die Meldung der Leitstelle lautet „Internistisch: Sonstiges". An der Einsatzstelle angekommen, gilt es, einen erwachsenen Notfallpatienten nach dem ABCDE-Schema zu beurteilen und notwendige Maßnahmen zu priorisieren. Als Grundlage für die Ausarbeitung Ihrer Aufgabenstellung liegen folgende Probleme bei dem Patienten vor: Gruppe A: eine Verlegung der oberen Atemwege Gruppe B: eine akute Atemnot aufgrund einer COPD/Asthma bronchiale Gruppe C: ein ACS Gruppe D: ein Apoplex Gruppe E: eine Hitzeerschöpfung.
Sinn der Aufgabe:	Festigung und Vertiefung des theoretischen Hintergrundes zur Anwendung des ABCDE-Schemas im Notfalleinsatz. Das ABCDE-Schema ist ein wichtiger Bestandteil Ihres Arbeitsalltages und trägt maßgeblich zum effizienten Arbeiten und zur allgemeinen Patientensicherheit bei.

Tab. IV.20: Planungstool zur Erstellung von patientenprozessorientierten Lernaufgaben – Umsetzungsbeispiel anhand des ABCDE-Schemas

4. Schritt: Aufgabenstellung für die SuS	
Lernaufgabe	
Die Lernaufgabe wird von Ihnen an folgenden Lernorten erarbeitet:	Diese PPOLA wird an der Schule in Therorie und Skills-Labs erabeitet. Abschließend werden Sie entsprechende Szenarien im Simulationszentrum unter Realbedingungen durchführen.
Ausgangsliteratur:	– Enke K et al. (Hrsg.) (2019) LPN – Lehrbuch für präklinische Notfallmedizin. 6. Aufl., Stumpf + Kossendey. – Semmel T (2016) ABCDE – Die Beurteilung von Notfallpatienten. 2. Aufl., Elsevier.
Ihre Aufgaben:	**Bitte halten Sie sich bei der Bearbeitung Ihres Auftrags an die folgenden Schritte:** 1. Finden Sie sich in der Ihnen zugeteilten Gruppe zusammen (A/B/C/D/E). Tragen Sie in Ihrer Gruppe zusammen, welche internistischen Notfalleinsätze Sie bisher in Ihrer Praxis erlebt haben (bezogen auf den Buchstaben Ihrer Gruppe). Welche Notfallbilder lagen vor? Nach welchen erkennbaren Schritten erfolgte die Diagnostik und wie erfolgte die Priorisierung der Maßnahmen? 2. Erstellen Sie in Ihrer Gruppe zu jedem Einsatz, den Sie besprechen, eine Mindmap, die zeigt, mit welchen Priorisierungen die Diagnostik und die Maßnahmen stattgefunden hatten (Wann wurde was wie diagnostiziert und wann wurde welche Maßnahme ergriffen?). 3. Entwickeln Sie aus den Mindmaps die Skizze eines Ablaufplans, wie diagnostisch vorgegangen wurde und Maßnahmen priorisiert wurden. 4. Schauen Sie sich alle Beispiele der gesammelten Erfahrungen an. Diskutieren Sie in der Gruppe über das geschilderte Vorgehen und entwickeln Sie aus der Mindmap die Skizze eines Ablaufplans, der zeigt, wie Ihrer Meinung nach diagnostisch vorgegangen werden sollte und wann welche Priorisierungen in der Diagnostik und den Maßnahmen erfolgen sollten. Finden Sie im Gruppenkonsens eine Begründung Ihrer Entscheidungen. 5. Vergleichen Sie Ihren Ablaufplan mit dem in der Literatur beschriebenen Vorgehen nach dem ABCDE-Schema. Identifizieren Sie Gemeinsamkeiten und Unterschiede und überarbeiten Sie Ihre Skizzen. 6. Identifizieren Sie mögliche Fehler beim Vorgehen (Diagnose und Priorisierung) und deren Ursachen. Stellen Sie diese anhand einer Fehler-Erkenntnis- und Vermeidungstabelle dar (einmal zum Visualisieren auf einer Stellwand und einmal als ein Handout). 7. Bearbeiten Sie den internistischen Notfalleinsatz des Ihnen vorliegenden Falls und visualisieren Sie auf Stellwänden Ihr Vorgehen bei der Diagnostik und beim Priorisieren der Maßnahmen. Welcher Schritt erfolgt wann wieso? Diese Priorisierung soll bei der späteren Präsentation erklärt werden. Berücksichtigen Sie dabei die apparative Diagnostik im Untersuchungsverlauf! Stellen Sie dar, welche typischen Differenzialdiagnosen zu dem Ihrer Gruppe zugrunde liegenden Notfallbild im Rahmen der von Ihnen dargestellten Untersuchungsschritte ausgeschlossen bzw. erhärtet werden können (Was kann hier alles diagnostiziert werden? Wie sieht es aus/hört es sich an? usw.) 8. Erstellen Sie ein Skills-Lab zu Ihrem Fall. Welche Skills können hier geübt werden? Inkludieren Sie möglichst alle! 9. Erstellen Sie zu Ihrem Buchstaben zwei relevante Szenarien (Einsatzsituationen) für die spätere Simulation im Simulationszentrum. Nutzen Sie hierfür den digitalen Szenariobogen. 10. Präsentieren Sie Ihre Ergebnisse. 11. Führen Sie die Skills-Labs durch (rotierend).

Tab. IV.20: Planungstool zur Erstellung von patientenprozessorientierten Lernaufgaben – Umsetzungsbeispiel anhand des ABCDE-Schemas	
4. Schritt: Aufgabenstellung für die SuS	
Lernaufgabe	
Visualisierungs-medien:	Nutzen Sie DIN-A4- und DIN-A3-Papier und farbige Stifte. Gerne können die Produkte elektronisch erstellt werden.
Bearbeitungs-dauer:	UE/Tage: 16 UE/zwei volle Tage, inkl. Skills-Labs
Abgabetermin:	Mustertag
Abnahme durch:	König und Gabriel
Präsentations-termin:	Mustertag

V

„Big Five“ zur Lehr-Lernprozesssteuerung: Patientenprozessorientierte Lernaufgaben als Steuerelemente einer lernortspezifischen und -übergreifenden Notfallsanitäterausbildung

Oliver Gabriel und Heiko König

1 Einleitung

Damit die Lehr-Lernprozesssteuerung mithilfe des Planungstools patientenprozessorientiert gestaltet werden kann, ist einen Betrachtung der eigentlichen Steuerungsmöglichkeiten des Tools notwendig. Da das Planungstool aus der Industrie stammt, verfolgt dieses Kapitel die Idee, pädagogische Prozesse in derselben Art und Weise zu betrachten. Dabei werden die Möglichkeiten der theoretischen Prozesssteuerung erläutert und die gewonnenen Erkenntnisse auf das Planungstool und die Umgebung der Notfallsanitäterausbildung übertragen. Dies ermöglicht ein bewusstes Vorgehen in der Planung des lernortübergreifenden Lehr-Lernprozesses. Es wird in diesem Kapitel zunächst definiert, was unter dem Begriff der Lehr-Lernprozesssteuerung zu verstehen ist. Aus der Begriffsbestimmung ergeben sich dann die Steuerungsmechanismen, welche in diesem Kontext als die „Big Five" der Lehr-Lernprozesssteuerung bezeichnet werden. Diese Mechanismen werden anschließend innerhalb der für einen gesteuerten Ablauf grundsätzlich notwendigen Prozesskomponenten gespiegelt, welche mithilfe der Turtle-Methode strukturiert dargestellt werden. Die Darstellung umfasst das Prozessergebnis und dessen Eingabe, die benötigten Ressourcen, die am Prozess beteiligten Personen, die Anweisungen und Verfahren für den Prozessablauf und die Evaluation des Lehr-Lernprozesses.

2 Lehr-Lernprozesssteuerung mithilfe des Planungstools

2.1 Begriff der Lehr-Lernprozesssteuerung und ihre Mechanismen

Um die Steuerungsmechanismen im Lehr-Lernprozess bestimmen zu können, muss zunächst der Begriff „Steuerung“ erläutert werden. Nach Adam (2020, S. 23) erfolgt eine Prozesssteuerung dadurch, „[...] dass bestimmte Aktivitäten durchgeführt werden, die dafür sorgen, dass das vorgesehene Prozessergebnis erzeugt wird.“ Demnach lassen sich die Aktivitäten für eine erfolgreiche Steuerung aus den generellen Anforderungen an einen ungestörten Prozessablauf ableiten bzw. sind sie denen gleichzusetzen. Über diesen Ansatz lässt sich folgende Aussage für die Lehr-Lernprozesssteuerung generieren: Die Steuerung von lernortübergreifenden Lehr-Lernprozessen bedingt, dass bestimmte Aktivitäten durchgeführt werden, die dafür sorgen, dass die vorgesehene Kompetenz der Schüler erreicht wird.

Es gilt somit, zunächst herauszufinden, welche Aktivitäten dies sind bzw. welchen Anforderungen diese genügen müssen. Für das Planungstool gilt dann, dass es diese Anforderungen abdecken muss, um sie an die PPOLA weiterzugeben. Wird der eigentliche Lernprozess als eine individuelle Umsetzung eines Lernangebots durch den Schüler interpretiert, so erscheint eine direkte Steuerung nicht möglich, da das Maß des Kompetenzgewinns einzig vom Schüler bestimmt würde (der Zugriff auf das Gehirn des Schülers bleibt dem Steuernden verwehrt). Allerdings können die Darbietung des Lernangebots mit den PPOLA und deren Reflexion angepasst und somit eine indirekte Steuerung ermöglicht werden. Wird zusätzlich eine Ebene mit einer Rückkopplung (Kompetenzevaluation basierend auf überprüfbaren Zielen) eingefügt, kann der Lehr-Lernprozess so gesteuert werden, dass entsprechend der erreichten Kompetenz die Schüler individuell und gezielt gefördert werden können.

Für die Steuerung des Lehr-Lernprozesses müssen seine beiden Prozesse, bestehend aus Lehren und Lernen, im Einzelnen beachtet werden. Die beiden Prozesse stehen in wechselseitiger Beziehung, ihr Zusammenhang innerhalb der Steuerung kann wie folgt beschrieben werden:

1. Die Steuerung des Ablaufs des (lernortübergreifenden) Lernangebotsprozesses (Lehrprozess) durch die Aktivitäten der beteiligten Akteure und damit Schaffung einer optimalen Lehr-Lernumgebung (s. Kap. 5.2) und
2. die Selbststeuerung des Lernprozesses der Schüler durch Aktivitäten entlang der PPOLA durch die Aufgabenstellung (s. Teil III - Kap. 3.4).

Ähnlich einem Zahnriemen zwischen zwei Rädern stellen die PPOLA eine Verbindung zwischen den beiden Prozessen her. Sie lassen einerseits Freiraum für die Lernprozessentfaltung, geben aber dennoch eine Richtung vor. Über die Lernangebote des Lehrprozesses wird der Lernprozess angetrieben, während der Lehrprozess eine Rückkopplung erhält (z. B. durch Beurteilung der Lernprodukte), sodass gegebenenfalls nachjustiert werden kann. Die

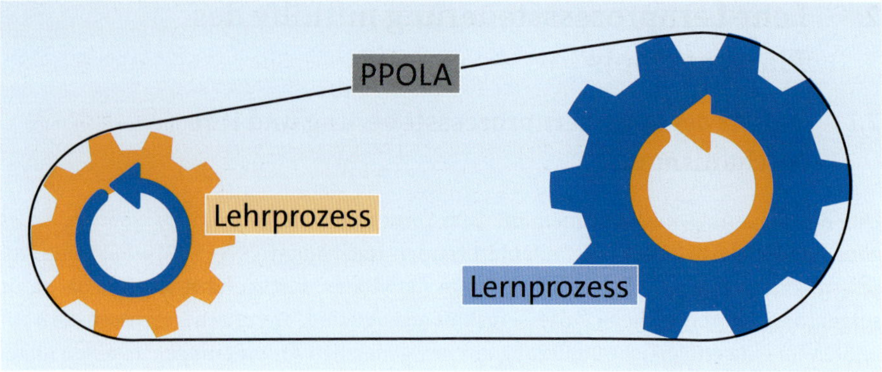

Abb. V.1 ▶ Zusammenhang zwischen dem Lehr- und dem Lernprozess unter Verwendung von PPOLA

PPOLA stellen hier den „Transmissionsriemen für eine kompetenzorientierte Lernprozessgestaltung" dar (Müller, König und Prescher 2020, S. 1).

Beide Prozesse laufen zeitlich nahezu parallel ab, obschon die Planung der Lernprozesssteuerung mithilfe des Tools ihren Anfang vor dem Lernprozess hat. Es wird also der möglichst optimale Ablauf des lernortübergreifenden Lehrprozesses geplant und ein Lernprozessangebot entwickelt, welches sich in den PPOLA, den Lernorten und der lernortübergreifenden Lernbegleitung manifestiert.

2.1.1 „Big Five" zur Lehr-Lernprozesssteuerung innerhalb des Planungstools

Ein Teil der PPOLA wird an den Lernorten Rettungswache und Klinik unter realen Einsatzbedingungen durchgeführt. Dort können beispielsweise eine Liste mit Blutdruckwerten oder eine Verlaufsbeschreibung das Lernprodukt darstellen. Dabei können sich die Bedürfnisse und/oder der Zustand des Patienten ändern oder es handelt sich um einen komplexen Einsatz. Ebenso ist es möglich, dass nicht nur eine einzige Maßnahme zum Ziel führt, sondern es verschiedene Möglichkeiten in der Vorgehensweise gibt (s. a. Teil IV - Kap. 2.2.1). Die Einsatzbedingungen stellen die Praxisanleiter und die Schüler vor eine dynamische Situation, die nur bis zu einem bestimmten Grad vorhersehbar ist. „Die Notfallrettung agiert in einer typischen VUKA-Umgebung: Einsatzort, Patienten und Situation wechseln ständig und sind vom Rettungsdienst nicht zu beeinflussen – also weit weg von den beherrschten Bedingungen klassischer standardisierter Produktionsprozesse" (Adam 2020, S. 7). Dabei steht „das Akronym VUKA [...] für eine Welt, in der eine exakte Planung nicht mehr möglich ist, weil sie von Volatilität, Unsicherheit, Komplexität und Ambiguität [...] geprägt ist" (Adam 2020, S. 2). In einer solchen Umgebung müssen die direkt beteiligten Personen (z. B. Praxisanleiter) die notwendigen Kompetenzen und Befugnisse besitzen, auch eigenständig Entscheidungen zu treffen, denn sie befinden sich abseits eines üblichen Herstellungsprozesses. Ihnen muss daher eine gewisse Agilität innerhalb der Prozesssteuerung zugestanden werden (vgl. Adam 2020, S. 2, 7).

Tab. V.1: „Big Five“ der Prozesssteuerung (in Anlehnung an Adam 2020, S. 25 ff.)

„Big Five“ der Steuerungsmechanismen	Beachtung innerhalb des Planungstools
Anforderungen/Vorgaben (Teil III - Kap. 3 und Teil V - Kap. 2.8.1)	Die Anforderungen und Vorgaben werden mithilfe des Planungstools durch die zu erreichenden Kompetenzen und Lernprodukte festgelegt. Sie werden zusätzlich durch Kriterien spezifiziert, denen das Lernprodukt genügen muss (Indikatoren).
Ressourcenbereitstellung (Kap. 2.4, 2.5 und 2.6)	Mit den Ressourcen sind hier die für die Produktisierung benötigten Rohstoffe und Arbeitsmaterialien, die Infrastruktur, die benötigte Zeit und die beteiligten Personen gemeint. Es gehört auch die Managementunterstützung dazu (vgl. Adam 2020, S. 25 f.).
Regeln (Kap. 2.7)	„Regeln bestimmen, welche Aktivitäten in Prozessen ausgeführt werden müssen und wie die einzelnen Tätigkeiten auszuführen sind“ (Adam 2020, S. 27). Seitens des Planungstools stellen dies z. B. die PPOLA dar.
Koordination (Kap. 2.6 und 2.7)	„Koordination sorgt dafür, dass die durchzuführenden Aktivitäten im Prozess so aufeinander abgestimmt sind, dass der gesamte Prozessdurchlauf optimiert wird“ (Adam 2020, S. 28). Koordiniert wird der Prozess von den dafür verantwortlichen Personen.
Review (Kap. 2.8)	Reviews „[...] dienen der strukturierten Überprüfung des realen Prozessablaufs und der erzielten Prozessergebnisse“ (Adam 2020, S. 28). Darin findet z. B. die Kompetenzevaluation statt. Auch der gesamte Lehr-Lernprozess sollte dabei Beachtung finden, um ihn zu verbessern (vgl. Adam 2020, S. 28). Hierzu müssen Kriterien aufgestellt werden.

Adam (2020, S. 25) bietet für Prozesse, die in dieser VUKA-Umgebung gesteuert werden sollen, Steuerungsmechanismen an, die sie als die „Big Five“ bezeichnet (Tab. V.1):

1. Anforderungen/Vorgaben
2. Ressourcenbereitstellung
3. Regeln
4. Koordination
5. Review.

Mit ihnen kann sowohl unter dynamischen als auch unter nicht-dynamischen Bedingungen eine Steuerung erfolgen.

Zum Thema „Ressourcen“ ergänzt Adam (2020, S. 25 f.) folgende Aussage und unterstreicht deren Wichtigkeit:

> *„Ressourcenbereitstellung hat erkennbar direkten Einfluss auf die Qualität der Abläufe und des erzielten Prozessergebnisses. [...] Alle notwendigen Res-*

> *sourcen müssen verfügbar sein. Das gilt für personelle Ressourcen sowohl in der passenden Qualität, also Kompetenzausstattung und Arbeitshaltung, als auch in der passenden Quantität, z. B. in Form von nutzbaren Arbeitsstunden. Ebenso gehören dazu z. B. die Bereitstellung von Finanzmitteln oder Budgets, Infrastruktur und Arbeitsumgebung und die Managementunterstützung. Alle notwendigen Ressourcen müssen gemäß ISO 9001, 7.1 bestimmt und bereitgestellt werden. Dazu ist insbesondere die oberste Leitung verpflichtet (Normkapitel 5.1).“*

Abbildung V.2 verdeutlicht das Vorkommen der „Big Five“ im Lehr-Lernprozess und inwiefern sie vom Planungstool berücksichtigt werden. Die Farben geben die Übereinstimmungen der „Big Five“ der Lernprozesssteuerung an (Adam 2020, S. 25). In der Abbildung befinden sich links des Planungstools die bereitgestellten „Big Five“, rechts des Planungstools wird deren Notwendigkeit im Lehr-Lernprozess dargestellt.

2.1.2 Rahmenbedingungen der lernortübergreifenden PPOLA

Lernaufgaben können nur dann zufriedenstellend erfüllt und das Lernen produktisiert werden, wenn die entsprechenden Rahmenbedingungen gegeben sind. Da die zu erreichenden Handlungskompetenzen der Schüler aus der Produktisierung der ihnen gestellten PPOLA resultieren, müssen diese so gestaltet werden, dass die PPOLA auch grundsätzlich bewältigt werden können. Die PPOLA sorgen dann dafür, dass sich der Schüler auf dem gewünschten Lernpfad bewegt. Dennoch ist es möglich, dass manche Rahmenbedingungen zu Beginn nicht oder nur ungenügend erfüllt werden, was den Lernprozess deutlich stören könnte. Beispielsweise könnte eine PPOLA die Bedienung eines Gerätes enthalten, welches an den späteren Lernorten Klinik oder Rettungswache gar nicht vorhanden ist. Ist dieser Umstand vorher bekannt, kann entweder das fehlende Gerät beschafft oder die PPOLA muss ggf. neu entwickelt werden. Möglicherweise muss auch der zeitliche Ablauf der PPOLA angepasst werden, wenn das Gerät dann verfügbar ist. Doch selbst wenn die PPOLA auf die tatsächlich vorhandenen Ressourcen abgestimmt ist, ist es immer noch möglich, dass Kompetenzziele nicht erreichbar sind, da sie nicht den SMART-Kriterien entsprechen (s. Teil IV - Kap. 2). Lernende brauchen dann eventuell mehr Unterstützung durch die jeweiligen Lernbegleiter. Um solche Fehlerquellen zu vermeiden, ist eine Überwachung des gesamten Lernprozesses an den jeweiligen Lernorten durch die Lehrkräfte und Praxisanleiter zwingend notwendig. Für die Lernenden wäre es nachteilig, erst nach der Rückkehr an die Schule festzustellen, dass der Kompetenzgewinn nicht den Erwartungen entspricht und dieser Umstand schon früher hätte ausgeglichen werden können. Zusammenfassend kann an dieser Stelle festgehalten werden:

> *Das Planungstool stellt ein Werkzeug dar, welches nicht nur die PPOLA zur Verfügung stellt, sondern es können damit auch die geplanten Aktivitäten im lernortübergreifenden Lehr-Lernprozess steuernd gestaltet werden.*

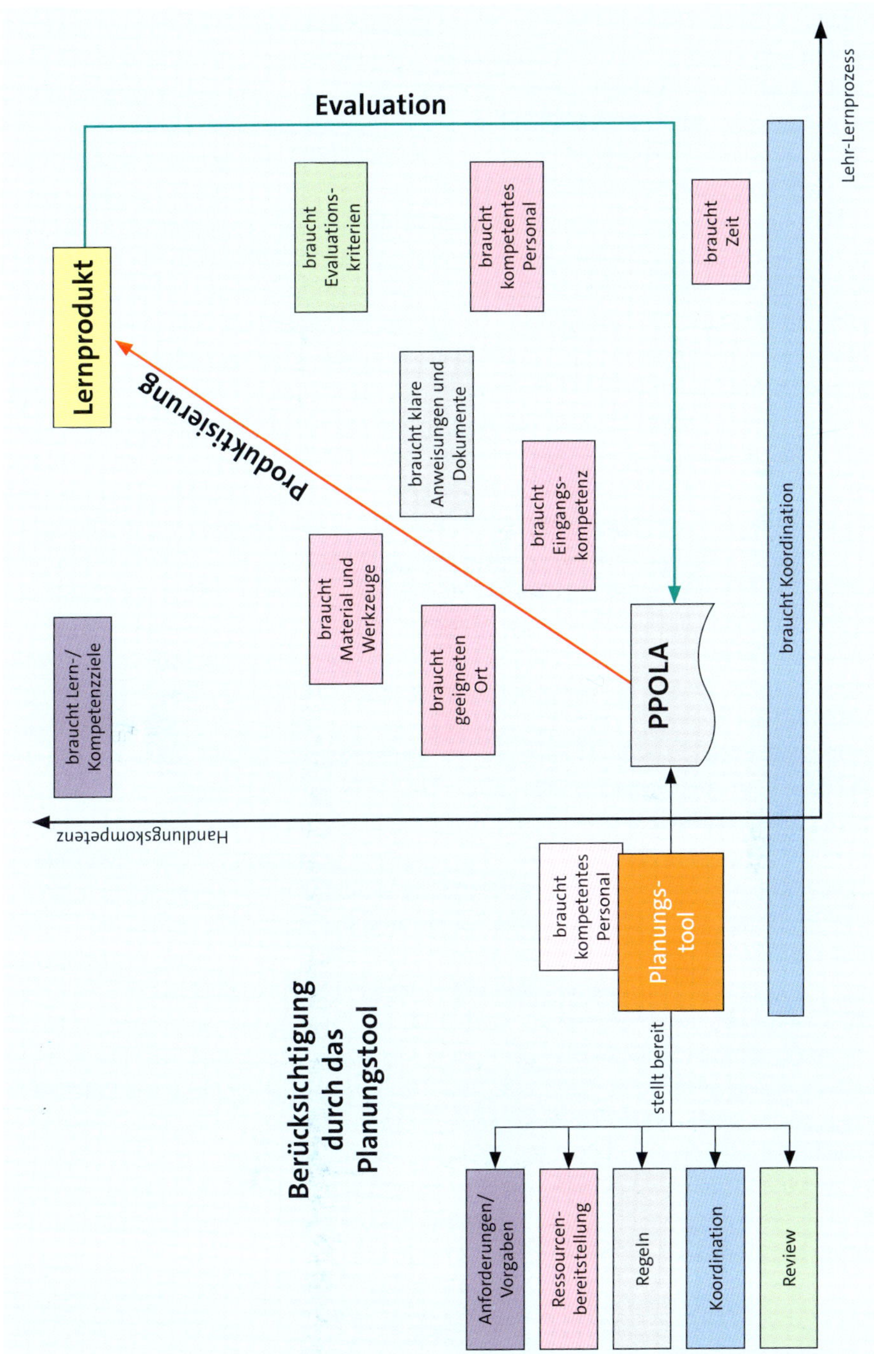

Abb. V.2 ▶ Integration der „Big Five" der Lernprozesssteuerung im Planungstool (die fünf Steuerungsmechanismen in Anlehnung an Adam 2020, S. 25)

Gemäß § 5 Absatz 3 NotSanG trägt die Schule „[...] die Gesamtverantwortung für die Organisation und Koordination des theoretischen und praktischen Unterrichts und der praktischen Ausbildung entsprechend dem Ausbildungsziel." Aus dem Gesetz geht nicht hervor, wie sehr die Schule in den Ablauf involviert ist, wohl aber, dass Organisations- und Koordinationsarbeiten hinsichtlich der praktischen Ausbildung geleistet werden müssen. Die Schule muss also dafür Sorge tragen, dass die Schüler terminiert an den Lernorten Rettungswache und Klinik untergebracht werden und dort Kompetenzen in Richtung des Ausbildungsziels aufbauen. Diese Organisations- und Koordinationsarbeiten sind ein wiederkehrender Vorgang, mit dem Ziel des Kompetenzaufbaus bei den Schülern. Die Steuerungsfähigkeit des Lehr-Lernprozesses ist mit der Zielvorgabe eng verknüpft, denn „den Prozess der Verhaltensänderung, den Lernzuwachs an Kenntnissen, Fähigkeiten, Fertigkeiten und Haltungen, kann der Lehrer durch klare Zielvorstellungen wirksam steuern" (Pätzold 1993, S. 33 f.). Stöger und Malik (2018, S. 3) unterstreichen die Aussage Pätzolds im Hinblick auf allgemeine Prozesse. Laut ihnen ist „ohne die Vorwegnahme eines Resultates, d. h. eines erreichten Zieles, [...] die Steuerung eines Prozesses unmöglich." Bei der lernortübergreifenden Lernprozesssteuerung sind die zu leistenden Organisations- und Koordinationsaufgaben umfangreicher als an der Schule, da mindestens zwei Lernorte koordiniert werden müssen. Dies macht ein funktionierendes Management notwendig. Mit dessen Hilfe werden nach Stadelhofer (2001, S. 15) „Menschen, materielle Mittel, Prozesse und Systeme so [...] [koordiniert], dass im Rahmen geeigneter Strukturen und Abläufe bestimmte, gewollte Ergebnisse erzielt werden." Ein Beispiel veranschaulicht die zu leistende Managementarbeit der Schule:

Die Schüler werden 1.960 Stunden an der Lehrrettungswache und 720 Stunden in verschiedenen Funktionsbereichen der Krankenhäuser (s. Tab. V.13) eingesetzt (§ 1 Absatz 1 NotSan-APrV). Neben den Stunden und den Funktionsbereichen ist die Anzahl der dortigen Einsätze pro Jahr nicht gesetzlich vorgeschrieben, sie können demnach in Absprache mit den Kooperationspartnern sinnvoll festgelegt werden. Um den Koordinationsaufwand zu verdeutlichen, kann folgende fiktive Beispielrechnung aufgestellt werden: Eine Schule führt pro Schüler vier Praxiseinsätze pro Jahr durch. Da an dieser Schule 75 Schüler ihre Ausbildung absolvieren, entspricht dies in drei Jahren 900 Praxiseinsätzen (4 × 75 × 3) der Schüler, die durch die Schule geplant werden müssen. Diese fiktive Anzahl variiert jedoch mit dem Einsatz der Schüler an den Lernorten, Anzahl der Schüler und den PPOLA. Damit der Lernprozess des Schülers bei dieser Anzahl an Praxiseinsätzen nicht dem Zufall überlassen bleibt, werden entsprechende Koordinierungswerkzeuge benötigt, die sowohl den individuellen Lernprozess vor Ort, den über die Ausbildungszeit anhaltenden Lernprozess des einzelnen Schülers als auch den Lernprozess aller Schüler berücksichtigen und steuern. Diese als Prozessmanagement benannte Möglichkeit wird neben dem prozessorientierten Ablauf der Lernortkooperation in Kapitel 2.2 besprochen.

2.2 Prozessorientierter Ablauf der Lernortkooperation

Für die Koordination einer oder vieler Lehr-Lernprozesse bietet sich das Prozessmanagement an, denn die „Aufgabe des Prozessmanagements ist die Planung, Steuerung und Überwachung von Unternehmensprozessen [...]" (Schmidt 2012, S. 5).

Unter Umständen ist es auch dienlich, Aspekte des Projektmanagements in die Steuerung einzubeziehen. Kraus und Westermann (2019, S. 179) erklären, dass „Projektmanagement [...] vor allem darauf ausgelegt [ist], zielgerichtet Projekte abzuwickeln. Bestimmte ‚hard facts' sollen erreicht werden. Prozessmanagement muss darüber hinaus simultan alle möglichen Ereignisse, Umfeldaspekte und Emotionen der Betroffenen in die Prozesse einfließen lassen und bei der Steuerung berücksichtigen." Für die Wahl der Steuerungsmethode muss demnach zunächst geprüft werden, ob es sich bei der Planung und Durchführung eines lernortübergreifenden Lehr-Lernprozesses um ein Projekt handelt. Ein Projekt wird von Piekenbrock (2014, S. 453) definiert als

> *„zeitlich befristete Aufgabe. I. d. R. handelt es sich um eine relativ innovative und risikobehaftete Aufgabe von bes. Komplexität, z. B. die Einführung eines neuen Produkts oder die Errichtung eines neuen Betriebsstandortes. Aufgrund der Schwierigkeit und Bedeutung eines Projekts ist häufig ein [...] Projektmanagement (PM) erforderlich."*

Auch Meyer und Reher (2016, S. 2) beschreiben die Eigenschaften/Merkmale von Projekten als „zeitlich befristet", zudem sind sie einmalig, benötigen interdisziplinäre Zusammenarbeit, „arbeitsanteilige Prozesse" sowie eine „Neuartigkeit". Kraus und Westermann (2019, S. 2) ergänzen die Beschreibung dahingehend, dass Projekte „[...] in einem Unternehmen immer etwas Besonderes sein [müssen]". Außerdem „[...] erfordern [Projekte] personelle, finanzielle, materielle und andere Mittel", es ergibt sich eine „Konkurrenz um Ressourcen" (Kraus und Westermann 2019, S. 3).

Werden die Projekteigenschaften nun denen der Planung und Durchführung eines lernortübergreifenden Lehr-Lernprozesses gegenübergestellt, ergeben sich Gemeinsamkeiten und Abweichungen, die sich den Fragestellungen in Tabelle V.2 entnehmen lassen. Es lässt sich daraus ableiten, dass es sich bei der Planung und Durchführung eines lernortübergreifenden Lehr-Lernprozesses nicht um ein Projekt im zuvor definierten Sinne handelt. Vielmehr stellt es einen sich kontinuierlich weiterentwickelnden Prozess dar, innerhalb dessen sich alle Beteiligten immer neues Wissen aneignen und mit geeigneten Werkzeugen (s. Kap. 2.7) den Prozess verbessern. Daraus resultierend wird in diesem Band nur Bezug auf die Mechanismen des Prozessmanagements genommen.

Tab. V.2: Projektmerkmale der Lernprozesssteuerung (in Anlehnung an Kraus und Westermann 2019, S. 2 f., Meyer und Reher 2016, S. 2)

Frage Ist die Planung und Durchführung eines lernortübergreifenden Lehr-Lernprozesses ...	**Antwort**	**Projektmerkmal erfüllt?**
... zeitlich befristet? (vgl. Meyer und Reher 2016, S. 2)	Da die Schüler immer nur für bestimmte Zeiten an den Lernorten sind, ist dieses Merkmal erfüllt.	ja
... einmalig? Grenzt sich die Lernprozesssteuerung von anderen Vorhaben und Routineaufgaben ab? (vgl. Meyer und Reher 2016, S. 2)	Die Steuerung soll immer wieder erfolgen, also zur Routine für alle beteiligten Akteure werden.	nein
... abhängig von einer „interdisziplinären Teamarbeit" und „arbeitsteilige[n] Prozesse[n]"? (Meyer und Reher 2016, S. 2)	Die Akteure sind interdisziplinär. Es sind mindestens Lehrkräfte und Praxisanleiter unterschiedlicher Qualifikation involviert.	ja
... neuartig? (vgl. Meyer und Reher 2016, S. 2)	Die Neuartigkeit reduziert sich auf die Einführung. Danach ist sie nicht mehr gegeben.	nein
... ressourcenfordernd? (vgl. Kraus und Westermann 2019, S. 3)	Es wird mindestens die Arbeitszeit der beteiligten Akteure gefordert. Außerdem wird üblicherweise Arbeitsmaterial zur Erzeugung der Lernprodukte aufgewendet oder benötigt.	ja
... etwas Besonderes im Unternehmen? (vgl. Kraus und Westermann 2019, S. 2)	Dies ist abhängig von den beteiligten Unternehmen. Dieses Merkmal kann nicht geklärt werden.	offen

Anders stellt es sich dar, wenn das Planungstool zusammen mit den Kooperationspartnern erstmalig eingeführt werden soll. Wenn dies zutrifft, bietet sich als Grundlage für ein Projektmanagement die Vorgehensweise des Project Management Institute (2017, S. 17) an, welches eine Anleitung für erfolgreiches Projektmanagement bereithält:

> *„Projects comprise several key components that, when effectively managed, result in their successful completion. This guide identifies and explains these components. The various components interrelate to one another during the management of a project."*

Um eine möglichst hohe Qualität in der Umsetzung der lernortübergreifenden Lehr-Lernprozesse und deren Steuerung nachhaltig zu erreichen, wird in diesem Beitrag durchgängig Bezug auf die ISO 9001 genommen. Diese Norm rundet die Anwendung des Planungstools dahingehend ab, dass alle Kooperationspartner eines Prozesses aktiv zur Mitarbeit gefordert sind. Sie „soll gewährleisten, dass ein Unternehmen alles dafür tut, um gute Produkte herzustellen oder eine gute Dienstleistung zu erbringen" (Brugger-Gebhardt 2016, S. 3). Gleichzeitig erlaubt dieses methodische Vorgehen, dass keine wesentlichen Prozesskomponenten und Steuerungsmöglichkeiten in der lernortübergreifenden Lehr-Lernprozesssteuerung mithilfe des Planungstools zur Erstellung der PPOLA übersehen werden. Daher werden die umfassenden Prozessinformationen mithilfe der Turtle-Methode, also eine Art der Visualisierung und Analyse von Prozessen, ab Kapitel 2.3 vorgestellt, wobei der Bezug zum Planungstool durchgehend erhalten bleibt.

Bevor auf die konkrete Steuerung des lernortübergreifenden Lehr-Lernprozesses eingegangen werden kann, müssen die theoretischen Hintergründe dargestellt werden. Die Abbildung V.3 stellt mögliche Bereiche im Ablauf des lernortübergreifenden Lernprozesses dar. Sie entspricht dem beispielhaften Zusammenspiel zwischen dem Lernort Schule und dem Lernort Lehrrettungswache bzw. dem Lernort Krankenhaus. Innerhalb der nummerierten Bereiche werden im lernortübergreifenden Lehr-Lernprozess Handlungen getätigt. Im Bereich 1 initiieren die Lehrkräfte das Zusammenspiel, sie setzen einen Impuls für eine Aufgabenstellung. Bereich 2 erfordert nun die Erstellung der PPOLA mithilfe des Planungstools. Dies geschieht an einem der involvierten Lernorte und muss nicht zwingend durch die Schule erfolgen (s. Kap. 5). Innerhalb von Bereich 3 unterstützt der Praxisanleiter die Schüler gemäß der PPOLA bei der Erstellung des Lernproduktes. Im Anschluss reflektiert die praxisanleitende Person im Bereich 4 das Lernprodukt anhand der zuvor festgelegten Qualitätskriterien und sichert somit das Erreichen der geforderten Kompetenzen. Gegebenenfalls müssen hier Schritte des Schülers wiederholt werden. Nach Rückkehr des Schülers an die Schule kann dort die Handlungskompetenz in Bereich 5 nochmals im Rahmen der dortigen Möglichkeiten überprüft und an den schulischen Bedarf angepasst werden (z. B. könnten dort andere Geräte/Arbeitsmaterialien vorhanden sein, mit denen der Schüler während Leistungsnachweisen arbeiten muss). Abbildung V.3 macht deutlich, dass die Lernorte bei der lernortübergreifenden Lernprozesssteuerung nicht isoliert stehen, sondern immer wieder Berührungspunkte und Schnittstellen auftreten. Eine entsprechend enge Zusammenarbeit ist daher notwendig.

Becker und Kahn (2012, S. 10) merken hierzu an, dass „vernetzte Organisationen und Prozessabläufe ein ‚vernetztes Management‘ [erfordern]. Prozessabläufe müssen durch überlappende Arbeitsgruppen gesteuert und rückgekoppelt werden." Das bedeutet, dass der Einsatz des Planungstools auch mit den richtigen Ansprechpartnern kommuniziert wer-

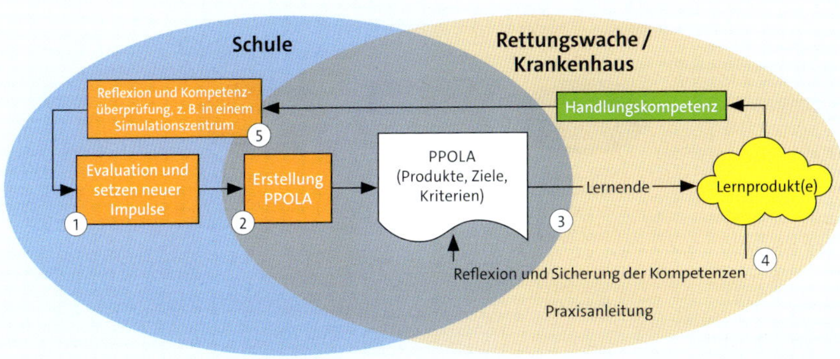

Abb. V.3 ▶ Beispielhaftes Zusammenspiel der Lernorte

den muss (Kap. 2.6). Becker und Kahn (2012, S. 10) postulieren weiter, dass die „[...] Funktionsverantwortlichen [...] Hand in Hand mit dem Prozessverantwortlichen in einer gemeinsamen Verantwortung [arbeiten]". Die Prozessverantwortung liegt hierbei beim Ersteller der PPOLA, die Funktionsverantwortlichen werden in Kapitel 2.6 besprochen. Anhand des innerhalb der ISO 9001 schematisch dargestellten Prozesses (vgl. Deutsches Institut für Normung 2015, S. 12) kann die „Prozessversorgung" durch das Planungstool verdeutlicht werden.

Vereinfacht lässt sich die Integration des Planungstools in den Lehr-Lernprozess wie in Abbildung V.4 darstellen. Bereits zu Prozessbeginn wird dafür gesorgt, dass die für den Prozess notwendigen Komponenten bereitgestellt werden. Wenig Einfluss hat das Planungstool auf die beteiligten Personen (Kap. 2.6). Ahlrichs und Knuppertz (2010, S. 124) betonen die Wichtigkeit der Eingabe vor dem eigentlichen Beginn der Tätigkeiten. Knuppertz (2015, S. 31) unterstreicht dies mit der Aussage, nichts sei

> *„schlimmer und unproduktiver, als mit einer Arbeit ohne ausreichenden Input zu beginnen. Zahlreiche Unterbrechungen, Arbeiten zur Behebung der Fehler oder auch nur einfaches Nachfragen nach Informationen bedeuten dann [...] Mehraufwand."*

Aus Abbildung V.4 wird ersichtlich, dass sich vor der Eingabe ein Vorprozess befindet. Dieser kann beispielsweise aus zuvor durchgeführten Lehr-Lernprozessen oder Evaluationen innerhalb der Schule bestehen. Auch die Erstellung der PPOLA könnte als Vorprozess gesehen werden, doch ist sie für die Steuerung des Lehr-Lernprozesses zuständig und wird daher diesem direkt zugeordnet. Gleichzeitig stellt das Planungstool die Verknüpfung zu vorangegangenen Prozessen und deren (Kompetenz-)Ergebnissen her, denn es nutzt bei Bedarf zuvor erstellte Einstiegsprodukte. Insofern sorgt das Planungstool für viele der notwendigen Eingaben der nachfolgenden Tätigkeiten am jeweiligen Lernort.

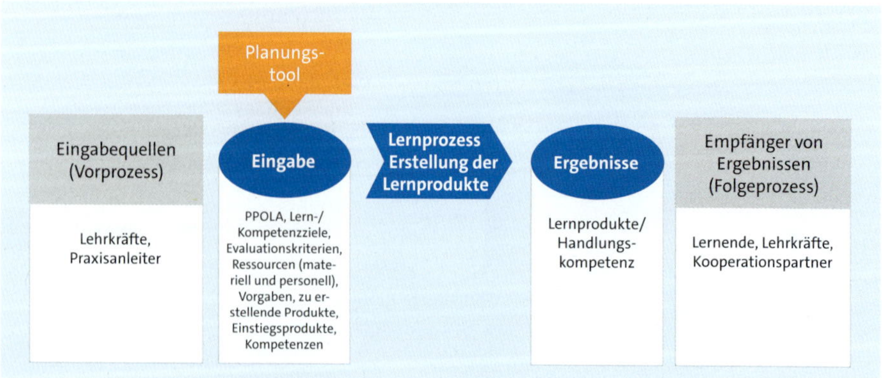

Abb. V.4 ▶ Position des Planungstools innerhalb des Lehr-Lernprozesses (in Anlehnung an Deutsches Institut für Normung 2015, S. 12)

Um den in Abbildung V.4 dargestellten Prozess reibungslos ablaufen zu lassen, müssen auch seine Rahmenbedingungen (z. B. welche Ressourcen bestehen an den einzelnen Lernorten) beachtet werden. Bevor die Schüler an dem anderen Lernort tätig werden und damit der Lernprozess gestartet wird, muss sich die Lehrkraft überlegen, wie ein reibungsloser Ablauf ermöglicht wird und wie damit die gewünschten Kompetenzen des Schülers gefördert werden. Vereinfacht ausgedrückt: Was wird alles benötigt, um den Lehrprozess wie gewünscht durchzuführen, um den Lernprozess optimal zu unterstützen? Dies gelingt mit W-Fragen, die sich an den Ausführungen von Brückner, Bopp und Krauss (2019, S. 87 f.) orientieren:

- **Was** soll das Ergebnis des Lernprozesses sein (Ziel, zu fördernde Kompetenzen, aber auch Möglichkeiten der Messung, Indikatoren)?
- **Wie** soll der Lernprozess durchgeführt werden? Gibt es dafür Anweisungen oder Verfahren (z. B. PPOLA, Bedienungsanleitungen, bestehende Lernprodukte oder Vorschriften)?
- **Womit** soll der lernortübergreifende Lernprozess durchgeführt werden? Welches Material wird zur Durchführung benötigt (z. B. die funktionierende Blutdruckmanschette und das Stethoskop für die Schüler)?
- **Wer** ist an der Lernprozesssteuerung beteiligt (Wer erstellt die PPOLA? Wer begleitet den Schüler? Wer stellt die Ressourcen bereit? Wer kontrolliert das Ergebnis? Wer ist verantwortlich für den Lernerfolg und den Ablauf?)?

Zusätzlich muss gefragt werden, was in der Eingabe noch gebraucht wird, z. B. bestehende Kompetenzen der Schüler und Rohstoffe für die Produktherstellung. Innerhalb dieser Fragen bewegen sich auch die „Big Five" der Lehr-Lernprozesssteuerung (Tab. V.1). Das bedeutet, dass mithilfe der aus diesen Fragestellungen resultierenden Aktivitäten die „Big Five" beeinflussbar sind. Die W-Fragen lassen sich übersichtlich in einem sogenannten Turtle-Diagramm darstellen, „welches die wichtigsten Faktoren eines Prozesses betrachtet [...]" (Brückner, Bopp und Krauss 2019, S. 87). Es bietet sich an, um das Zusammenspiel innerhalb der Prozesse und dessen Analyse zu verstehen (Kap. 2.3). So lassen sich auch die Inhalte der „Big Five" der Lehr-Lernprozesssteuerung mithilfe des Turtle-Diagramms strukturiert darstellen (Kap. 2.3).

2.3 Darstellung der Komponenten des Lehr-Lernprozesses mithilfe des Turtle-Diagramms

Um den hinter dem Planungstool stehenden Lehr-Lernprozess analysieren zu können, eignet sich die sogenannte Turtle-Methode, die ursprünglich aus der Automobilindustrie stammt und dort für interne Audits verwendet wird. Nach Weidner (2014, S. 105) berücksichtigt das daraus entstehende Turtle-Diagramm „[...] die Rahmenbedingungen [...], die gegeben sein müssen, um einen Prozessablauf überhaupt erst zu ermöglichen." Der Grad an Steuerungsmöglichkeiten durch Mechanismen der „Big Five" der lernortübergreifenden Lehr-Lernprozesssteuerung hängt dann davon ab, inwieweit die Komponenten erfüllt sind. Wird die Turtle-Methode zur Modellierung oder Verbesserung eines Prozesses verwendet, ist sie konform mit den Anforderungen eines „prozessorientierten Qualitätsmanagementsystems aus der ISO 9001" (Weidner 2014, S. 105).

Die Bedeutung des Turtle-Diagramms für die Darstellung eines Prozesses erklärt Weidner (2014, S. 111) folgendermaßen:

> *„Aufgrund der breiten Einsatzmöglichkeiten des Prozessmodells Turtle-Diagramm gehört dieses Tool zur ‚Master Class der Qualitätswerkzeuge'. Anhand seiner übersichtlichen Struktur, welche auch die benötigten Rahmenbedingungen zur Prozessdurchführung berücksichtigt, kann es auch hervorragend eingesetzt werden, um Verbesserungspotenziale in der bestehenden Prozesslandschaft aufzudecken."*

Für eine erfolgreiche Prozessdurchführung sind alle im Turtle-Diagramm dargestellten Komponenten wichtig:

- Kopf und Schwanz der Turtle stehen für die Eingabe und das Ergebnis.
- Die Beine der Turtle stehen für die materiellen (Womit) und personellen Ressourcen (Wer) sowie die Kennzahlen (Was) und Vorgaben zur Erreichung des Prozessziels (Wie).

Da die Turtle-Methode dazu dient, Prozesse auf Vollständigkeit zu überprüfen (vgl. Hinsch 2015, S. 147), erscheint es sinnvoll, die Mechanismen aus den „Big Five" der Lehr-Lernprozesssteuerung (Tab. V.1) weiter zu unterteilen, damit alle Komponenten sicher berücksichtigt werden. So gelangt man zu einer übersichtlichen Darstellung der Schnittstellen und

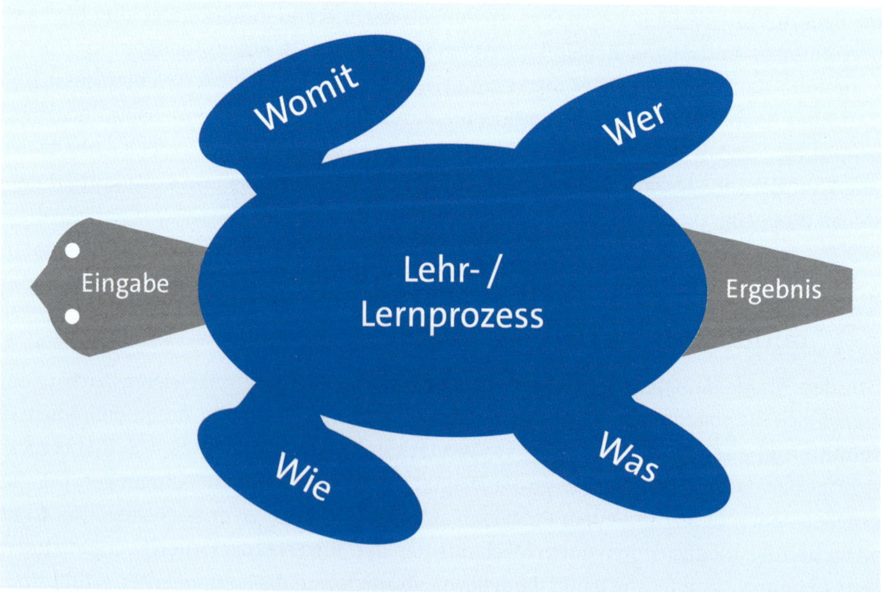

Abb. V.5 ▶ Grundlagen der Turtle-Methode (in Anlehnung an Weltring 2016, S. 343 f.)

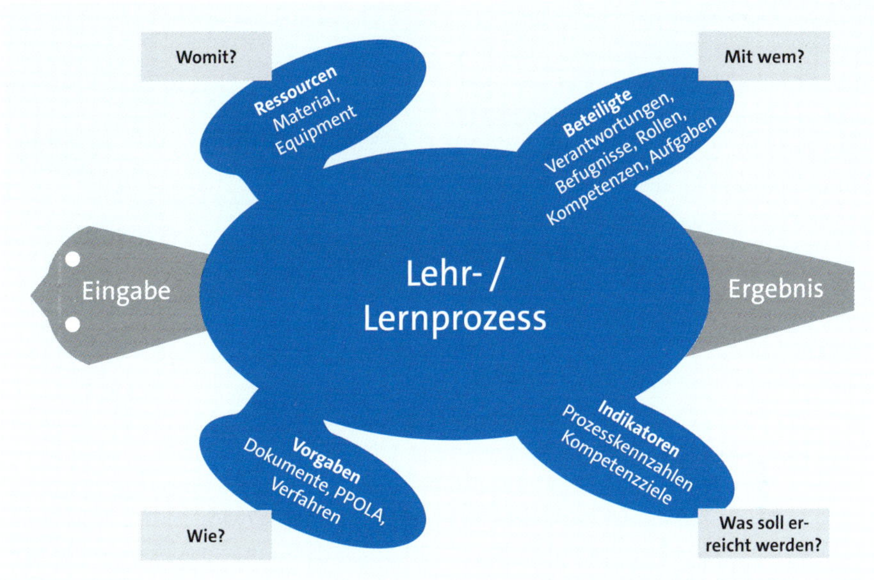

Abb. V.6 ▶ Turtle-Diagramm (in Anlehnung an Brugger-Gebhardt 2016, S. 31 und 44, Weltring 2016, S. 343 f.)

der voneinander abhängigen Prozesskomponenten, woraus sich dann eine Aufteilung, wie in Abbildung V.6 dargestellt, ergibt.

Innerhalb des Turtle-Diagramms sind gemeinsam die Komponenten sowohl des Lehr- als auch des Lernprozesses dargestellt, um Zusammenhänge sichtbar zu machen. Diese Art der zusammenfassenden Darstellung ist möglich, da ohnehin alle Komponenten beider Prozesse beachtet werden müssen. Die Extremitäten der Turtle können mithilfe der vier Schritte des Planungstools nahezu komplett gefüllt werden (bis auf einige Bestandteile innerhalb der beteiligten Personen, s. Kap. 2.6, und Kennzahlen für den Erreichungsgrad der Lernprodukte). Es werden demnach beinahe alle Bedingungen zur Durchführung eines Prozesses abgefragt (z. B. in der Bedingungsanalyse) und hergestellt (z. B. die PPOLA). Dieser Einfluss des Planungstools auf die Prozesskomponenten wird in den nächsten Kapiteln verdeutlicht, zusammen mit den Problemen, die aus einer mangelnden Erfüllung der Anforderungen aus dem Planungstool erwachsen.

2.4 Ergebnis und die dafür erforderliche Eingabe

Das Ziel des Lehr-Lernprozesses ist immer, die geforderte Kompetenz zu entwickeln, was durch ein Lernprodukt erreicht werden soll. Indem also Lernprodukte „produziert" werden – das Lernen somit als produktisiert konzipiert wird –, werden Kompetenzen ausgebaut. Das Ergebnis im Turtle-Schwanz repräsentiert

1. die tatsächlich erreichten Kompetenzen der Schüler sowie
2. das erstellte Lernprodukt/die erstellten Lernprodukte.

Ob diese Ergebnisse den Anforderungen der PPOLA entsprechen, muss von den dafür verantwortlichen Personen evaluiert werden (s. Kap. 2.6 und 2.8). Lernprodukte haben den Sinn, „[...] den an sich immateriellen Lernprozess für die Schüler zu ‚materialisieren' und damit an bestimmte Ergebnisse oder eben Produkte zu knüpfen" (Tenberg 2006, S. 211). Als Grundlage der Produktion werden Rohstoffe für die Lernprodukte benötigt:

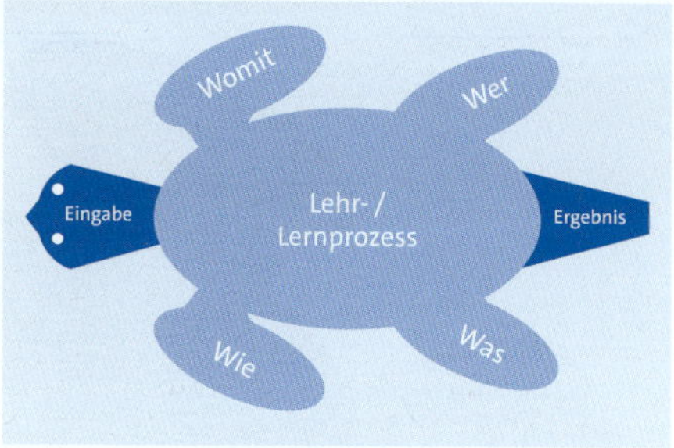

Abb. V.7 ▶ Turtle – Eingabe und Ergebnis (in Anlehnung an Weltring 2016, S. 343 f.)

Beim Turtle-Diagramm werden als Eingabe über den Kopf diejenigen Dinge dargestellt, welche als „Rohstoffe" für die zu gestaltenden Lernprodukte und den Lernprozess stehen. Sie stellen im betriebswirtschaftlichen Sinn die „Grundstoffe, die im Produktionsprozess in das Erzeugnis eingehen" (Bartscher et al. 2013, S. 319) dar, werden verändert und zu dem Ergebnis gebracht. Durch die gemeinsame Darstellung des Lehr-Lernprozesses im Turtle-Diagramm finden auch die zu fördernden Kompetenzen der Schüler Eingang, denn diese sind die eigentlich beabsichtigte Veränderung im Lehr-Lernprozess. Der Turtle-Kopf repräsentiert

1. die zu fördernden Kompetenzen der Schüler sowie
2. die benötigten Materialien (Rohstoffe) zur Herstellung der Lernprodukte.

Die Prozesseingabe wird im Turtle-Diagramm in veränderliche und nicht veränderliche Dinge unterteilt. In den Turtle-Kopf wandern als Eingabe die Dinge, die verändert zum Ergebnis werden sollen. Die anderen Dinge, die nicht in das Ergebnis einfließen (und auch nicht verändert wurden), stellen die Ressourcen dar (vgl. Brugger-Gebhardt 2016, S. 10 f., s. Kap. 2.5). Beachtung finden diese Steuerungskriterien für den Lehr-Lernprozess in der vorangegangenen Bedingungsanalyse sowie im zweiten Schritt des Planungstools unter Punkt 2.4.

Zur Erinnerung: Für die Ergebniskomponente gilt, dass das Ziel des Lehr-Lernprozesses immer die Entwicklung der geforderten Kompetenz ist, welche durch ein Lernprodukt erreicht werden soll. Die Lernprodukte stellen dabei nicht das alleinige Ergebnis dar, sie machen es lediglich sicht- und überprüfbar, denn sie „materialisieren" für die Schüler, wie oben gesagt, „den an sich immateriellen Lernprozess" (Tenberg 2006, S. 211) und knüpfen ihn an Ergebnisse/Produkte. Werden Eingangskompetenzen und -materialien nicht ausreichend berücksichtigt, können Probleme im Ergebnis entstehen (s. u.).

Probleme ergeben sich aus mangelnden Eingangsmaterialien und Eingangskompetenzen: Der Tabelle V.3 können Probleme entnommen werden, die möglicherweise auftreten, wenn die Eingangsmaterialien und -kompetenzen innerhalb des Planungstools nicht ausreichend beachtet werden.

Tab. V.3: Risiken aus der Lernprozesseingabe

Ursache	Resultat
Die Kompetenzen der Schüler zur Erstellung der Lernprodukte reichen nicht aus. Es wurde versucht, an zu geringe Eingangskompetenzen anzuknüpfen.	Das Lernprozessergebnis ist stark gefährdet. Die Schüler könnten überfordert und/oder frustriert werden.
Die Kompetenzen der Schüler zur Erstellung der Lernprodukte reichen nicht aus. Es fehlen die Methodenkompetenzen zur Erstellung des Lernproduktes.	Das Lernprozessergebnis ist gefährdet. Der Zeitaufwand durch zusätzlichen Kompetenzerwerb steigt. Die Schüler könnten überfordert und/oder frustriert werden.
Die Rohstoffe reichen nicht aus oder stehen gar nicht zur Verfügung.	Der Prozess wird unterbrochen. Das Lernprodukt kann nicht oder nicht ausreichend erstellt werden. Es fehlt dadurch die Basis für die Prozessweiterführung, denn Lernprodukte „stellen […] für die Lehrenden wichtige Gegenstände der Beobachtung, Beurteilung und Kontrolle des Lernprozesses dar“ (Tenberg 2006, S. 211).

2.5 Benötigte Ressourcen

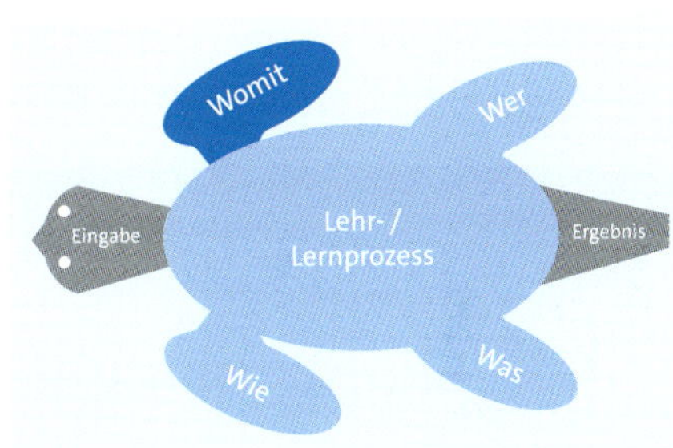

Abb. V.8 ▶ Turtle – Womit (in Anlehnung an Weltring 2016, S. 343 f.)

Das rechte Vorderbein der Turtle enthält die für das Lernprozessangebot notwendigen Ressourcen. Sind diese nicht vorhanden, müssen sie entweder beschafft werden oder andere Prozesskomponenten müssen entsprechend angepasst werden, um den Mangel zu kompensieren (z. B. die PPOLA). Brugger-Gebhardt (2016, S. 60) zieht aus der ISO 9001 folgenden Schluss: „Das Unternehmen muss ausreichend Personal und Mittel zur Verfügung stellen, damit eine qualitätsgerechte Arbeitsausführung möglich ist und gute Produkte und Leistungen entstehen können.“ Weiter hält sie hierzu fest, dass „die Qualität […] nicht an mangelnden Ressourcen scheitern [darf]“ (Brugger-Gebhardt 2016, S. 59).

Zu den im Folgenden aufgeführten Ressourcen zählen die materiellen Ressourcen und die Lernprozessumgebung, während personelle Ressourcen (Beteiligte am Lehr-Lernprozess) in Kapitel 2.6 besprochen werden. Brugger-Gebhardt (2016, S. 31) formuliert die Ressourcenanforderungen so: „Was hilft den Mitarbeitern, die Arbeiten richtig zu erledigen […]?“ Übertragen wird aus dieser Frage die Überlegung, die für die PPOLA-Planung gelten muss: Welche Ressourcen benötigen die Schüler und die anderen Beteiligten, um den Lehrprozess optimal zu gestalten und den Lernprozess richtig zu produktisieren?

2.5.1 Materielle Ressourcen

Zu den erforderlichen materiellen Ressourcen gehören z. B. Geräte, Arbeitsmaterialien und sonstiges Equipment. Brugger-Gebhardt (2016, S. 31) stellt hierzu die allgemeine Frage, ob „die Mitarbeiter alle notwendigen Werkzeuge [...]" haben. So kann als weitere Planungshilfe ergänzend die Frage dienen, ob für die Praxisanleiter und Schüler alle „notwendigen Werkzeuge" vorhanden sind. Zusätzlich werden die (Verbrauchs-)Materialien für die Herstellung der Lernprodukte benötigt. Eine solche Zuordnung je Arbeitsschritt wird von Schmidt (2012, S. 52) als „arbeitsgangbezogene Ressourcenplanung" bezeichnet und muss entsprechend für jeden Teilbereich der Lernaufgaben berücksichtigt werden. Beachtung findet diese Anforderung im Planungstool im zweiten Schritt als Punkt 2.4.

2.5.2 Bedingungen der Lernprozessumgebung am Lernort

Nach Brugger-Gebhardt (2016, S. 64) müssen nach der Feststellung der notwendigen Arbeitsbedingungen am Lernort diese ermöglicht werden. Der Lernort sollte also eine Umgebung aufweisen, die eine qualitativ hochwertige Arbeit ermöglicht. Es ist damit nicht nur der Lernort im weiten Sinne von Schule, Lehrrettungswache oder Krankenhaus gemeint, sondern der konkrete Tätigkeitsort, beispielsweise das Klassenzimmer. In die Lernprozessumgebung fließen Faktoren wie Beleuchtung, Temperatur, Lautstärke, Raumangebot und Sicherheit ein. Für eine PPOLA mit beispielsweise dem Ziel der Blutdruck-

Tab. V.4: Risiken aus den Ressourcen und der Lernprozessumgebung

Ursache	Resultat
Die Werkzeuge oder Gerätschaften zur Erstellung der Lernprodukte sind nicht oder nicht ausreichend vorhanden.	Das Lernprozessergebnis ist stark gefährdet. Das Lernprodukt kann eventuell nicht vollständig hergestellt werden.
Der geforderte Übungsraum ist nicht vorhanden, es gibt aber einen Ausweichraum.	Das Lernprozessergebnis ist wenig gefährdet. Das Lernprodukt kann hergestellt werden. Beispiel: Eine PPOLA soll in einem Rettungswagen stattfinden. Es fehlt dann die realistische Umgebung, die die Vorstellungskraft des Schülers beeinflusst und damit das Produkt verfälschen kann.
Die Lernprozessumgebung entspricht nicht den Anforderungen an die Erstellung des Lernproduktes.	Das Lernprozessergebnis ist gefährdet. Das Lernprodukt kann eventuell nicht vollständig hergestellt werden oder es wird fehlerhaft hergestellt. **Beispiel 1:** Eine zu laute Umgebung kann die Ergebnisse einer Blutdruckmessung durch Stethoskop verfälschen und ebenso die Kommunikation einschränken. **Beispiel 2:** Eine zu heiße Umgebung kann die Konzentration und die Kondition des Schülers beeinträchtigen, z. B. im Rahmen eines Reanimationsvideos als Produkt. **Beispiel 3:** Der Schüler soll einen periphervenösen Zugang legen. Allerdings ist es zu dunkel und der Schüler kann den Punktionsort nicht eindeutig erkennen.

messung bedeutet dies, dass den Schülern neben einer Blutdruckmanschette und einem Stethoskop auch ein Lernort mit angemessenen Umgebungsbedingungen zur Verfügung stehen muss. In diesem Kontext könnte das (je nach PPOLA) ein Ort mit niedrigem Lärmpegel sein, damit die Schüler das Korotkow-Geräusch mit dem Stethoskop hören können. Sieht die PPOLA jedoch eine Messung in einem Rettungswagen vor, müsste dieser auch tatsächlich vorhanden sein. Umfasst die PPOLA zusätzlich ein Selbststudium durch Lesen, dann muss für die Schüler ein angemessener Raum vorhanden sein (z. B. genügend Licht, angenehme Temperatur) (vgl. Deutsches Institut für Normung 2015, Kap. 7.1.4). Beachtet wird dieses Steuerungskriterium im Planungstool im ersten Schritt als Punkt 1.5.

Aus der Tabelle V.4 können Probleme entnommen werden, die möglicherweise auftreten, wenn die materiellen Ressourcen und die Lernprozessumgebung innerhalb des Planungstools nicht ausreichend beachtet werden.

Das nachträgliche Organisieren von Material oder das Improvisieren in Bezug auf die Werkzeuge und Räumlichkeiten kostet Zeit und oftmals auch Nerven. Die Lernprodukte werden verfälscht und spiegeln dann nicht die Kompetenz des Schülers wider. Eine Evaluation ist dadurch erschwert. Gegebenenfalls müssen die Evaluationskriterien an die neue Umgebung angepasst werden. Entsprechend müssen die beteiligten Personen (s. Kap. 2.6) in der Lage sein, neben diversen Anforderungen auch für die entsprechenden Ressourcen zu sorgen.

2.6 Beteiligte Personen innerhalb der lernortübergreifenden Lehr-Lernprozesssteuerung

Sobald lernortübergreifend gelehrt wird, steigt die Anzahl der möglichen beteiligten Akteure. Neben den Lehrkräften und Schülern sind die Praxisanleiter und weitere Personen der außerschulischen Lernorte (z. B. mit der Begleitung betraute Personen, die Wachleitung, andere Mitarbeiter der LRW) in unterschiedlichem Maße involviert. Einen Überblick über die beteiligten Akteure in der Notfallsanitäterausbildung gibt die Abbildung V.10, in deren Zentrum sich die Schüler als Lernende befinden.

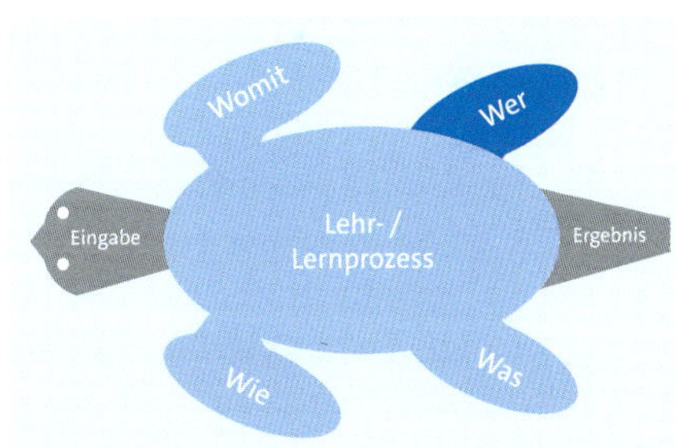

Abb. V.9 ▶ Turtle – Wer (in Anlehnung an Weltring 2016, S. 343 f.)

Alle Akteure benötigen für eine optimale Lehr-Lernprozessumsetzung mithilfe des Planungstools eine klare Struktur ihrer Beziehungen. Dazu sind eindeutige Verteilungen der Rollen, Aufgaben und Verantwortlichkeiten notwendig (s. Kap. 2.6.3), ansonsten besteht möglicherweise bereits zu Beginn der Planung folgendes Problem: „Jedermanns Verantwortung ist niemandes Verantwortung“ (Springer Fachmedien Wiesbaden 2013, S. 167). Dies wirft die Frage auf, inwieweit ungeklärte Verantwortlichkeiten in der lernortübergreifenden Lehr-Lernprozessgestaltung überhaupt eine Rolle spielen, denn die PPOLA werden durch die Lehrkräfte geplant und von den Schülern ausgeführt – somit ist vermeintlich

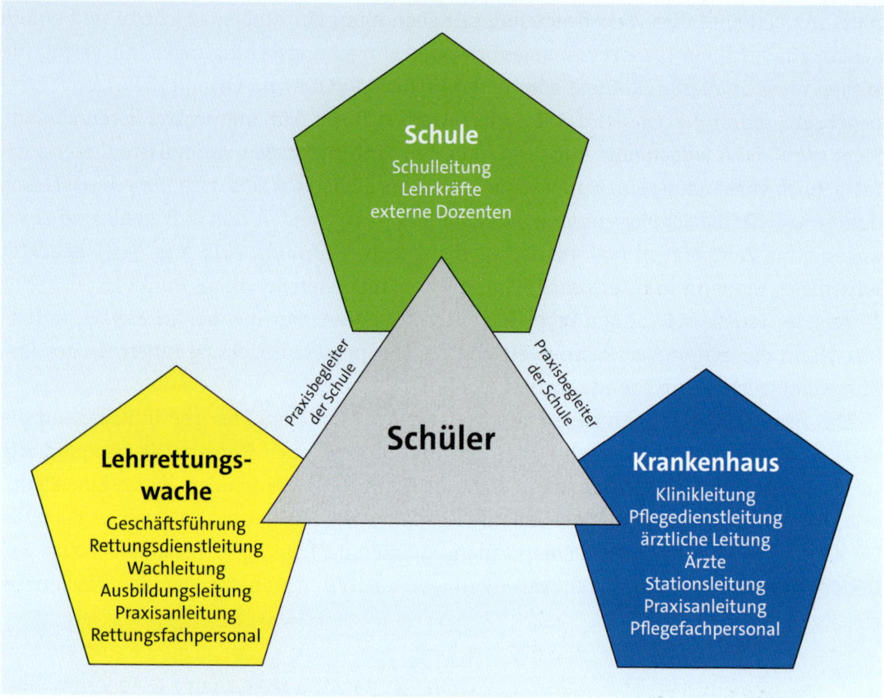

Abb. V.10 ▶ An der Notfallsanitäterausbildung beteiligte Akteure (in Anlehnung an NotSanG § 6, NotSan-APrV §§ 1 und 3)

alles geklärt. Diese Überlegung ist zwar korrekt, in Bezug auf die erfolgreiche Steuerung jedoch nicht ausreichend: Verantwortlichkeiten haben einen direkten Bezug zu den „Big Five" der Lehr-Lernprozesssteuerung (Tab. V.1); sie sind im Bereich der Koordination anzusiedeln. Um daraus resultierende Probleme in der Umsetzung der PPOLA zu vermeiden (z. B.: Wer ist verantwortlich, das Übungsmaterial rechtzeitig bereitzustellen?), werden diese Anforderungen im Folgenden näher betrachtet. Zusammenfassend kann festgehalten werden: Das Planungstool kann seine Steuerfunktion nur dann ausüben, wenn die erforderlichen Rahmenbedingungen bezüglich des eingesetzten Personals erfüllt sind.

2.6.1 Bedeutung von Verantwortlichkeiten in der Lernprozesssteuerung

Brugger-Gebhardt (2016, S. 31) stellen zur Bedeutung von Verantwortlichkeiten zwei Fragen: „Kümmert sich jemand um den Prozess? Wer nimmt die einzelnen Aufgaben im Prozess war?" Es muss demnach beantwortet werden, wer sich um die einzelnen Bereiche der Lehr-Lernprozesssteuerung kümmert, wie sie in Abbildung V.3 dargestellt sind: Festgelegte Verantwortlichkeiten und Aufgaben stellen eine Basisanforderung für die erfolgreiche Anwendung des Planungstools dar. Dies wird durch das Planungstool vorausgesetzt und nicht explizit überprüft oder festgelegt. Dennoch sind sie von so großer Bedeutung für die Koordination des Lehr-Lernprozesses, dass sie im Folgenden beschrieben werden.

Doch was umfasst Verantwortung eigentlich? Piekenbrock (2014, S. 570) definiert Verantwortung als

> *„Verpflichtung und Berechtigung, zum Zwecke der Erfüllung einer Aufgabe oder in einem eingegrenzten Funktionsbereich selbstständig zu handeln. Verantwortung ist eng verknüpft mit der Kompetenz für Aufgabe oder Funktionsbereich.“*

Diese Definition stammt aus dem Bereich der Wirtschaft (der Bezug zur Wirtschaft ist durch den Ursprung des Planungstools bereits gegeben) und enthält den Gedanken der Funktionsbereiche (s. u.). Bereits diese Definition stellt den Begriff der „Verantwortung“ breit auf und verknüpft ihn mit Kompetenzen.

Die Abbildung V.11 stellt den so definierten Verantwortungsbegriff grafisch dar: Die verantwortliche Person hat in ihrem Funktionsbereich verpflichtende Aufgaben, die sie durch selbstständige Handlungen erfüllen muss. Hierzu besitzt sie sowohl die Berechtigung/Befugnis als auch die Kompetenz.

Die Abbildung V.11 zeigt, dass Berechtigungen, Verpflichtungen und auch Kompetenzen des Verantwortlichen zur erfolgreichen Erfüllung einer Aufgabe notwendig sind – jedoch ist zunächst allgemein und unerheblich, ob es sich dabei um ein prozessorientiertes Vorgehen handelt. Dennoch implizieren die begrifflichen Übereinstimmungen mit dem rechten „Turtle-Hinterbein“ (Abb. V.6), dass Verantwortung auch zur Durchführung von Prozessen notwendig ist. Die Abhängigkeit zwischen Verantwortung und erfolgreicher Prozessdurchführung stellen Stöger und Malik (2018, S. 5) mit folgender Aussage her:

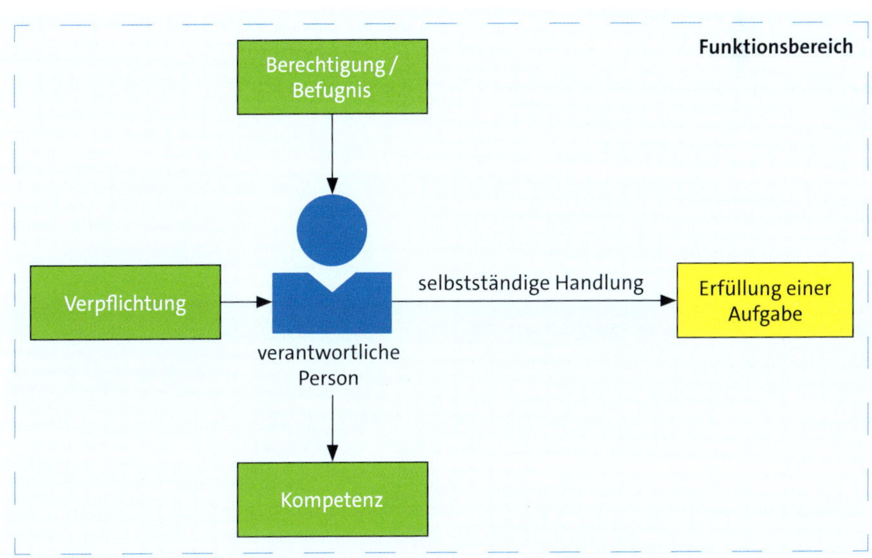

Abb. V.11 ▶ Überblick zum Begriff der Verantwortung (in Anlehnung an Piekenbrock 2014, S. 570)

> *„Die Wirkung eines Prozesses ergibt sich nicht durch das Entwickeln von Plänen oder das Modellieren von Abläufen. Ein Unternehmen muss Prozesse umsetzen, damit ein Resultat und ein zufriedener Kunde entstehen. Dazu ist es notwendig, dass es klare Verantwortlichkeiten gibt [...] und der Output des Prozesses geprüft ist."*

Dabei ist ein Kunde im Sinne des Prozesses „diejenige Person [...], die an einem Ergebnis Interesse oder einen Anspruch hat" (Stöger und Malik 2018, S. 5), also in diesem Fall der Schüler. Für das Planungstool bedeutet dies, dass der so erstellte Plan (u. a. die PPOLA) nur dann funktionieren kann, wenn zuvor die Verantwortlichkeit eindeutig zugeordnet wurde. Ansonsten kann der mit der generierten PPOLA Lehr-Lernprozess in seinem Output – dem Aufbau von Handlungskompetenzen beim Schüler – gestört sein.

2.6.2 Aufgaben der beteiligten Personen

Innerhalb der Notfallsanitäterausbildung werden die Schüler an den verschiedenen Lernorten in diversen Funktionsbereichen eingesetzt. Diese Aufgaben- und Funktionsbereiche innerhalb des Lehr-Lernprozesses der Notfallsanitäterausbildung können der NotSan-APrV entnommen werden (Anlage 2 zu § 1 Absatz 1 Nummer 2 und Anlage 3 zu § 1 Absatz 1 Nummer 3 NotSan-APrV). Einige bereits geregelten Verantwortlichkeiten und Aufgaben für die Ausbildung nach der NotSan-APrV sind in Tabelle V.5 dargestellt.

Die dort vorgenommene Aufteilung der Aufgaben und Verantwortlichkeit ist jedoch zu undifferenziert, um als Basis für die lernortübergreifende Lernprozesssteuerung zu dienen. Vielmehr müssen die Aufgaben und Verantwortlichkeiten bis zu den Akteuren persönlich geregelt werden. Werden sie dabei nicht namentlich bestimmt, so sollten Aufgabe und Verantwortlichkeit zumindest einer Rolle im Lehr-Lernprozess zugeordnet werden. Mamerow (2018, S. 3) fordert in diesem Kontext innerhalb der klinischen Pflegeausbildung:

> *„Damit Praxisanleiter nicht an die Grenzen ihrer Leistungsfähigkeit kommen und Praxisanleitung nicht als Abenteuer oder Zufallsprodukt erlebt wird, müssen Aufgaben und Möglichkeiten von Praxisanleitern innerhalb der Rahmenbedingungen einer Einrichtung klar definiert werden. Nur so können sie*

Tab. V.5: Verantwortlichkeiten an den Lernorten

Verantwortlicher oder Lernort	Verantwortung / Aufgabe
Schule	„Gesamtverantwortung für die Organisation und Koordination des theoretischen und praktischen Unterrichts und der praktischen Ausbildung entsprechend dem Ausbildungsziel" (§ 5 Absatz 3 NotSanG)
Krankenhaus und LRW	Sicherstellung der Praxisanleitung durch „geeignete Fachkräfte" (§ 3 Absatz 1 NotSan-APrV)
Praxisanleiter	Heranführung der Schüler an berufliche Situationen (s. Kap. 3.2).

ihre originären Aufgaben ohne Rollenkonflikte und Störungen verantwortlich und strukturiert wahrnehmen."

Diese Forderung kann auf die rettungsdienstliche Ausbildung übertragen werden – übergreifend auf alle Lernorte –, da die Praxisanleiter der Notfallsanitäterschüler ebenfalls den gegebenen Lernortbedingungen unterliegen und die praxisanleitende Tätigkeit nicht in ausschließlicher Funktion in Vollzeit ausüben. Nach Adam (2020, S. 28) ist „die gängigste Form der Koordination [...] die Verteilung von Aufgaben durch die jeweilige Führungskraft." Wie dies geschehen kann, wird im Kapitel 2.6.3 beschrieben.

2.6.3 Verteilung der Verantwortlichkeiten und Aufgaben mithilfe des RASCI-Modells

Um die für den lernortübergreifenden Lehr-Lernprozess notwendige Verteilung der Verantwortlichkeiten und Aufgaben darstellen und durchführen zu können, bietet sich das RACI-Modell bzw. das um den Buchstaben „S" ergänzte RASCI-Modell an, welches in einer Übersichtmatrix den jeweiligen Arbeitsschritt im Prozess (Aufgabe) und die zugehörige Rolle darstellt (vgl. Huber und Huber 2011, S. 16). „Die Dimensionen Aufgabe und Rolle werden ergänzt durch eine dritte Dimension, die die Rolle weiter differenziert, indem die Art der Zuständigkeit oder Mitarbeit beschrieben wird. Der Vorteil liegt darin, dass durch diese differenzierte Betrachtung die Schnittstellen identifiziert werden" (Meyer und Reher 2016, S. 87). Sharan (2011, S. 190) sowie Meyer und Reher (2016, S. 87) nutzen das RASCI-Modell (Tab. V.6), welches auch im Folgenden verwendet wird, da hierdurch die Verantwortlichkeiten und Aufgaben differenzierter darstellbar sind. Bei der Anwendung des RASCI-Modells sollte darauf geachtet werden, dass es im Bereich der Verantwortung „R" keine doppelten

Tab. V.6: Das RASCI-Modell – eine Übersicht

RASCI	Verantwortlichkeit und Aufgabe(n)
Responsible	Die Person ist für die Durchführung verantwortlich, auch disziplinarisch (vgl. Alam und Gühl 2016, S. 59).
Accountable	Die Person „nimmt das Arbeitsergebnis ab, trägt die Verantwortung für die Folgen. [...] [Sie] sollte über entsprechende Kompetenzen und Entscheidungsbefugnisse verfügen" (Meyer und Reher 2016, S. 87).
Support	Die Person übernimmt eine unterstützende Aufgabe, sie „erledigt die erforderlichen Arbeiten" (Meyer und Reher 2016, S. 87).
Consult	Die Person „verfügt über Informationen oder Erkenntnisse, die für die Bearbeitung erforderlich sind, muss daher vor der Abnahme zu Rate gezogen werden" (Meyer und Reher 2016, S. 87). Diese Person ist somit „[...] verantwortlich in fachlicher Hinsicht" (Alam und Gühl 2016, S. 59).
Inform	Entscheidungen werden von dieser Person nicht getroffen oder verhindert. Sie muss lediglich über den Sachstand informiert werden. Mithilfe dieser Informationen bewältigt sie andere Aufgaben (vgl. Alam und Gühl 2016, S. 59, Meyer und Reher 2016, S. 87).

Verteilungen pro Arbeitsschritt oder Aufgabe gibt. Sollte dies dennoch der Fall sein, müssen die Bereiche innerhalb der Aufgabe eindeutig voneinander abgegrenzt sein. Weiter muss darauf geachtet werden, dass innerhalb jedes Arbeitsschrittes auch eine Verantwortlichkeit verteilt wurde, damit keine Lücke entsteht (vgl. Sharan 2011, S. 191 f.).

Eine Verantwortungs- und Aufgabenzuordnung wird im Folgenden am Beispiel einer fiktiven Schule und Lehrrettungswache erläutert. Auf eine Darstellung der Verantwortlichkeiten im Krankenhaus wird verzichtet, da in diesem Beispiel lediglich der Vorgang der Rollenverteilung für den Lehr-Lernprozess gezeigt werden soll; für das Krankenhaus verläuft diese Verteilung analog zur LRW, wobei möglicherweise andere Aufgaben sowie weitere/andere Rollen in Betracht zu ziehen sind. Als PPOLA dient die Blutdruckmessung, hierbei ist der Personalaufwand gering (ein Praxisanleiter, ein Schüler und ein Patient oder Mime) und die notwendigen Materialien beschränken sich auf Blutdruckmanschetten und Stethoskope. Eine Anordnung der Verantwortlichkeiten innerhalb des Lehr-Lernprozesses nach dem RASCI-Modell könnte in Bezug auf die Lernorte Schule und LRW wie in Tabelle V.7 dargestellt werden. Die Tabelle zeigt eine exemplarische Verantwortungsmatrix, wobei die im Einzelfall tatsächlichen hierarchischen Strukturen innerhalb der Lernorte nur sehr vereinfacht dargestellt werden. Für die eigentliche Zuordnung empfehlen Meyer und Reher (2016, S. 87), die Buchstabenreihenfolge des RASCI-Akronyms einzuhalten. Dies

Tab. V.7: Verantwortungsmatrix: Beispielhafte Verantwortlichkeiten zwischen Schule und LRW

Aufgabe / **Rolle**	Lehrkräfte	Schulleitung	Geschäftsführung	Rettungsdienstleiter	Ausbildungsleitung	Wachleitung	Praxisanleiter	Rettungsfachpersonal	Schüler
Terminierung des Ausbildungsblocks		R	A	I	C	I	I		I
Bereitstellung der materiellen Ressourcen				A	R	I	S		
Bereitstellung der personellen Ressourcen			A	I/S	C	R	I		
Bereitstellung von Dokumenten				S	A		R		
Vorprozess, Vorbereitung der Schüler (neue Impulse)	R/A				I				
Ausarbeitung der PPOLA mithilfe des Planungstools	R/A				S/I				
Lernbegleitung					A	I	R	S	I
Reflexion der Kompetenzen (LRW)					A		R		I
Reflexion und Kompetenzüberprüfung (Schule)	R	A					C		I
Herstellung der Lernprodukte	A						C		R

bedeutet, dass zuerst die Verantwortlichkeiten bestimmt werden und zuletzt diejenigen Personen, die „nur“ informiert werden müssen.

In dieser Beispielmatrix sind alle Aufgaben mit einer Verantwortlichkeit hinterlegt und die Zuständigkeiten der einzelnen Akteure werden ersichtlich. Es wurde darauf geachtet, dass es zu keinen Lücken und keinen Überschneidungen bei „R“ kommt. Die Verteilungen können auch anders geregelt werden, wichtig ist nur, dass sie klar kommuniziert werden und alle Beteiligten sie stützen und befolgen. Die Ausbildungsleitung teilt in dem Beispiel dem Rettungsdienstleiter die Notwendigkeit eines Praxisanleiters in dem geforderten Zeitraum mit, dieser plant mit der gegebenen Information den Dienstplan, damit die personellen Ressourcen bereitstehen. Die Gesamtverantwortung für den lernortübergreifenden Lehr-Lernprozess trägt hier die Schule. Dies könnte beispielsweise durch den Schulleiter dargestellt sein. Die Verantwortung des Schülers liegt darin, die Lernprodukte zu erstellen und mit dem Praxisanleiter zu besprechen, bevor er sie in der Schule abgibt.

Zusammenfassend kann festgehalten werden: Das Planungstool kann seine lernortübergreifende Steuerfunktion nur dann ausüben, wenn die Verantwortlichkeiten und Rollen innerhalb des Lehr-Lernprozesses klar geregelt sind.

2.6.4 Notwendige Kompetenzen der beteiligten Personen

Um den Lehr-Lernprozess erfolgreich steuern zu können, ist es erforderlich, dass die beteiligten Personen, über die ihrer Rolle und Verantwortung entsprechenden Kompetenzen verfügen, wie im hinteren rechten Bein des Turtle-Diagramms aufgeführt. Betrachtet man die Lernprozessbegleitung als Angebot an die Schüler, so stellt die […] ausreichende Personalverfügbarkeit (Quantität) einerseits sowie eine angemessene Personalkompetenz bzw. -qualifikation (Qualität) andererseits“ (Hinsch 2014, S. 47) eine Qualitätsnotwendigkeit dar. Es wäre fatal, wenn die mit den Aufgaben (Tab. V.7) betrauten Akteure nicht mit den entsprechenden Kompetenzen ausgestattet sind. Dies betrifft sowohl deren Wissen und Können als auch Entscheidungsbefugnisse.

Piekenbrock (2014, S. 313) erweitert den Kompetenzbegriff im betriebswirtschaftlichen Kontext um die „Befugnis eines Mitarbeiters, Anweisungen und Maßnahmen zu ergreifen, um seine Aufgaben zu erfüllen.“ Da die Prozessorientierung des Planungstools seinen Ursprung ebenfalls in der Wirtschaft hat, erscheint diese Erweiterung als sinnvoll und möglich. Damit das Planungstool seiner steuernden Funktion nachkommen kann, ist es die Pflicht der delegierenden Führungskraft „genau und eindeutig festzulegen, welche Befugnis gegeben und welche Verantwortlichkeit erwartet wird. Jeder Platz in einer Organisation muss mit klaren Linien von Verantwortlichkeit und Befugnissen mit dem nächsten verbunden sein“ (Siemers 1993, S. 313). Ein mögliches Resultat, das von den klaren Linien abweicht, zeigt sich im Beispiel in Abbildung V.13.

Abbildung V.12 zeigt die involvierten Akteure der Lernorte, wobei das Planungstool das zentrale Element darstellt. Die Entfernung der Akteure zum Zentrum zeigt die notwendige Kompetenz in Bezug auf die Anwendung des Tools, jedoch auch, wie sie durch den Lehr-Lernprozess beeinflusst werden.

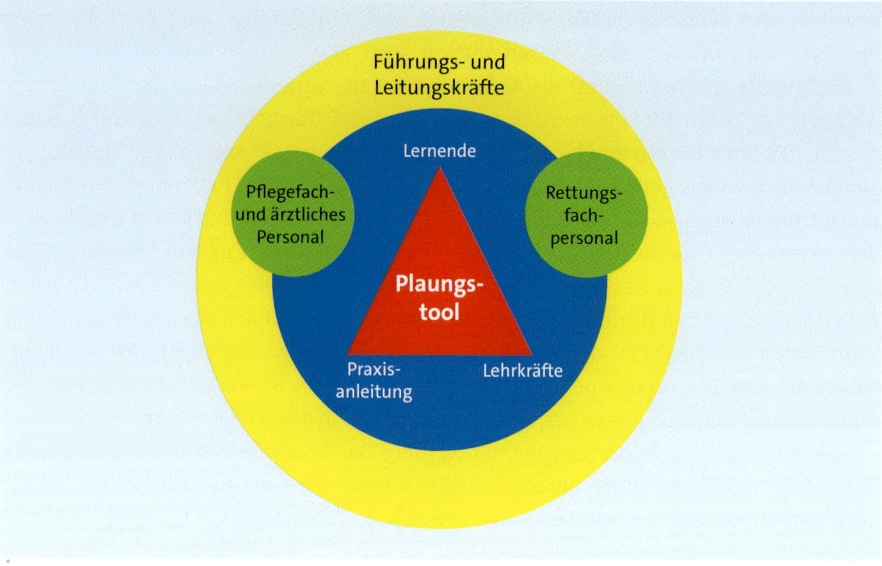

Abb. V.12 ▶ Kompetenzkreis

Bezüglich des Planungstools benötigen die Akteure im gelben Bereich die geringste Kompetenz. Dennoch müssen sie in der Lage sein, die notwendigen Ressourcen bereitzustellen, sowohl auf personeller als auch auf materieller Ebene. Gemäß der allgemeinen Kompetenzdefinitionen müssen sie dies auch wollen (s. Teil II - Exkurs). Die Ausbildungsleitung muss mindestens die Kompetenzen eines Praxisanleiters haben, sofern nicht ohnehin in Personalunion mit einem Praxisanleiter oder einer anderen Leitungsfunktion. Wegen ihrer Verantwortung für die Ausbildung muss sie Befugnisse für den Personaleinsatz der Schüler und der Praxisanleiter haben. Daneben benötigt die Ausbildungsleitung Zugriff auf alle für die Ausbildung notwendigen Dokumente. Ein Verständnis für den Prozessablauf mithilfe des Planungstools ist von Vorteil. Sie braucht koordinative Fähigkeiten und muss über den Kompetenzstand der Schüler informiert sein (um weitere Lernschritte und den Personaleinsatz planen zu können). Entsprechend brauchen die für die Personalplanung zuständigen Personen die Planungskompetenz, um dafür zu sorgen, dass zum Zeitpunkt der Anleitung auch ein Praxisanleiter am entsprechenden Lernort verfügbar ist. Gleichsam müssen sie auf ein ausgewogenes Verhältnis zwischen den Praxisanleitern und den Schülern achten. Sollte dies aus irgendeinem Grund nicht möglich sein, benötigen die Personalplaner die notwendige Sozialkompetenz, dies den Lehrkräften an der Schule mitzuteilen. Somit würde ein von vornherein zum Scheitern verurteilter Prozess erst gar nicht initialisiert werden oder es könnte umgeplant werden.

Die Praxisanleiter müssen als Basis „über die für ihren rettungsdienstberuflichen und berufspädagogischen Zuständigkeitsbereich erforderlichen Fähigkeiten" (Pluntke 2017, S. 99) verfügen, um als kompetent zu gelten. Für den lernortübergreifenden Lehr-Lernprozess benötigen sie jedoch auch weiterreichende Entscheidungsbefugnisse. Das bedeutet, dass der Praxisanleiter auch kurzfristige Entscheidungen treffen können muss, wenn es um die Kompensation von Planungsmängeln oder nicht vorhersehbaren Ereignissen geht. Dies betrifft vor allem seine Befugnisse hinsichtlich des Dienstplans und der Organisation von (Verbrauchs-)Materialien. Es muss ihm also möglich sein, den Lernprozess gemäß dem Lernstand auszudehnen (oder abzukürzen). Hierzu muss er über die Schüler ggf. auch über einen verlängerten als den geplanten Zeitraum verfügen können. Er sollte also seine Praxisanleitung nicht dem Dienstplan unterordnen müssen, sondern umgekehrt. Dies setzt im begrenzten Maße eine Unabhängigkeit seiner Stellung von der Personalplanung voraus.

Außerdem muss er für „lernförderliche Rahmenbedingungen" sorgen, das betrifft beispielsweise die Lernprozessumgebung (Raum, Material, Medien) (vgl. Hadasch 2016, S. 62 f.). Um kurzfristige Materialengpässe aus einer Fehlplanung kompensieren zu können, sollte er daher Zugriff auf die Ressourcen des Lernortes haben, ohne komplizierte Entscheidungswege gehen zu müssen, die unnötig Lernzeit kosten (z. B. wenn der Entscheider mit dem Lagerschlüssel gerade im Urlaub ist). Der Praxisanleiter benötigt zusätzlich die „Planungstoolkompetenz". Er muss den Prozessablauf innerhalb der Lernortkooperation kennen oder zumindest über die Kenntnis verfügen, wo der Prozess hinterlegt ist. Des Weiteren sollte er Anwendungserfahrung mitbringen oder zumindest eine Einweisung in das Planungstool erhalten haben (s. Kap. 3.2.2); dort insbesondere in die Planungsphase, da sie den Zugang zur reibungslosen Produktisierung ermöglicht.

Die Schüler benötigen für die Herstellung der Lernprodukte die entsprechenden Methodenkompetenzen. Sinnvoll in diesem Zusammenhang ist die Selbstkompetenz, hilft sie doch dem Schüler dabei, den eigenen Lernstand einzuschätzen und das Produkt zu beurteilen. Ebenso notwendig ist diese Kompetenz im Bereich der Reflexion. Alle Akteure sollten über eine „Rückmeldungskompetenz" verfügen, die es ihnen erlaubt, den anderen Prozessbeteiligten bei etwaigen Problemen oder auch während der Bearbeitung und nach beendeten Aufgaben eine entsprechende Rückmeldung zu geben.

2.6.5 Probleme mangelnder Verantwortung und Kompetenzen innerhalb der beteiligten Personen

Aus der Tabelle V.8 können Probleme, die möglicherweise auftreten, entnommen werden, wenn Verantwortungen, Aufgaben und Kompetenzen innerhalb des Planungstools nicht genügend beachtet werden.

Ein Beispiel für die Gefährdung der Lehr-Lernprozesssteuerung durch eine potenziell problematische Verantwortungsverteilung an der LRW zeigt sich an den hierarchischen Strukturen einer fiktiven LRW im Organigramm in Abbildung V.13: An der Unternehmensspitze steht die Geschäftsführung. Die Ausbildungsleitung ist auf einer Ebene mit der Rettungsdienstleitung angesiedelt. Der Praxisanleiter ist im Regelrettungsdienst eingesetzt und betreut im Rahmen seiner Möglichkeiten die Schüler. Dabei ist er abhängig von der Dienstplaneinteilung der Wachleitung und den Aufträgen der Ausbildungsleitung. Die Schüler wiederum sind vom Praxisanleiter in Bezug auf die praktische Anleitung abhängig, vom Wachleiter in Bezug auf den Dienstplan und von den am Einsatz beteiligten Rettungsfachpersonal hinsichtlich der Betreuung bei einzelnen Einsätzen.

Tab. V.8: Risiken aus den beteiligten Personen

Ursache	Resultat
Die Verantwortungen wurden nicht festgelegt.	Prozessschritte werden unvollständig eingeleitet und damit nicht umgesetzt.
Die Verantwortungen sind doppelt vorhanden.	Prozessschritte werden mehrfach durchgeführt bzw. angeordnet oder es wird sich auf den jeweils anderen Verantwortlichen verlassen. Der Schritt wird nicht oder unvollständig durchgeführt. Die Möglichkeit einer Uneinigkeit besteht.
Aufgaben wurden unzureichend/nicht/doppelt festgelegt.	Es entstehen Lücken im Lehr-Lernprozess. Der Verantwortliche stellt ggf. erst später fest, dass etwas nicht ausreichend/nicht/doppelt erledigt wurde. **Beispiel 1:** Der Ausbildungsleiter ist für die Bereitstellung des Materials verantwortlich und geht davon aus, dass dies durch den Praxisanleiter erledigt wird. a) Dies ist dem Praxisanleiter jedoch nicht als Aufgabe bekannt und es fehlt Material zum Prozessstart. b) Auch der Ausbildungsleiter organisiert Ressourcen. Dies kann zu doppelten Raumbuchungen oder ggf. Materialbestellungen und damit unnötigen Kosten und Zeitaufwand führen. **Beispiel 2:** Den Lehrkräften, die die Schüler nach Rückkehr an die Schule empfangen, ist ihre Aufgabe der Reflexion nicht bekannt. Ein Defizit in der Handlungskompetenz der Schüler könnte unentdeckt bleiben. Dies ist problematisch, sollte diese Kompetenz für einen Folgeprozess eine notwendige Einstiegskompetenz darstellen.
Die verantwortlichen Personen verfügen über mangelnde (Entscheidungs-)Befugnisse.	Vor und während der Begleitung des Lehr-Lernprozesses müssen Planungs- und Korrekturentscheidungen getroffen werden dürfen. Diese betreffen die materiellen und personellen Ressourcen und den Zugriff auf diese. **Beispiel 1:** Der Praxisanleiter muss kurzfristig notwendiges Verbrauchsmaterial besorgen. Wenn diese Entscheidung erst über höhere Ebenen genehmigt werden muss, kann dies den Lernprozess verzögern bzw. gefährden, da das Lernprodukt nicht hergestellt werden kann. **Beispiel 2:** Die Lehrkräfte benötigen für die spätere Kompetenzevaluation an der Schule einen Simulationsraum. Sie müssen die Befugnis haben, einen solchen Raum benutzen und buchen zu können.
Die beteiligten Personen verfügen über mangelnde Kompetenzen im Umgang mit dem Planungstool (Fähigkeiten und Fertigkeiten), auch mangelnde pädagogische Kompetenzen.	Mangelnde Kompetenz im Umgang mit dem Planungstool stellt eine große Gefahr für den Lehr-Lernprozess dar, da hier die Steuerung betroffen ist. Das heißt, es ergibt sich daraus ein Risiko auf der Planungsebene. Aus diesem Grund kann dies jeden einzelnen durch das Tool abgebildeten Prozessschritt betreffen. **Beispiel 1:** Personelle oder materielle Ressourcen werden nicht sinnvoll genutzt oder eingeplant. Es fehlt an Prozesskomponenten. **Beispiel 2:** Reflexionskriterien und Lernprodukte werden falsch gewählt. Dadurch kommt es zu einer falschen Zielvorgabe.
Die beteiligten Personen haben nicht die nötige Kommunikationskompetenz.	Die beteiligten Personen sprechen sich nicht untereinander ab oder nutzen nur unzureichend bestehende Kommunikationssysteme. Minderinformation der Beteiligten kann hieraus die Folge sein.
Den Beteiligten fehlt die Methodenkompetenz.	Die Schüler haben nicht die notwendige Methodenkompetenz, um die Lernprodukte zu erstellen. Dadurch stellt das Lernprodukt nicht die Kompetenz des Schülers dar. **Beispiel:** Ein Schüler soll ein Ursache-Wirkungs-Diagramm erstellen, kennt jedoch nicht dessen Aufbau.

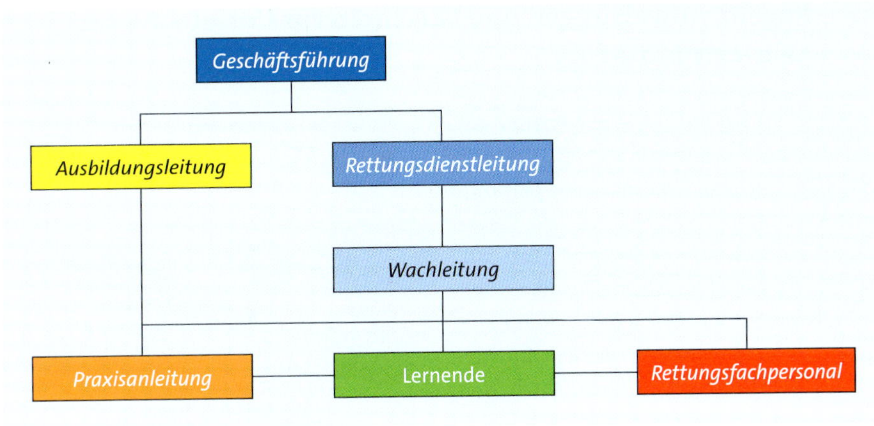

Abb. V.13 ▶ Fiktives Organigramm einer Lehrrettungswache

Durch das Organigramm wird ein mögliches Problem sichtbar, das sich aus der hierarchischen Struktur ergibt und welches den lernortübergreifenden Lehr-Lernprozess und dessen Steuerbarkeit mit dem Planungswerkzeug gefährden könnte: Der Wachleiter teilt, da ihm Informationen über die Ausbildungsplanung fehlen, den Praxisanleiter in einen anderen (Schicht-)Dienst ein als den Schüler, denn die Schüler dürfen gemäß § 3 Absatz 2 NotSan-APrV auch von Personen betreut werden, die nicht Praxisanleiter sind. Es ist möglich, dass diesen Personen der Umgang mit den PPOLA nicht vertraut ist. Auch ist es denkbar, dass sich benötigte Praxisanleiter im Urlaub befinden, während die Schüler an der Wache betreut werden sollten. Beide Möglichkeiten, die nur ein Anstoß für die weitere Überlegung eventueller Risiken sein sollen, stören den lernortübergreifenden Lehr-Lernprozess empfindlich. Insbesondere, wenn die Kooperationspartner erst im Nachhinein oder im schlimmsten Fall gar nicht von dem Problem erfahren. Daher kommt der Evaluation des Lernerfolgs an der Schule eine hohe Bedeutung zu (Kap. 2.8).

2.6.6 Fazit aus der Lehr-Lernprozesskomponente „beteiligte Personen"

Das Planungstool übt in Bezug auf die Akteure und deren Verantwortlichkeiten wenig direkte Steuerfunktion aus, da es nur die unmittelbar beteiligten Personen berücksichtigt. Die Verantwortungs-, Befugnis- und Aufgabenverteilung muss vor dem geplanten Einsatz des Planungstools stattfinden, damit vermeidbare Probleme auch wirklich vermieden werden. Sie sind eine grundsätzliche Voraussetzung für einen erfolgreichen Einsatz der PPOLA, insbesondere im Hinblick auf die Kompetenzevaluierung und Begleitung der Schüler. Hinsichtlich der Kommunikation und der Dienstplanung kann das Planungstool mittelfristig eine Steuerfunktion ausüben. Es macht die Ausbildung bezüglich des Zusammenspiels an den Lernorten planbarer. Die Verantwortlichen wissen schon zu Beginn der Ausbildung, zu welchem Zeitpunkt welche PPOLA gestellt und welche Ressourcen dafür benötigt werden. Davon ausgenommen bleiben kurzfristige, individuell gestaltete PPOLA.

2.7 Regeln, Anweisungen und Verfahren zur Umsetzung des Lehr-Lernprozesses

Vorgaben enthalten das Wie, genauer gesagt geht es um die Anweisungen, Verfahren und Methoden des Prozesses (vgl. Hinsch 2015, S. 147, Ahlrichs und Knuppertz 2010, S. 301). Innerhalb der „Big Five" der Lehr-Lernprozesssteuerung entsprechen sie dem Steuerungsmechanismus der „Regeln" (Tab. V.1). Das Planungstool selbst stellt mit seinen Anforderungen die Methode für die Steuerung. Es sind demnach die PPOLA, die als Regeln dafür sorgen, wie durch den Lehr-Lernprozess geführt wird. Flankiert werden die PPOLA von den Vorgaben für Ressourcen, Kompetenzziele und Evaluationskriterien. Aber auch Hygienevorgaben, Arbeitsschutzvorgaben und betriebliche Anweisungen stellen zusätzliche Steuerungsbausteine dar.

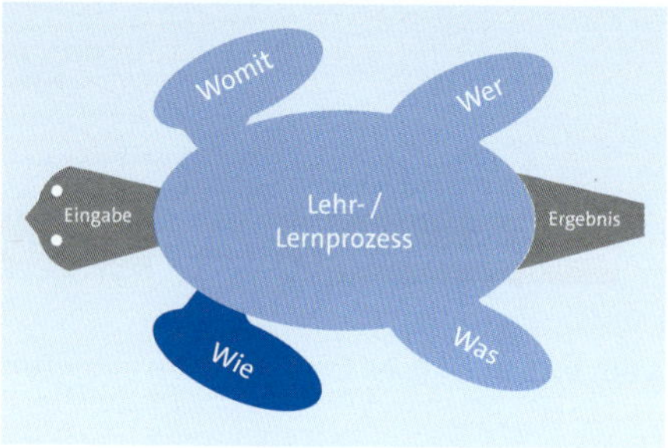

Abb. V.14 ▶ Turtle – Wie (in Anlehnung an Weltring 2016, S. 343 f.)

2.8 Evaluation des Lehr-Lernprozesses mithilfe von Indikatoren

„Reviews finden nach dem Durchlauf des Prozesses oder auch der einzelnen Teilprozesse statt und dienen der strukturierten Überprüfung des realen Prozessablaufs und der erzielten Prozessergebnisse" (Adam 2020, S. 28). Diese Anforderung kann auch auf den Lehr-Lernprozess in Form einer Evaluation übertragen werden, da es sich auch hier um einen Prozess handelt. Auf dem Weg der Produkterstellung und danach, ist es für den Lehr-Lernvorgang essenziell, dass die erzielte Kompetenz evaluiert wird.

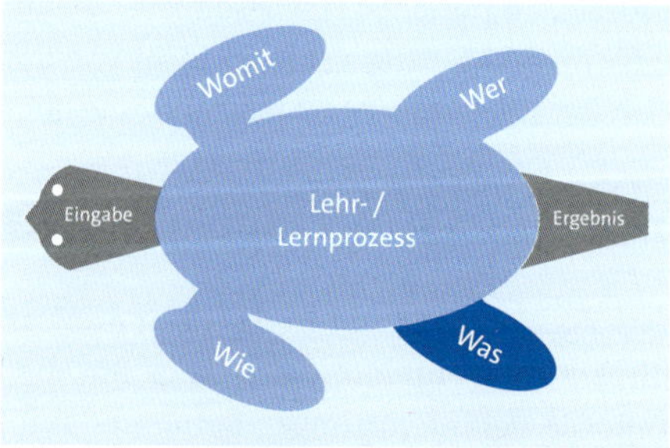

Abb. V.15 ▶ Turtle – Was (in Anlehnung an Weltring 2016, S. 343 f.)

Schlussendlich drehen sich alle Bemühungen der Lehrkräfte um einen möglichst effektiven und effizienten Kompetenzgewinn der Schüler. Denn die Hauptaufgabe der Lehrkräfte „ist die gezielte und nach wissenschaftlichen Erkenntnissen gestaltete Planung, Organisation und Reflexion von Lehr- und Lernprozessen sowie ihre individuelle Bewertung und systemische Evaluation (vgl. KMK 2000, S. 2).

Nach Reischmann (2017, S. 18) versteht man unter Evaluation

1. „das methodische Erfassen und
2. das begründete Bewerten von Prozessen und Ergebnissen zum
3. besseren Verstehen und Gestalten einer Praxis-Maßnahme im Bildungsbereich durch Wirkungskontrolle, Steuerung und Reflexion."

Es soll herausgefunden werden, ob und in welcher Qualität ein Prozess das gewünschte Ziel als Ergebnis hervorbringt und ob es Verbesserungsmöglichkeiten gibt (vgl. Hinsch 2014, S. 119 f.). Qualität in diesem Kontext bedeutet, die „Erfüllung von festgelegten bzw. vorausgesetzten Anforderungen" (Hobel und Schütte 2006, S. 251). Das Planungstool stellt die Anforderungen nach Hobel und Schütte (2006, S. 251) in zwei Bereichen dar:

1. die Übereinstimmung der hergestellten Lernprodukte mit den festgelegten Lernproduktkriterien als Indikator für die Handlungskompetenz
2. die Übereinstimmung mit dem durch das Planungstool vorgegebenen lernortübergreifenden Lehr-Lernprozess, um Punkt 1 zu ermöglichen (z. B. durch die PPOLA).

Um einen Prozess zu evaluieren und darüber steuern zu können, werden Instrumente benötigt, die dies erlauben. Hierfür eignen sich Prozesskennzahlen, in die Informationen über die Durchführung des Prozesses und dessen Ende einfließen (vgl. Knuppertz 2015, S. 24). Für die Prozessreflexion gilt somit als Voraussetzung: „Ziele und Maßnahmen werden erst durch das Aufstellen von Indikatoren und Kennzahlen messbar und damit auch vergleichbar und bewertbar" (Birnkraut 2019, S. 69). Da der lernortübergreifende Lehr-Lernprozess ebenfalls ein Prozess ist, können diese Anforderungen darauf übertragen werden. Dies bedeutet, dass innerhalb des Planungstools geeignete Indikatoren und Kennzahlen bereitgestellt werden müssen.

Um die Evaluationen des Lehr-Lernprozesses sowie der Handlungskompetenz im gezeigten Verhalten durchführen zu können, werden daher Indikatoren benötigt, anhand derer die Qualität sichtbar gemacht werden kann. Ein Indikator könnte z. B. ein Lernproduktkriterium sein oder aber die Differenz zwischen gefordertem und tatsächlich vorhandenem Material.

In den folgenden Kapiteln wird zunächst geklärt, welche Bedeutung die Indikatoren für den Einsatz in der lernortübergreifenden Lehr-Lernprozesssteuerung besitzen und welche Möglichkeiten sich daraus ergeben. Anschließend wird aufgezeigt, an welchen Stellen im lernortübergreifenden Lehr-Lernprozess die (Sach-)Informationen für die Indikatoren sinnvoll erhoben werden können, um eine Evaluation und damit eine Steuerung zu ermöglichen. Im Anschluss werden sich daran orientierende konkrete und auf den Einsatz des Planungstools abgestimmte Beispiele für Indikatoren beschrieben und die Risiken einer mangelhaften Evaluation aufgezeigt. Das Kapitel schließt mit den Grenzen der Prozessevaluation. Die Literaturbasis bildet hier im Wesentlichen der Inhalt der ISO 9001 mit ihren Anforderungen an ein Qualitätsmanagement.

2.8.1 Beschreibung und Nutzen von Indikatoren und Kennzahlen

Um Indikatoren und Kennzahlen nutzbar zu machen, werden diese im Folgenden näher erklärt: Indikatoren unterscheiden sich von Kennzahlen hinsichtlich der in ihnen steckenden Informationen und der Möglichkeiten, diese zu erheben und zu interpretieren. Kennzahlen zeichnen sich dadurch aus, dass sie messbare, quantitative Informationen im Zahlenformat enthalten. Daneben existiert der Begriff Indikator. Ein Indikator hat eventuell nur einen hinweisenden Charakter auf einen Sachverhalt. Er muss auch nicht numerischer Natur sein. Kennzahlen sind also Indikatoren mit messbaren Eigenschaften (vgl. Zapp 2010, S. 2). Ist beispielsweise die Anzahl der für den Lehr-Lernprozess eingesetzten Praxisanleiter pro Schüler von Interesse, so ist dies eine messbare Zahl. Ihr kann direkt die gewünschte Information entnommen werden (= Kennzahl). Mithilfe von Indikatoren werden qualitative Umstände „gemessen" (z. B. durch Befragungen). Beispielsweise ließe der Indikator „Schülerzufriedenheit" nur indirekt Rückschlüsse auf einen geglückten Lehr-Lernprozess zu.

Wird im Folgenden von Indikatoren gesprochen, sind darin begrifflich auch Kennzahlen enthalten. Welche Indikatoren schließlich genutzt werden, hängt von den individuellen (Qualitäts-)Zielen der jeweiligen Organisation ab (vgl. Weltring 2016, S. 173). Die für die lernortübergreifende Lehr-Lernprozessevaluation genutzten Indikatoren müssen also jedes Mal im Kontext der Organisation gesehen und individuell für die Lernprodukte erstellt werden. Dennoch können bereits bestehende Indikatoren übernommen werden, sofern diese zielführend erscheinen. Nach Knuppertz (2015, S. 226) gibt es in Bezug auf die Auswahl und Anwendung der Indikatoren einen Prozessmanager und Prozesscontroller, die hier die Verantwortung tragen. Im Kontext des Lehr-Lernprozesses lässt sich daraus ableiten: Die Entscheidung, an welcher Stelle im Lehr-Lernprozess welche Indikatoren erhoben werden, obliegt dem Verantwortlichen für den Lehr-Lernprozess durch das Planungstool. Das kann z. B. der Ersteller der PPOLA, der Qualitätsmanagementbeauftragte oder eine Führungskraft sein.

Um geeignete Indikatoren festlegen zu können, wird im Folgenden auf deren mögliche Einsatzbereiche eingegangen. Für Ahlrichs und Knuppertz (2010, S. 124) dienen Kennzahlen der „Messung von Fortschritt, Messung von korrektem Prozessablauf, Messung der Prozesseffizienz (in Bezug auf Mengen-, Qualitäts-, Zeit- und Kostenziele), [als] Basis der Einschätzung der Leistung der Prozessbeteiligten". Die Autoren beschreiben „wesentliche Steuerungsbereiche" im Prozessmanagement:

- „die Sicherstellung der geeigneten Abstimmung zum Vorprozess, klare Definition des Inputs und damit die Voraussetzung für den korrekten Start des Prozessablaufs,
- die Performance der durchgeführten Prozessausführungen sowie die korrekte Umsetzung des Sollprozesses,
- die Erreichung von definierten Outputs/Prozessergebnissen und damit die Erreichung des festgelegten Prozessziels und
- die geeignete Ausstattung des Prozesses mit Ressourcen" (Ahlrichs und Knuppertz 2010, S. 124 f.).

Für das Planungstool ergibt sich daraus ein breites Feld an Einsatzmöglichkeiten. Beispiele für die Indikatorenverwendung im Kontext des lernortübergreifenden Lehr-Lernprozesses sind:

- Checklisten, ob alle Voraussetzungen für einen erfolgreichen Einsatz der PPOLA gegeben sind
- (zukünftige) Material- und Personalplanungen durch die Feststellung, ob ausreichend Personal vor Ort war
- Zeitplanung
- Eignung der Lernprozessumgebung für die PPOLA
- Qualität der PPOLA selbst (z. B. Aufbau, Umsetzbarkeit)
- Selbstreflexion der Schüler, sowohl was die PPOLA als auch den Lehr-Lernprozess betrifft
- Übermittlung von Leistungen der Schüler an den Kooperationspartner
- Evaluation der Lernprodukte und der Handlungskompetenzen
- Dokumentation der zeitlichen Aufwendungen für den Einsatz des Planungstools auf der Ebene der Erstellung und der Umsetzung
- Kosten
- ausreichende Begleitung der Schüler.

Bei all den Möglichkeiten sollte jedoch bedacht werden, dass jede Datenerhebung Aufwand bedeutet. Der Zweck sollte diese dann ausreichend rechtfertigen. Außerdem müssen die Indikatoren allen Beteiligten vorher bekannt sein und sie müssen tatsächlich ausgewertet werden (vgl. Knuppertz 2015, S. 227). Die Informationen für die Indikatoren können an den verschiedenen Stellen im Lehr-Lernprozess bestimmt werden. Eine erste Option bietet sich bereits vor der Verwendung des Planungstools – mit der Entscheidung dieses zu verwenden. Der späteste Messpunkt ist nach der Erstellung des Handlungsproduktes – seine Evaluation. Die Messpunkte werden im nächsten Kapitel beschrieben.

2.8.2 Messpunkte für Indikatoren im lernortübergreifenden Lehr-Lernprozess

Einen Überblick über mögliche Steuerungs- bzw. Messpunkte bietet die ISO 9001 (Deutsches Institut für Normung 2015, S. 12.). Daraus geht hervor, dass nahezu an jeder (Lehr-Lern-)Prozesskomponente gesteuert werden oder ein Messpunkt für Indikatoren eingerichtet werden kann (Abb. V.16).

Eine strikte Vorgabe für die Kontrollpunkte gibt es nicht. In der ISO 9001 (Deutsches Institut für Normung 2015, S. 11) findet sich dahingehend folgende Aussage:

> *„Die für die Steuerung benötigten Kontrollpunkte zur Überwachung und Messung sind für jeden Prozess spezifisch und ändern sich in Abhängigkeit von den damit zusammenhängenden Risiken."*

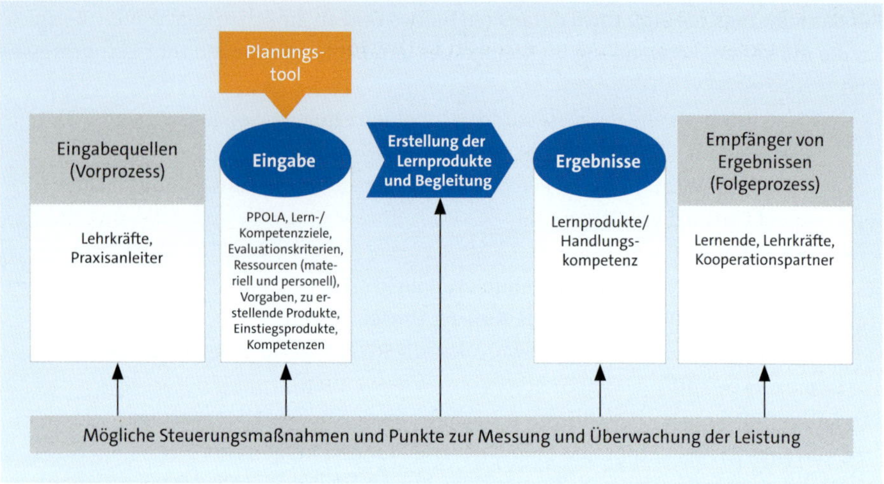

Abb. V.16 ▶ Steuerungspunkte im Lehr-Lernprozess (in Anlehnung an Deutsches Institut für Normung 2015, S. 12)

Das bedeutet, dass zumindest die bereits erwähnten Risiken innerhalb des lernortübergreifenden Lehr-Lernprozesses beachtet werden sollten (s. Kap. 2.4, 2.5.2 und 2.6.5). Beispielsweise könnte der Ressourceneinsatz an verschiedenen Messpunkten gemessen werden, die Auswahl der Messpunkte obliegt dem Prozessmanager (vgl. Knuppertz 2015, S. 230). Ist dieser nicht vorhanden, sollten die interessierten Parteien die Punkte für sich definieren und mit Indikatoren hinterlegen (s. o.). Eine Möglichkeit für detaillierte Auswertungen durch Indikatoren ergibt sich, wenn die PPOLA bei mehreren Praxisanleitungen identisch sind. Dabei sollten die Indikatoren in ihren Vorgaben nicht voneinander abweichen. Somit ist es notwendig, die Indikatoren im Vorfeld festzulegen und zusammen mit den PPOLA zu dokumentieren.

Zusammenfassend kann festgehalten werden: Indikatoren werden genutzt, um den Lehr-Lernprozess zu evaluieren. Sie dienen dazu, die Qualität der Lernprodukte zu bestimmen, zu steuern und zu verbessern. Die Messpunkte und die zu erhebenden Informationen werden je nach Anforderung individuell bestimmt. Dadurch kann ein Soll-Ist-Abgleich erfolgen. Knuppertz (2015, S. 225) verdeutlicht den Wert der Indikatoren: „Was nicht gemessen wird, wird nicht gesteuert." Aus dem Planungstool selbst lassen sich mehrere Bereiche ablesen, bei denen der Einsatz von Indikatoren sinnvoll erscheint. Dies sind die Bereiche, zu denen Anforderungen gestellt werden, z. B. Lernort, Ziele, Produktkriterien, Material, Bearbeitungsdauer und Präsentationstermin. Die Liste an Bereichen, an denen mit Indikatoren gearbeitet werden kann, soll damit jedoch nicht abgeschlossen sein. Es obliegt dem Verantwortlichen, für sich sinnvolle Messpunkte und Indikatoren zu finden, denn Indikatoren beeinflussen den Lernerfolg indirekt, indem sie Verbesserungsmöglichkeiten im Prozessablauf anzeigen. Es gibt Bereiche, die mit Indikatoren ausgestattet werden sollten, da es hier um den direkten Lernerfolg der Schüler geht. Sie werden im Kapitel 2.8.3 erläutert.

2.8.3 Wichtige Indikatoren im Zusammenhang mit dem Planungstool mit direkten Auswirkungen auf den Lernerfolg

Qualität lässt sich indirekt mit sogenannten Qualitätsindikatoren (QI) darstellen. „Medizinische Qualitätsindikatoren sind Instrumente, die in jedem erdenklichen medizinischen Bereich angewandt werden können. Innerhalb der klinischen Medizin hat sich die Einteilung nach Donabedian in Struktur, Prozess und Ergebnisindikatoren bewährt" (Kumpf 2019, S. 17). Die Qualitätsindikatoren des Planungstools umfassen die Strukturqualität (Planung), die Lehr-Lernprozessqualität und die Lernproduktqualität (Handlungskompetenzqualität).

Strukturindikatoren messen die Differenz zwischen dem, was strukturell gefordert wurde, und dem, was tatsächlich vorhanden ist. Das betrifft z. B. die gesamte Infrastruktur, die Prozessumgebung (Temperatur, Lautstärke, Platzangebot) und die materiellen Ressourcen. Dies lässt eine Vorhersage auf den Prozessablauf und das erwartete Ergebnis zu. Für eine beispielhafte Blutdruckmessung als Thema gilt dann: Fehlt gemäß Planungstool ein Stethoskop oder der Raum ist zu laut, wird die PPOLA als Prozess nicht abgearbeitet werden können oder das Lernprodukt wird an Qualität einbüßen. Dies lässt sich bereits zu Beginn voraussehen.

Weitere Qualitätsindikatoren betreffen den Prozessablauf selbst und werden Prozessindikatoren genannt. Sie

> *„sind innerhalb des Prozesses anfallende Messgrößen. Typischerweise identifiziert man mit ihrer Hilfe Engpässe, ineffiziente Prozessschritte, Nacharbeit und abnormale Variationen. Prozessindikatoren messen, wie gut der Prozess*

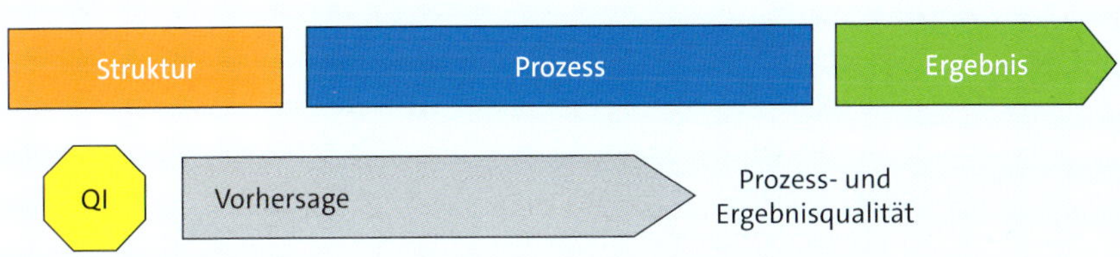

Abb. V.17 ▶ Strukturindikatoren (in Anlehnung an Kumpf 2019, S. 18, Abb. 1, Teil a)

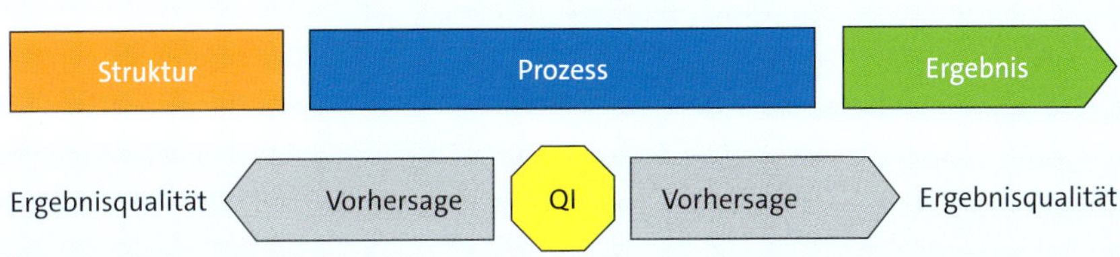

Abb. V.18 ▶ Prozessindikatoren (in Anlehnung an Kumpf 2019, S. 18, Abb. 1, Teil b)

> *eine Dienstleistung oder ein Produkt herstellt und wie gut die einzelnen Aktivitäten ablaufen.“ (Christ 2015, S. 94)*

Die PPOLA stellen den Weg dar, wie die Produkte hergestellt werden sollen und wie die Anforderungen an die Lernprodukte sind. Prozessindikatoren sollen feststellen, inwieweit von diesem Weg abgewichen wurde (vgl. Kumpf 2019, S. 18). Somit kann jetzt auch festgestellt werden, was seitens der strukturellen Anforderungen tatsächlich vorhanden ist.

Diese Prozessindikatoren sind sehr wichtig, stellen sie doch eine Möglichkeit dar, die PPOLA selbst zu verbessern. Mögliche interessante Fragestellungen wären hier:

- Wie war das Praxisanleiter-Schüler-Verhältnis (Anzahl)?
- Waren die notwendigen (Eingangs-)Qualifikationen der Beteiligten vorhanden?
- War der Schwierigkeitsgrad angemessen?
- Wusste der Schüler zu jeder Zeit, was er zu tun hatte?
- Wusste der Schüler zu jeder Zeit, wie er es tun sollte?
- Wusste der Schüler zu jeder Zeit, mit welchen Hilfsmitteln er arbeiten sollte?
- War die Zeit ausreichend?
- Wurde ein Eingangsgespräch geführt?
- Wurden die (Zwischen-)Produkte reflektiert?
- Wurde die Handlungskompetenz reflektiert?

Durch die Antworten auf solche Fragen ist es möglich, Rückschlüsse auf zukünftige Planungen seitens des Tools zu ziehen und die PPOLA retrospektiv zu betrachten und zu verbessern.

Den Lernprozess kann nur der Schüler reflektieren. Neben den bereits genannten Indikatoren bieten sich für die Reflexion des Lernprozesses Elemente aus dem „Lernjournal“ von Städeli et al. (2013, S. 117), basierend auf Leitaussagen, an:

- „Das habe ich gemacht.
- Das habe ich gelernt.
- Das ist für mich im Betrieb wichtig – das kann ich in der Praxis brauchen.
- Das ist für mich persönlich wichtig.
- Das ist mir gut gelungen.
- So bin ich vorgegangen, damit es mir gelingt.
- Damit hatte ich Schwierigkeiten.
- So habe ich auf die Schwierigkeiten reagiert.
- So habe ich mich dabei gefühlt.
- Ich bin zufrieden mit meiner Leistung, weil ...“ (Städeli et al. 2013, S. 117).

Diese Leitaussagen dienen auch der Selbsteinschätzung, die für die Schüler ein wichtiger Faktor für die „Lernleistung“ ist (vgl. Hattie 2018, S. 276). Sie erlauben einen Einblick in die Herangehensweise der Schüler an die Aufgabenstellung, da der Praxisanleiter die Schüler nicht ständig beobachtet. Die Leitaussagen sollten von der verantwortlichen Person auf die jeweilige Anleitungssituation angepasst und dann auch mit den Schülern besprochen werden, um beispielsweise Hinweise für die Vorgehensweise zu geben, (künftige) PPOLA abzuarbeiten. Möglicherweise wird dadurch sichtbar, dass die Anleitung durch den Praxisanleiter oder die Herangehensweise des Schülers nicht optimal war. Auch das Lernergebnis (z. B. ein Lernprodukt) muss durch den Schüler und die Lehrkraft reflektiert werden, denn hier spiegeln sich die Bemühungen aller Beteiligten des Lehr-Lernprozesses wider.

Mithilfe von Ergebnisindikatoren kann die Prozessleistung überprüft werden (vgl. Ahlrichs und Knuppertz 2010, S. 245), also die Lernproduktqualität und die Handlungskompetenz. Für Kumpf (2019, S. 18) stellen die Ergebnisindikatoren „[...] Unterschiede zwischen erwartetem und tatsächlichem Ergebnis auf (was wir erreichen müssen vs. was wir erreicht haben)."

Wie auch aus Abbildung V.19 ersichtlich ist, lassen die Qualitätsindikatoren des Ergebnisses einen Rückschluss auf die Struktur- und die Prozessqualität zu. Das Ergebnis kann folgendermaßen mithilfe geeigneter Indikatoren evaluiert werden: Das Planungstool legt Qualitätskriterien der Produkte fest (s. Teil III - Kap. 3.3). Sie werden sowohl von den Schülern als auch von den Lehrkräften überprüft. Diese Informationen können dann an einem anderen Lernort für einen Anschluss dienen, das heißt, die dortigen Lehrkräfte können gezielt nachbessern. Dies setzt jedoch die Dokumentation der erreichten Qualität voraus, beispielsweise in einem Zusatzdokument zu den Lernprodukten. Jedes Lernproduktkriterium kann mit einem Indikator für dessen Erreichen hinterlegt und dessen Erreichungsgrad muss für eine spätere Verwendungsmöglichkeit dokumentiert werden. Für die reine Dokumentation der Produktqualität können beispielsweise Schulnoten oder ein Punktesystem eingesetzt werden. Deren Bedeutung muss bei den beteiligten Personen vorher bekannt sein, damit alle denselben Maßstab anlegen und die Indikatorwerte gleich interpretieren. Schulnoten haben den Vorteil, dass hier bereits qualitative Definitionen hinterlegt sind, denn nach Ahlrichs und Knuppertz (2010, S. 123) müssen, um einen Soll-Ist-Abgleich und eine Vergleichbarkeit zwischen den Indikatoren herzustellen, auch qualitative Messgrößen quantitativ dargestellt werden. Die Differenz der dadurch gewonnenen Kennzahlen stellt in ihrem Bereich des Prozesses den Steuerungsbedarf dar. Dies können im Kontext der Lehr-Lernprozesssteuerung zum Beispiel die erreichten Kompetenzziele sein.

Zur Verdeutlichung ein Beispiel aus dem Bereich zur Anatomie des Herzens: Ein mögliches Lernprodukt kann die Erstellung eines Herzmodells aus Styropor sein. Qualitätskriterien könnten z. B. die Größe sein, die Form, die Anordnung der vier Kammern oder die Darstellung der Herzklappen. Der Schüler sollte mindestens die Schulnote „ausreichend" (4) erreichen, um sinnvoll weiterarbeiten zu können. Ist das Herz nun viel zu klein oder hat

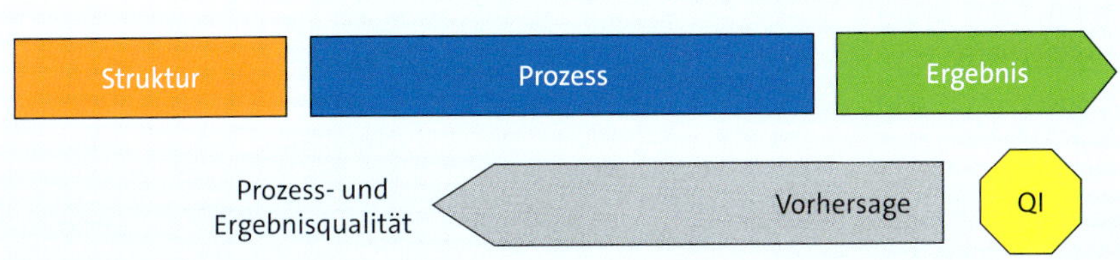

Abb. V.19 ▶ Ergebnisindikatoren (in Anlehnung an Kumpf 2019, Abb. 1, Teil c)

eine völlig falsche Form, dann sind die Qualitätskriterien nicht voll erfüllt. Diese müssten mit Indikatoren zur möglichst genauen Bestimmung der Größe oder Form hinterlegt werden. Hier kann dann z. B. eine Schulnote vergeben werden, die es der nachfolgenden Lehrkraft ermöglicht, die Qualität des erstellten Produktes einzuschätzen. Weicht die Note als Indikator dann im negativen Sinne von einer „Soll"-Note ab (z. B. der Schüler hat eine Produktqualität der Note 5 „mangelhaft" erreicht), dann muss jedoch auch die Prozessqualität betrachtet werden. Vielleicht hatte der Schüler nicht ausreichend Zeit für die Produkterstellung?

Der Nachteil an einem Noten- oder Punktesystem ist, dass weder der Weg zum Produkt noch irgendwelche parallel gezeigten Kompetenzen darin sichtbar werden. Es empfiehlt sich daher zusätzlich ein schriftlicher Kommentar des Praxisanleiters. Unterstellt man den beteiligten Akteuren denselben Bewertungsmaßstab, lässt das Ergebnis einen Rückschluss auf den gesamten Lehr-Lernprozess zu. Auch wird damit eine Abweichung der Selbsteinschätzung der Schüler von der Fremdeinschätzung der Lehrkräfte und Praxisanleiter sichtbar, sobald die angepassten Leitaussagen gemeinsam besprochen werden. Der Erreichungsgrad der Kriterien für das Noten- oder Punktesystem muss im Rahmen der Evaluation gegebenenfalls mehrfach durch die den Lernprozess begleitende Person geprüft werden. Beispielsweise könnte eine PPOLA für die Schüler die Erstellung eines Darstellungsproduktes in Form einer Tabelle für Blutdruckwerte vorsehen. Jetzt gilt es, die entsprechenden Vorgaben für die formalen Anforderungen an die Tabelle zu erstellen, an denen sich der Schüler orientieren kann. Hier kann gelten, dass der systolische Blutdruckwert immer größer als der diastolische Wert sein muss. Außerdem müssen alle Felder durch den Schüler ausgefüllt werden (ausgefülltes Beispiel: Tab. V.9). Der Praxisanleiter wird anhand seiner Kompetenz und Erfahrung im Patientenumgang zusätzlich die gemessenen Werte beurteilen.

Für den Umgang mit dem Planungstool und dem Aufstellen der Lernproduktkriterien kann der Ersteller folgendermaßen vorgehen: Angenommen wird, dass die Herstellung des Lernproduktes selbst eine Prüfungsleistung darstellt, die benotet werden soll. Inso-

Tab. V.9: Lernprodukt „Blutdrucktabelle"*

Vorgaben	**RR_{sys} (> Dia)**	**RR_{dia} (< Sys)**	**Puls / min**	**Lagerung**	**Alter (Jahre)**	**Geschlecht (m / w)**	**Grund der Messung**	**Besondere Umstände**	**Messprobleme**
Beispiel: plausible Werte	140	80	65	liegend	56	m	bekannter Hypertonus	keine	keine
Beispiel: möglicherweise fehlerhaft	140	80	65	liegend	56	m	bekannter Hypotonus	keine	bekleideter Arm
Beispiel: sicher fehlerhaft	80	90	5			m			keine

*Hinweis: Diese Tabelle ist exemplarisch und nicht für den ungeprüften, praktischen Einsatz gedacht.

fern werden die Lehrkräfte versuchen, möglichst objektive, reliable und valide Kriterien und Indikatoren zu bestimmen, an denen die Leistung evaluierbar gemacht werden kann. Dadurch könnte dem Schüler in der Nachbesprechung auch genau gesagt werden, wie er sich verbessern kann. Für einen Pädagogen ist die Erhebung von Indikatoren nicht neu: Bewertungen und Verbesserungen anhand von Indikatoren führt er häufig durch. Ein Beispiel: Die Blutdruckmessung soll korrekt an einer Mime durchgeführt werden. Das Kriterium ist „korrekt". Indikatoren sind die richtige Auswahl der Manschettengröße, die Ablassgeschwindigkeit usw. Jedem dieser Indikatoren kann eine Schulnote zugewiesen werden, das Gesamtbild der Indikatoren erlaubt einen Rückschluss darauf, ob das Lernproduktkriterium erfüllt wurde. Die Erfüllung des Kriteriums kann also durch Indikatoren bestimmt werden. Dieses Beispiel soll zeigen, dass die Auswahl der Kriterien und Indikatoren für das Lernprodukt dem Erstellen von Bewertungskriterien und dem Erheben der Indikatoren für ein Produkt im Schulalltag ähnlich ist. Eine geläufige Bezeichnung ist möglicherweise der Erwartungshorizont. Im Fall einer lernortübergreifenden PPOLA müssen die Indikatoren so gewählt werden, dass das Lernprodukt für den nachfolgenden Lernort verwendbar ist.

Die erreichten Kompetenzen werden final von einem Verantwortlichen der Schule überprüft, z. B. in einem Simulationszentrum. Hier sollten Indikatoren geschaffen werden, an denen man den Erfolg ablesen kann. Das Lernprodukt soll am Ende eine Handlungskompetenz darstellen, das heißt, der Schüler zeigt sein Können. Dieses lässt sich beispielweise durch operationalisierte Lernziele, die eine beobachtbare Handlung als Ergebnis haben, darstellen. Je nach geforderter Kompetenz können bereits bestehende Bewertungsbögen helfen. Die Anforderungsgrundlage bilden die in den Schritten eins und zwei des Planungstools geforderten Kompetenzziele, während die Indikatoren in Schritt drei aufgestellt werden. In Bezug auf Prozessverbesserungen müssen bei einigen Indikatoren (z. B. ob der Schüler genug Zeit für die Erstellung des Lernproduktes hatte) erst mehrere ähnliche Prozessabläufe durchgeführt werden, da die Schüler unterschiedliche Kompetenzen aufweisen und somit der Lehr-Lernprozess nie komplett vorhersehbar ablaufen kann. Es ist auch wahrscheinlich, dass die Schüler unterschiedlich viel Zeit für die Produktherstellung benötigen, da das Vorhandensein von geeigneten Patienten im Rettungsdienst nicht planbar ist. Gleichzeitig gilt, dass „jeder pädagogische Prozess [...] ein einmaliger, nicht standardisierbarer Vorgang [ist], dessen Verlauf von vielen, nicht vorhersehbaren Faktoren und Einflüssen abhängt" (Gnahs und Quilling 2019, S. 24). Dieser Umstand muss in der Planung und Deutung von Indikatoren berücksichtigt werden. Neben den Qualitätsindikatoren gibt es noch viele weitere Indikatoren, die je nach Bedarf zum Einsatz kommen können. Einige Beispiele werden im nächsten Abschnitt vorgestellt.

2.8.4 Weitere Beispiele für Indikatoren

Nach Knuppertz (2015, S. 231) können (nicht abschließend) z. B. Indikatoren zur Messung des Ressourceneinsatzes, der Zeiten, Kosten, Kundenzufriedenheit oder erforderlichen Kompetenzen eingesetzt werden. Übertragen auf den Lehr-Lernprozess, lassen sich daraus folgende Indikatoren ableiten:

- Materialverbrauch: Dieser dient dem Warenmanagement, sodass genügend Rohstoffe für den Prozess bereitstehen. Diese Information ist auch für die Prozesswiederholung wichtig, falls festgestellt wurde, dass zu wenig oder zu viele Rohstoffe bereitgestellt wurden (dies verursacht Kosten).
- Anforderungen an die Lehrkräfte und die Schüler: Welche Kompetenzen sind für den gemeinsamen Lehr-Lernprozess erforderlich? Sind/Waren diese ausreichend?
- Personaleinsatz: Anzahl der Lehrkräfte oder Praxisanleiter. Diese Kennzahl kann mit anderen Kennzahlen verbunden werden, wie zum Beispiel der notwendigen Anleitungszeit oder dem Erreichungsgrad der Kompetenzen. Sie lässt Rückschlüsse darauf zu, wie viele Lehrkräfte und Praxisanleiter beim nächsten Prozessdurchlauf erforderlich sind.
- Zeit für die Erstellung der PPOLA mithilfe des Planungstools: Es können Durchschnittszeiten errechnet werden, welche dann den Erstellern im Vorfeld eingeräumt werden müssen. Dies ermöglicht den Personalverantwortlichen eine Vorplanung.
- Dauer der Anleitung: Die reine Anleitungsdauer kann für die Planung der folgenden PPOLA wichtig sein. Wird der Prozess bei einem anderen Schüler wiederholt, so ist eine bessere Terminierung möglich.
- Kosten: Kosten spielen eine Rolle, wenn es um die Refinanzierung der Ausbildung geht.
- Zufriedenheit des Schülers: Die Zufriedenheit der Schüler mit dem gesamten Ablauf des Lehr-Lernprozesses ist ein wichtiger Indikator für Verbesserungen. Er sollte im Feedback abgefragt werden.

2.8.5 Probleme mangelhafter Evaluation

Die sich ergebenden Probleme mangelhafter Evaluation sind mannigfaltig. Sie lassen sich aus dem eigentlichen Sinn von Evaluationen ableiten, wenn aus diesem der Umkehrschluss gezogen wird. Für die Tabelle V.10 wurden in Teilen die Evaluationsziele von Gnahs und Quilling (2019, S. 100) herangezogen:

- „Qualitätsentwicklung,
- Planung,
- Steuerung,
- […]".

2.8.6 Grenzen der Lehr-Lernprozessevaluation

Nicht alles innerhalb des lernortübergreifenden Lehr-Lernprozesses lässt sich problemlos messen. Wer auch immer den Prozess mit der Anwendung des Planungstools gestartet hat, bekommt nicht automatisch durch die reine Forderung nach Kennzahlen eine Auskunft darüber. Denn möglicherweise hat der Kooperationspartner gar kein Interesse daran, über

Tab. V.10: Probleme* mangelhafter Evaluation

Problem	Mögliches Resultat
Verminderte Qualitätsentwicklung	Die Qualität des Lehr-Lernprozesses entwickelt sich nicht weiter, sinkt oder ist nicht feststellbar.
Mangelhafte Evaluation im Bereich der Struktur	Die Planung weiterer PPOLA wird erschwert. Wurden beispielsweise mehrere Schüler gleichzeitig an denselben Lernort geschickt und es kam mangels verfügbarer Stethoskope zu Verzögerungen in der Bearbeitung der PPOLA, wird dieses Problem dort ohne Nachsteuerung immer wieder auftreten.
Mangelhafte Evaluation im Bereich der Prozessdurchführung	Eine Nachsteuerung im Lehr-Lernprozess ist nicht möglich. Es fehlt die Information, ob die PPOLA am Lernort wie gewünscht abgearbeitet werden kann. Eventuell auftretende Probleme können für das nächste Mal dann nicht berücksichtigt werden.
Mangelhafte Evaluation im Bereich der Lernprodukte und Kompetenzen	Sind die Indikatoren der Lernprodukte nicht treffend gewählt oder wurden nicht evaluiert, kann der Lernstand des Schülers nicht bestimmt werden. Eine Nachsteuerung ist dann nicht möglich.

* Die aufgelisteten Probleme erheben keinen Anspruch auf Vollständigkeit, sondern dienen einem Überblick.

den dortigen internen Ablauf messbare Auskunft zu geben. Nach Ahlrichs und Knuppertz (2010, S. 26) lassen sich „Prozesskennzahlen [...] lediglich bei Prozessen sinnvoll messen, die ausschließlich im eigenen Bereich ohne Schnittstellen zu anderen Bereichen ablaufen.“ Durch eine entsprechende Verantwortungsverteilung kann dennoch ein operativer Nutzen erreicht werden. Das bedeutet, dass diese Form der Evaluation mit allen Lernorten vorher abgestimmt sein muss.

2.8.7 Übersicht zum Einfluss des Planungstools auf den Lehr-Lernprozess

Alle in den vorausgegangenen Kapiteln genannten Komponenten ermöglichen den Lehr-Lernprozessablauf sowie das damit verbundene Ergebnis, welches innerhalb des Turtle-Schwanzes verdeutlicht wird. Werden die Prozesskomponenten des Turtle-Diagramms und die Schritte des Planungstools übereinandergelegt, erhält man eine Darstellung wie in Abbildung V.20: Das Planungstool umrahmt das Turtle-Diagramm und schafft damit die Voraussetzungen für einen gelungenen Lehr-Lernprozessablauf. Es obliegt dem Anwender und den verantwortlichen Personen, die darin integrierten Komponenten bereitzustellen, zu erfüllen und durchzuführen.

Die in Abbildung V.20 befindlichen Komponenten stellen die Minimalanforderung zur erfolgreichen Durchführung des Lehr-Lernprozesses dar. Sind sie nur mangelhaft vorhanden, so gefährden sie den Prozessablauf, damit das Produktergebnis und konsekutiv die Entwicklung der Handlungskompetenz des Schülers. Allerdings gibt es auch Faktoren, die durch das Planungstool weder beeinflusst noch erfasst werden. Diese befinden sich auf der strukturellen Ebene, wie beispielsweise das Vorhandensein einer Führungsstruktur innerhalb der Kooperationspartner (s. Kap. 2.6). Das Planungstool allein genügt also nicht allen Anforderungen an den Prozessablauf. Sind die Minimalanforderungen nicht gegeben, entstehen daraus Risiken innerhalb des Prozessablaufs (s. Kap. 2.9).

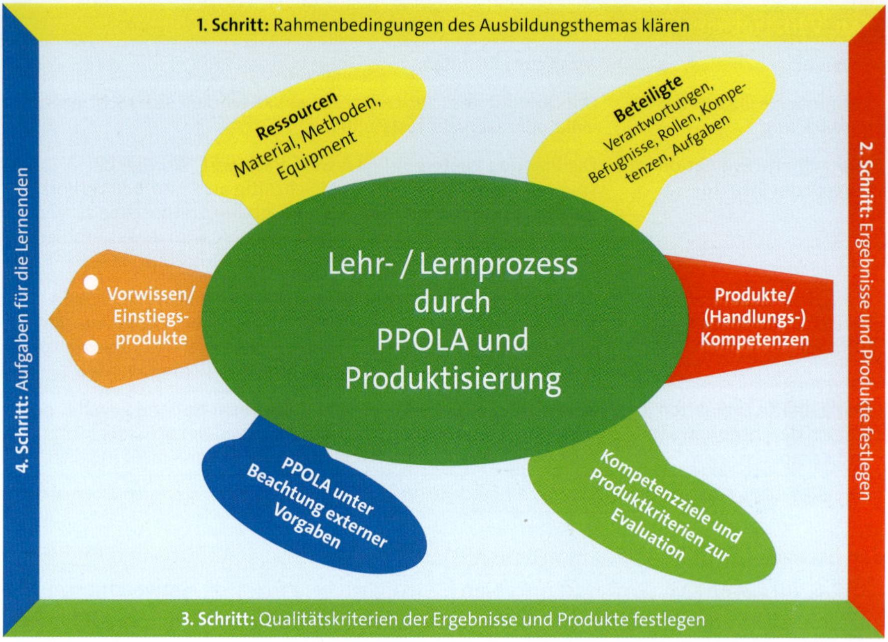

Abb. V.20 ▶ Das Planungstool als Framework für die Lernprozesssteuerung

2.9 Zusammenfassung möglicher Störungen in der Steuerung

Innerhalb der lernortübergreifenden Steuerung des Lehr-Lernprozesses mithilfe des Planungstools verbleiben Risiken, die aus den einzelnen Prozessbereichen resultieren (s. Abb. V.3). Generell sollte man sich zu Beginn eines Prozesses (hier: während der Anwendung des Planungstools und Erstellung der PPOLA) folgende Fragen stellen: „Was kann passieren, wenn etwas schiefläuft? Was kann dagegen unternommen werden? Wie kann der Prozess noch verbessert werden?" (Brugger-Gebhardt 2016, S. 31). Dies bedeutet, dass zunächst festgestellt werden sollte, was fehlerhaft ablaufen könnte. Beispielsweise werden im Rahmen des Projektmanagements die Risiken als Ergebnis einer Risikoanalyse innerhalb eines sogenannten Risikoinventars dargestellt. Darin enthalten ist neben der Eintrittswahrscheinlichkeit auch deren Auswirkung auf das Ergebnis. Ebenso werden die Ursachen dort festgehalten (vgl. Hobel und Schütte 2006, S. 269). Nach Alrichs und Knuppertz (2010, S. 100) können auch Prozessrisiken darin aufgenommen werden.

Eine tiefe Analyse der Risiken ist nicht Ziel dieses Buches und hier mangels Informationen über die Lernortpartner gar nicht möglich. Das hier verfolgte Ziel ist die Sensibilisierung des Anwenders im Umgang mit dem Planungstool. Dazu genügt es aus Sicht der Autoren, einige der Risiken aus verschiedenen Bereichen aufzulisten, die sich aus den vorangegangenen Kapiteln ableiten lassen. Die möglichen Auswirkungen auf den Lehr-Lernprozess lassen sich nur schwer erfassen, sie hängen davon ab, inwiefern die Risiken bei

Tab. V.11: Risiken innerhalb des lernortübergreifenden Lehr-Lernprozesses

Bereich	Risiko
Beteiligte Personen	• eingeplantes Personal ist nicht verfügbar (z. B. im Urlaub, krank oder „überlastet") (vgl. Brugger-Gebhardt 2016, S. 31) • mangelnde Verantwortungsverteilung • die Aufgaben sind unbekannt • Die bisherigen Kompetenzen des Schülers genügen den Anforderungen nicht. • Die Haltung der beteiligten Personen behindert die Gesamtorganisation. • mangelnde Kommunikation, insbesondere an den Schnittstellen
Planungstool und PPOLA	• Die PPOLA sind nicht schlüssig formuliert. • Das Material ist unzureichend geplant. • Der geplante Lernort ist nicht geeignet. • Die Kompetenzziele sind schlecht formuliert. • Das Einstiegsprodukt ist mangelhaft oder nicht ausreichend. • Die Evaluationskriterien sind unzureichend. • Das Lernprodukt bildet die Zielkompetenzen nicht ab.
Umsetzung	• Das Material ist ungeeignet oder nicht verfügbar. • Der Lernort ist ungeeignet oder nicht verfügbar (Prozessumgebung). • Das Lernziel wird nicht oder nur unzureichend erreicht. • Die Lernfortschritte sind nicht dokumentiert. • Die Evaluation wird nicht durchgeführt. • Das Lernprodukt bildet die Zielkompetenzen nicht ab (mangelnde Validität). • Die Haltung der beteiligten Personen behindert den Lernprozess (Beteiligte haben kein Interesse an der Durchführung ihrer Aufgaben).

Eintritt kompensiert werden können. Daher sind die möglichen Auswirkungen hier nicht aufgeführt.

Manche eingetretenen Risiken im Prozessablauf sind unter Umständen kompensierbar, z. B. indem fehlendes Material schnell organisiert wird. Durch sorgfältige Anwendung des Planungstools werden die Risiken im Lehr-Lernprozess minimiert. Dies geschieht beispielsweise in der Bedingungsanalyse oder der systematischen Erstellung der PPOLA. Eine grobe Bedingungsanalyse sollte zu Beginn der Benutzung des Planungstools erfolgen, um einen Überblick zu erhalten, was überhaupt an den Lernorten geleistet werden kann. Nach der Erstellung der Lernprodukte und der PPOLA sowie der Kompetenzformulierung muss nochmals analysiert werden, sonst besteht die Gefahr, dass am Lernort mit den dort verfügbaren Ressourcen das Lernprodukt zu dem geplanten Zeitpunkt nicht hergestellt werden kann.

2.10 Zwischenfazit

Mit dem Planungstool kann durch die Planung der Lehr-Lernaktivitäten und Rahmenbedingungen der Lehr-Lernprozess gesteuert werden. Seine lernortübergreifende Steuerung entfaltet es mit der Ergänzung durch entsprechende Feedbackschleifen im Rahmen der Evaluation. Es enthält die vom Anwender beeinflussbaren Voraussetzungen für das reibungslose Angebot des eigentlichen Lernprozesses und stellt zusätzlich Evaluationskriterien für die Steuerung bereit (Kap. 2.8). Es berücksichtigt die „Big Five" der Prozesssteuerung. Insgesamt ergeben sich zwei Bereiche, in denen das Planungstool (und damit die PPOLA) steuernd wirkt:

1. **Die Steuerung des gesamten (über die drei Lehrjahre hinweg andauernden) lernortübergreifenden Lehr-Lernprozesses:** Betrachtet man nicht nur eine einzige PPOLA, sondern ein ganzes Portfolio, so wird der Nutzen deutlich. Alle Beteiligten der Ausbildung wissen bereits im Vorfeld, wie die nächsten Schritte aussehen. Der Unterschied zu einem Curriculum ist der, dass die Vorgaben nicht abstrakt dargestellt sind. Von der zu entwickelnden Kompetenz, dem detaillierten Weg samt Lernprodukten und Material sowie Evaluationskriterien ist für die Kooperationspartner alles geplant. Es müssen lediglich noch individuelle Anpassungen an die Schüler auf der Mikroebene erfolgen (Bedingungsanalyse). Werden die Prozessindikatoren sinnvoll gewählt, gewissenhaft erhoben und ausgewertet, kann der lernortübergreifende Lehr-Lernprozess noch besser gesteuert werden, da die Planungen der Aktivitäten präziser gelingen. Dies entspricht einem kontinuierlichen Verbesserungsprozess.
2. **Die Steuerung des individuellen lernortübergreifenden Lehr-Lernprozesses durch die Bereitstellung der PPOLA und der Kompetenzziele als Wegweiser des Lernprozesses:** Alle Beteiligten kennen die Aufgabenstellung und die Kriterien für deren Erfolg. Das Planungstool steuert über die Vorgabe diese Aktivitäten, die Lernbegleiter evaluieren die Ergebnisse und justieren bei Bedarf nach.

Dem gegenüber stehen die Rahmenbedingungen, die für eine erfolgreiche Steuerung zwingend erforderlich sind. Sind diese nicht gegeben, kann das Planungstool nur eingeschränkt steuernd wirken. Dieser Rahmen steht und fällt mit den personellen Ressourcen, deren Kompetenz und Haltung. Doch obwohl notwendig, ist es manchmal gar nicht möglich, dass die geplante Anzahl an Lehrkräften und Praxisanleitern bereitgestellt werden kann, um die PPOLA durchzuführen. Betriebswirtschaftliche Zwänge führen bisweilen zu Zeitmangel, um Aufgaben zu erfüllen, und Personalmangel. Dies gilt in diesem Kontext insbesondere für die Lehrkräfte, die Schüler und die Praxisanleiter.

> *„Es muss ausreichend Personalkapazität vorhanden sein, dass eine effektive und qualitätsgerechte Arbeit möglich ist und dass die Prozesse gut gesteuert und ausgeführt werden können.“ (Brugger-Gebhardt 2016, S. 61)*

Auch hier liefert das Planungstool eine wertvolle Steuerfunktion: Sind die anstehenden PPOLA mit ausreichend Zeit im Vorfeld bereits bekannt, kann eine entsprechende Personalplanung erfolgen. Mit einigem Aufwand ist hier sogar eine Jahresplanung möglich.

Dieses Kapitel sollte aufzeigen, dass es möglich und zweckmäßig ist, die Anwendung des Planungstools prozessorientiert zu betrachten und mit einem Qualitätsmanagement zu hinterlegen. Die insgesamt prozessorientierte Vorgehensweise wird durch vielfach verwendete Methoden aus dem Prozess- und dem dahinterstehenden Qualitätsmanagement der ISO 9001 unterstützt. Sowohl aus der Turtle-Methode als auch den „Big Five“ der Lehr-Lernprozesssteuerung geht hervor, dass Verantwortlichkeiten und Kompetenzen der Beteiligten geregelt und vorhanden sein müssen. Diese Überlegung findet sich im Planungstool nicht explizit als Vorgabe. Inwieweit diese Voraussetzung für einen gelungenen Lehr-Lernprozess letztendlich vor Ort erfüllt wird, entzieht sich somit der Vorplanung durch das Planungstool und damit der Steuerung. Es obliegt daher dem Anwender der Planungstools, innerhalb der Bedingungsanalyse diesem Umstand Rechnung zu tragen.

Der Vergleich der durch das Planungstool berücksichtigten Anforderungen mit den Komponenten des Turtle-Diagramms und den „Big Five" der Lehr-Lernprozesssteuerung hat gezeigt, dass sich viele Übereinstimmungen ergeben. Somit kann davon ausgegangen werden, dass durch die Anwendung des Planungstools PPOLA entstehen, die den Lehr-Lernprozess in eine solide Ausgangssituation bringen und den störungsfreien Prozessablauf ermöglichen. Die Grenzen der Steuerung sind mit den durch das Planungstool nicht erfassbaren Komponenten des Prozesses erreicht. Es sind im Wesentlichen die Risiken, die aus den beteiligten Personen und deren Aktivitäten erwachsen. Das Planungstool allein ist dazu kein Garant für einen reibungslosen Prozessablauf; eine gute Kommunikation unter den Kooperationspartnern ist essenziell.

3 Aktuelle Rahmenbedingungen zur lernortübergreifenden Lehr-Lernprozesssteuerung

Auch wenn die Notfallsanitäterausbildung und -prüfung auf einem Bundesgesetz beruhen, sind bei deren Umsetzung und Durchführung aufgrund des föderalistischen Systems deutliche Unterschiede in den Bundesländern zu beobachten (vgl. Lenz und Naujoks 2019, S. 1). So lagen in einigen Bundesländern noch bis 2018 keine Rahmenlehrpläne, wie beispielsweise für die klinisch-praktische Ausbildung von Notfallsanitätern, vor (vgl. Karutz 2018, S. 222). Rahmenlehrpläne und Curricula stellen jedoch maßgebliche Rahmenbedingungen für das Planungstool und die PPOLA, weshalb sich die Autoren am Bundesland Baden-Württemberg orientieren. Das Land verfügt über ein einheitliches Curriculum, das im Auftrag des Sozialministeriums über eine Arbeitsgruppe mit Vertretern der fünf dortigen Rettungsdienstschulen und unter wissenschaftlicher Begleitung eines Vertreters des Landesamtes für Schulentwicklung erstellt wurde (vgl. Ohder et al. 2018, S. 12). Da es vollumfänglich veröffentlicht wurde und somit jedem zugänglich ist, können die in diesem Kapitel beschriebenen Gedanken von jedem Leser nachvollzogen werden. Von daher beziehen sich die Autoren in den weiteren Ausführungen exemplarisch auf dieses Curriculum. Die hierauf basierenden Aussagen sind auch auf andere Curricula und Bundesländer übertragbar. Ebenso lassen sich aus ihm Patientenprozesse ableiten, die im Kontext die-

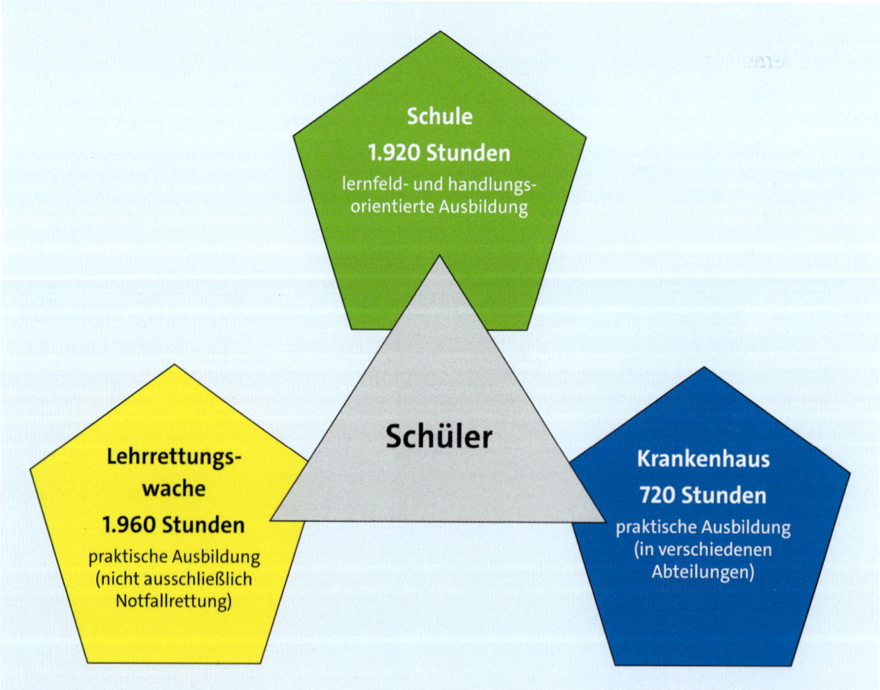

Abb. V.21 ▶ Gesetzliche Mindestanforderungen an die Ausbildung (in Anlehnung an NotSan-APrV § 1 Absatz 1 Nummern 1 – 3)

ses Buches als weitere Rahmenbedingungen der Lehr-Lernprozesssteuerung gelten. Darüber hinaus gibt es in Baden-Württemberg ein einheitliches Ausbildungsnachweis- und Ausbildungspflichtenheft (vgl. Karaß et al. 2019), das vor allem an den Praxisorten eine Orientierung zu den zu fördernden Kompetenzen der Schüler bietet. Eine weitere wichtige Rahmenvorgabe für die Anwendung des Planungstools enthalten die Aufgabengebiete der Praxisanleiter, die in Kapitel 3.2 näher erläutert werden.

Durch die NotSan-APrV ist die Ausbildung von Notfallsanitätern in drei Lernorte aufgeteilt: Schule, Krankenhaus, Lehrrettungswache (Abb. V.21). Den größten zeitlichen Anteil der Ausbildung verbringen Schüler an den Praxisorten. Für die dortige Ausbildung sind Praxisanleiter zuständig. Sie haben dort einen direkten Zugriff auf die Schüler, verbringen mehr Zeit mit ihnen und können intensiver auf die Individualität des Schülers eingehen, als es einem Klassenlehrer an der Schule möglich ist. Von daher spielen die entsprechenden Rahmenbedingungen eine tragende Rolle beim Gelingen der Steuerung von Lehr-Lernprozessen.

3.1 Lernortübergreifende Ausbildung

Durch den hohen Anteil von Praxiseinsätzen an verschiedenen Lernorten sind viele verschiedene Personen an der Ausbildung beteiligt, welche unterschiedlichen Professionen angehören. Auch wenn die Ausbildung curricular gestaltet ist und es ein einheitliches Ausbildungsnachweis- und Ausbildungspflichtenheft gibt, so ist dies allein noch kein Garant für eine lernortübergreifende Ausbildung, so wie sie im Kontext dieses Buches definiert wird. Eine lernortübergreifende Ausbildung findet in dem Moment statt, in dem eine PPOLA an der Schule begonnen, an anderen Lernorten fortgeführt und mit einer abschließenden Evaluation des Lehr-Lernprozesses an der Schule beendet wird. Hierfür ist eine enge Kooperation aller beteiligten Personen an den betreffenden Lernorten erforderlich, die auch dazu führen kann, interprofessionelle Konflikte beizulegen (vgl. Grusnick und Tarquinio 2019, S. 3).

Die Lernorte Schule, Lehrrettungswache und Krankenhaus unterliegen unterschiedlichen Rahmenbedingungen, was die personelle Besetzung und Qualifikation der Lehrkräfte betrifft. So müssen die Schulen gemäß NotSanG bestimmte Mindestanforderungen erfüllen, um durch die zuständigen Behörden anerkannt und genehmigt zu werden. Dazu gehört u. a. der „Nachweis einer im Verhältnis zur Zahl der Ausbildungsplätze ausreichenden Zahl fachlich und pädagogisch qualifizierter Lehrkräfte mit entsprechender, abgeschlossener Hochschulausbildung für die Durchführung des theoretischen und praktischen Unterrichts“ (§ 6 Absatz 2 Nummer 2 NotSanG). Auch die „Sicherstellung der Durchführung der praktischen Ausbildung [...]“ an der Lehrrettungswache und dem Krankenhaus (KH) obliegt der Schule (§ 6 Absatz 2 Nummer 4 NotSanG). Paragraf 3 Absatz 4 der NotSan-APrV stellt die Schule zudem vor die Aufgabe, die Schüler an den Praxisorten zu besuchen und die dort verantwortlichen Praxisanleiter zu beraten. Somit obliegt die pädagogische Verantwortung zum größten Teil der Schule, weshalb eine Supervision der Steuerung des Lehr-Lernprozesses von hier aus notwendig ist.

Da die Schulen keine Praxisorte, sondern maßgeblich theorievermittelnde Lernorte sind, werden praktische Übungen (Skills-Labs) hier hauptsächlich mit verwendeten Phantomen und durch mimende Mitschüler umgesetzt. Für Skills-Labs müssen laut Gesetz ausreichend Materialien bereitgehalten werden (vgl. § 6 Absatz 2 Nummer 3 NotSanG). Um Einsatzszenarien realistischer zu gestalten, gewinnt die Simulation von typischen und besonderen Einsatzszenarien zunehmend an Bedeutung (vgl. Mönk und Vollmer 2013, S. 338). Die Möglichkeiten hierzu bewegen sich nach Friedrich, Langner und Sigmund (2018, S. 435 ff.) von Rollenspielen in den Lehrsälen der Schulen über Klein-Simulationen mit semi-professioneller Technik bis hin zum Betreiben von bzw. in Kooperation mit High-Fidelity-Simulationszentren.

Auch die Lehrrettungswachen unterliegen wie die Schulen einer Genehmigung und gesetzlichen Anforderungen (§ 6 Absatz 1 NotSanG), das heißt, die Lehrrettungswachen müssen über Schulungsräume, Materialien und speziell ausgebildetes Personal verfügen. Die beiden maßgeblichen Unterschiede zu den Schulen bestehen darin, dass erstens die laut Gesetz „geeigneten Fachkräfte" keinen pädagogischen Hochschulabschluss benötigen, sondern sich über eine Weiterbildungsmaßnahme qualifizieren (§ 3 Absatz 1 Nummer 1 Buchstabe c NotSan-APrV), und zweitens dass an diesem Lernort möglich ist, die Kompetenzen der Schüler auch im Rahmen von Realeinsätzen zu fördern.

Auch Krankenhäuser unterliegen rechtlichen Bestimmungen aus der NotSan-APrV. Sie schreibt jedoch nur fest, dass ein Krankenhaus „geeignet" sein muss (§ 1 Absatz 1 Nummer 3 NotSan-APrV) und die praktische Ausbildung in bestimmten Funktionsbereichen stattfinden muss (Anlage 3 zu § 1 Absatz 1 Nummer 3 NotSan-APrV): Notfallsanitäterauszubildende müssen in der Pflegeabteilung, interdisziplinären Notaufnahme, Anästhesie- und OP-Abteilung, intensivmedizinischen Abteilung und einer geburtshilflichen, pädiatrischen oder kinderchirurgischen Fachabteilung und einer psychiatrischen, gerontopsychiatrischen oder gerontologischen Fachabteilung eingesetzt werden. Aus diesem großen Anforderungsspektrum wird ersichtlich, dass die Ausbildung häufig nicht in einem Krankenhaus stattfinden kann, sondern an verschiedenen Krankenhäusern. Weiter legt § 3 der NotSan-APrV fest, dass die Einrichtung über Praxisanleiter verfügen muss, die die Ausbildung durch Praxisanleitungen sicherstellen, solange es sich nicht um ärztliche Maßnahmen handelt. In diesem Fall muss die Anleitung von Ärzten vorgenommen werden (§ 3 Absatz 1 Nummer 2 NotSan-APrV). Somit spielen Praxisanleiter für das Erreichen des Ausbildungsziels eine besondere Rolle.

3.2 Praxisanleitung

Der hohe Zeitanteil, den die Schüler an den Praxisorten verbringen, und die gesetzliche Anforderung, die Ausbildung dort den Praxisanleitern zu verantworten, lassen erkennen, welchen Stellenwert eine effiziente und effektive Praxisanleitung in der Berufsausbildung einnimmt. Über die gesetzliche Ebene hinaus werden Praxisanleiter mit unterschiedlichen Rahmenbedingungen konfrontiert (s. o.) und, da die Umsetzung des NotSanG Länderangelegenheit ist, variieren diese entsprechend. Die Anforderungen an die Praxisanleiter werden durch § 3 Absatz 2 NotSan-APrV geregelt:

> *„Aufgabe der praxisanleitenden Personen ist es, die Schülerinnen und Schüler schrittweise an die eigenständige Wahrnehmung der beruflichen Aufgaben heranzuführen sowie die Verbindung zwischen dem theoretischen und praktischen Unterricht an der Schule mit der praktischen Ausbildung zu gewährleisten. Hierbei haben sie den Schülerinnen und Schülern Gelegenheit zu geben, die im Unterricht erworbenen Kenntnisse zu vertiefen und zu lernen, diese Kenntnisse und Fertigkeiten bei der späteren beruflichen Tätigkeit anzuwenden."*

Da es sich bei der Ausbildung von Praxisanleitern um eine berufspädagogische Zusatzqualifikation (s. Kap. 3.2.2) und nicht um ein Hochschulstudium oder ein eigenständiges Berufsbild handelt, folgt eine Analyse des Leistungsspektrums von Praxisanleitern. Die Ergebnisse sollen helfen, die Lernprozesse der Schüler erfolgreich durch PPOLA lernortübergreifend steuern zu können.

3.2.1 Leistungsrahmen

Praxisanleiter fungieren als primäre Ansprechpartner der Schulen und der Schüler während der praktischen Ausbildungsphase. Sie leisten eine Lernbegleitung in Form von geplanten und integrierten Anleitungen (vgl. Veith 2016, S. 227 f.). Eine integrierte Anleitung (unter Anleitung durchführen) findet typischerweise während eines (Klinik-)Einsatzes statt. Im Gegensatz dazu findet eine geplante (oder gezielte) Anleitung an einem bestimmten Tag zu einem bestimmten Thema statt. Diese Form der Anleitung stellt über einen speziellen Planungsvorgang sicher, dass nicht nur Maßnahmen z. B. gezeigt, geübt und kommentiert werden, sondern zusätzlich auch individuelle Kompetenzen der Schüler gezielt gefördert werden (vgl. Mamerow 2018, S. 159).

Um den Anforderungen der Ausbildung gerecht werden zu können, werden in Baden-Württemberg fünf Prozent der Zeit des Praxiseinsatzes (am entsprechenden Lernort) für geplante Praxisanleitungen verwendet (vgl. Karaß et al. 2019, S. 11). Für den Lernort Lehrrettungswache sieht die Ausbildungsvorschrift verbindliche geplante Praxisanleitungen vor, die in Tabelle V.12 dargestellt sind.

Darüber hinaus haben Praxisanleiter die Möglichkeit, eigene und selbstgeplante Praxisanleitungen durchzuführen (vgl. Karaß et al. 2019, S. 10). Das Ausbildungsnachweis- und -pflichtenheft stellt auf das Curriculum Baden-Württembergs abgestimmte Kompetenzziele und Lerninhalte für die einzelnen Ausbildungsblöcke zur Verfügung, die als Orientierung für die Lernprozessgestaltung im Praxisblock genutzt werden können. Diese Kompetenzziele sind tabellarisch erfasst, gelten als Ausbildungsnachweis und sind durch vier Operatoren taxonomiert worden. Diese werden wie folgt beschrieben:

- „informiert sein über
  Die Schülerinnen und Schüler werden im Rahmen von Lehr- oder Informationsgesprächen, Demonstrationen oder anderen geeigneten Methoden über die betreffenden Ausbildungsinhalte soweit in Kenntnis gesetzt, dass grundlegen-

des Verständnis erzeugt und die Grundlagen für das Erreichen einer höheren Kompetenzstufe gelegt werden.

- gesehen haben
  Die Schülerinnen und Schüler erhalten im Rahmen von Demonstrationen oder der realen Anwendung an Patientinnen oder Patienten durch die anleitende Person im Einsatzablauf die Möglichkeit, die korrekte Anwendung der entsprechenden Ausbildungsinhalte zu beobachten. Die Schülerinnen und Schüler haben anschließend die Möglichkeit, durch gezieltes Nachfragen ihr Verständnis für den entsprechenden Ausbildungsinhalt zu erweitern.

Tab. V.12: Vorgeschlagene und verpflichtende Praxisanleitungen am Lernort Lehrrettungswache in Baden-Württemberg (in Anlehnung an Karaß et al., S. 34)

Geplante Praxisanleitungen am Lernort Lehrrettungswache in Baden-Württemberg
1. Ausbildungsjahr
Einweisung in die Fahrtrage*
Einweisung Tragetuch*
Einweisung Tragestuhl*
Umlagerung eines Patienten vom Bett auf die Trage und umgekehrt
Umgang mit infektiösem Material
Regeldesinfektion
2. Ausbildungsjahr
Notfalleinsätze selbstständig abarbeiten und reflektieren*
Patientenberatungsgespräch durchführen und reflektieren*
Einsatznachbesprechungen durchführen und reflektieren*
CRM-Leitsätze im Einsatz anwenden (z. B. Team-Time-Out, 10-für-10-Prinzip) und reflektieren
Assistenz bei der endotrachealen Intubation*
Anwendung eines Tourniquets/Abbindung*
Einweisung manueller Defibrillator/Kardioversion*
Auswertung eines 12-Kanal-EKG
Anamnesegespräch im Rahmen einer Patientenversorgung unter Anleitung durchführen und reflektieren*
Einsatzdokumentation unter Anleitung durchführen und reflektieren*
Fallsimulationen mit invasiven und heilkundlichen Maßnahmen eigenverantwortlich abarbeiten und reflektieren*
Übergabegespräch selbstständig durchführen und reflektieren*
3. Ausbildungsjahr
Umsetzung des MANV-Konzeptes im Rettungsdienstbereich*
Praktikanten unter Anleitung anleiten und reflektieren*
Versorgung besonderer Patientengruppen, Angehöriger und Dritter im Rettungsdienstbereich

* Diese Praxisanleitungen müssen durchgeführt, dokumentiert und abgezeichnet werden.

- unter Anleitung durchführen
  Die Schülerinnen und Schüler werden unter Aufsicht der anleitenden Person zur korrekten Durchführung von Maßnahmen und Fertigkeiten im Rahmen von Simulationen oder Übungen am Phantom oder der Anwendung unter realen Einsatzbedingungen (auch an Patientinnen und Patienten) angeleitet. Dabei werden sie durch die anleitende Person im Bedarfsfall unterstützt und korrigiert. Im Anschluss an die Durchführung erhalten die Schülerinnen und Schüler eine Rückmeldung zur Qualität ihrer Handlungen.
- sicher anwenden
  Die Schülerinnen und Schüler kennen Indikationen, Ziele, Kontraindikationen und Risiken einer Maßnahme. Sie erkennen die Notwendigkeit, die Maßnahme anzuwenden und können diese unter nicht erschwerten Bedingungen selbstständig korrekt durchführen. Anschließend wird mit Unterstützung einer anleitenden Person das Ergebnis beurteilt und reflektiert“ (Karaß et al. 2019, S. 9).

Klinikblock Anästhesie	**280 Stunden**				
Die Schülerinnen und Schüler sollen im Rahmen der praktischen Ausbildung am Lernort „Anästhesie“ verschiedene invasive und nicht-invasive Maßnahmen im Umgang mit beatmeten und narkotisierten Patientinnen und Patienten durchführen sowie verschiedene pharmakologische Grundlagen kennen.					
NotSan-Curriculum	Ausbildungsinhalte und Lernangebote	informiert sein über	gesehen haben	unter Anleitung durchführen	sicher anwenden
LF 5 LF 7	Die Schülerinnen und Schüler **müssen** durch die Praxisanleiterin/den Praxisanleiter oder eine durch diese benannte, geeignete Person über folgende Ausbildungsinhalte und Abläufe **informiert** werden:				
	Ablauf und Organisation des Praktikums				
	Strukturen und Abläufe der Station				
	Hygienestandards				
	einweisungspflichtige Medizinprodukte				
	Besonderheiten bei der Versorgung und Pflege von narkotisierten/sedierten Patientinnen und Patienten				
	Ablauf bei Zwischenfällen in der Anästhesie				
	Besonderheiten bei der Narkose verschiedener Fachdisziplinen				
	verschiedene Arten der Narkose/Sedierung				
LF 5 LF 7	Die Schülerinnen und Schüler **sollen** durch die Praxisanleiterin/den Praxisanleiter oder eine durch diese benannte, geeignete Person über folgende Ausbildungsinhalte und Abläufe **informiert** werden bzw. diese **gesehen haben**:				
	Tracheotomie/Koniotomie				
	Maßnahmen bei der Rapid Sequence Induction				
LF 5 LF 7	Die Schülerinnen und Schüler **müssen** folgende Ausbildungsinhalte **unter Anleitung durchgeführt** haben:				
	Maßnahmen zur Anwendung von Beatmungsformen				
	Maßnahmen zur supraglottischen Atemwegssicherung				
	endotracheale Intubation				
	tiefes, endotracheales Absaugen				
	Überwachung und Anpassung der Medikamentenapplikation bei beatmungspflichtigen Patientinnen und Patienten				
	Narkoseeinleitung und -überwachung sowie Ausleitung				
	Anwenden von verschiedenen Medikamenten z. B. Anästhetika, Sedativa, Antiemetika, Lokalanästhetika, Infusionen				
	Gegenmaßnahmen bei Narkosekomplikationen				

Abb. V.22 ▶ Operationalisierte Kompetenzziel- und Nachweisliste (nach Karaß et al. 2019, S. 57)

Mit den „anleitenden Personen“ sind dabei die Praxisanleiter gemeint, wobei nicht jede der hier festgeschriebenen „Anleitungen“ eine geplante Praxisanleitung sein muss. Es handelt sich überwiegend um integrierte Praxisanleitungen. Der Praxisanleiter dokumentiert die erbrachten Leistungen auf den Kompetenzziellisten durch Handzeichen im entsprechenden Operatorfeld. Zur Veranschaulichung zeigt die Abbildung V.22 eine solche Kompetenzzielliste.

Kompetenzziele und entsprechende Listen bestehen auch für das Krankenhaus, jedoch gibt es in Baden-Württemberg für diesen Lernort keine vorgeschriebenen geplanten Praxisanleitungen, sondern nur Empfehlungen hierzu. Am Lernort Krankenhaus verbringen die Schüler die gesetzlich vorgeschriebenen 720 Stunden, verteilt über insgesamt fünf Praxisblöcke (s. Tab. V.13).

Aus den Ausführungen Mamerows (2018, S. 311 ff.) heraus lässt sich eine grundlegende Ablaufstruktur erkennen, die allen geplanten Praxisanleitungen zugrunde liegt (Abb. V.23). Mamerow (2018, S. 283) beschreibt drei grundsätzliche „offizielle“ Gesprächsformen, die einer Praxisanleitung als Ankerpunkte und Rahmen für den Praxiseinsatz dienen. Zunächst findet ein Erstgespräch (Vorgespräch) statt, in dem sich die Praxisanleiter und Schüler kennenlernen und Lernangebote und Lernziele abgestimmt werden. Im Zwischengespräch wird überprüft, ob die gesetzten Kompetenzziele nach der durchgeführten Praxisanleitung auch im Arbeitsbereich erreicht wurden. Das Abschlussgespräch dient der Bewertung und Reflexion der erreichten Kompetenzen im aktuellen Praxiseinsatz bzw. des gesamten Praxisblocks. Diese durch die Praxisanleiter durchgeführten Gespräche werden dokumentiert und dienen der Qualitätssicherung am Praxisort (vgl. Mamerow 2018, S. 233). Somit bilden diese Dokumente eine wichtige Grundlage für eine erfolgreiche Lernortkooperation (s. Kap. 4.3). Im Rahmen von PPOLA lässt sich diese Struktur einfach überneh-

Tab. V.13: Übersicht über die Einsätze am Lernort Krankenhaus (in Anlehnung an Karaß et al., S. 6)

Abteilung Einsätze von Notfallsanitäterschülern am Lernort Krankenhaus	**Stunden** Insgesamt 720
Pflegeabteilung (Block I)* Psychiatrische, gerontopsychiatrische oder gerontologische Fachabteilung	160 h
Intensivmedizinische Abteilung (Block II)	120 h
Geburtshilfliche, pädiatrische oder kinderchirurgische Fachabteilung oder Station mit entsprechenden Patientinnen und Patienten (Block III)	40 h
Anästhesie- und OP-Abteilung (Block IV)	280 h
Interdisziplinäre Notaufnahme (Block V)**	120 h

* Der nicht näher bestimmte Einsatz in einer Pflegeabteilung kann auch in einer psychiatrischen, gerontopsychiatrischen oder gerontologischen Fachabteilung abgeleistet werden, sodass eine längere Verweildauer an diesem Einsatzort möglich ist. Als Einsatz in einer gerontopsychiatrischen oder gerontologischen Abteilung gilt auch ein Einsatz in einer Abteilung, die schwerpunktmäßig ältere Patienten betreut und in der eine Anleitung bei fachspezifischen Krankheitsbildern möglich ist.

** Alternativ zum Einsatz in einer interdisziplinären Notaufnahme können auch 80 Stunden in einer chirurgischen Notaufnahme und 40 Stunden in einer internistischen Notaufnahme abgeleistet werden.

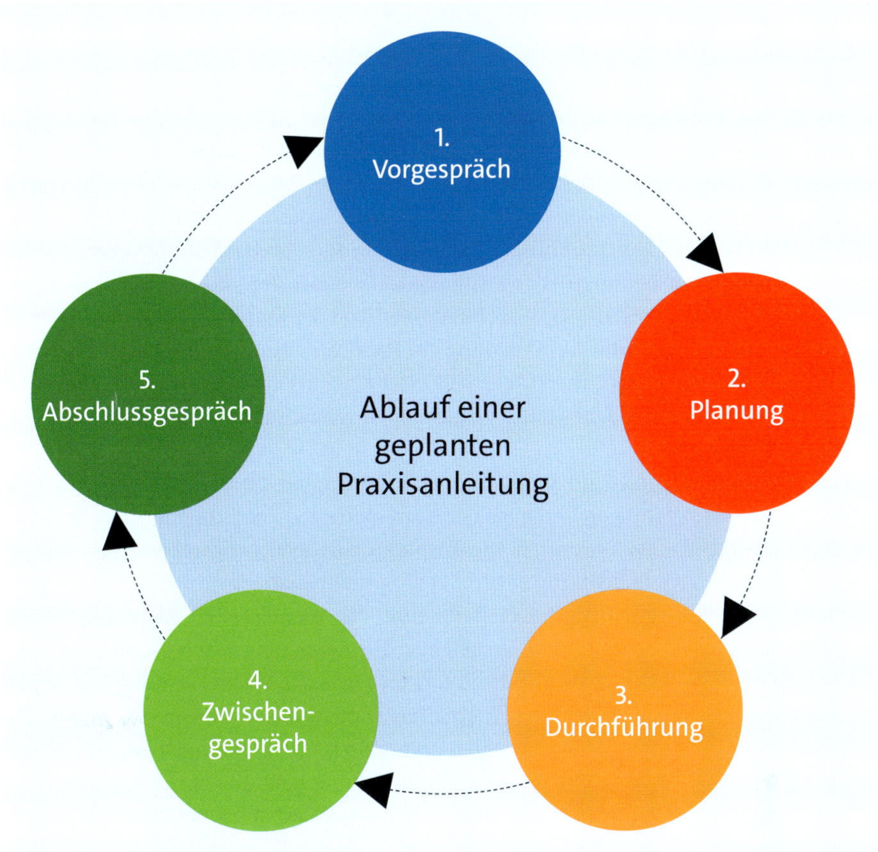

Abb. V.23 ▶ Grundlegendes Ablaufmuster von geplanten Praxisanleitungen (in Anlehnung an Mamerow 2018, S. 104, 107 und 283)

men, da das Erstgespräch auf den Inhalten des ersten Schrittes des Planungstools (s. Teil III - Kap. 3.1) aufbaut. Es ist notwendig, um bei der Planung einer PPOLA (bzw. deren Fortführung) im zweiten Schritt des Planungstools (s. Teil III - Kap. 3.2) individuelle Kompetenzziele des Schülers zu formulieren. Zwischen- und Abschlussgespräche dienen als Basis der Reflexion und Bewertung, z. B. von Lernprodukten.

3.2.2 Ausbildung der Praxisanleiter

Da sich die Bundesregierung beim Entwurf des NotSanG am damals geltenden Krankenpflegegesetz orientierte (vgl. Deutscher Bundestag 2012, S. 16), ist nach einem Vergleich der Ausbildungs- und Prüfungsverordnungen für Pflegeberufe und für Notfallsanitäter zu erkennen, dass sich die Grundlagen zur Ausbildung von Praxisanleitern sehr ähneln (vgl. § 3 NotSan-APrV, § 4 PflAPrV). Bei beiden handelt es sich um eine berufspädagogische Zusatzqualifikation, die durch einen speziellen Lehrgang erworben wird. Die Zugangsvoraussetzungen sind identisch und auch das Aufgabengebiet. Unterschiede fanden sich hauptsächlich durch die Generalisierung der Pflegeausbildung begründet (vgl. Mamerow 2018, S. 9).

Sowohl in der Pflege als auch im Rettungsdienst hat sich die gesetzliche Anforderung an die Ausbildung von Praxisanleitern von 200 Stunden auf 300 Stunden erhöht. Auch die gesetzliche Fortbildungspflicht, welche zunächst nur in der Pflege bestand, wurde angeglichen. Sie beträgt nun 24 Stunden jährlich für die Praxisanleiter im Rettungsdienst und in der Pflege. Da auch die Durchführung der Ausbildung von Praxisanleitern (äquivalent zur allgemeinen Berufsausbildung) in den Zuständigkeitsbereich der Länder fällt, hat die Deutsche Krankenhausgesellschaft (DKG) als Bundesverband der Krankenhausträger eine bundesweite Empfehlung für die Weiterbildung zur Praxisanleitung verabschiedet (vgl. DKG 2019). In dieser Empfehlung, die erstmals 2015 erschienen ist (als Weiterentwicklung eines Positionspapiers aus dem Jahr 2006), werden auch Notfallsanitäter berücksichtigt (vgl. DKG 2019 § 1).

Um auf ausbildungsrelevante Inhalte eingehen zu können, werden alle folgenden Aussagen und Schlussfolgerungen bezüglich der Ausbildung von Praxisanleitern auf der Basis der Ausführungen der DKG getroffen. Die Ausbildung ist modular gestaltet und in insgesamt drei Module aufgeteilt, die in Tabelle V.14 dargestellt sind.

Praxisanleiter bekommen in der Weiterbildung das grundlegende pädagogische Verständnis vermittelt. Dieses Verständnis stellt auch die notwendige Basis dar, um den Paradigmen der PPOLA folgen zu können. Die Kompetenzziele aus Modul I verdeutlichen einen engen Zusammenhang zwischen dem Thema Praxisanleitung allgemein und der Anwendung der PPOLA als Methode, die sie dabei unterstützt, ihre Praxisanleitung zu strukturieren. Modul II stellt die Schnittstelle als Voraussetzung her, um Lehr-Lernprozesse mit PPOLA anzupassen, um auch auf diese Weise schülerorientiert anleiten zu können. Im dritten Modul werden u. a. notwendige Grundlagen der Lernortkooperation vermittelt. Dies legt den Grundstein, um lernortübergreifend PPOLA an den Praxisorten als Methode der Praxisanleitung einsetzen zu können.

Da der Gedanke der PPOLA jedoch ein methodisch sehr differenzierter Gedanke ist, sind Praxisanleiter „nur“ durch die grundlegende Ausbildung nicht automatisch befähigt, PPOLA anwenden zu können. Hierfür ist eine Fortbildungsmaßnahme empfehlenswert, die z. B. im Rahmen der 24-Stunden-Fortbildungspflicht der pflege- und rettungsdienstständigen Praxisanleiter durchgeführt werden könnte. Eine Festigung und Vertiefung der Methode wäre im Rahmen der Praxisbegleitung denkbar. Ein grundlegender Aspekt ist hierbei die Bereitschaft der Leitungsebenen und Themen-Verantwortlichen, solche Fortbildungsinhalte in die Pflichtveranstaltungen einzuarbeiten. Sollte dies nicht möglich sein (z. B. aufgrund anderer, wichtiger Fortbildungsinhalte), bliebe nur die Möglichkeit, gemeinsam mit den Praxisanleitern die Grundlagen im Rahmen von Praxisbegleitungen zu vermitteln.

An dieser Stelle lässt sich festhalten, dass eine Steuerung des Lehr-Lernprozesses durch das Planungstool allein nicht möglich ist, welches eigentlich selbsterklärend ist, jedoch nicht der didaktische Hintergrund, die Intention der Aufgabenstellung und die notwendigen Schritte des Lerncoachings.

Eine enge, vertrauensbasierte und verlässliche Kooperation der Lernorte ist notwendig, um lernortübergreifende PPOLA durchführen zu können, da sie den Lehr-Lernprozess unterstützt.

Tab. V.14: Inhalte und Ziele der Module in der Ausbildung von Praxisanleitern

Modul	Inhalte	Kompetenzziele
I	„[...] Das Modul vermittelt das Basiswissen und die Grundlagen der Praxisanleitung. Es setzt beim Teilnehmenden an und geht von dessen eigenem Lernen und Verständnis vom Lernen aus. Andere am Lernprozess Beteiligte (Auszubildende, Weiterbildungsteilnehmende, Mitarbeiter) werden nur dann zielgerichtet angeleitet, wenn der Anleitende neben der pädagogischen Kompetenz über eine hohe pflegerische Expertise verfügt. Anleitung muss dabei den aktuellen Stand der Ergebnisse aus den Bezugswissenschaften (hier vor allem der Pflegewissenschaft) beachten. Durch Berücksichtigung des Qualitätsmanagements werden Lehr-Lernprozesse einer kontinuierlichen Reflexion unterzogen“ (DKG 2019, Anlage I, S. 3).	„Die Teilnehmenden schätzen den eigenen Wissensstand ihres Fachwissens im Zusammenhang mit ihrer Funktion als Praxisanleiter ein. Sie ergreifen geeignete Wege, um ihr Wissen zu aktualisieren, und reflektieren das Ergebnis. Sie nutzen ihr Fachwissen für die Gestaltung von Anleitungsprozessen in der Praxis, die sie kontinuierlich auf ihre Qualität hin bewerten, und passen ggf. Handlungsabläufe an“ (DKG 2019, Anlage I, S. 34).
II	„[...] Das Modul baut auf dem Basiswissen zur Praxisanleitung auf und fördert die Handlungskompetenz, um Lehr- und Lernprozesse in der Praxis zu initiieren und zu steuern. Praktische Anleitung findet berufsgruppenübergreifend in unterschiedlichen Settings statt. Aus diesem Grund sind die Moduleinheiten exemplarisch formuliert. Das Verständnis der eigenen Rolle und die damit verbundenen Herausforderungen sind Grundlage der Funktion des Praxisanleiters. Auf dieser Basis werden die Kompetenzen aus Modul I zum Anleitungsprozess hinsichtlich wichtiger pädagogischer und didaktischer Aspekte erweitert. Beurteilung und Bewertung des Anzuleitenden bilden den Abschluss des Moduls“ (DKG 2019, Anlage I, S. 13).	„Die Teilnehmenden führen Praxisanleitungen auf Basis der jeweiligen gesetzlichen Grundlagen zielorientiert durch. Sie passen den Lehr-Lernprozess an ein unterschiedliches Setting, unterschiedliche Niveaustufen sowie an die Bedürfnisse der Beteiligten an. Abschließend werten sie die Anleitungssituation aus, beurteilen und bewerten diese und geben individuelle lernförderliche Rückmeldungen“ (DKG 2019, Anlage I, S. 13).
III	„[...] Das Modul fördert die persönliche Weiterentwicklung der Praxisanleiter im Hinblick auf das pädagogische Handeln mit dem Ziel, herausfordernden Situationen und Heterogenität im beruflichen Umfeld adäquat begegnen zu können“ (DKG 2019, Anlage I, S. 20).	„Die Teilnehmenden führen Praxisanleitungen unter Berücksichtigung der Lernkultur, Lernortkooperation und der Heterogenität der Anzuleitenden durch“ (DKG 2019, Anlage I, S. 20).

3.2.3 Kommunikationsstrukturen und Vernetzung der Lernorte

Praxisanleiter an den Lehrrettungswachen und Krankenhäusern sollen den Wissenstransfer von der Theorie zur Praxis in enger Kooperation mit der Schule schaffen (vgl. Veith 2016, S. 226). Zurzeit geschieht die Kommunikation hauptsächlich über gesetzlich geforderte Praxisbegleitungen. Während die Praxisanleiter an den Lehrrettungswachen (meistens) den Fachkräften der Schulen bekannt sind (da sie der gleichen Gliederung bzw. Organisation angehören), sind die Praxisanleiter in den Krankenhäusern den Fachkräften an den Rettungsdienstschulen häufig unbekannt. Die Schüler sind während ihrer Ausbildung auch häufig nicht in einem, sondern in verschiedenen Krankenhäusern eingesetzt, deren Abläufe und Organisationsstrukturen sich voneinander unterscheiden. Aufgrund dieser Umstände ist es schwierig zu erfassen, inwieweit den kommunikativen Anforderungen aktuell entsprochen werden kann. Hinzu kommt der herrschende Fachkräftemangel an den Rettungsdienstschulen (vgl. Landtag Ba-Wü 2018, S. 5), der regelmäßige Praxisbegleitungen (auch in der Vor- und Nachbereitung) erschwert. Trotz intensiver Recherche konnten keine Quellen gefunden werden, die darstellen, inwieweit die Schulen mit den Lernorten kooperieren und ob regelmäßige Praxisbegleitungen auch tatsächlich stattfinden. Es kann an dieser Stelle jedoch festgehalten werden, dass Verbesserungen immer möglich sind und daran immer Bedarf besteht, wie es Grusnik und Tarquinio (2019, S. 1) einfordern oder Pluntke (2017, S. 17) feststellt.

Hinsichtlich eines Einsatzes des Planungstools muss eine lernortübergreifende Kommunikationsplattform technischer und/oder persönlicher Natur etabliert werden, damit die Lernorte sich untereinander koordinieren und abstimmen können (Kap. 4.3).

3.2.4 Besonderheiten der Lernorte

Eine geplante Praxisanleitung ist im Rahmen der Praxiseinsätze an den Lehrrettungswachen nicht am Menschen/Patienten möglich, da die Grundvoraussetzungen nicht gegeben sind, z. B. ist vorab die Einwilligung des Patienten notwendig (vgl. Mamerow 2018, S. 315), dass der Auszubildende die Maßnahme durchführt, was im Rettungsdienst nicht (bzw. nur eingeschränkt) möglich ist, da weder ein Rettungseinsatz noch ein Krankentransport ausreichend lange im Vorfeld planbar ist. Unfälle und Erkrankungen passieren unverhofft und so ist es auch nicht möglich, diverse Handlungen (dies gilt im Besonderen für invasive Maßnahmen) in einem LRW-Block terminlich zu verankern. Hinzu kommt auch, dass Notfallsituationen keinen Raum für geplante Praxisanleitungen bieten, da hier schnell und fehlerfrei gehandelt werden muss. Maßnahmen können in solchen Situationen dann nur als integrierte Anleitungen ad hoc durchgeführt werden, wenn es die Situation zulässt. Dabei sind auch ethische Grundsätze zu beachten (vgl. May und Mann 2003, S. 41 ff.), wie beispielsweise die notwendige Pietät, Achtung religiöser und kultureller Gegebenheiten usw.

Der Lernort Krankenhaus birgt demgegenüber die Möglichkeit, geplante Praxisanleitungen am Patienten durchzuführen (vgl. Mamerow 2018, S. 311 ff.). Dadurch ist es prinzipiell möglich, Notfallsanitäterschüler auch bei invasiven Maßnahmen am Menschen anzuleiten, z. B. kann in der geschützten Umgebung einer Intensivstation das Aufziehen und Betreiben von Spritzenpumpen angeleitet werden oder die Narkose und endotracheale Intubation vor einer geplanten Operation in der Anästhesieabteilung. Von daher besteht gerade innerklinisch ein großes Potenzial, lernortübergreifende PPOLA effektiv und zielführend einsetzen zu können.

Da sich die Berufsbilder der Pflege und der Notfallsanitäter in ihrer Ausbildung und Ausübung voneinander unterscheiden, wissen Praxisanleiter der Gesundheits- und Krankenpflege oft nicht, was sie konkret beim Notfallsanitäter anleiten müssen bzw. können und stoßen von daher oft auf Schwierigkeiten bei der Planung und Durchführung von Praxisanleitungen (vgl. Grusnick und Tarquinio 2019, S. 1). Hinzu kommt, dass mit der Einführung des Berufsbildes des Notfallsanitäters auch eine Erweiterung der Kompetenzanforderungen in der Ausbildung gegenüber dem Rettungsassistenten einherging. Rettungsassistenten waren während ihrer Ausbildung in Krankenhäusern als Praktikanten eingesetzt worden (vgl. § 7 RettAssG), Notfallsanitäter gelten als Auszubildende bzw. Schüler. Die Einstufung des Rettungsassistenten als Praktikant hat dazu geführt, dass viele Notfallsanitäterschüler in Krankenhäusern noch immer so wahrgenommen werden, da sich durch den fließenden Übergang vom Berufsbild des Rettungsassistenten zum Notfallsanitäter die innerklinischen Ausbildungsprozesse noch nicht ausreichend angepasst haben (vgl. DBRD 2019b, S. 271).

Eine weitere Besonderheit dieses Lernortes ist, dass die Praxisanleiter die Schüler nicht unbedingt persönlich kennen und dauerhaft begleiten. Im Rettungsdienst ist es für gewöhnlich so, dass die Schüler ihre Ausbildung an der Lehrrettungswache bestreiten, an der sie angestellt sind. Beispielsweise unterhält eine große Hilfsorganisation in Baden-Württemberg im Jahr 2021 rund 50 Lehr- und rund 70 Rettungswachen, aufgeteilt in 22 Gliederungen (ASB Ba-Wü 2021). Die Ausbildung wird über zehn Lehrrettungswachen koordiniert. Im Mittel unterhält eine Lehrrettungswache 7,4 Schüler/Ausbildungsjahr und einem Praxisanleiter unterstehen davon jeweils drei Schüler (ASB-Landesschule Ba-Wü 2019, internes Dokument). Durch diese übersichtliche Anzahl an Betreuten und Betreuenden kennen sich die Akteure, sodass die Praxisanleiter die Schüler über die gesamte Ausbildungszeit persönlicher betreuen können, als es an den Schulen möglich ist. Auf viele Kliniken trifft diese Situation allerdings so nicht zu: Ein Krankenhaus, welches nach dem Pflegegesetz als Lehrkrankenhaus anerkannt ist, unterhält üblicherweise eine eigene Schule bzw. gehört einer übergeordneten Vereinigung an (wie z. B. Deutscher Caritasverband e. V.) und bildet das Pflegepersonal selbst aus (vgl. Stöcker 2002, S. 20 ff.). Die Schulen haben entsprechend der Größe des Krankenhauses bzw. der Kooperationshäuser unterschiedlich viele Schüler, jedoch deutlich mehr als der Rettungsdienst. In Baden-Württemberg standen im Ausbildungsjahr 2018/2019 insgesamt 1.174 Schüler an Rettungsdienstschulen aller Gliederungen 9.195 Auszubildenden der Gesundheits- und Krankenpflege/Kinderkrankenpflege gegenüber (vgl. Statistisches Bundesamt 2019, S. 79). Um die für die Anleitung der Schüler notwendigen Kompetenzermittlungen im Rahmen von Vorgesprächen effizient und effektiv durchzuführen, ist die Vernetzung mit diesem Lernort besonders wichtig, aber auch herausfordernd (s. u.).

4 Ablauf der lernortübergreifenden Lehr-Lernprozesssteuerung durch PPOLA

„Ein noch so raffiniert gestalteter Lernort kann Lernen nicht erzwingen. Es hängt letztlich von den Wahrnehmungen und Handlungen der Subjekte ab, ob ein Lernraum geschaffen wird. Dennoch können Orte als konkret benennbare lokale und temporäre Konfigurationen in ihrer spezifischen ästhetischen Qualität [...] selbst zum Lernanstoß werden und die Lernresultate wesentlich beeinflussen.“ (Faulstich und Haberzeth, 2010, S. 77)

In diesem Kapitel werden die bestehenden Rahmenbedingungen auf die Bedingungen einer lernortübergreifenden PPOLA projiziert. Es wird geschildert, welche Ressourcen notwendig sind, um die Steuerung des Lehr-Lernprozesses durch PPOLA lernortübergreifend durchzuführen. Das Ziel dieses Kapitels ist es aufzuzeigen, welche Schritte notwendig sind, um dem hier vorgestellten Paradigma erfolgreich Folge leisten zu können. Zunächst werden Steuerungsvarianten und zwei Vorgehensweisen grundlegend erklärt, die der lernortübergreifenden PPOLA zugrunde liegen. Anschließend werden die erforderlichen Rahmenbedingungen (s. Kap. 4.3) beschrieben. Hierbei werden die nach Ansicht der Autoren optimalen Kommunikationsstrukturen vorgestellt. Abschließend werden Belange der Ausbildung von Praxisanleitern sowie eines Methodentrainings der Schüler angesprochen, da beide Parteien mit den Grundlagen der PPOLA vertraut sein müssen, damit diese erfolgreich durchgeführt werden können.

4.1 Steuerungsvarianten der lernortübergreifenden PPOLA

Die Schule steht jeweils zwischen den praktischen Ausbildungsblöcken und markiert deren Beginn und deren Ende. Beginnt ein Praxiseinsatz, müssen die Schüler jeweils darauf vorbereitet werden; ist ein Praxiseinsatz beendet, wird dieser reflektiert. Im Rahmen der Blockplanungen muss die zuständige Lehrkraft die Entscheidung treffen, ob eine themenspezifische PPOLA nur für die Schule erstellt oder ob die Aufgabe auch lernortübergreifend bearbeitet werden soll. Um eine lernortübergreifende Lernaufgabe effektiv durchzuführen, müssen die Praxisanleiter vor Ort geschult sein, PPOLA-Produkte zu erstellen, zu bearbeiten und zu reflektieren, und an den Lernorten die benötigten Ressourcen bereitgestellt werden, was nicht immer der Fall ist (s. Kap. 2.5 und 2.6). Die Lehrkraft an der Schule muss dementsprechend informiert sein, damit die korrekte Steuerungsvariante einer solchen PPOLA gewählt werden kann.

Bei der **1. Steuerungsvariante** erstellt die Lehrkraft die PPOLA nur für die Schule und nicht für andere Lernorte. Dies übernehmen die dortigen Praxisanleiter nach vorheriger Absprache. Die Schüler übergeben im Vorgespräch ihre erstellten Lernprodukte, auf deren Grundlage sich die Praxisanleiter ein Bild über den Kompetenzstand des betreffenden Schülers machen können. Die Praxisanleiter müssen über die anstehenden Lernziele infor-

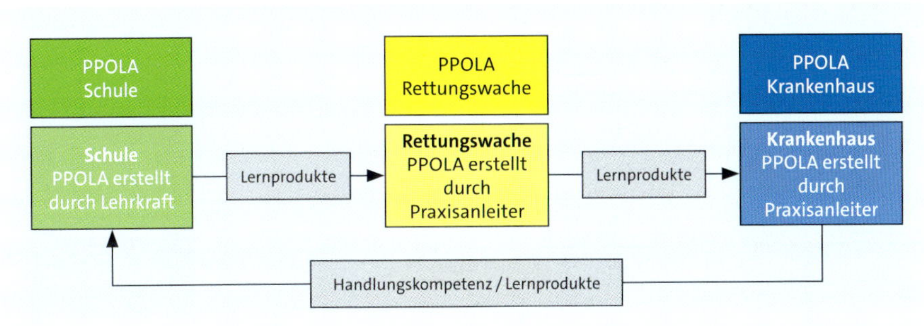

Abb. V.24 ▶ Lernortübergreifender Lehr-Lernprozess mit am Lernort erstellten PPOLA. Die Reihenfolge der Lernorte LRW und Krankenhaus ist exemplarisch und spielt keine tragende Rolle.

miert sein und können individuell auf den Schüler zugeschnittene PPOLA erstellen. Der Vorteil dieser Variante ist, dass die PPOLA individuell an die Schüler angepasst sind und auf deren aktuellen Lernstand aufbauen. Die Praxisanleiter kennen die personellen und materiellen Ressourcen vor Ort und können dadurch eine präzise Planung vornehmen. Nachteilig ist hierbei der kurzfristige Planungszeitraum. Die Praxisanleiter können erst nach dem Vorgespräch mit der Erstellung der PPOLA beginnen, wobei dieser Nachteil im Prinzip dem heutigen Standard einer Praxisanleitung entspricht, da diese normalerweise ebenso geplant werden (vgl. Mamerow 2018, S. 311 ff.). Das ist die favorisierte Vorgehensweise beim Erstellen von lernortübergreifenden PPOLA und sollte angestrebt werden; das Beispiel in Kapitel 5 greift auf diese Variante zurück. Die Abbildung V.24 stellt Variante 1 der Steuerung des Lehr-Lernprozesses dar, deren Schnittstellen die enge Kommunikation und die erstellten Lernprodukte sind.

Die weiteren Steuerungsvarianten ergeben sich aus Ressourcenproblemen und stellen die Möglichkeiten dar, eine PPOLA dennoch effektiv lernortübergreifend durchzuführen:

Bei der **2. Variante** erstellt die Lehrkraft die PPOLA für die Schule und für einen der beiden Lernorte, wenn die Praxisanleiter vor Ort keine Möglichkeit haben, selbstständig eine PPOLA auszuarbeiten, der Kompetenzzuwachs jedoch am Praxisort besonders gut zu erreichen ist, wie z. B. die Kommunikation und Interaktion mit Patienten. Diese Variante schränkt die Möglichkeiten des Praxisanleiters hinsichtlich der Individualisierung der PPOLA deutlich ein, da die Lernprodukte bereits vorbestimmt und von daher nicht vollkommen auf das individuelle Kompetenzprofil des Schülers ausgelegt sind. Die Abbildung V.25 illustriert das beschriebene Vorgehen exemplarisch am Lernort Lehrrettungswache, an dem ein Ressourcenproblem besteht.

Bei der **3. Variante** erstellt die Lehrkraft alle PPOLA für alle Lernorte (Abb. V.26). Dies ist je nach Anforderungen der an den Lernorten benötigten Ressourcen möglicherweise schwierig, da die Lehrkraft den kleinsten gemeinsamen Ressourcen-Nenner aller Kooperationspartner nicht nur kennen, sondern auch verwenden muss. Dies schränkt u. U. besser ausgestattete Lernorte und damit die dort tätigen Schüler ein. Vorteilhaft ist dieses Vorge-

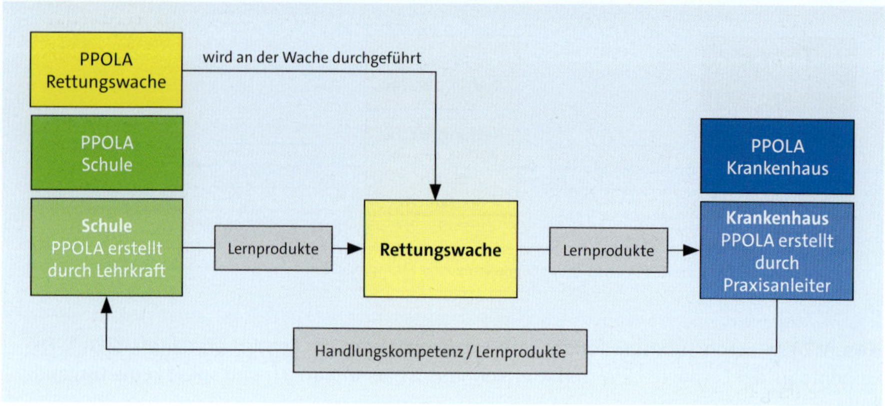

Abb. V.25 ▶ Lernortübergreifender Lehr-Lernprozess mit zwei in der Schule und einer am Lernort erstellten PPOLA. Die Reihenfolge der Lernorte LRW und Krankenhaus ist exemplarisch und spielt keine tragende Rolle.

hen nur dann, wenn an den Lernorten keine PPOLA erstellt werden können (s. Kap. 2.6), es jedoch unabdinglich ist, dass die PPOLA lernortübergreifend bearbeitet werden muss. Diese Variante ist somit nur in Ausnahmesituationen zu wählen und muss von der Lehrkraft an der Schule mit besonderem Bedacht gewählt werden. Der Vorteil dieser Variante ist jedoch, dass die Schüler mit einem klaren Lernziel und Lernauftrag in die Praxis gehen und damit selbst Verantwortung für ihr Lernen übernehmen und eigenständig die PPOLA bearbeiten, sofern es die Situation zulässt.

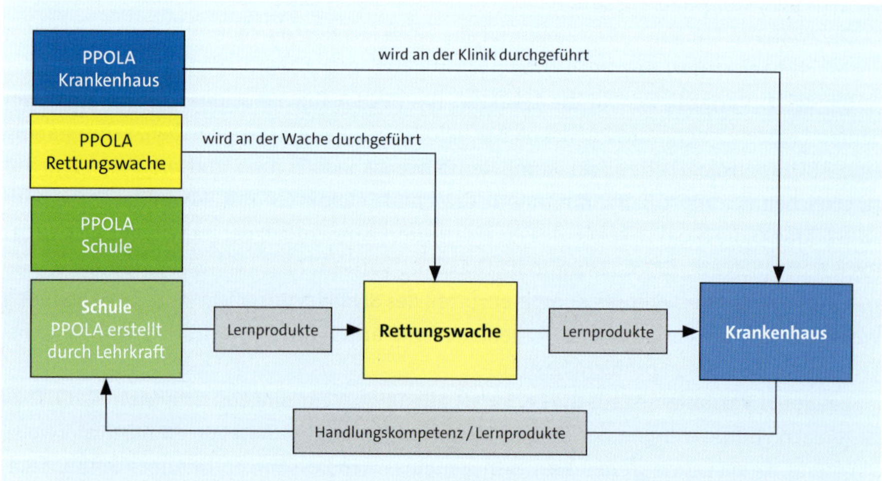

Abb. V.26 ▶ Lernortübergreifender Lehr-Lernprozess mit drei in der Schule erstellten PPOLA. Die Reihenfolge der Lernorte LRW und Krankenhaus ist exemplarisch und spielt keine tragende Rolle.

4.2 Zwei Vorgehensweisen in der patientenprozessorientierten Praxisanleitung

Das Themengebiet, das Lernfeld, die Situierung und die Grobkompetenzziele sind durch den ersten Schritt des Planungstools festgelegt worden (s. Teil III - Kap. 3.1), jedoch kann die lernortübergreifende PPOLA mit einem direkten und einem indirekten Vorgehen durchgeführt werden. Der große Unterschied zwischen den beiden Vorgehensweisen liegt in der Steuerung des Lernprozesses durch die Vorgabe von Produkten durch die Lehrkraft:

- In der direkten Vorgehensweise werden den Schülern alle Produkte durch die Lehrkraft vorgegeben.
- In der indirekten Vorgehensweise bestimmen die Schüler ihre Produkte zum Teil oder ganz selbst.

Die Entscheidung, welche der beiden Vorgehensweisen angewandt wird, obliegt maßgeblich den Lehrkräften und ist abhängig von der Methodenkompetenz der Schüler. Die Entscheidung, welche Vorgehensweise gewählt wird, wird im Vorgespräch im Rahmen der Lernvereinbarung zwischen Schülern und Praxisanleitern getroffen. Die Schule kann an dieser Stelle den Praxisanleitern nur beratend zur Seite stehen. Da an den Praxisorten vergleichsweise wenig Schüler zu betreuen sind, kann ein Praxisanleiter intensiv auf das Individuum eingehen – mehr als es einer Lehrkraft an der Schule möglich ist, da die Schüler dort im Klassenverbund auftreten. Je sicherer die Schüler im Umgang mit den Lernprodukten sind, desto selbstständiger können sie die Produktisierung ihres Lernprozesses mitbestimmen (s. Kap. 4.3). Die Grundlage der beiden Vorgehensweisen wurde aus dem AVIVA©-Modell von Städeli et al. (2013, S. 13) entnommen und ist im Folgenden näher beschrieben.

4.2.1 Direkte Vorgehensweise in der PPOLA am Praxisort

Im direkten Vorgehen wird die Praxisanleitung im Rahmen der PPOLA vollumfänglich von den Praxisanleitern gestaltet. Diese Vorgehensweise ist vor allem am Anfang der prozessorientierten Ausbildung und bei ungenügender Methodenkompetenz (bezüglich der Lernprodukte) seitens der Schüler einzusetzen. Nach dem Erstgespräch legt der Praxisanleiter mithilfe des zweiten und dritten Schrittes des Planungstools (s. Teil III - Kap. 3.2 und 3.3) die zu bearbeitenden Lernprodukte fest. Das Ziel hierbei ist neben den zu schulenden Kernkompetenzen den Schülern schrittweise den Weg zur Selbstorganisation zu ebnen. Durch wiederholtes Auseinandersetzen mit den Lernprodukten entsteht so nach und nach ein sicheres Fundament, auf dem die Schüler ihre Ressourcen aufbauen können.

4.2.2 Indirekte Vorgehensweise in der PPOLA am Praxisort

Die indirekte Vorgehensweise erlaubt es den Schülern, im Vorgespräch mit dem Praxisanleiter die Lernprodukte selbst zu bestimmen. Die Schüler legen ihre Kompetenzziele selbst fest und auch die Lernprodukte, die sie dorthin geleiten. Die Aufgabe des Praxisanleiters ist es dabei, die Schüler zu coachen und Hilfestellungen zu geben. Der Unterschied liegt in

Tab. V.15: Wesentliche Vor- und Nachteile des direkten und indirekten Vorgehens bei der Darstellung und Durchführung von PPOLA (in Anlehnung an Städeli et al. 2013, S. 13)

Vorgehen	Vorteile	Nachteile
Direktes Vorgehen	• Die Lehrperson kann direkt aufzeigen, wie die einzelnen Ressourcen miteinander verbunden werden. • Einzelne Ressourcen können ganz gezielt und bewusst aufgebaut werden.	• Die Lernenden wenden die vermittelten Ressourcen schematisch oder mechanisch an, ohne dass sie auf ihr individuelles Vorwissen Bezug nehmen müssten. • Lernende, die bereits über ein Bündel von gut funktionierenden Ressourcen verfügen, können bei der Anwendung der neuen expliziten Ressourcen verunsichert werden oder sich langweilen.
Indirektes Vorgehen	Dank der vertieften Auseinandersetzung mit dem Problem erkennen die Lernenden selbst, welche Ressourcen sie noch entwickeln müssen.	Wenn die Lernenden über wenig Vorwissen verfügen, können sie nur wenige Ressourcen selbst mobilisieren.

der Tiefe der Fremdsteuerung durch den Praxisanleiter begründet. Ein Coaching geschieht indirekt durch z. B. Unterstützung bei der Lernzielformulierung, allgemeine Tipps und Tricks sowie dem Bereitstellen von Ressourcen, wie Zeit und Material. Eine Hilfestellung wird in diesem Kontext als direkte Fremdsteuerung verstanden, indem der Praxisanleiter beispielsweise dem Schüler im Vorgespräch Kompetenzziele vorgibt, aber die Gestaltung der Lernprodukte ihm selbst überlässt (eine genauere Differenzierung der Begrifflichkeiten findet in Kap. 5 statt).

Wie bei Städeli et al. (2013, S. 13) lassen sich die beiden Vorgehensweisen nur als „Eckpunkte eines Kontinuums" verstehen, beide Vorgehen lassen sich gegenseitig ergänzen und mischen. Die Tabelle V.15 stellt die Vor- und Nachteile beider Vorgehensweisen gegenüber, so wie sie Städeli et al. (2013) von Dubs (2009, S. 261) übernommen haben.

4.3 Rahmenbedingungen zur erfolgreichen Lehr-Lernprozesssteuerung durch das Planungstool

Die kooperierenden Lernorte müssen für die Lehr-Lernprozesssteuerung eng zusammenarbeiten und sich über den aktuellen Kompetenzstand der Schüler informieren. Sie beachten die curricularen Vorgaben, welche im ersten Schritt des Planungstools festgehalten werden. Dabei verständigen sie sich über die Kompetenzziele der Richt- und Grobzielebene und gleichen über den zweiten Schritt des Planungstools die Feinziele ab. Das heißt, dass die Praxisanleiter über die Teile der PPOLA, welche an der Schule erstellt und bearbeitet werden, informiert sein müssen und ebenso über die Feinziele, die an dem jeweils anderen Lernort erarbeitet wurden. Gleiches gilt für die Lernprodukte. Diese können und müssen zum Teil auch so aufeinander abgestimmt werden, dass die Produkte des einen Lernortes als Einstiegsprodukt(e) am anderen Lernort verwendet werden können, da sie helfen, den aktuellen Kompetenzstand der Schüler zu bestimmen. Hierfür wird der dritte Schritt des Planungstools herangezogen.

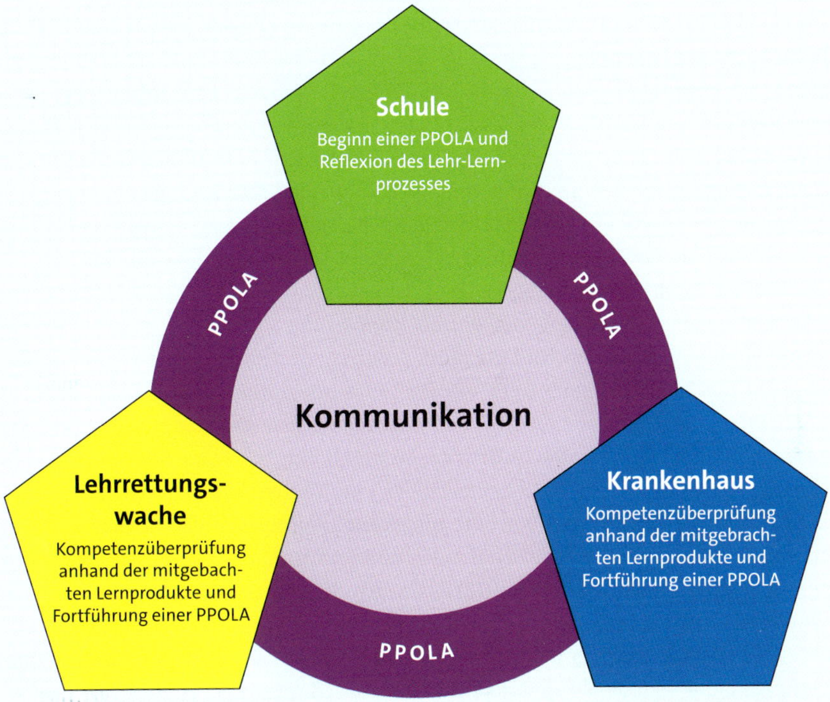

Abb. V.27 ▶ Ablauf einer lernortübergreifenden PPOLA

Um diese Bedingungen zu erfüllen, bedarf es nicht nur einer fundierten Ausbildungsgrundlage der beteiligten Akteure, sondern auch einer funktionalen Kommunikationsbasis, welche im weiteren Verlauf exemplarisch beschrieben wird. Um eine Übersicht über die Kernaussagen der folgenden Inhalte zu geben, sind diese in Abbildung V.27 dargestellt.

Im Zentrum der Kommunikation zwischen der Schule und den Lernorten steht die Praxisbegleitung und der direkte Austausch via Telefon und E-Mail. Da eine Vernetzung der Lernorte für eine lernortübergreifende Ausbildung essenziell ist, ist es wünschenswert, auch moderne Kommunikationsformen mit Videotelefonie, z. B. über einen virtuellen Besprechungsraum, und digitale Plattformen zur Teamkommunikation und zum kollaborativen Arbeiten zu nutzen. Darüber können sich die Verantwortlichen (konform der Datenschutz-Grundverordnung) über die Lernstände der Schüler austauschen, gemeinsam die PPOLA entwerfen, aufeinander abstimmen und sich gegenseitig Hilfestellungen geben. Die Bereitstellung der Dokumentationen von Vor-, Zwischen- und Abschlussgesprächen hilft den Lehrkräften an den unterschiedlichen Lernorten, Kompetenzniveaus der Schüler einzuschätzen bzw. zu beurteilen. Die Qualität der zu planenden Praxisanleitung wird somit nicht nur gesichert, sondern auch verbessert (vgl. Mamerow 2018, S. 233). Eine solche Plattform ersetzt die gesetzlich geforderten Praxisbegleitungen nicht, ergänzt diese jedoch umfassend.

Um Praxisanleitungen gesetzeskonform planen und durchführen zu können, müssen ausreichend Zeitressourcen vorhanden sein. Die aktuelle PflAPrV fordert in § 4 Absatz 1 Praxisanleitungen in einem „[...] Umfang von mindestens 10 Prozent der während eines Einsatzes zu leistenden praktischen Ausbildungszeit, geplant und strukturiert auf der Grundlage des vereinbarten Ausbildungsplanes." Baden-Württemberg stellt den Praxisanleitern auf den Lehrrettungswachen und den Kliniken fünf Prozent der dort verbrachten Zeit zur Verfügung, die für Praxisanleitung genutzt werden müssen (vgl. Karaß et al. 2019, S. 11). Es kann somit vorausgesetzt werden, dass die Zeitressourcen, entsprechend den im Bundesland geltenden Übereinkünften nach, voll ausgeschöpft werden können.

Da das hier vorgestellte Paradigma „neu" ist bzw. in dieser Art und Weise im Gesundheitswesen bisher nicht angewandt wurde, müssen die Praxisanleiter zunächst hierin geschult werden. In welchem Umfang diese Schulung durchzuführen ist, kann an dieser Stelle nicht abschließend dargestellt werden. Eine integrative Verankerung der Grundlagen innerhalb der Grundausbildung von Praxisanleitern ist nach eingehender Auseinandersetzung mit der DKG-Empfehlung für die Weiterbildung zur Praxisanleitung (2019, S. 8, § 8) zurzeit nicht möglich, da noch keine validen empirischen Evaluationen vorliegen. Die Inhalte müssen also im Rahmen von Fort- und Weiterbildungen angeboten werden. Bisher wurden durch die Autoren solche Schulungen durchgeführt, die zeigten, dass eine Fortbildung von acht Unterrichtseinheiten (UE) ausreichend ist, um die Prinzipien der PPOLA zu verdeutlichen und die Grundlagen zu vermitteln. Es ist anzunehmen, dass ein weiterführendes Coaching zur Festigung notwendig ist. Dieses kann durch die Schule über Praxisbegleitungen und über die Kommunikationsplattform durchgeführt werden.

Gleichwohl wie die Praxisanleiter müssen auch die Schüler in die Grundlagen der PPOLA eingewiesen werden (s. Kap. 2.6.4).

> *„Die meisten Schüler/innen können erwiesenermaßen sehr viel mehr als das, was sie ihren Lehrkräften im alltäglichen Unterrichtsbetrieb zeigen – vorausgesetzt, sie werden deutlich anders und konsequenter gefördert und gefordert, als das traditionell der Fall ist. Nachhaltige Begabungsförderung, Chancengerechtigkeit und Schülerintegration sind letztlich nur dadurch zu erreichen, dass die Lerner verstärkt aufgebaut und methodisch-strategisch fit gemacht werden. Dann entsteht das, was die Lernpsychologie ‚Kompetenzmotivation' nennt." (Klippert 2018, S. 27)*

Eines der übergeordneten Ziele in der kompetenzorientierten Berufsausbildung ist die „Bereitschaft zum lebenslangen Lernen" (Anlage 1 Nummer 9 Buchstabe c NotSan-APrV) und die konstruktivistische Grundannahme, dass Lernen ein selbstgesteuerter Prozess ist (vgl. Städeli et al. 2013, S. 17). Um den Schülern produktisierendes Lernen als eine Methode zur Selbststeuerung des eigenen Lernprozesses anbieten zu können, müssen sie damit zunächst Erfahrungen sammeln, um später daraus eine Lernmotivation entwickeln zu können (vgl. Metzig und Schuster 2016, S. 50 ff.). Dazu ist ein umfängliches Methodentraining unerlässlich, da die Schüler nach Klippert (2018, S. 39) dadurch „zunehmend selbstständiger, disziplinierter und leistungsfähiger" werden. Das Methodentraining bezieht sich hierbei auf den Bereich der Lernprodukte. Die Schüler sollen die Lernprodukte nicht nur kennen, sondern auch verstehen und richtig anwenden können. Erst dadurch können sie später selbstständig Lernprodukte mit sinnvollen Lerninhalten füllen und somit ihren Lernprozess effektiv selbst gestalten. Um dies zu erreichen, müssen auch den Schülern an der Schule die Grundlagen erklärt und frühzeitig PPOLA im Unterricht eingeführt werden.

Im Verlauf einer PPOLA werden die Lernprodukte anhand der in Kapitel 2.8 vorgestellten Indikatoren überprüft und erstes Feedback gegeben. Dazu werden die Kriterien zur Selbstkontrolle durch den Schüler aus dem dritten Schritt herangezogen. Ob eine abschließende Beurteilung anhand der Kriterien zur Überprüfung durch die Lehrkraft erfolgen muss, bevor der Schüler an den Praxisort wechselt, ist abhängig von der Thematik und den an den Praxisorten durchzuführenden Tätigkeiten. So ist z. B. für den Einsatz in der anästhesiologischen Abteilung eines Krankenhauses vorgesehen, dass die Schüler unter Aufsicht selbstständig zehn endotracheale Intubationen durchführen (vgl. Karaß et al. 2019, S. 103). Um sie hierauf vorzubereiten, ist eine intensive Kompetenzevaluation im Vorfeld sinnvoller als vergleichsweise bei der Messung des Blutzuckers.

Die Schüler verlassen die Schule mit den von ihnen erstellten Lernprodukten sowie einem darauf bezogenen Lernjournal (s. Kap. 5.6) und nehmen diese an den nächsten Praxisort mit. Dadurch können die Praxisanleiter im Vorgespräch die Kompetenzen des Schülers beurteilen und die PPOLA individuell auf das Kompetenzprofil des Schülers auslegen (s. Kap. 4.1). Das Endprodukt (die an der Schule erstellten Lernprodukte) der Schul-PPOLA gilt somit als Einstiegsprodukt in die jeweils weiterführenden PPOLA der anderen Lernorte. Die dort erstellten Lernprodukte sind wiederum das Endprodukt des entsprechenden Lernortes und das Einstiegsprodukt des nächsten. Der Kreis schließt sich erst an der Schule. Hier werden die Lernprodukte abschließend beurteilt und der gesamte Lehr-Lernprozess reflektiert. Dies geschieht zum einen durch eine abschließende Beurteilung der Lernprodukte anhand der in Schritt 3 festgelegten Kontrollkriterien und zum anderen z. B. über die Verwendung eines Lernjournals (s. a. Kap. 2.8). Das erhaltene Feedback gibt dem Schüler die notwendigen Lernimpulse, um etwaige Lücken zu schließen (vgl. Hattie 2012, S. 208 und 276), und ermöglicht auch den Lehrkräften, ihren Lehrprozess zu optimieren.

5 Exemplarische Anwendung des Planungstools zur Erstellung einer lernortübergreifenden PPOLA

In diesem Kapitel wird eine lernortübergreifende PPOLA exemplarisch erstellt und angewandt, um die bisherigen Erklärungen zu veranschaulichen und zu differenzieren. Grundlage bildet ein fiktiver Fall, der in Kapitel 5.1 dargestellt ist; anhand der Schritte des Planungstools werden nacheinander die Planungen an den einzelnen Lernorten beschrieben. Es sind auch andere Formen der Durchführung denkbar, das Planungstool ist vielfältig einsetzbar und lässt eine mannigfaltige Bearbeitung zu, insbesondere in der Produktisierung. Durch das Beispiel wird auch verdeutlicht, dass eine mit dem Planungstool erstellte PPOLA als Ergänzung der didaktischen Unterrichtsplanung (vgl. Meyer 2018) anzusehen ist und eine solche nicht ersetzt. Die Besonderheit des Planungstools, die wichtigsten Eckpunkte der Bedingungsanalyse (vgl. Klafki 2007) zu bündeln (Schritt 1) und die methodische Umsetzung effizient zu gestalten (Schritt 2), liegt im Fokus der exemplarischen Darstellung, ebenso wie die Kriterienfindung zur Evaluation (Schritt 3).

Eine PPOLA selbst muss fünf grundlegenden Anforderungen folgen, welche sich aus den Gütekriterien (Objektivität, Reliabilität und Validität) (vgl. Mayring 2016, S. 160) heraus ergeben:

1. Die Lernaufgaben müssen auf den Schüler abgestimmt sein (Bedingungsanalyse).
2. Die Lernaufgaben müssen ökonomisch, also innerhalb der gegebenen Zeit erstell- und bearbeitbar sein.
3. Die Lernaufgaben müssen einen für das Berufsbild relevanten Prozess abbilden.
4. Die Lernprodukte müssen den Lernzielen entsprechen (diese müssen also vorher bekannt sein).
5. Am Ende der PPOLA steht ein Handlungsprodukt, das valide den Kompetenzgewinn abbildet und ihn dadurch beurteilbar macht.

5.1 Beispielhafte Rahmenbedingungen als Verständnisgrundlage

Der hier erstellte Fall spielt in Baden-Württemberg an einer fiktiven Berufsfachschule. Das Beispiel handelt von den Schülern Sebastian und Susanne. Sie sind Notfallsanitäterschüler im ersten Lehrjahr und besuchen die Klasse NFS 2020 A. Gesetzeskonform werden sie abwechselnd an den Lernorten Schule, Lehrrettungswache und Klinik eingesetzt (Kap. 3). Mit Ausnahme des Einführungsblocks zu Beginn der Ausbildung werden sie jeweils zweimal pro Jahr in der Klinik und der Lehrrettungswache und bis zu dreimal an der Schule sein. Die Abbildung V.28 stellt am Lehrgangsplan der Schule das erste Jahr dar und zeigt auch, wie die Schüler im zweiten und dritten Ausbildungsjahr auf der LRW (grün) eingesetzt werden, um einen Überblick über den gesamten Ausbildungsverlauf zu bieten.

Sebastian und Susanne befinden sich im zweiten Schulblock und werden auf den dritten Praxisblock vorbereitet. Dieser splittet sich aufgrund der Anzahl von Schülern in Klinik

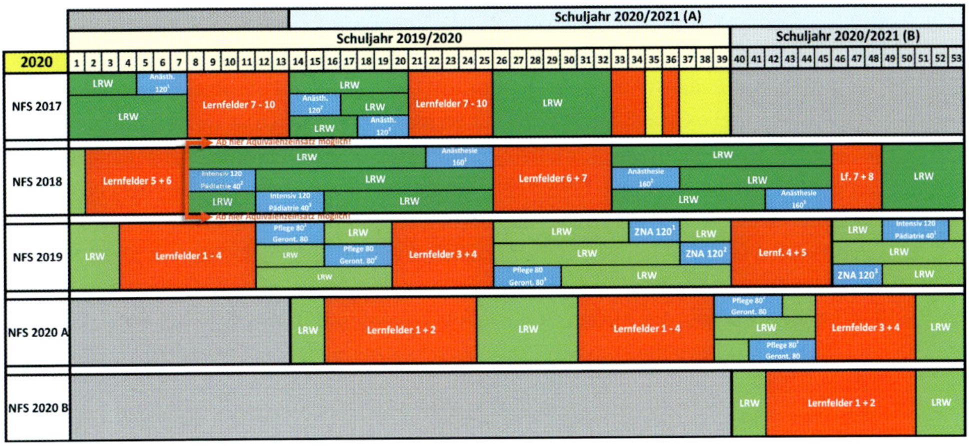

Abb. V.28 ▶ Lehrgangsplanung für Notfallsanitäterschüler einer Berufsfachschule in Baden-Württemberg. Rot markierte Felder stellen die Schulblöcke und die entsprechenden Lernfelder dar, grün markierte Felder stellen den Praxiseinsatz auf den Lehrrettungswachen und blau markierte Felder stellen den Praxiseinsatz am Lernort Krankenhaus mit jeweiliger Stundenanzahl dar. Diese Planung wurde von einer Schule zur Verfügung gestellt, an der einer der Autoren tätig ist.

und Lehrrettungswache auf. In ihrem Fall gestaltet sich der Praxiseinsatz so, dass beide in beiden Praxisorten eingesetzt werden, dies jedoch zu unterschiedlichen Zeiten passiert (Abb. V.28). Sebastian beginnt mit dem Klinikeinsatz, während Susanne zunächst auf die Lehrrettungswache entsandt wird.

Schulisch befinden sie sich im Lernfeld 2 „Lebensbedrohliche Zustände erkennen und bewerten sowie einfache lebenserhaltende Maßnahmen durchführen" (Ohder et al. 2018, S. 59 f.). Der Aufbau des Curriculums enthält zu Beginn eines Lernfeldes zunächst einen allgemeinen Teil, der als Rahmenlehrplan dient und die Kompetenzziele der Richtzielebene beschreibt. Im weiteren Verlauf des Curriculums werden die Ausbildungs- und Prüfungsinhalte auf der Grobzielebene formuliert und Inhalte entsprechend zugeordnet. Unter der Vorgabe „[die] Patientensituation anhand verschiedener Kriterien einschätzen, geeignete Basismaßnahmen auswählen und diese durchführen" (Ohder et al. 2018, S. 59) findet sich ein Grobziel, das die Aneignung grundlegender Kenntnisse und Fertigkeiten in der Ermittlung von Vitalparametern fordert (Kap. 5.2.1) und als Inhaltszuordnung u. a. „Blutdruck und Puls" angibt. Dies betrifft die Blutdruckmessung mithilfe einer Blutdruckmanschette und eines Stethoskops, die Einteilung in normoton, hyperton, hypoton sowie das Tasten des Pulses und die Bestimmung der Pulsfrequenz, der -qualität und des -rhythmus (vgl. Luxem et al. 2016, S. 308). Für eine Beurteilung der Vitalparameter sind physiologische und anatomische Grundkenntnisse vonnöten. Gleichzeitig bilden sie die Basis, um die Pathophysiologie vieler internistischer Erkrankungen zu verstehen (vgl. Middeke 2017, S. 1431). Hierbei bietet sich eine PPOLA in ihrer Eigenschaft als „Transmissionsriemen für die kompetenzorientierte Lernprozessgestaltung" (Müller, König und Prescher 2020) an, um die Inhalte organisch zu vermitteln.

5.2 Umsetzung am Lernort Schule

Das Curriculum Baden-Württemberg legt nicht fest, wann und wie detailliert anatomische und physiologische Grundlagen vermittelt werden. Spiralcurricular werden diese Themengebiete in den „methodischen Empfehlungen" der jeweiligen Lernfelder angesprochen (vgl. Ohder et al. 2018, S. 50 ff.). So finden sich im Lernfeld 2 die Hinweise, dass die Darstellung anatomischer und physiologischer Zusammenhänge orientierend erfolgen und dass das Grundwissen von den Schülern selbst erarbeitet werden soll (vgl. Ohder et al. 2018, S. 63). Vor allem die letzte Aufforderung legitimiert eine produktisierende Aufarbeitung mit einer PPOLA. Als Ergebnis der didaktischen Analyse werden u. a. Feinziele aus den angegebenen Grobzielen abgeleitet (Tab. V.17). Die Schüler sollen weder unter- noch überfordert werden, jedoch wird aus dem Sach- und Fachzusammenhang ablesbar, dass es eines tieferen Grundlagenverständnisses bedarf (vgl. Topsch 2004, S. 132), um die erhobenen Werte zu beurteilen.

Die anatomischen Grundlagen des Herz-Kreislauf-Systems wurden im vorherigen Schulblock vermittelt und physiologische Gegebenheiten rudimentär erarbeitet.

Die Lehrkraft entscheidet sich nun für eine Vertiefung der physiologischen Grundlagen von Blutdruck und Puls, da diese zum einen für das Verständnis relevanter pathophysiologischer Vorgänge im menschlichen Körper notwendig sind und zum anderen auch das Fundament der pharmakologischen Therapie der Handlungsempfehlung „Hypertensiver Notfall" (vgl. Ministerium für Soziales und Integration Baden-Württemberg 2018, HE 13) bilden, welche am Ende der Ausbildung von den Schülern beherrscht werden muss.

In diesem Lernfeld kann somit das notwendige Grundlagenwissen getreu den Vorgaben des Curriculums vermittelt und in späteren Lernfeldern entsprechend vertieft werden, um das Ausbildungsziel zu erreichen. Darüber hinaus können die Schüler die in ihrem Praxiseinsatz erhobenen Werte zunächst kategorisieren, um sie anschließend beurteilen zu können.

Die Lehrkraft entscheidet sich entsprechend diesen Erkenntnissen für eine lernortübergreifende PPOLA, die zum einen ein fundiertes theoretisches Grundlagenwissen in den Mittelpunkt stellt, jedoch hauptsächlich auf methodischen und sozialen Kompetenzen aufbaut. Die Praxisanleiter werden über das Vorhaben informiert und die PPOLA, die an der Schule durchgeführt wird, auf der digitalen Kommunikationsplattform zur Verfügung gestellt. Die folgenden Inhalte beschreiben die einzelnen Planungsschritte der PPOLA am Lernort Schule.

5.2.1 Schritt 1: Rahmenbedingungen des Ausbildungsthemas klären

Die Rahmenbedingungen der Ausbildung werden durch die gesetzlichen Ebenen geregelt und sind den an den Schulen tätigen Pädagogen als bekannt zu unterstellen. Ein Curriculum bündelt und fokussiert zwar die zu vermittelnden Inhalte (und gibt sie dadurch vor), die methodische Entscheidung zur Umsetzung obliegt jedoch den Pädagogen (vgl. Rux 2002, S. 239 ff.). Im vorliegenden Fall ist allein aus den Kompetenzzielvorgaben des Curriculums erkennbar, dass sich das Thema zur PPOLA eignet. Das Kompetenzziel der Richtzielebene lautet: „Die Schülerinnen und Schüler führen eine strukturierte Erhebung der Vitalparameter und Basisdiagnostik durch und wenden einfache Maßnahmen zur Abwendung lebensbedrohlicher Zustände an. Sie verwenden der Situation angemessene Hilfsmittel“ (Ohder et al. 2018, S. 59).

Das Thema bietet bereits im zweiten Lernfeld „Lebensbedrohliche Zustände erkennen und bewerten sowie einfache lebenserhaltende Maßnahmen durchführen“ (Ohder et al. 2018, S. 59 f.) ein breites Feld der Kompetenzvermittlung. Da die Puls- und Blutdruckmessung als Beispielthema gewählt wurde, ist allein durch die Formulierung des Grobziels erkennbar, dass die zu wählende Methode einen hohen Praxisbezug fordert: „Sie werden angeleitet und eignen sich so grundlegende Kenntnisse und Fertigkeiten zur Ermittlung und Beurteilung von Vitalparametern an“ (Ohder et al. 2018, S. 59).

Tab. V.16: Exemplarische Umsetzung einer PPOLA am Lernort Schule, erster Schritt des Planungstools

1. Schritt: Rahmenbedingungen des Ausbildungsthemas klären	
1.1 Thema:	manuelle Blutdruckmessung mit Blutdruckmanschette und Stethoskop Messung und Beurteilung des peripheren Pulses
1.2 Verortung im Ausbildungsrahmenplan/Lernfeld im Rahmenlehrplan:	Lernfeld 2: „Lebensbedrohliche Zustände erkennen und bewerten sowie einfache lebenserhaltende Maßnahmen durchführen“ (Ohder et al. 2018, S. 59 f.), Schulblock 2, Woche 3 von 8
1.3 Szenario/berufliche Situation:	Sie sind Besatzungsmitglied auf dem Krankentransportwagen (KTW) 8/85-1. Das Einsatzstichwort der Rettungsleitstelle lautet „Einweisung bei hypertensiver Entgleisung, KTW, liegend“. Am Einsatzort angekommen, finden Sie das Einweisungsschreiben des Hausarztes, von dem Sie keine weiteren Informationen ablesen können, und einen Transportschein vor. Der Patient klagt über Kopfschmerzen, Übelkeit und Schwindel. Sie erkennen ein rotes Hautkolorit im Gesicht. Sie entschließen sich aufgrund der Symptomatik, den Blutdruck (RR) des Patienten zu messen, damit Sie weitere Entscheidungen bezüglich Ihres Vorgehens valide treffen können.
1.4 Patientenprozesse/durch diese bedingte Arbeitsprozesse:	• Aufklärung des Patienten (sozialkompetente Kommunikation/Interaktion und rechtliche Belange) • Vorbereitung des Materials • korrekte Anlage der Blutdruckmanschette • Tasten und Erheben des peripheren Pulses • korrekte Durchführung der Blutdruckmessung • Interpretation der erhobenen Werte (Herzrhythmus und Puls) • Dokumentation der Werte • Nachbereitung des Materials (Hygiene)
1.5 Lernorte:	Diese PPOLA wird lernortübergreifend durchgeführt. Die Grundlagen werden in der Schule vermittelt, die Vertiefung findet jeweils in Ihrem ersten Praxiseinsatz an den Praxisorten LRW und/oder Krankenhaus statt. Wo genau, ist abhängig von Ihrem individuellen Einsatzplan.
1.6 Richtziele der PPOLA:	Aneignung grundlegender Kenntnisse und Fertigkeiten zur Ermittlung und Beurteilung von Blutdruck und Puls

Die Entscheidung, das Thema lernortübergreifend zu vermitteln, lässt sich begründen, indem die theoretischen Grundlagen und erste Skills an der Schule erarbeitet und diese dann an den Praxisorten durch eine geplante Praxisanleitung an Patienten gefestigt werden. Der erste Schritt des Planungstools fasst die wesentlichen Eckpunkte zusammen, indem zunächst das Thema festgehalten und die Verortung im Ausbildungsrahmenplan bzw. Lernfeld im Rahmenlehrplan erfragt wird. Direkt im Anschluss erfolgt die berufliche Situierung des Themas. Es bietet sich an, diese Situation direkt so zu formulieren, dass sie im vierten Schritt einfach eingefügt werden kann. Aus dieser Übersicht lassen sich jetzt die relevanten Patientenprozesse ableiten und so gliedern, dass daraus ein roter Faden erkennbar wird, der später, im zweiten Schritt, die Produktisierung strukturiert. Da diese PPOLA lernortübergreifend durchgeführt werden soll, kommt an dieser Stelle Punkt 1.5 des Planungstools zum Tragen (s. Teil III - Kap. 3.1). Auch hier ist es hilfreich, die Ausführungen so zu formulieren, dass sie im vierten Schritt einfach eingefügt werden können. Zum Abschluss des ersten Schrittes werden die Kompetenzziele auf der Richtzielebene formuliert, die aus den Lehrplänen/Curricula übernommen oder durch den Pädagogen selbst formuliert werden können. Für das Fallbeispiel ist der erste Schritt des Planungstools in der Tabelle V.16 mit den soeben getätigten Ausführungen ausgefüllt.

5.2.2 Schritt 2: Arbeitsschritte der Schüler durch Ziele und Lernprodukte festlegen – Lerninhalte der Produkte bestimmen

So wie der erste Schritt des Planungstools als Zusammenfassung der Bedingungsanalyse gesehen werden kann (Kap. 5.2.1), liegt dem zweiten Schritt des Planungstools die didaktische Reduktion der Sachanalyse zugrunde (vgl. Müller 2011, S. 82). Durch eine Sachanalyse des Lerngegenstandes werden die zugehörigen Themengebiete identifiziert und ausgearbeitet (vgl. Meyer 2018, S. 198 f.). Durch den zweiten Schritt des Planungstools werden die Lerninhalte der jeweiligen Themen bestimmten Lernprodukten zugeordnet (s. Teil III - Kap. 3.2). Um die einzelnen Schritte und notwendigen Überlegungen zur Produktisierung auf der Grundlage des hier vorgestellten Beispiels illustrieren zu können, werden in der Abbildung V.29 die Inhalte des Themengebietes in Form einer Mindmap dargestellt. Sie soll veranschaulichen, wie eine Sachanalyse gestaltet werden kann, ohne sie umfassend darstellen zu müssen. Auch soll hieraus eine Übersicht der thematischen Zusammenhänge ermöglicht werden, aus denen sich Lernprodukte ableiten bzw. bestimmen lassen.

Aus den Ergebnissen der Sachanalyse und des ersten Schrittes des Planungstools werden zunächst die zu erreichenden Kompetenzziele der Feinzielebene formuliert. Anschließend werden diese so sortiert, dass eine Reihenfolge entsteht, die die Schüler von einer Kompetenz zur nächsten führt (vgl. Gröblinghoff 2015, S. 4 ff.). Aus der Verbindung der theoretischen Grundlagen mit den identifizierten Patientenprozessen lassen sich insbesondere die Inhalte ableiten, die zu Kompetenzzielen führen, welche nicht ausschließlich auf der kognitiven Ebene (vgl. Anderson et al. 2014, S. 66) zu finden sind. Es wird den Lehrkräften dadurch erleichtert, die berufliche Handlung in den Fokus der Produktisierung zu rücken (vgl. Gröblinghoff 2015, S. 6). So finden sich in der Sachanalyse beispielsweise die Messstellen zur Blutdruckmessung und Pulsfrequenzerhebung. Durch den identifizierten,

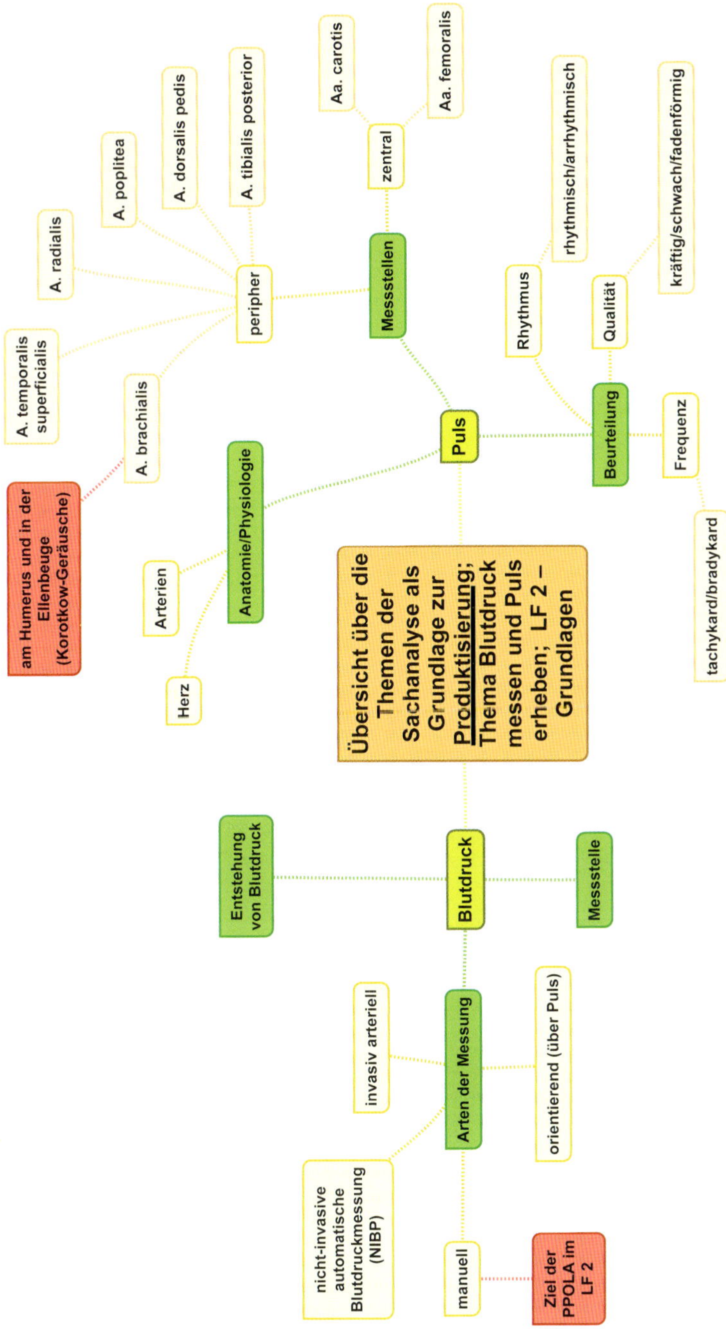

Abb. V.29 ▶ Mindmap zur Darstellung der Inhalte, die in der Sachanalyse beachtet werden könnten, um daraus Lernprodukte abzuleiten.

hierfür greifenden Patientenprozess wird ersichtlich, dass zunächst mit dem Patienten kommuniziert werden muss, bevor die Werte gemessen werden können. Hieraus lässt sich jetzt ein Kompetenzziel der Sozialkompetenz formulieren. Die Tabelle V.17 stellt die für das vorliegende Beispiel formulierten Kompetenzziele dar.

Tab. V.17: Zuordnung der Kompetenzziele als Grundlage der Reihenfolge der Produktisierung*

Kompetenzziele zur Produktisierung **Thema:** Puls und Blutdruck messen	
Blutdruckmessung	**Pulsmessung**
Sozialkompetenz	
Die Lernenden können Dritte in ihr Handeln einbeziehen.	
Die Lernenden können den Patienten über die Maßnahme nach rechtlichen Anforderungen aufklären.	
Die Lernenden können mit dem Patienten während der Maßnahme zielführend und respektvoll kommunizieren.	
Fachkompetenz	
Die Lernenden wissen, wie Blutdruck entsteht und wofür er wichtig ist. Dabei können sie den Zusammenhang zwischen Blutdruck und Puls erklären.	
Die Lernenden kennen die Normwerte von Blutdruck und Pulsfrequenz verschiedener Altersstufen.	
Die Lernenden können Fehlerquellen bei den Messungen benennen und ihre Auswirkungen erklären.	
Die Lernenden kennen verschiedene Faktoren, welche die Blutdruckmessung beeinflussen können, und können deren Einfluss erklären (Lagerung, Lautstärke, Aufregung des Patienten).	
Die Lernenden wissen, wann sie beim Tasten des Pulses und beim Messen des Blutdrucks mit dem Zählen/Messen beginnen.	
Die Lernenden können den am Menschen erhobenen Blutdruck und Pulswert zusammen mit den den Wert beeinflussenden Faktoren beurteilen und bewerten.	
Die Lernenden können den Aufbau einer Blutdruckmanschette und deren Funktionen erklären.	Die Lernenden können die Multiplikation (Schläge mal Zeit) beim Pulszählen im Kopf ausführen (15 sec zählen, Wert mal 4, 20 sec zählen und Wert mal 3 ...)
Die Lernenden wissen um die Bedeutung des diastolischen Drucks für die Herzdurchblutung.	Die Lernenden kennen die Unterscheidung zwischen zentralem und peripherem Puls.
Die Lernenden können die Indikationen und Kontraindikationen zur Blutdruckmessung benennen und begründen.	Die Lernenden kennen die häufigsten Pulstaststellen und können zwischen peripherem und zentralem Puls unterscheiden.
Die Lernenden können die zielführende Technik auswählen und begründen.	Die Lernenden kennen den Begriff „Pulsdefizit" und können ihn erklären.
Die Lernenden können zwischen einer palpatorischen und einer auskultatorischen Blutdruckmessung unterscheiden sowie die jeweiligen Vor- und Nachteile erklären.	Die Lernenden unterscheiden zwischen Herzfrequenz und Pulsfrequenz.

Tab. V.17: Zuordnung der Kompetenzziele als Grundlage der Reihenfolge der Produktisierung*

Kompetenzziele zur Produktisierung **Thema:** Puls und Blutdruck messen	
Blutdruckmessung	**Pulsmessung**
Methodenkompetenz	
Die Lernenden arbeiten nach hygienischen Standards.	
Die Lernenden können die Manschette korrekt und an der richtigen Position anlegen.	Die Lernenden finden die häufigsten Pulstaststellen sicher auf: Unterarm, Hals, Leiste, Fuß
Die Lernenden können den Stethoskopkopf korrekt positionieren.	
Die Lernenden können an beiden Armen mit derselben Technik messen und den Nutzen begründen.	
Die Lernenden können die erhobenen Werte sicher dokumentieren.	
Die Lernenden können die Blutdruckmanschette nach hygienischen Vorgaben korrekt reinigen.	
Persönliche Kompetenz	
Die Lernenden entwickeln ein Bewusstsein für Dynamiken des Blutdrucks und des Pulses.	
Die Lernenden können ihr Handeln reflektieren und bewerten.	

* Die linke Spalte umfasst die zu erreichenden Kompetenzen bzgl. der Blutdruckmessung, die rechte Spalte die der Pulsmessung. Die für beide Themen identischen Kompetenzen stehen spaltenübergreifend.

Die Feinziele müssen nun, gesteuert durch das Planungstool, von den Lehrkräften in eine Reihenfolge gebracht werden, welche die im ersten Planungsschritt identifizierten Patientenprozesse abbildet (Abb. V.30). Dabei können auch Ziele aufgezeigt werden, die sich insbesondere für eine Praxisanleitung an den Praxisorten eignen. Diese Kompetenzziele werden dementsprechend an die Praxisanleiter weitergegeben, die dann mithilfe des Planungstools entscheiden können, ob und wie die Ziele angeleitet werden (s. Kap. 5.3 und 5.4).

Aus den Feinzielen ergeben sich somit die Arbeitsschritte der PPOLA. Dabei kann es notwendig sein, dass die Schüler mehrere Lernprodukte anfertigen müssen, um ein Feinziel zu erreichen. Das Vorgehen bis zu diesem Bearbeitungsstand fasst die Abbildung V.30 zusammen.

Die hieraus entstehenden Arbeitsschritte werden unter Punkt 2.2 als Arbeitsablauf der PPOLA festgelegt. Nachdem die Reihenfolge festgelegt wurde, bestimmt die Lehrkraft, welche Wissensquellen die Schüler als Ausgangsmaterial verwenden müssen, können bzw. dürfen, sollte dies für die Erstellung der Produkte notwendig sein. Auch die Lehrkräfte selbst können dabei als Wissensquelle angesehen werden, da sie als Ansprechpartner und Coach den Lernprozess der Schüler begleiten. Müssen die Schüler Literatur verwenden, bie-

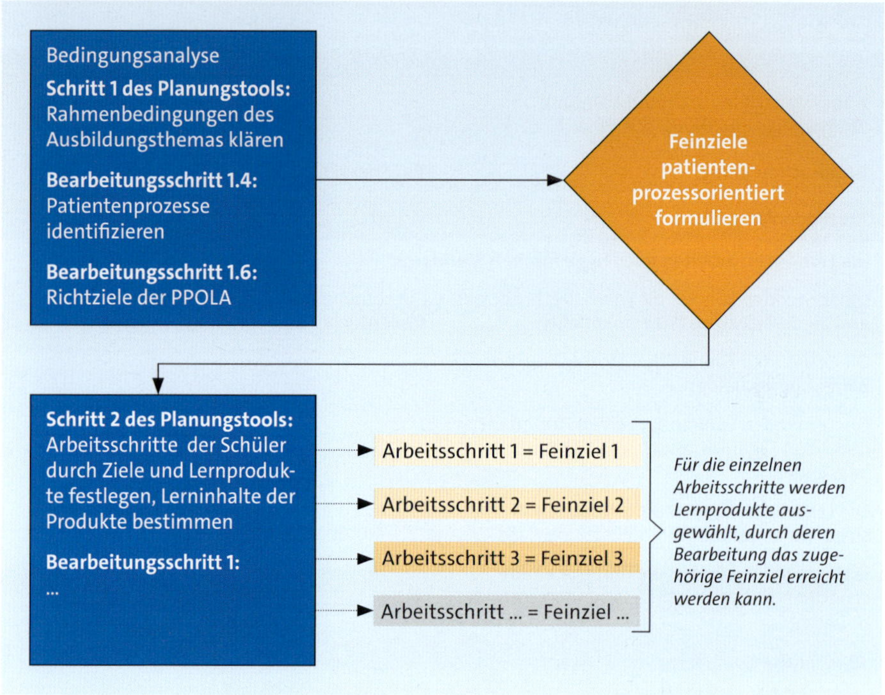

Abb. V.30 ▶ Zusammenfassende Darstellung der durch das Planungstool gesteuerten Arbeitsschritte, die eine logische Bearbeitungsreihenfolge der PPOLA durch die Schüler ermöglichen.

tet es sich an, ihnen die Literatur aus der Sachanalyse der didaktischen Unterrichtsplanung und/oder ein Skript zur Verfügung zu stellen. Da die Schüler zum Beispiel durch ausschweifende Internetrecherchen an falsche oder zumindest nicht zielführende Literatur geraten können (vgl. Stadtler 2006, S. 46), hilft dieses Vorgehen, die Qualität der Lernprodukte zu sichern.

Als Nächstes werden die gewünschten Aktivitäten der Schüler beschrieben, so wie es in einem Artikulationsschema antizipiert wird. Der nächste Punkt im Planungsschritt bezieht sich auf das Lernprodukt und auf die Ergebnisse aus den beschriebenen Aktivitäten der Schüler. Die Lehrkraft legt fest, welche Lernprodukte in welcher Reihenfolge zu dem zugehörigen Kompetenzziel führen (vgl. Müller, König und Prescher 2020, S. 9). Auch wird das antizipierte Ergebnis der einzelnen Lernprodukte beschrieben, um zu legitimieren, warum das entsprechende Produkt zu dem erwünschten Feinziel führt. Durch diese Legitimation wird die Qualität der gesamten PPOLA sichergestellt.

Es kann vorkommen, dass die Schüler eine Aktion durchführen müssen, die nicht die Bearbeitung eines Produktes ist, sondern eine Grundlage bildet, um ein Lernprodukt überhaupt erst erstellen zu können. In solch einem Fall muss auch ein Ergebnis beschrieben werden, um den Arbeitsablauf nachvollziehbar aufbauen zu können. Beispielsweise ist die Gruppenfindung und Sicherstellung der Arbeitsfähigkeit innerhalb der Lerngruppe oder eine Konsensfindung innerhalb einer Gruppendiskussion als Ergebnis zu verstehen.

Punkt 2.3 des Planungsschrittes ist für die Qualität der Lernprodukte ausschlaggebend, da hier die Lerninhalte der Produkte beschrieben werden (vgl. Müller, König und Prescher 2020, S. 9). Die Inhalte werden später im dritten Schritt des Planungstools zur Bestimmung der Qualitätskriterien herangezogen (s. Kap. 5.2.3). Der abschließende Punkt des Planungsschrittes (2.4) listet die Materialien auf, die die Schüler benötigen, um die Lernprodukte erstellen zu können (s. Kap. 2.4 und 2.5). Diese Information ist auch der Lehrkraft nach der Unterrichtsvorbereitung dienlich, da sich hieraus eine Materialliste erstellen lässt.

Die Tabelle V.18 zeigt die Produktisierung der ersten PPOLA am Lernort Schule, die analog der hier beschriebenen Vorgehensweise erstellt wurde und damit den anhand des Beispiels erstellten zweiten Schritt des Planungstools. Da die anatomischen und physiologischen Grundlagen zum Herz-Kreislauf-System den Schülern bereits vermittelt wurden, baut diese PPOLA auf das etablierte Vorwissen auf. Sollte dieses Vorwissen noch nicht bestehen, können hierfür spezielle Lernprodukte eingeplant werden. Eine solche PPOLA wird dadurch umfangreicher. Das Planungstool überlässt der Lehrkraft somit große pädagogische Freiheit in der Festlegung, wie umfassend bzw. detailliert die Inhalte innerhalb einer PPOLA erarbeitet werden.

Die Reihenfolge der Lernziele wurde in dem vorliegenden Beispiel so gewählt, dass die Schüler zunächst ihr theoretisches Fachwissen erweitern (Nr. 1 bis 3 der Tab. V.18), bevor sie in die praktische Umsetzung übergehen (Nr. 4 bis 6 der Tab. V.18). Die Ziele zur Schulung der Sozialkompetenz, aber auch einige Teilziele der anderen Kompetenzen lassen sich am besten an den Praxisorten umsetzen, da hier eine Praxisanleitung an echten Patienten möglich ist und Materialien unter realen Bedingungen aufbereitet werden können.

5.2.3 Schritt 3: Qualitätskriterien der Ergebnisse und Produkte festlegen

Der dritte Schritt visualisiert durch eine konkrete Reduktion auf die Lerninhalte die Detailtiefe und den Umfang der erstellten PPOLA. Durch die Bearbeitung werden dadurch nicht nur die allgemeinen und speziellen Qualitätsanforderungen an die Lernprodukte festgelegt (s. Teil III - Kap. 3.3), um sie beurteil- und vergleichbar zu machen, sondern hier findet auch eine durch den Aufbau des Planungstools automatisierte, finale Überprüfung anhand der Gütekriterien und der entsprechenden Anforderungen an die PPOLA (s. o.) statt. Die Tabelle V.19 zeigt den dritten Schritt des Planungstools, so wie er aus dem aufgeführten Beispiel heraus erstellt werden könnte.

Tab. V.18: Exemplarische Umsetzung einer PPOLA am Lernort Schule, zweiter Schritt des Planungstools

2. Schritt: Arbeitsschritte der SuS durch Ziele und Lernprodukte festlegen – Lerninhalte der Produkte bestimmen						
	2.1 Kompetenzziele	**2.2 Arbeitsschritte des Arbeitsablaufs**			**2.3 Lerninhalte**	**2.4 Arbeitsmittel**
Nr.	**Richtziele: URP** **Feinziele: PPOLA**	**Produkte und Ergebnisse**	**Aktivitäten der SuS**	**Ausgangsmaterial / Wissensquellen**	**aufgabenrelevantes Wissen über …**	**benötigte Materialien**
1.	**Fachkompetenz:** Die SuS wissen, wie Blutdruck entsteht und wofür er wichtig ist. Dabei können sie den Zusammenhang zwischen Blutdruck und Puls erklären.	**Erklärungsprodukt:** Ursache-Wirkungs-Diagramm **Ergebnis:** übersichtliche Darstellung der voneinander abhängigen Vorgänge im menschlichen Körper **Darstellungsprodukt:** medizinisches Regelprodukt **Ergebnis:** übersichtliche Darstellung der Regelkreisläufe	Herstellung der Produkte in Einzelarbeit	Enke K et al. (Hrsg.) (2019) LPN 1 – Lehrbuch für präklinische Notfallmedizin. Patientenversorgung und spezielle Notfallmedizin. Bd. 1, 6. Aufl., Stumpf + Kossendey, Edewecht. Enke K et al. (Hrsg.) (2019) LPN A – Lehrbuch für präklinische Notfallmedizin. Anatomie und Physiologie. Bd. 3, 6. Aufl., Stumpf + Kossendey, Edewecht. Faller A, Schünke M (2016) Der Körper des Menschen. 17. Aufl., Thieme, Stuttgart.	Entstehung und Abhängigkeiten von Blutdruck und Puls physiologische Regulation des Pulses (Sympathikus/Parasympathikus) und des Blutdrucks (RAAS)	DIN-A4-Schreibblöcke, Stifte
2.	**Fachkompetenz:** Die SuS kennen die häufigen Pulstaststellen und können zwischen peripherem und zentralem Puls unterscheiden.	**Beschreibungsprodukt:** beschriftetes Schaubild/Diagramm **Ergebnis:** übersichtliche Visualisierung der großen Gefäße und ihrer Verläufe	Herstellung der Produkte in Einzelarbeit	Enke K et al. (Hrsg.) (2019) LPN A – Lehrbuch für präklinische Notfallmedizin. Anatomie und Physiologie. Bd. 3, 6. Aufl., Stumpf + Kossendey, Edewecht. Faller A, Schünke M (2016) Der Körper des Menschen. 17. Aufl., Thieme, Stuttgart.	Verlauf der großen Arterien vom Herzen ausgehend sowie deren anatomische Benennung (Namen); Verlauf bzw. Einteilung in periphere und zentrale Arterien	DIN-A4-Schreibblöcke, Stifte

Tab. V.18: Exemplarische Umsetzung einer PPOLA am Lernort Schule, zweiter Schritt des Planungstools

2. Schritt: Arbeitsschritte der SuS durch Ziele und Lernprodukte festlegen – Lerninhalte der Produkte bestimmen						
	2.1 Kompetenzziele	**2.2 Arbeitsschritte des Arbeitsablaufs**			**2.3 Lerninhalte**	**2.4 Arbeitsmittel**
Nr.	**Richtziele: URP Feinziele: PPOLA**	**Produkte und Ergebnisse**	**Aktivitäten der SuS**	**Ausgangsmaterial / Wissensquellen**	**aufgabenrelevantes Wissen über …**	**benötigte Materialien**
3.	**Fachkompetenz:** Die SuS kennen die Normwerte des Blutdrucks und der Pulsfrequenz verschiedener Altersklassen.	**Beschreibungsprodukt:** Kriterien-Merkmals-Katalog **Ergebnis:** tabellarische Zusammenfassung der physiologischen Normwerte	Herstellung des Produktes in Einzelarbeit	Enke K et al. (Hrsg.) (2019) LPN 1 – Lehrbuch für präklinische Notfallmedizin. Patientenversorgung und spezielle Notfallmedizin. Bd. 1, 6. Aufl., Stumpf + Kossendey, Edewecht. Amrhein P, Gann A, Hahn G-A u. a. Mitwirkende (Hrsg.) (2015) I care – Krankheitslehre. Thieme, Stuttgart. Deutsche Gesellschaft für Kardiologie – Herz- und Kreislaufforschung e. V. (Hrsg.) (2019) Management der arteriellen Hypertonie. Bruckmeier, Grünwald.	physikalische Normwerte des Blutdrucks und der Pulsfrequenzen	DIN-A4-Schreibblöcke, Stifte
4.	**Fachkompetenz:** Die SuS können … die Indikation zum Blutdruckmessen stellen. … Kontraindikationen zur Blutdruckmessung benennen und begründen. … Fehlerquellen bei der Messung benennen und ihre Auswirkung erklären.	**Darstellungsprodukt:** Entscheidungstabelle **Ergebnis:** nachvollziehbare Visualisierung der Indikationen und Kontraindikationen	Herstellung des Produktes in Einzelarbeit	Enke K et al. (Hrsg.) (2019) LPN 1 – Lehrbuch für präklinische Notfallmedizin. Patientenversorgung und spezielle Notfallmedizin. Bd. 1, 6. Aufl., Stumpf + Kossendey, Edewecht.	Gegenüberstellung von Indikationen und Kontraindikationen zur Blutdruckmessung; typische Fehler bei der Puls- und Blutdruckmessung	DIN-A4-Schreibblöcke, Stifte

Tab. V.18: Exemplarische Umsetzung einer PPOLA am Lernort Schule, zweiter Schritt des Planungstools

2. Schritt: Arbeitsschritte der SuS durch Ziele und Lernprodukte festlegen – Lerninhalte der Produkte bestimmen						
	2.1 Kompetenzziele	**2.2 Arbeitsschritte des Arbeitsablaufs**			**2.3 Lerninhalte**	**2.4 Arbeitsmittel**
Nr.	**Richtziele: URP Feinziele: PPOLA**	**Produkte und Ergebnisse**	**Aktivitäten der SuS**	**Ausgangsmaterial / Wissensquellen**	**aufgabenrelevantes Wissen über ...**	**benötigte Materialien**
5.	**Fach- und Methodenkompetenz:** Die SuS können die korrekte Manschettenanlageposition ausfindig machen. Die SuS können den Stethoskopkopf korrekt positionieren. Die SuS können die Blutdruck- und Pulsmessung korrekt durchführen.	Nach einer Vorführung/Erklärung durch die Lehrkraft (z. B. 4-Schritt-Methode) finden sich die SuS in Kleingruppen von 4 – 5 Teilnehmern zusammen. **Ergebnis:** Arbeitsfähigkeit der Gruppen herstellen. **Produkte der Gruppe:** **Darstellungsprodukt:** Arbeitsablaufplan **Ergebnis:** übersichtlicher und nachvollziehbarer Ablaufplan, der alle wichtigen Schritte in der richtigen Reihenfolge darstellt **Handlungsprodukt:** Skills-Lab/Übung **Ergebnis:** Überführung von theoretischem Wissen in eine Handlung	Herstellung der Produkte in Kleingruppen: Die Schüler messen sich gegenseitig den Blutdruck und den Puls.	Enke K et al. (Hrsg.) (2019) LPN 1 – Lehrbuch für präklinische Notfallmedizin. Patientenversorgung und spezielle Notfallmedizin. Bd. 1, 6. Aufl., Stumpf + Kossendey, Edewecht.	korrekte Messung/ Erhebung von Blutdruck und Puls	Blutdruckmanschetten und Stethoskope, DIN-A4-Schreibblöcke, Stifte

TAB. V.18: Exemplarische Umsetzung einer PPOLA am Lernort Schule, zweiter Schritt des Planungstools

2. Schritt: Arbeitsschritte der SuS durch Ziele und Lernprodukte festlegen – Lerninhalte der Produkte bestimmen						
	2.1 Kompetenzziele	**2.2 Arbeitsschritte des Arbeitsablaufs**			**2.3 Lerninhalte**	**2.4 Arbeitsmittel**
Nr.	**Richtziele: URP** **Feinziele: PPOLA**	**Produkte und Ergebnisse**	**Aktivitäten der SuS**	**Ausgangsmaterial / Wissensquellen**	**aufgabenrelevantes Wissen über …**	**benötigte Materialien**
6.	**Methoden-kompetenz:** Die SuS kennen verschiedene Faktoren, die die Blutdruck- und Pulsmessung beeinflussen und können deren Einfluss erklären. **Fachkompetenz:** Die SuS können die erhobenen Werte sicher dokumentieren.	**Handlungsprodukt:** Skills-Lab/Übung **Ergebnis:** tieferes Verständnis für die physiologischen Abhängigkeiten, die im ersten Kernprodukt erstellt wurden **Erklärungsprodukt:** Concept-Map/Schaubild der Einflussfaktoren **Ergebnis:** Dokumentation zur Ergebnissicherung	Herstellung der Produkte in Kleingruppen: Die Schüler messen sich gegenseitig den Blutdruck und den Puls. Sie ändern dabei nach und nach die Umstände: 1. Messung im Sitzen in Ruhe 2. Messung im Liegen in Ruhe 3. Messung nach körperlicher Anstrengung (z. B. Treppensteigen, kurzes Joggen)	zuvor erstellte Produkte	korrekte Messung/Erhebung von Blutdruck und Puls Dokumentation der Ergebnisse als Schaubild der Einflussfaktoren	Blutdruckmanschetten und Stethoskope, DIN-A4-Schreibblöcke, Stifte

Tab. V.19: Exemplarische Umsetzung einer PPOLA am Lernort Schule, dritter Schritt des Planungstools

3. Schritt: Qualitätskriterien der Produkte festlegen			
Arbeitsschritte der PPOLA	**Lernprodukt/-produkte**	**Qualitätskriterien für die SuS**	**Kontrollkriterien der Lehrkräfte**
1.	**Erklärungsprodukt:** Ursache-Wirkungs-Diagramm **Darstellungsprodukt:** medizinisches Regelprodukt	Inotropie (Noradrenalin, Adrenalin), Druck und Widerstand im Gefäßsystem, Regulation der Organdurchblutung (Stickstoffmonoxid [NO]), reflektorische Regulation, Dehnungsrezeptoren RAAS	ordentliche und umfängliche Darstellung der gestellten Qualitätskriterien, juxtaglomerulärer Apparat, Renin, Angiotensinogen, Angiotensin-I-Converting-Enzym, Angiotensin-II-Wirkungen sind aufgeführt
2.	**Beschreibungsprodukt:** beschriftetes Schaubild/Diagramm	Enke K et al. (Hrsg.) (2019) LPN – Lehrbuch für präklinische Notfallmedizin. Bd. 1 und 3, 6. Aufl., Stumpf + Kossendey, Edewecht. Faller A, Schünke M (2016) Der Körper des Menschen. 17. Aufl., Thieme, Stuttgart. Poster im Umschlag.	Enke K et al. (Hrsg.) (2019) LPN – Lehrbuch für präklinische Notfallmedizin. Bd. 1 und 3, 6. Aufl., Stumpf + Kossendey, Edewecht. Faller A, Schünke M (2016) Der Körper des Menschen. 17. Aufl., Thieme, Stuttgart. Poster im Umschlag. Lateinische Namen sind aufgenommen.
3.	**Beschreibungsprodukt:** Kriterien-Merkmals-Katalog	Vergleich der Tabelle mit LPN und den Aussagen der DGK. Begründete Entscheidung über die in das Produkt aufgenommenen Werte. Gibt es noch einen Wert, der errechnet werden muss und in den Tabellen des Buches oder der DGK fehlt?	Gegenüberstellung der in den Tabellen dargestellten Werte; MAP aufgenommen (selbstständig ausgerechnet), selbstständige und nachvollziehbar begründete Entscheidung über die in das Produkt aufgenommenen Werte
4.	**Darstellungsprodukt:** Entscheidungstabelle	Wer „muss" und wer „kann" den Blutdruck gemessen bekommen? Begründen Sie Ihre Antwort. Was ist, wenn sich an dem Arm eine Wunde oder ein i. v. Zugang befindet, der Patient ein Dialysepatient ist usw.? Gibt es Fehler, die bei der Messung auftreten können?	übersichtliche und vollumfängliche Entscheidungstabelle, Kinder und Säuglinge sind einbezogen; Darstellung der typischen und speziellen Fehlermöglichkeiten
5.	**Darstellungsprodukt:** Arbeitsablaufplan **Handlungsprodukt:** Skills-Lab/Übung	Literaturvergleich (LPN) mit dem vorgeführten Ergebnis Jeder Teilschritt bedacht? Auf was ist bei der Pulsmessung zu achten?	Jeder Teilschritt bedacht? Pulsmessung nach den drei Kriterien (Rhythmik, Qualität, Frequenz) beschrieben; korrekte Durchführung
6.	**Handlungsprodukt:** Prozessdiagramm	verschiedene Körperpositionen (Stehen, Liegen, Sitzen, Arm über Herzniveau usw.), Messung direkt nach Anstrengung; ordentliche Dokumentation der Ergebnisse	verschiedene Körperpositionen, Messung direkt nach Anstrengung, Messung an mehr als einem Objekt; ordentliche Dokumentation der Ergebnisse

5.2.4 Schritt 4: Aufgabenstellung für die Schüler

Der vierte Schritt überträgt die ausgearbeiteten Ergebnisse auf die Schülerebene. Waren die vorherigen Schritte allein zur didaktischen Planung für die Lehrkraft vorgesehen, so enthält dieser Schritt im Kern die konkreten Arbeitsaufträge an die Schüler. Zunächst wird jedoch die Aufmerksamkeit der Schüler auf das Thema und die berufliche Situation gelenkt. Anschließend wird die Sinnhaftigkeit der PPOLA dargelegt, welche sich aus der Bedingungsanalyse z. B. aus dem Perspektivenschema Klafkis ergibt (vgl. Klafki 2007, S. 255). Der nächste Teil des Planungstools gibt den Schülern die zu verwendende Literatur vor, damit die Qualität der Lernaufgabe gesichert ist (s. Kap. 5.2.2).

In diesem Beispiel wird die PPOLA lernortübergreifend durchgeführt, weshalb diese Information als Nächstes aufgeführt wird. Anschließend werden die einzelnen Arbeitsaufträge beschrieben. Den Abschluss bilden allgemeine Informationen zu den bestehenden Rahmenbedingungen, wie z. B. Zeitrahmen und Präsentationstermin. Die Tabelle V.20 zeigt den vierten Schritt, so wie er im Unterricht an die Schüler ausgeteilt wird.

TAB. V.20: Exemplarische Umsetzung einer PPOLA am Lernort Schule, vierter Schritt des Planungstools

4. Schritt: Aufgabenstellung für die SuS	
Lernaufgabe	
Thema:	manuelle Blutdruckmessung mit Blutdruckmanschette und Stethoskop Messung und Beurteilung des peripheren Pulses
Szenario/berufliche Situation:	Sie sind Besatzungsmitglied auf dem Krankentransportwagen (KTW) 8/85-1. Das Einsatzstichwort der Rettungsleitstelle lautet „Einweisung bei hypertensiver Entgleisung, KTW, liegend“. Am Einsatzort angekommen, finden Sie das Einweisungsschreiben des Hausarztes, von dem Sie keine weiteren Informationen ablesen können, und einen Transportschein vor. Der Patient klagt über Kopfschmerzen, Übelkeit und Schwindel. Sie erkennen ein rotes Hautkolorit im Gesicht. Sie entschließen sich aufgrund der Symptomatik, den Blutdruck (RR) des Patienten zu messen, damit Sie weitere Entscheidungen bezüglich Ihres Vorgehens valide treffen können.
Sinn der Aufgabe:	Die Messung und Erhebung von Blutdruck und Puls zählen zu den diagnostischen Standardmaßnahmen im Rettungsdienst. Die beiden Vitalparameter stehen in einem direkten Zusammenhang und Entgleisungen korrelieren mit vielen Erkrankungen. Sie geben dadurch wichtige Hinweise über den Patientenzustand in Notfallsituationen. Durch diese PPOLA vertiefen Sie Ihre anatomischen Grundkenntnisse und lernen die notwendigen physiologischen Grundlagen, welche Sie zu einem späteren Zeitpunkt für die allgemeine und spezielle Pharmakologie benötigen werden. Sie eignen sich darüber hinaus Fertigkeiten zur Ermittlung und Beurteilung von Blutdruck und Puls an.
Die Lernaufgabe wird von Ihnen an folgenden Lernorten erarbeitet:	**Diese PPOLA wird lernortübergreifend durchgeführt.** Die Grundlagen werden in der Schule vermittelt, die Vertiefung findet jeweils in Ihrem ersten Praxiseinsatz an den Praxisorten LRW und/oder Krankenhaus statt. Wo genau, ist abhängig von Ihrem individuellen Einsatzplan. Die Lernaufgabe muss an der Schule begonnen werden, da die Lernprodukte an den anderen Lernorten weitergeführt werden.

Tab. V.20: Exemplarische Umsetzung einer PPOLA am Lernort Schule, vierter Schritt des Planungstools

4. Schritt: Aufgabenstellung für die SuS	
Lernaufgabe	
Ausgangsliteratur:	Enke K et al. (Hrsg.) (2019) LPN 1 – Lehrbuch für präklinische Notfallmedizin. Patientenversorgung und spezielle Notfallmedizin. Bd. 1, 6. Aufl., Stumpf + Kossendey, Edewecht. Enke K et al. (Hrsg.) (2019) LPN A – Lehrbuch für präklinische Notfallmedizin. Anatomie und Physiologie. Bd. 3, 6. Aufl., Stumpf + Kossendey, Edewecht. Amrhein P, Gann A, Hahn G-A u. a. Mitwirkende (Hrsg.) (2015) I care – Krankheitslehre. Thieme, Stuttgart. Deutsche Gesellschaft für Kardiologie – Herz- und Kreislaufforschung e. V. (Hrsg.) (2019) Management der arteriellen Hypertonie. Bruckmeier, Grünwald.
Ihre Aufgaben:	Bitte halten Sie sich beim Erarbeiten genau an die Reihenfolge der folgenden Schritte. Nutzen Sie für Ihre Recherchen bitte ausschließlich die Ihnen bereitgestellte Literatur. Haben Sie ein Lernprodukt erstellt, lassen Sie es bitte erst durch Ihren Dozenten überprüfen, bevor Sie mit dem nächsten beginnen. **Die folgenden Produkte erstellen Sie zunächst in Einzelarbeit:** 1. Erstellen Sie ein **Ursache-Wirkungs-Diagramm** über die Entstehung und Abhängigkeiten von Blutdruck und Puls. a. Erstellen Sie im Anschluss daran ein **medizinisches Regelprodukt**, das darstellt, wie Blutdruck und Puls physiologisch reguliert werden. 2. Erstellen Sie ein **beschriftetes Schaubild**, das den Verlauf und die Namen der großen Arterien im Körper darstellt. Unterscheiden Sie dabei periphere von zentralen Arterien. 3. Vergleichen Sie die in der Literatur angegebenen Normwerte (RR+P) miteinander. Entscheiden Sie sich für eine Variante und stellen Sie diese in einem **Kriterien-Merkmals-Katalog** dar. 4. Stellen Sie Indikationen und Kontraindikationen zur Blutdruckmessung in einer **Entscheidungstabelle** gegenüber. Inkludieren Sie in dieser Tabelle mögliche Fehler. 5. Sie erhalten eine Anleitung zur praktischen Umsetzung der Blutdruck- und Pulsmessung durch Ihren Dozenten. **Finden Sie sich anschließend mit Ihren Mitschülern in Kleingruppen von 4 – 5 Teilnehmern zusammen.** a. Erstellen Sie in Ihrer Gruppe einen Arbeitsablaufplan zur Messung von Blutdruck und Puls. b. Üben Sie die Messung untereinander und orientieren Sie sich an dem von Ihnen erstellten Arbeitsablaufplan. Coachen Sie sich gegenseitig und geben Sie sich untereinander Feedback. Nutzen Sie dafür die von Ihnen bisher erstellten Produkte. Gehen Sie erst zum nächsten Schritt über, sobald Sie sich sicher sind, die Maßnahme zu beherrschen. 6. Führen Sie Messungen untereinander in unterschiedlichen Körperpositionen sowie in Ruhe und direkt nach Belastung durch. a. Erstellen Sie ein **Schaubild der Einflussfaktoren** zur Dokumentation der Ergebnisse und vervielfältigen Sie dieses; ein Schaubild pro Teilnehmer Ihrer Gruppe. **Bitte nehmen Sie Ihre Produkte mit an den nächsten Praxisort. Die dortigen Praxisanleiter werden ihre** Praxisanleitungen darauf aufbauen.

Tab. V.20: Exemplarische Umsetzung einer PPOLA am Lernort Schule, vierter Schritt des Planungstools	
4. Schritt: Aufgabenstellung für die SuS	
Lernaufgabe	
Visualisierungs-medien:	DIN-A4-Schreibblöcke und Stifte
Bearbeitungsdauer:	acht UE, selbstorganisiert
Abgabetermin:	im nächsten Schulblock, Termin wird am ersten Tag des neuen Blocks bekanntgegeben
Abnahme durch:	...
Präsentationstermin:	-

5.3 Umsetzung am Lernort Lehrrettungswache

An der Lehrrettungswache können das theoretische Wissen und die Handlungskompetenzen aus der Schule vertieft und in der späteren Arbeitsumgebung angewandt werden.

Notfallsanitäterschülerin Susanne absolviert gerade ihren Praxisblock an der Lehrrettungswache. Sie geht mit ihrem Praxisanleiter die zu erreichenden Ziele durch und bespricht mit ihm neben den Schul-PPOLA ein Schaubild der Einflussbeziehungen, welches als Einstiegsprodukt mitgebracht wurde, ebenso wie einen Ablaufplan der Puls- und Blutdruckmessung. Dabei stellt der Praxisanleiter Susanne Verständnisfragen und verschafft sich so Informationen über ihren aktuellen Lernstand und die zu fördernden Kompetenzen (Soll-Ist-Abgleich). Der Praxisanleiter lässt sich zudem die einzelnen Schritte der Puls- und Blutdruckmessung an sich selbst demonstrieren. Basierend auf diesen Informationen erstellt er die auf Susannes Bedürfnisse abgestimmten PPOLA.

5.3.1 Schritt 1: Rahmenbedingungen des Ausbildungsthemas klären

Die Rahmenbedingungen des Themas sind identisch mit denen der Schule, da es lernortübergreifend durchgeführt wird. Das Szenario kann ebenfalls übernommen werden. In diesem Beispiel wird es jedoch nur als theoretische Grundlage dienen können, da die Einsätze nicht planbar sind. Die Patientenprozesse sind jedoch identisch. Der Lernort ist die Lehrrettungswache, was so bereits im ersten Schritt der Schul-PPOLA festgehalten ist und ebenfalls übernommen werden kann. Von daher entfällt an dieser Stelle eine erneute Visualisierung des ersten Schrittes. Der Praxisanleiter bedient sich des von der Schule ausgearbeiteten Planungsschrittes, welchen er über die Kommunikationsplattform (Kap. 4.3) zur Verfügung gestellt bekommt.

5.3.2 Schritt 2: Ergebnisse und Produkte festlegen

Die LRW-PPOLA wird vom zuständigen Praxisanleiter erstellt. Die Reihenfolge der einzelnen Schritte bewegt sich anhand der Prozessabfolge am Patienten. Dabei ist es notwendig, dass der Patient zunächst über die geplante Maßnahme rechtlich einwandfrei aufgeklärt wird. Hierzu soll Susanne eine Checkliste erstellen, die die wichtigsten Eckdaten der Aufklärung enthält. Da das Patientenrechtegesetz dafür nur den Rahmen vorgibt, muss sie sich dadurch nochmals intensiv mit den Risiken und der Durchführung der Puls- und Blutdruckmessung auseinandersetzen. Dadurch wird die Fachkompetenz gefördert. Dieses Darstellungsprodukt muss mit dem Praxisanleiter zwingend nachbesprochen werden, da es die rechtliche Basis für die Aufklärung und die rechtlichen Rahmenbedingungen der Puls- und Blutdruckmessung einschließt. Dieses Lernprodukt enthält eine nicht-invasive Maßnahme und kann später als Wissensbasis für den Aufbau einer Checkliste für invasive Maßnahmen (wie z. B. intravenöse Zugänge) dienen.

Diese Checkliste wird in eine Handlungskompetenz überführt, indem Susanne außerhalb eines Einsatzes ihren Praxisanleiter über die geplante Maßnahme aufklärt und erneut die Puls- und Blutdruckmessung durchführt. Dabei achtet der Praxisanleiter darauf, dass sie sich die Einwilligung einholt. Neben der Fachkompetenz in Bezug auf Aufklärung, Puls- und Blutdruckmessung wird auch die Methodenkompetenz (die Herangehensweise an die Aufgabenstellung) und die Sozialkompetenz (durch den direkten Umgang mit dem Praxisanleiter und den Patienten) von Susanne gefördert. Je nach bereits vorhandener (mitgebrachter) Kompetenz, kann Susanne gemäß ihrem an der Schule erstellten Ablaufplan unter verschiedenen Bedingungen die Puls- und Blutdruckmessung am Patienten im RTW oder am Einsatzort durchführen. Dieses Handlungsprodukt fördert ebenfalls die Fach-, Methoden- und Sozialkompetenz. Dabei klärt sie den Patienten vor der Durchführung rechtssicher auf, während der Praxisanleiter die Maßnahme beobachtet und gegebenenfalls eingreift. Da hier die Maßnahme am Patienten ausgeübt wird, muss der Praxisanleiter entscheiden, wann dies aus Gründen der Patientensicherheit möglich und delegierbar ist. Ebenso muss mit dem Patienten vorher abgesprochen werden, dass die Maßnahme durch eine Schülerin durchgeführt wird. Die Durchführung dieser Maßnahmen entspricht einem Handlungsprodukt.

Fortgeführt wird die PPOLA mit einem Darstellungsprodukt, welches die Fachkompetenz von Susanne fördern soll: Nach der Messung dokumentiert Susanne die Werte im Einsatzprotokoll. Möglicherweise ist dies auch erst nach dem Einsatz gemeinsam mit dem Praxisanleiter möglich. Zusätzlich erstellt Susanne ein Darstellungsprodukt, welches wie in Tabelle V.9 aufgebaut sein kann. Sobald die zu erstellende Liste mit den Blutdruckwerten gefüllt ist, kann das Schaubild der Einflussbeziehungen (das Einstiegsprodukt aus der Schule) um die neuen Erkenntnisse ergänzt werden. Hierbei sollen Faktoren beschrieben werden, die in der Praxis die Puls- und Blutdruckmessung beeinflussen können (z. B. Wackeln, Lautstärke, Armhaltung, Manschettengröße, aber auch Krankheitsbilder). Hiermit wird die Fachkompetenz gefördert. Nach jedem Einsatz – und bei Bedarf dazwischen – müssen die Manschette und das Stethoskop nach den hygienischen Vorgaben der Lehrrettungswache (Hygieneplan) gereinigt werden. Hierzu muss der Schülerin der Hygieneplan vorliegen. Dies hat den zusätzlichen Nutzen, dass sich die Schülerin frühzeitig mit den im Arbeitsalltag vorgegebenen Regeln beschäftigt. Sich kritisch zu hinterfragen, ob das Material korrekt und sorgfältig gereinigt wurde, erfordert Selbstkompetenz, da das Ergebnis nicht sichtbar ist. Daneben wird mit der Reinigung nach definierten Regeln auch die Fach-

und Methodenkompetenz gefördert, da die Schüler die Regeln nicht nur kennen, sondern auch umsetzen, das heißt, unter Anleitung anwenden müssen.

Tab. V.21: Exemplarische Umsetzung einer PPOLA am Lernort LRW, zweiter Schritt des Planungstools

2. Schritt: Arbeitsschritte der SuS durch Ziele und Lernprodukte festlegen – Lerninhalte der Produkte bestimmen						
	2.1 Kompetenzziele	**2.2 Arbeitsschritte des Arbeitsablaufs**			**2.3 Lerninhalte**	**2.4 Arbeitsmittel**
Nr.	**Richtziele: URP Feinziele: PPOLA**	**Produkte und Ergebnisse**	**Aktivitäten der SuS**	**Ausgangsmaterial / Wissensquellen**	**aufgabenrelevantes Wissen über …**	**benötigte Materialien**
1.	**Fachkompetenz:** Die SuS kennen die Inhalte der rechtlich korrekten Aufklärung.	**Darstellungsprodukt:** Checkliste **Ergebnis:** Checkliste, anhand derer die Aufklärung von Patienten bzgl. der Blutdruck- und Pulsmessung erfolgen kann	Erstellen einer Checkliste mit den Punkten der Aufklärung in Bezug auf die Blutdruck- und Pulsmessung (§ 630e BGB) in Form eines Darstellungsproduktes in Einzelarbeit	§ 630e BGB Patientenrechtegesetz	rechtliche Rahmenbedingungen der Blutdruck- und Pulsmessung	DIN-A4-Schreibblöcke, Stifte
2.	**Fachkompetenz:** Die SuS können den Patienten über die geplante Maßnahme rechtlich korrekt und adressatengerecht aufklären.	**Handlungsprodukt:** Vorstellung als Schüler, rechtlich korrekte und adressatengerechte Aufklärung über die Blutdruck- und Pulsmessung **Ergebnis:** Einholen der Einwilligung des Patienten (§ 630d BGB), mündliche oder durch kongruentes Handeln gültige Einwilligung des Patienten	Aufklärung des Patienten anhand der Checkliste aus Arbeitsschritt 1, Erstellung eines Handlungsproduktes unter Aufsicht des Praxisanleiters	§ 630e BGB, Praxisanleiter, erstellte Checkliste der Aufklärung aus Arbeitsschritt 1, Enke K et al. (Hrsg.) (2019) LPN 2 – Lehrbuch für präklinische Notfallmedizin. Berufskunde und Einsatztaktik. Bd. 2, 6. Aufl., Stumpf + Kossendey, Edewecht.	rechtliche Rahmenbedingungen der Blutdruck- und Pulsmessung	Checkliste mit den wichtigsten Punkten der Aufklärung (§ 630e BGB)

TAB. V.21: Exemplarische Umsetzung einer PPOLA am Lernort LRW, zweiter Schritt des Planungstools

2. Schritt: Arbeitsschritte der SuS durch Ziele und Lernprodukte festlegen – Lerninhalte der Produkte bestimmen						
	2.1 Kompetenzziele	**2.2 Arbeitsschritte des Arbeitsablaufs**			**2.3 Lerninhalte**	**2.4 Arbeitsmittel**
Nr.	**Richtziele: URP Feinziele: PPOLA**	**Produkte und Ergebnisse**	**Aktivitäten der SuS**	**Ausgangsmaterial / Wissensquellen**	**aufgabenrelevantes Wissen über ...**	**benötigte Materialien**
3.	**Fach-, Sozial- und Methodenkompetenz:** Die SuS können die Blutdruck- und Pulsmessung unter verschiedenen Bedingungen am Patienten durchführen.	**Handlungsprodukt:** Blutdruck- und Pulsmessung **Ergebnis:** valide Blutdruck- und Pulswerte	Durchführung der Blutdruck- und Pulsmessung mit korrekt gelagertem Patienten; Herstellung eines Handlungsproduktes unter Aufsicht des Praxisanleiters	bewertetes Einstiegsprodukt: Arbeitsablaufplan aus der Schul-PPOLA, Arbeitsschritt 5	korrekte Anlagestellen der Blutdruckmanschette und des Stethoskopkopfs, korrektes Ablesen der Werte, sicheres Tasten des Radialispulses	Blutdruckmanschette, Stethoskop
4.	**Fachkompetenz:** Die SuS können die gemessenen Werte sicher dokumentieren.	**Darstellungsprodukt:** Tabelle mit Blutdruckwerten verschiedener Patienten, eine zusätzliche Spalte muss „besondere Erkenntnisse/ Einflüsse“ enthalten **Ergebnis:** vergleichbare Blutdruck- und Pulswerte mit besonderen Erkenntnissen liegen dokumentiert vor	Dokumentation der erhobenen Werte in den dafür vorgesehenen Dokumentationsmedien der LRW, Herstellung eines Darstellungsproduktes	§ 630f BGB, Praxisanleiter	Dokumentation von erhobenen Werten/ Befunden gemäß § 630f BGB	Dokumentationsmedien der LRW, leere Tabelle mit der Formatvorlage für die Blutdruck- und Pulswerte, Schreibmaterial

Tab. V.21: Exemplarische Umsetzung einer PPOLA am Lernort LRW, zweiter Schritt des Planungstools

2. Schritt: Arbeitsschritte der SuS durch Ziele und Lernprodukte festlegen – Lerninhalte der Produkte bestimmen						
	2.1 Kompetenzziele	**2.2 Arbeitsschritte des Arbeitsablaufs**			**2.3 Lerninhalte**	**2.4 Arbeitsmittel**
Nr.	**Richtziele: URP Feinziele: PPOLA**	**Produkte und Ergebnisse**	**Aktivitäten der SuS**	**Ausgangsmaterial / Wissensquellen**	**aufgabenrelevantes Wissen über …**	**benötigte Materialien**
5.	**Fachkompetenz:** Die SuS können die erhobenen Werte hinsichtlich ihrer Aussagekraft interpretieren.	Erweiterung des Schaubildes der Einflussfaktoren um die eigenen Erfahrungswerte	Herstellung eines Erklärungsproduktes in Einzelarbeit	bewertetes Einstiegsprodukt: Schaubild der Einflussbeziehungen aus den Schul-PPOLA aus dem dortigen Arbeitsschritt 6, Wertetabelle aus Arbeitsschritt 4	Faktoren, die die Blutdruck- und Pulsmessung beeinflussen können	Schaubilder der Einflussbeziehungen aus den Schul-PPOLA, Tabelle mit Blutdruck- und Pulswerten, Schreibmaterial
6.	**Fach-, Methoden- und Selbstkompetenz:** Die SuS können die Blutdruckmanschette und das Stethoskop nach hygienischen Vorgaben korrekt aufbereiten. Dabei halten sie die Vorgaben gewissenhaft ein.	**Handlungsprodukt:** Reinigung der Blutdruckmanschette und des Stethoskops **Ergebnis:** hygienisch einwandfrei aufbereitetes Material für den nächsten Patienteneinsatz	Reinigung der Blutdruckmanschette und des Stethoskops, Herstellung eines Handlungsproduktes unter Anleitung des Praxisanleiters	Hygieneplan der LRW, Praxisanleiter	Grundlagen der Reinigung von Medizinprodukten, Umsetzung von Vorgaben zur hygienischen Aufbereitung	Desinfektionsmittel, Blutdruckmanschette, Stethoskop

5.3.3 Schritt 3: Qualitätskriterien der Ergebnisse und Produkte festlegen

Da die Checkliste für die Patientenaufklärung einerseits der thematischen Vertiefung der Puls- und Blutdruckmessung dient und andererseits am Patienten anwendbar sein soll, muss sie mit besonderer Sorgfalt erstellt und evaluiert werden. Es bietet sich hierzu ein Raster basierend auf den Inhalten des § 630e BGB an, welches die Anforderungen an eine rechtlich einwandfreie Aufklärung tabellarisch abbildet (Tab. V.22). Der bereits in der Schule erstellte Ablaufplan zur Puls- und Blutdruckmessung kann parallel als Gedankenstütze beim Ausfüllen der Tabellenfelder fungieren. Anschließend wird die Tabelle zusam-

Tab. V.22: Lernprodukt Checkliste Puls- und Blutdruckmessung	
Allgemeiner Teil: wesentliche Umstände der Puls- und Blutdruckmessung	
Art	✓
Umfang	✓
Durchführung	✓
zu erwartende Folgen und Risiken	✓
Spezieller Teil: im Hinblick auf die vorliegende Diagnose oder die Therapie	
Notwendigkeit	✓
Dringlichkeit	✓
Eignung	✓
Erfolgsaussichten	✓
Alternativen zur Maßnahme	✓

men mit dem Praxisanleiter evaluiert und auf einen einsatzangemessenen, praktikablen Umfang angepasst. Hierbei ist auf eine patientengerechte Sprache zu achten, obschon diese im Einsatz immer situativ adaptiert werden muss. Für den speziellen Teil der Tabelle bietet sich ein durch den Praxisanleiter kreiertes Fallbeispiel an, da eine Bearbeitung durch den Schüler mangels Diagnose nicht möglich ist.

Im Rahmen der Patientenaufklärung im Einsatz ist es für Susanne wichtig, alle Punkte der Checkliste abzuhaken. Daran und an einer erteilten Einwilligung des einwilligungsfähigen Patienten kann sie ableiten, ob das Lernprodukt den Anforderungen entspricht. Begleitet wird die Aufklärung durch den Praxisanleiter. Hat der Patient eingewilligt, führt Susanne die Maßnahme unter Beachtung der Entscheidungstabelle aus Arbeitsschritt Nr. 4 der Schul-PPOLA durch (Tab. V.18). Während der Durchführung gemäß der in der PPOLA angegebenen Literatur nutzt Susanne die Korotkow-Töne als Indikator für eine korrekte Messung. Nur wenn diese deutlich hörbar sind, kann sie sich auf den Wert verlassen. Gleiches gilt für das Tasten des Pulses. Keinesfalls darf Susanne Werte schätzen. Der Praxisanleiter misst bei Bedarf nach. Anschließend überträgt Susanne die erhobenen Werte und Erkenntnisse in eine Tabelle (Tab. V.9). Als Evaluationskriterium gilt hier eine vollständig ausgefüllte Tabelle, die mit den erhobenen Werten übereinstimmt und dabei den Anforderungen innerhalb der Tabelle genügt (Vorgaben und Indikatoren). Nachdem das Lernprodukt „Blutdrucktabelle" fertiggestellt ist, bespricht Susanne ihre Erkenntnisse mit dem Praxisanleiter und ergänzt ihr Einstiegsprodukt „Schaubild der Einflussbeziehungen".

Das Material muss entsprechend den Vorgaben des Hygieneplans an der Lehrrettungswache gereinigt werden. Das Kriterium für ein korrektes Handlungsprodukt ist die strikte Einhaltung der lokalen Vorgaben zur Desinfektion. Im Planungstool sehen die Qualitätskriterien innerhalb der einzelnen Arbeitsschritte wie in Tabelle V.23 aus.

Tab. V.23: Exemplarische Umsetzung einer PPOLA am Lernort LRW, dritter Schritt des Planungstools

3. Schritt: Qualitätskriterien der Produkte festlegen			
Arbeitsschritte der PPOLA	**Lernprodukt/ -produkte**	**Qualitätskriterien für die SuS**	**Kontrollkriterien der Lehrkräfte**
1.	**Darstellungsprodukt:** Checkliste	Checkliste mit folgenden Punkten in Bezug auf die Blutdruck- und Pulsmessung: Hier können nicht alle Punkte im Vorfeld aufgenommen und beschrieben werden, da z. B. der Nutzen einsatzspezifisch ist. Die nicht ausfüllbaren Punkte sind dann blanko aufzulisten. **Forderung:** Tabelle mit zwei Spalten, linke Spalte: Forderungen aus § 630e BGB, rechte Spalte: nicht patientenspezifische Erläuterungen zu den einzelnen Punkten, falls verfügbar	Die Checkliste muss alle in § 630e BGB aufgeführten Aufklärungspunkte enthalten. **Forderung:** Tabelle mit zwei Spalten, linke Spalte: Art, Umfang, Durchführung, zu erwartende Folgen und Risiken der Maßnahme sowie ihre Notwendigkeit, Dringlichkeit, Eignung und Erfolgsaussichten im Hinblick auf die Diagnose oder die Therapie, rechte Spalte: vorausgefüllte Erläuterungen zu Art, Umfang, Durchführung, zu erwartende Folgen und Risiken der Maßnahme. Ebenso müssen auch die Alternativen zur Maßnahme aufgenommen werden.
2.	**Handlungsprodukt:** Patientenaufklärung	abgehakte Checkliste, erteilte oder nicht erteilte Einwilligung	Vorstellung als Notfallsanitäterschüler, abgehakte Checkliste zur Sicherung einer vollständigen, patientengerechten Aufklärung, erteilte Einwilligung
3.	**Handlungsprodukt:** Durchführung der Blutdruck- und Pulsmessung	gute Zugangsmöglichkeit am Patienten zur Blutdruck- und Pulsmessung; Material liegt komplett und funktionsfähig bereit; die Messstellen sind entkleidet; die Blutdruckmessung wird auf Herzhöhe durchgeführt; die Korotkow-Töne konnten gut gehört werden; der Puls ist gut tastbar; Beachtung der Entscheidungstabelle aus der Schule (dortiger Arbeitsschritt 4)	Visuell korrekt durchgeführte Blutdruck- und Pulsmessung gemäß Enke et al. (Hrsg.) (2019) LPN – Lehrbuch für präklinische Notfallmedizin. 6. Aufl. Stumpf + Kossendey, Edewecht; Ergebnisverifikation durch eigene Messung nach Bedarf; der Schüler hält selbstständig Rücksprache mit dem Praxisanleiter bei auffälligen Werten.
4.	**Darstellungsprodukt:** Tabelle	Komplett ausgefüllte Tabelle mit erfüllten Vorgaben. Die eingetragenen Werte stimmen mit denen der Dokumentation überein. Eine Spalte enthält besondere Erkenntnisse.	Komplett ausgefüllte Tabelle mit erfüllten Vorgaben und plausiblen Werten. Die eingetragenen Werte stimmen mit den erhobenen Werten überein.

Tab. V.23: Exemplarische Umsetzung einer PPOLA am Lernort LRW, dritter Schritt des Planungstools

3. Schritt: Qualitätskriterien der Produkte festlegen			
Arbeitsschritte der PPOLA	**Lernprodukt/ -produkte**	**Qualitätskriterien für die SuS**	**Kontrollkriterien der Lehrkräfte**
5.	**Erklärungsprodukt:** Schaubild der Einflussbeziehungen	Das Schaubild der Einflussbeziehungen wird um die (besonderen) Erkenntnisse ergänzt, die während der Werteerhebung gewonnen wurden. Die Erkenntnisse sind aus der Wertetabelle aus dem Arbeitsschritt 4 zu entnehmen.	Vergleich zwischen dem Eingangsprodukt und der Wertetabelle; die besonderen Erkenntnisse müssen nachbesprochen werden.
6.	**Handlungsprodukt:** Aufbereitung des verwendeten Materials	abgehakte Liste mit den Aufbereitungsschritten des Hygieneplans	Beobachtung des Schülers, Kontrolle der Schritte anhand des Hygieneplans

5.3.4 Schritt 4: Aufgabenstellung für die Schüler

Die aus den vorangegangenen Schritten zusammengeführte Aufgabenstellung zeigt sich in der Tabelle V.24. Sie wird den Schülern an der Lehrrettungswache übergeben.

Tab. V.24: Exemplarische Umsetzung einer PPOLA am Lernort LRW, vierter Schritt des Planungstools

4. Schritt: Aufgabenstellung für die SuS	
Lernaufgabe	
Thema:	manuelle Blutdruckmessung mit Blutdruckmanschette und Stethoskop Messung und Beurteilung des peripheren Pulses
Szenario/berufliche Situation:	Sie sind Besatzungsmitglied auf dem Krankentransportwagen (KTW) 8/85-1. Das Einsatzstichwort der Rettungsleitstelle lautet „Einweisung bei hypertensiver Entgleisung, KTW, liegend“. Am Einsatzort angekommen, finden Sie das Einweisungsschreiben des Hausarztes, von dem Sie keine weiteren Informationen ablesen können, und einen Transportschein vor. Der Patient klagt über Kopfschmerzen, Übelkeit und Schwindel. Sie erkennen ein rotes Hautkolorit im Gesicht. Sie entschließen sich aufgrund der Symptomatik, den Blutdruck (RR) des Patienten zu messen, damit Sie weitere Entscheidungen bezüglich Ihres Vorgehens valide treffen können.
Sinn der Aufgabe:	Für die Anamnese und die Verlaufskontrolle am Patienten sind Blutdruck- und Pulsmessung oftmals unerlässlich. Ihre Aufgabe als Notfallsanitäter ist es, diese Werte sicher bestimmen zu können, da davon therapeutische Entscheidungen abhängen. Sie trainieren innerhalb dieser Aufgabe, die Werte am Patienten nicht nur fachgerecht zu erheben, sondern auch Besonderheiten zu erkennen und zu beurteilen. Sie setzen die in der Schule erlernten Kompetenzen am Patienten ein und erweitern die dort erstellten Lernprodukte.

Tab. V.24: Exemplarische Umsetzung einer PPOLA am Lernort LRW, vierter Schritt des Planungstools	
4. Schritt: Aufgabenstellung für die SuS	
Lernaufgabe	
Die Lernaufgabe wird von Ihnen an folgenden Lernorten erarbeitet:	Diese PPOLA wird lernortübergreifend durchgeführt. Die Grundlagen werden in der Schule vermittelt, die Vertiefung findet jeweils in Ihrem ersten Praxiseinsatz an den Praxisorten LRW und/oder Krankenhaus statt. Wo genau, ist abhängig von Ihrem individuellen Einsatzplan. Die spezifische Aufgabenstellung basiert auf den PPOLA der Schule, die als zwingende Voraussetzung gilt.
Ausgangsliteratur:	Enke K et al. (Hrsg.) (2019) LPN 1 – Lehrbuch für präklinische Notfallmedizin. Bd. 1, 6. Aufl., Stumpf + Kossendey, Edewecht. Hygieneplan der Rettungswache, § 630a – h BGB
Ihre Aufgaben:	Bitte halten Sie sich beim Erarbeiten genau an die Reihenfolge der folgenden Schritte. Nutzen Sie für Ihre Recherchen bitte ausschließlich die Ihnen bereitgestellte Literatur. Haben Sie ein Lernprodukt erstellt, ist vor der Bearbeitung des nächsten Schrittes eine Evaluation durch den Praxisanleiter zwingend erforderlich, da Sie hier an realen Patienten arbeiten. Besprechen Sie zuerst die in der Schule erstellten Lernprodukte mit Ihrem Praxisanleiter. Sie sind die Basis für Ihre weitere Aufgabenstellung. Folgende Produkte sind anzufertigen: **An der Rettungswache vor den Einsätzen zusammen mit Ihrem Praxisanleiter:** 1. Erstellen Sie eine **Checkliste** mit den wichtigsten Punkten der Aufklärung in Bezug auf die Blutdruck- und Pulsmessung gemäß § 630e BGB. Lassen Sie die Checkliste durch den Praxisanleiter evaluieren. **Im Einsatz, sofern dies der Patientenzustand/die Einsatzsituation zulässt (zu beurteilen durch den Praxisanleiter):** 2. Klären Sie einen Patienten anhand Ihrer zuvor angefertigten Checkliste auf. Ergänzen Sie die Aufklärung um die für den jeweiligen Patienten individuellen Informationen mithilfe Ihres Praxisanleiters. 3. Nach Einwilligung des Patienten: Planen und führen Sie die Puls- und Blutdruckmessung am Patienten durch. Beachten Sie hierzu die in der Schule angefertigte Entscheidungstabelle bzgl. Fehlerquellen. 4. Tragen Sie die erhobenen Puls- und Blutdruckwerte in die Ihnen zur Verfügung gestellte Tabelle ein. Füllen Sie auch die dazugehörigen, weiteren Felder aus. 5. Bereiten Sie die verwendeten Gerätschaften anhand der Vorgaben Ihres Hygieneplans an der Rettungswache auf. **Nach vollständig ausgefüllter und durch den Praxisanleiter verifizierter Tabelle:** 6. Erweitern Sie Ihr in der Schule angefertigtes Schaubild der Einflussbeziehungen um besondere Einflüsse bei der Blutdruckmessung. Nutzen Sie hierzu die Tabelle mit den Blutdruck- und Pulswerten. Lassen Sie das Produkt durch Ihren Praxisanleiter verifizieren. 7. Besprechen Sie alle erstellten Produkte mit Ihrem Praxisanleiter. **Bitte nehmen Sie Ihre Produkte mit an den nächsten Lernort.** Die dortigen Praxisanleiter oder Lehrkräfte werden ihre Praxisanleitungen oder den Unterricht darauf aufbauen.
Visualisierungsmedien:	DIN-A4-Schreibblöcke und Stifte
Bearbeitungsdauer:	Dauer des Ausbildungsabschnitts an der Rettungswache
Abgabetermin:	Zwei Tage vor Ende dieses Ausbildungsabschnitts
Abnahme durch:	...
Präsentationstermin:	zum Abschlussgespräch (s. Abgabetermin)

5.4 Umsetzung am Lernort Krankenhaus

Sebastian lernt im Vorgespräch seine Praxisanleiterin kennen. Über die digitale Kommunikationsplattform (Kap. 4.3) hat sie sich im Vorfeld bereits über den theoretischen Lernstand von Sebastians Klasse informiert. Im Vorgespräch legen sie unter Zuhilfenahme der von Sebastian mitgebrachten Lernprodukte u. a. als Kompetenzziel fest, dass Sebastian die täglichen Kontrollen der Vitalzeichen der Patienten, die auf der Station liegen, selbstständig durchführen und dokumentieren können soll (hierzu gehört u. a. auch das Erheben der Pulsfrequenz und -qualität sowie das Messen des Blutdrucks). Auf der Pflegestation Innere 1 befinden sich zum Zeitpunkt von Sebastians Einsatz 22 Patienten. Durch das kontinuierliche Wiederholen der Messung und Dokumentation von Blutdruck und Puls über einen Zeitraum von vier Wochen soll ein ausreichender Kompetenzerwerb sichergestellt werden. Neben der rein haptischen Messung kann auf der Station auch sehr gut der allgemeine Umgang und die Interaktion mit den Patienten geschult werden. Da als ein weiteres Kompetenzziel eine zielführende und respektvolle Kommunikation mit den Patienten während der Maßnahme festgelegt wurde, entscheidet sich die Praxisanleiterin zunächst für eine Praxisanleitung, die methodisch einen Beobachtungsauftrag einschließt (vgl. Mamerow 2018, S. 82). Deshalb legt sie in ihrer Planung fest, dass sie zunächst die Maßnahme demonstriert. Hierbei soll Sebastian jedoch nicht nur die haptischen Komponenten der Maßnahme beobachten, sondern auch die sozialen Aspekte vor, während und danach. Sein Beobachtungsauftrag bezieht sich somit auch auf kommunikative Modelle, die bereits in der Schule behandelt worden sind und in dieser Praxisanleitung in die vollständige Handlung überführt werden sollen. Von den 22 beobachteten Situationen soll sich Sebastian drei heraussuchen und mithilfe eines Schaubildes der Einflussfaktoren (Concept-Map) aufzeigen, wie gängige Kommunikationsmodelle in der Demonstration angewandt wurden.

An einem Tag soll Sebastian unter Supervision der Praxisanleiterin die Vitalzeichen bei den Patienten auf der Station selbstständig kontrollieren. Abschließend nutzt die Praxisanleiterin die Methode des reflexiven Dialogs (vgl. Kuckeland 2009, S. 26), um die Handlung gemeinsam mit Sebastian auszuwerten. Aus diesem Gespräch ergibt sich, dass Sebastian Interesse an dem Fall von Patientin Frau Muster bekundet. Frau Muster hatte am Vortag eine Langzeitblutdruckmessung (24 h). Sie muss ab jetzt häufiger den Blutdruck gemessen bekommen als die anderen Patienten auf der Station, da sie zur Diagnosestellung einer arteriellen Hypertonie von ihrer Hausärztin eingewiesen wurde und jetzt auf eine medikamentöse Therapie eingestellt werden soll. Da dieser Umstand die berufliche Situierung aus dem ersten Schritt der Schul-PPOLA reflektiert, macht sich die Praxisanleiterin diesen zunutze, um ihre PPOLA darauf aufzubauen. Sie trifft mit Sebastian eine Lernvereinbarung, in der sie mit ihm zusammen die folgenden Lernziele festlegt:

1. Der Schüler weiß, wie Blutdruck entsteht und wofür er wichtig ist (dieses Lernziel ist aus den Lernzielen der Schule übernommen worden, um bereits vorhandenes Vorwissen zu festigen und zu vertiefen).
2. Der Schüler kann erklären, wie die Diagnose zur arteriellen Hypertonie gestellt wird.

3. Der Schüler kann anhand des RAAS eine dort eingreifende medikamentöse Therapie von arteriellen Hypertonien einschätzen.

Über die Kommunikationsplattform wird der verantwortliche Pädagoge der Schule über diese Praxisanleitung informiert, da hierbei auf Inhalte anderer Lernfelder, die später in der Ausbildung behandelt werden, vorgegriffen wird. Dies führt zu einem Kompetenzvorsprung Sebastians im Vergleich zu den anderen Schülern seiner Klasse. Der verantwortliche Pädagoge der Schule muss diesen Umstand für die weitere Unterrichtsplanung berücksichtigen. Im Folgenden werden die einzelnen Schritte der durch die Praxisanleiterin erstellten PPOLA vorgestellt.

5.4.1 Schritt 1: Rahmenbedingungen des Ausbildungsthemas klären

Die Praxisanleiterin kennt durch die digitale Plattform den ersten Schritt des Planungstools. Durch eine Überprüfung stellt sie fest, dass die hier festgehaltenen Rahmenbedingungen auch für das Krankenhaus gelten. Der im Bearbeitungsschritt 1.3 des Planungstools „Szenario/berufliche Situation" beschriebene Fall ist auf Frau Muster übertragbar, da sie auch von ihrer Hausärztin zur Diagnosestellung und Behandlung einer arteriellen Hypertonie eingewiesen wurde. Die Praxisanleiterin stellt dadurch eine direkte Verknüpfung zu der PPOLA der Schule her und hofft darauf, das Interesse des Schülers für die Perspektiven einer pflegerischen Betrachtungsweise zu wecken. Die Tabelle V.25 zeigt den durch die Praxisanleiterin adaptierten ersten Schritt des Planungstools.

Tab. V.25: Exemplarische Umsetzung einer PPOLA am Lernort Krankenhaus, erster Schritt des Planungstools

1. Schritt: Rahmenbedingungen des Ausbildungsthemas klären	
1.1 Thema:	manuelle Blutdruckmessung mit Blutdruckmanschette und Stethoskop Messung und Beurteilung des peripheren Pulses
1.2 Verortung im Ausbildungsrahmenplan/ Lernfeld im Rahmenlehrplan:	Lernfeld 2. „Lebensbedrohliche Zustände erkennen und bewerten sowie einfache lebenserhaltende Maßnahmen durchführen" (Ohder et al. 2018, S. 59 f.), Schulblock 2, Woche 3 von 8
1.3 Szenario/berufliche Situation:	Sie sind Pflegefachkraft auf Station Innere 1. Durch den Rettungsdienst ist ein Patient eingeliefert worden, der zur Diagnostik einer Hypertonie und zur Einstellung des Blutdrucks auf Ihre Station aufgenommen wird (es handelt sich dabei um den Patienten aus der PPOLA Ihrer Schule). Sie begleiten und unterstützen den Stationsarzt bei der Diagnostik und Behandlung des Patienten.
1.4 Patientenprozesse/ durch diese bedingte Arbeitsprozesse:	• Aufklärung und Vorbereitung des Patienten (sozialkompetente Kommunikation/Interaktion und rechtliche Belange) • Vorbereitung des Materials • korrekte Anlage der Blutdruckmanschette • Tasten und Erheben des peripheren Pulses • korrekte Durchführung der Blutdruckmessung • Interpretation der erhobenen Werte (Herzrhythmus und Puls) • Dokumentation der Werte • Nachbereitung des Materials (Hygiene)

Tab. V.25: Exemplarische Umsetzung einer PPOLA am Lernort Krankenhaus, erster Schritt des Planungstools

1. Schritt: Rahmenbedingungen des Ausbildungsthemas klären	
1.5 Lernorte:	Diese PPOLA wird lernortübergreifend durchgeführt. Die Grundlagen werden in der Schule vermittelt, die Vertiefung findet jeweils in Ihrem ersten Praxiseinsatz an den Praxisorten LRW und/oder Krankenhaus statt. Wo genau, ist abhängig von Ihrem individuellen Einsatzplan.
1.6 Richtziele der PPOLA:	Aneignung grundlegender Kenntnisse und Fertigkeiten zur Ermittlung und Beurteilung von Blutdruck und Puls

5.4.2 Schritt 2: Ergebnisse und Produkte festlegen

Aus den im Vorgespräch gemeinsam mit Sebastian festgelegten Kompetenzzielen und ihren Vorüberlegungen zur geplanten Praxisanleitung (s. o.) bearbeitet die Praxisanleiterin den zweiten Schritt des Planungstools. Die Ergebnisse zeigt die Tabelle V.26.

TAB. V.26: Exemplarische Umsetzung einer PPOLA am Lernort Krankenhaus, zweiter Schritt des Planungstools

2. Schritt: Arbeitsschritte der SuS durch Ziele und Lernprodukte festlegen – Lerninhalte der Produkte bestimmen						
	2.1 Kompetenzziele	**2.2 Arbeitsschritte des Arbeitsablaufs**			**2.3 Lerninhalte**	**2.4 Arbeitsmittel**
Nr.	**Richtziele: URP** **Feinziele: PPOLA**	**Produkte und Ergebnisse**	**Aktivitäten der SuS**	**Ausgangsmaterial / Wissensquellen**	**aufgabenrelevantes Wissen über …**	**benötigte Materialien**
1.	Die SuS können mit dem Patienten während der Maßnahme zielführend und respektvoll kommunizieren.	**Erklärungsprodukt:** Concept-Map/Schaubild der Einflussfaktoren **Ergebnis:** Wiederholung, Festigung und Vertiefung theoretischer Grundlagen der menschlichen Kommunikation	Nach einer einführenden Anleitung erstellt der Schüler das Produkt anhand seiner Notizen zu drei ausgewählten Situationen.	Notizen des Schülers, Literatur: Matolycz E (2009) Kommunikation in der Pflege. Springer, Wien. Nikendei A (Hrsg.) (2022) Rettungsdienst-Praxisbuch Kommunikation. Stumpf+Kossendey, Edewecht.	Die fünf Axiome nach Paul Watzlawick, das 4-Ohren-Modell Friedemann Schulz von Thuns, Kongruenz nach Florence Nightingale	DIN-A4-Papier, Stift
2.	Die SuS wissen, wann sie beim Tasten des Pulses und beim Messen des Blutdrucks mit dem Zählen/Messen beginnen.	**Handlungsprodukt:** Skills **Ergebnis:** Überführung theoretischer Inhalte in eine Handlung, Wiederholung und Festigung der notwendigen Skills im Rahmen einer Handlung	Durchführung von Messungen unter Beobachtung und Kontrolle durch den Praxisanleiter	Praxisanleiter	korrekte Durchführung der Messung, Anwendung der Ergebnisse aus dem vorher erstellten Erklärungsprodukt	Blutdruckmessgerät, Stethoskop, Stoppuhr
3.	Die SuS können die Multiplikationen beim Pulszählen im Kopf ausführen.	**Handlungsprodukt:** Skills **Ergebnis:** Überführung theoretischer Inhalte in eine Handlung, Wiederholung und Festigung der notwendigen Skills im Rahmen einer Handlung	Durchführung von Messungen unter Beobachtung und Kontrolle durch den Praxisanleiter	Praxisanleiter	korrekte Durchführung der Messung	Blutdruckmessgerät, Stethoskop, Stoppuhr

Tab. V.26: Exemplarische Umsetzung einer PPOLA am Lernort Krankenhaus, zweiter Schritt des Planungstools

2. Schritt: Arbeitsschritte der SuS durch Ziele und Lernprodukte festlegen – Lerninhalte der Produkte bestimmen						
	2.1 Kompetenzziele	**2.2 Arbeitsschritte des Arbeitsablaufs**			**2.3 Lerninhalte**	**2.4 Arbeitsmittel**
Nr.	**Richtziele: URP Feinziele: PPOLA**	**Produkte und Ergebnisse**	**Aktivitäten der SuS**	**Ausgangsmaterial / Wissensquellen**	**aufgabenrelevantes Wissen über …**	**benötigte Materialien**
4.	Die SuS können die erhobenen Werte sicher dokumentieren.	**Handlungsprodukt:** Skills **Ergebnis:** Überführung theoretischer Inhalte in eine Handlung, Wiederholung und Festigung der notwendigen Skills im Rahmen einer Handlung	Der Schüler dokumentiert die Ergebnisse in der Patientenkurve	Praxisanleiter	korrekte Dokumentation der Messergebnisse	interne Dokumente (Patientenkurven)
5.	Die SuS wissen, wie Blutdruck entsteht und wofür er wichtig ist.	**Beschreibungsprodukt:** Prozessdiagramm **Ergebnis:** Wiederholung, Vertiefung und Festigung des in der Schule erstellten Lernproduktes **Beschreibungsprodukt:** medizinisches Regelprodukt **Ergebnis:** Wiederholung, Vertiefung und Festigung des in der Schule erstellten Lernproduktes	Erstellung der Produkte durch den Schüler	Enke K et al. (Hrsg.) (2019) LPN 1 – Lehrbuch für präklinische Notfallmedizin. Patientenversorgung und spezielle Notfallmedizin. Bd. 1, 6. Aufl., Stumpf + Kossendey, Edewecht. Amrhein P, Gann A, Hahn G-A u. a. Mitwirkende (2015) I care – Krankheitslehre. Thieme, Stuttgart. Enke K et al. (Hrsg.) (2019) LPN A – Lehrbuch für präklinische Notfallmedizin. Anatomie und Physiologie. Bd. 3, 6. Aufl., Stumpf+Kossendey, Edewecht.	Entstehung und Abhängigkeiten von Blutdruck Blutdruckregulierungsmechanismen des menschlichen Körpers	DIN-A4-Papier, Stift

TAB. V.26: Exemplarische Umsetzung einer PPOLA am Lernort Krankenhaus, zweiter Schritt des Planungstools

2. Schritt: Arbeitsschritte der SuS durch Ziele und Lernprodukte festlegen – Lerninhalte der Produkte bestimmen						
	2.1 Kompetenzziele	**2.2 Arbeitsschritte des Arbeitsablaufs**			**2.3 Lerninhalte**	**2.4 Arbeitsmittel**
Nr.	**Richtziele: URP** **Feinziele: PPOLA**	**Produkte und Ergebnisse**	**Aktivitäten der SuS**	**Ausgangsmaterial / Wissensquellen**	**aufgabenrelevantes Wissen über …**	**benötigte Materialien**
6.	Die SuS können erklären, wie die Diagnosestellung zur arteriellen Hypertonie durchgeführt wird.	**Beschreibungsprodukt:** Prozessdiagramm **Ergebnis:** nachvollziehbare Visualisierung der durch die aktuellen Leitlinien standardisierten Untersuchungsschritte	Erstellung der Produkte durch den Schüler	Patientenakte Literatur: Deutsche Gesellschaft für Kardiologie – Herz- und Kreislaufforschung e. V. (Hrsg.) (2019) Management der arteriellen Hypertonie. Bruckmeier, Grünwald. Enke K et al. (Hrsg.) (2019) LPN 1 – Lehrbuch für präklinische Notfallmedizin. Patientenversorgung und spezielle Notfallmedizin. 6. Aufl., Stumpf+Kossendey, Edewecht. Amrhein P, Gann A, Hahn G-A u. a. Mitwirkende (Hrsg.) (2015) I care –Krankheitslehre. Thieme, Stuttgart. Matolycz E (2009) Kommunikation in der Pflege. Springer, Wien. Nikendei A (Hrsg.) (2022) Rettungsdienst-Praxisbuch Kommunikation. Stumpf+Kossendey, Edewecht.	aktuelle ärztliche Untersuchungen in der Diagnosestellung von arterieller Hypertonie	DIN-A4-Papier, Stift

Tab. V.26: Exemplarische Umsetzung einer PPOLA am Lernort Krankenhaus, zweiter Schritt des Planungstools

2. Schritt: Arbeitsschritte der SuS durch Ziele und Lernprodukte festlegen – Lerninhalte der Produkte bestimmen						
	2.1 Kompetenzziele	**2.2 Arbeitsschritte des Arbeitsablaufs**			**2.3 Lerninhalte**	**2.4 Arbeitsmittel**
Nr.	**Richtziele: URP Feinziele: PPOLA**	**Produkte und Ergebnisse**	**Aktivitäten der SuS**	**Ausgangsmaterial / Wissensquellen**	**aufgabenrelevantes Wissen über …**	**benötigte Materialien**
7.	Die SuS können anhand des RAAS eine hier eingreifende medikamentöse Therapie von arterieller Hypertonie einschätzen.	**Beschreibungsprodukt:** medizinisches Regelprodukt **Ergebnis:** Wiederholung, Vertiefung und Festigung des in der Schule erstellten Lernproduktes **Beschreibungsprodukt:** beschriftetes Schaubild **Ergebnis:** nachvollziehbare Übersicht über die pharmakologischen Ansatzpunkte im RAAS, aus denen ersichtlich ist, wie die zurzeit am häufigsten verschriebenen Medikamente zur Dauerbehandlung von arterieller Hypertonie wirken	Erstellung der Produkte durch den Schüler	Enke K et al. (Hrsg.) (2019) LPN A – Lehrbuch für präklinische Notfallmedizin. Anatomie und Physiologie. Bd. 3, 6. Aufl., Stumpf+Kossendey, Edewecht. Deutsche Gesellschaft für Kardiologie – Herz- und Kreislaufforschung e. V. (Hrsg.) (2019) Management der arteriellen Hypertonie. Bruckmeier, Grünewald. Enke K et al. (Hrsg.) (2019) LPN 1 – Lehrbuch für präklinische Notfallmedizin. Patientenversorgung und spezielle Notfallmedizin. 6. Aufl., Stumpf+Kossendey, Edewecht. Amrhein P, Gann A, Hahn G-A u. a. Mitwirkende (Hrsg.) (2015) I care –Krankheitslehre. Thieme, Stuttgart.	RAAS (hieraus entsteht das nächste Lernprodukt) Ansatzpunkte der Pharmakotherapie im RAAS	DIN-A4-Papier, Stift

5.4.3 Schritt 3: Qualitätskriterien der Ergebnisse und Produkte festlegen

Um die Qualität der Produkte und den Kompetenzzuwachs Sebastians beurteilen zu können, nutzt die Praxisanleiterin das Abschlussgespräch, da dies für die Evaluation des Praxisverlaufs optimale Rahmenbedingungen bietet (vgl. Mamerow 2018, S. 90 und 105). Anhand der in Schritt 3 erstellten Qualitäts- und Kontrollkriterien kann Sebastians Kompetenzzuwachs nachvollziehbar reflektiert und beurteilt werden. Durch die Dokumentation der Ergebnisse werden wertvolle Informationen an die zuständigen Pädagogen an den Schulen weitergegeben.

Tab. V.27: Exemplarische Umsetzung einer PPOLA am Lernort Krankenhaus, dritter Schritt des Planungstools

3. Schritt: Qualitätskriterien der Produkte festlegen			
Arbeitsschritte der PPOLA	**Lernprodukt/-produkte**	**Qualitätskriterien für die SuS**	**Kontrollkriterien der Lehrkräfte**
1.	**Erklärungsprodukt:** Concept-Map/Schaubild der Einflussfaktoren	An Watzlawick, Schulz von Thun und Nightingale gedacht?	alle Axiome, alle Seiten des 4-Ohren-Modells bedacht, der Begriff der Kongruenz ist nachvollziehbar
2.	**Handlungsprodukt:** Skills	Patienten informieren, Arm entblößen, Manschette korrekt anbringen, Puls tasten und dabei messen	korrekte Durchführung
3.	**Handlungsprodukt:** Skills	Puls messen: mit 0 angefangen?	korrekte Durchführung
4.	**Handlungsprodukt:** Skills	Dokumentation der Messergebnisse, Kurvenführung durch die entsprechenden Symbole	korrekte Durchführung
5.	**Beschreibungsprodukt:** Prozessdiagramm **Beschreibungsprodukt:** medizinisches Regelprodukt	Stellen Sie sich vor, Sie sind ein Arbeiter in Ihrem Körper und sollen anhand des von Ihnen erstellten Prozessdiagramms den Blutdruck homöostatisch regulieren. Reichen Ihnen die Informationen dafür aus? Barorezeptoren, kardiale Dehnungsrezeptoren, kardiale und arterielle Chemorezeptoren, Cushing-Reflex, Barorezeptorenreflex, RAAS, reale Ausscheidung	nachvollziehbares Prozessdiagramm, anschauliche (sauber und ordentlich) und nachvollziehbare Darstellung der Abhängigkeiten
6.	**Beschreibungsprodukt:** Prozessdiagramm	Verlaufsdokumentation von Frau Muster komplett einbezogen? Abgleich mit der zur Verfügung gestellten Literatur	umfängliche Darstellung
7.	**Beschreibungsprodukt:** medizinisches Regelprodukt **Beschreibungsprodukt:** beschriftetes Schaubild	Vom RAAS ausgegangen alle Ansatzpunkte der Pharmaka dargestellt?	ACE-Hemmer und Sartane, Darstellung ist logisch, Regelprodukt nachvollziehbar, ordentliche Ausarbeitung

5.4.4 Schritt 4: Aufgabenstellung für die Schüler

Die geplante Praxisanleitung wird durch das Planungstool auch für die Schüler nachvollziehbar visualisiert, was ihren Lernprozess nicht nur während der Durchführung steuert, sondern es ihnen auch ermöglicht, die Reflexion daran auszurichten. Die Tabelle V.28 zeigt den durch die Praxisanleiterin ausformulierten Arbeitsauftrag an Sebastian.

Tab. V.28: Exemplarische Umsetzung einer PPOLA am Lernort Krankenhaus, vierter Schritt des Planungstools

4. Schritt: Aufgabenstellung für die SuS	
Lernaufgabe	
Thema:	manuelle Blutdruckmessung mit Blutdruckmanschette und Stethoskop Messung und Beurteilung des peripheren Pulses
Szenario/ berufliche Situation:	Sie sind Pflegefachkraft auf Station Innere 1. Durch den Rettungsdienst ist ein Patient eingeliefert worden, der zur Diagnostik einer Hypertonie und Einstellung des Blutdrucks auf Ihre Station aufgenommen wird (es handelt sich dabei um den Patienten aus der PPOLA Ihrer Schule). Sie begleiten und unterstützen den Stationsarzt bei der Diagnostik und Behandlung des Patienten.
Sinn der Aufgabe:	Die Messung und Erhebung von Blutdruck und Puls zählt zu den diagnostischen Standardmaßnahmen im Rettungsdienst. Die beiden Vitalparameter stehen in einem direkten Zusammenhang und Entgleisungen korrelieren mit vielen Erkrankungen. Sie geben dadurch wichtige Hinweise über den Patientenzustand in Notfallsituationen. Durch diese PPOLA lernen Sie die notwendigen physiologischen Grundlagen, welche Sie zu einem späteren Zeitpunkt für die allgemeine und spezielle Pharmakologie benötigen werden. Sie eignen sich darüber hinaus Fertigkeiten zur Ermittlung und Beurteilung von Blutdruck und Puls an.
Die Lernaufgabe wird von Ihnen an folgenden Lernorten erarbeitet:	Diese PPOLA wird lernortübergreifend durchgeführt. Die Grundlagen wurden in der Schule vermittelt, die Vertiefung findet durch Praxisanleitung statt.

Tab. V.28: Exemplarische Umsetzung einer PPOLA am Lernort Krankenhaus, vierter Schritt des Planungstools

4. Schritt: Aufgabenstellung für die SuS	
Lernaufgabe	
Ihre Aufgaben:	Bitte halten Sie sich beim Erarbeiten genau an die Reihenfolge der folgenden Schritte. Nutzen Sie für Ihre Recherchen bitte ausschließlich die Ihnen bereitgestellte Literatur. Haben Sie ein Lernprodukt erstellt, lassen Sie es bitte erst durch Ihren Praxisanleiter überprüfen, bevor Sie mit dem nächsten beginnen. 1. Erstellen Sie aus den von Ihnen gemachten Notizen des Beobachtungsauftrags ein Schaubild der Einflussfaktoren bezüglich der Kommunikation zwischen Pflegekraft und Patienten. Suchen Sie sich dabei drei Situationen heraus, die Ihnen besonders aufgefallen sind. Besprechen Sie Ihre Auswahl mit Ihrem Praxisanleiter, bevor Sie mit der Erstellung des Schaubildes beginnen. 2. Führen Sie die täglichen Vitalzeichenkontrollen durch und dokumentieren Sie die Ergebnisse in den entsprechenden Patientenakten. Ihr Praxisanleiter begleitet Sie zunächst dabei. Ziel ist es, dass Sie diese Aufgabe in jedem Ihrer Dienste selbstständig durchführen können. Die Entscheidung hierzu (wann Sie so weit sind) obliegt dem Praxisanleiter. 3. Auf Grundlage Ihrer Beobachtungen haben Sie mit dem Praxisanleiter eine Lernvereinbarung getroffen. Erstellen Sie hierfür zunächst ein Prozessdiagramm, das verdeutlicht, wie Blutdruck im Körper entsteht und wovon er abhängig ist. Auf dieser Grundlage entwickeln Sie medizinische Regelprodukte, die veranschaulichen, welche Regulationsmechanismen im Körper vorherrschen. 4. Auf Grundlage der Akte der von Ihnen ausgesuchten Patientin und der Ihnen zur Verfügung gestellten Literatur erstellen Sie ein Prozessdiagramm, das zeigt, welche Untersuchungen ein Arzt vornimmt, um die Diagnose der arteriellen Hypertonie stellen zu können. 5. Stellen Sie das RAAS als medizinisches Regelprodukt dar (Sie können das von Ihnen zuvor erstellte kopieren) und erstellen Sie daraus ein beschriftetes Schaubild, das zeigt, welche Ansatzpunkte die aktuelle Pharmakotherapie bietet.
Visualisierungsmedien:	DIN-A4-Schreibblöcke und Stifte
Bearbeitungsdauer:	Sie bekommen neben der Anleitung acht UE während Ihres Einsatzes zur Verfügung gestellt, um die Lernprodukte zu erstellen.
Abgabetermin:	zum Abschlussgespräch
Abnahme durch:	...
Präsentationstermin:	-

5.5 Fazit

Nachdem die Schüler ihren Praxiseinsatz beendet haben, begeben sie sich entweder an einen anderen Praxisort oder zurück an die Schule. Die Besonderheit hierbei ist, dass sie bei dem Wechsel immer die durch die Praxisanleiter im Abschlussgespräch bewerteten Lernprodukte mit sich führen. Diese Bewertungen spiegeln den aktuellen Kompetenzstand der Schüler wider und erleichtern es den Lehrkräften dadurch, z. B. schülerzentrierte PPOLA zu erstellen, die helfen, Kompetenzlücken zu schließen oder besondere Lernarrangements zu treffen.

5.6 Evaluation des beispielhaften lernortübergreifenden Lehr-Lernprozesses

Die Evaluation des gesamten Lehr-Lernprozesses ergibt sich aus den „Big Five" (Kap. 2.1.1) und ist für den Erfolg einer PPOLA obligat. Die Evaluation kann auf mehreren Ebenen erfolgen, der Hauptfokus liegt jedoch auf der Überprüfung der Kompetenzen der Schüler und der Reflexion des Lehrprozesses. Weitere Ebenen können die strukturellen und organisatorischen Komponenten des lernortübergreifenden Prozesses sein, allerdings setzt dies die Festlegung der entsprechenden Indikatoren voraus (Kap. 2.8). In diesem Beispiel wird auf die schriftliche Evaluation der strukturell organisatorischen Komponenten verzichtet. Die Praxisanleiter haben Gelegenheit, sich über die Informationsplattform bilateral mit allen Beteiligten des Lehr-Lernprozesses auszutauschen und erhalten über das Feedback der Schüler im Abschlussgespräch wertvolle Informationen zur Selbstreflexion des Anleitungsprozesses (vgl. Mamerow 2018, S. 168 ff.). Den Schülern werden an der Schule zwei Evaluationsbögen ausgehändigt, um den Lehr-Lernprozesses und die Lehrkräfte zu bewerten. Der eine enthält Indikatoren, die auf die gesetzten Rahmenbedingungen ausgerichtet sind. Er enthält dadurch ein wichtiges Feedback, um sie für zukünftige PPOLA zu optimieren. Ein solcher Bogen könnte wie die Tabelle V.29 gestaltet sein.

Tab. V.29: Schülerevaluation des lernortübergreifenden Lehr-Lernprozesses

Ausbildungsthema: **Datum:**		**Lernort:**		
Evaluationspunkt	**Ausreichend**	**Nicht ausreichend**	**Begründung**	**Verbesserungsvorschläge**
Wie war der Zeiteinsatz der PPOLA?				
Wie verlief die Begleitung durch die Lehrkräfte?				
Wurden die Lernprodukte durch die Lehrkräfte evaluiert?				
Waren die PPOLA klar formuliert?				
Welchen Umfang hatte das zur Verfügung stehende Material?				

Um den Lehr-Lernprozess auszuwerten und zu beurteilen, eignet sich beispielsweise ein Lernjournal, das sich an Leitfragen orientiert, die je nach Ausbildungsjahr und Lerninhalten variieren (vgl. Städeli et al. 2013, S. 117). Da die Lehrkräfte durch die Ausführungen der Schüler ein direktes Feedback über deren momentanen Kompetenzstand erhalten, ermöglicht das Lernjournal ihnen, zum einen eine Lernförderung durch direkte Rückmeldung zu erreichen und zum anderen erhalten sie indirekte Informationen, die sie verwenden können, um die PPOLA anzupassen. Die Abbildung V.31 zeigt ein Lernjournal, wie es nach den Vorgaben von Städeli et al. (2013, S. 117) an einer Rettungsdienstschule zum Einsatz kommen könnte.

Am Ende einer PPOLA steht immer ein Handlungsprodukt, das kennzeichnend für eine Handlungskompetenz ist. Da die Schüler in dem hier aufgeführten Beispiel am Anfang ihrer Ausbildung stehen, ist eine Evaluation in einem High-Fidelity-Simulationszentrum noch zu früh. Bei der gestellten Aufgabe handelt es sich maßgeblich um Grundlagenwissen und Basismaßnahmen in Form von Skills. Wird der Einsatz aus dem hier geschilderten Beispiel durch weitere PPOLA vertieft, eignen sich die Schüler jedes Mal weitere Skills an und vertiefen kontinuierlich ihr Wissen. Ab einem gewissen Punkt können die Skills und das Wissen in einem zusammenhängenden Handlungsstrang miteinander verknüpft werden. Eine High-Fidelity-Simulation ist ab dem Zeitpunkt gerechtfertigt, an dem die Schüler selbstständig einen Einsatz fahren, den Patienten untersuchen, aufgrund der hieraus erzielten Ergebnisse relevante Entscheidungen treffen und den Patienten behandeln können (z. B. medikamentös). Handelt es sich wie in dem hier aufgeführten Beispiel um grundlegende Skills, können die Lehrkräfte diese z. B. in Rollenspielen oder Lernzirkeln evaluieren.

Lernjournal von:____________________ **Datum:**__________	
Zum Thema:	
Reflexion	**Kommentar**
Das habe ich durch die PPOLA gelernt: ____________________ ____________________ ____________________ ____________________	
Die Relevanz der Thematik ist für meine Berufsausübung: Relevant ( ) Mittelmäßig relevant ( ) Gar nicht relevant ( ) **Begründung:** ____________________ ____________________ ____________________ ____________________	
Das ist für mich in der Berufsausübung persönlich wichtig: ____________________ ____________________ ____________________ ____________________	
Das ist mir in der PPOLA gut gelungen: ____________________ ____________________ ____________________ ____________________	
So bin ich vorgegangen, damit es mir gelingt: ____________________ ____________________ ____________________ ____________________	
Damit hatte ich Schwierigkeiten: ____________________ ____________________ ____________________ ____________________	
So habe ich auf die Schwierigkeiten reagiert: ____________________ ____________________ ____________________ ____________________	
Ich habe mich in der Bearbeitung der PPOLA so gefühlt: ____________________ ____________________ ____________________ ____________________	
Ich bin mit meiner Leistung: Zufrieden ( ) Nicht zufrieden ( ) **Begründung:** ____________________ ____________________ ____________________ ____________________	
Rückmeldung von der Lehrperson: ____________________ ____________________ ____________________ ____________________	

Abb. V.31 ▶ An die Rahmenbedingungen von PPOLA in der Notfallsanitäterausbildung angepasstes Lernjournal (in Anlehnung an Städeli et al. 2013, S. 116)

6 Diskussion

Werkzeuge sind an ihr Anwendungsgebiet gekoppelt und müssen für dieses und für das zu lösende Problem geeignet sein. Dasselbe gilt für das Planungstool und die daraus resultierenden PPOLA. Hierzu ist es erforderlich, die Vor- und Nachteile sowie die Grenzen des Planungstools herauszustellen. Das explizit angestrebte Einsatzgebiet stellt in diesem Fall die lernortübergreifende Lehr-Lernprozesssteuerung dar, in deren Zentrum die Schüler stehen. Jedoch sind auch weitere Akteure involviert, die innerhalb dieser Einsatzvariante der PPOLA tangiert werden (Abb. V.10) und ebenso Vor- und Nachteile aus dessen Einsatz ziehen.

6.1 Vorteile der lernortübergreifenden PPOLA

Die lernortübergreifenden PPOLA schaffen eine engere Verzahnung innerhalb der Lernortkooperation. Die Vorgehensweise der didaktisch aufeinander aufbauenden Produkte bezeichnet Faßhauer (2020, S. 475) als ein

> *„didaktisch-methodisches Kooperationsverständnis: Die Begründung und auch gegenseitige Abstimmung im didaktischen Vorgehen stellen die zentralen Gegenstände der Kooperation dar. [...] Beispielsweise werden in der Ausbildung regelmäßig inhaltliche Bezüge zu den Themen des jeweils anderen Lernortes hergestellt."*

Diese Form des Kooperationsverständnisses ähnelt der Aussage Pätzolds, von der Burgs und Höltershinkens (2003, S. 73), die sich folgendermaßen zur lernortübergreifenden Ausbildung äußern:

> *„Wichtig ist, dass die Zusammenarbeit zwischen Ausbildern und Lehrern in Gang kommt, dass man sich trifft, dass man beginnt, die Ausbildungssituation an den Lernorten zu analysieren, dass man Ziele erörtert und vereinbart, Möglichkeiten der Realisierung diskutiert und erprobt, um damit dem Prozess der Verbesserung der Ausbildung in Schule und Betrieb Dynamik zu verleihen."*

Etwaige vom Ausbildungsziel divergierende Interessen der Kooperationspartner können durch die von der Schule evaluierten Lernprodukte geglättet werden, da durch das Sichtbarmachen des Lernerfolgs der Kompetenzstand der Schüler ablesbar ist. Denn je weiter die Ausbildung vorangeschritten ist, desto eher kann ein Schüler in produktiven Bereichen eingesetzt werden. Durch die Schule konsequent erteilte und evaluierte lernortübergreifende PPOLA können ein übermäßiges Einsetzen der Schüler in Bereichen verhindern, die dem Ausbildungsziel dauerhaft nur bedingt zuträglich sind. Als Beispiel dient hier die Kompensation von Personalengpässen an der Lehrrettungswache, indem die Schüler als Fahrer eingesetzt werden. So besitzt allein der Einsatz von PPOLA eine steuernde Funktion bezüglich des Einsatzbereiches. Die lernortübergreifenden PPOLA zwingen über die Rückkopplung und deren Evaluation die Kooperationspartner, ihrer Rolle gerecht zu werden, da die daraus resultierenden Defizite der Lernprodukte sofort ans Licht kommen.

Ebenfalls ist die durch die übergebenen Lernprodukte durchgeführte Kompetenzüberprüfung der Schüler am nachfolgenden Lernort positiv hervorzuheben, welche eine individuell an die Schüler angepasste Kompetenzförderung und Betreuung ermöglicht. In den Arbeitsanweisungen des vierten Schrittes einer lernortübergreifenden PPOLA wird hierzu explizit darauf hingewiesen, dass die erstellten Lernprodukte an den folgenden Lernort mitgenommen und dort besprochen werden sollen. Da es sich um ein didaktisches Werkzeug in einer curricular gestalteten, lernfeldorientierten Berufsausbildung handelt, helfen PPOLA, die Qualität der Ausbildung zu sichern. Die durch das Planungstool hergestellte Transparenz in den Lehr-Lernprozessen lässt eine qualitative Beurteilung und damit eine Verbesserungsmöglichkeit des gesamten Lehr-Lernprozesses zu, welche abschließend zwischen den Lernorten stattfinden soll.

Der Zeitaufwand für die Erstellung einer PPOLA ist gleichzeitig eine Chance: Am Lernort Schule können PPOLA einmalig erstellt und anschließend in jedem Ausbildungsjahr, im gleichen Lernfeld, zur gleichen Zeit durchgeführt werden. Durch eine Reflexion des Lehr-Lernprozesses müssen PPOLA einzig und allein weiter verfeinert und angepasst werden, was eine deutliche Verkürzung der Unterrichtsplanungszeit bedeutet. Auch an den Praxisorten kann eine Zeitersparnis erzielt werden, da die PPOLA auch hier nicht grundlegend neu gestaltet, sondern lediglich an das individuelle Kompetenzprofil der Schüler angepasst werden müssen.

6.2 Nachteile der lernortübergreifenden PPOLA

Die Nachteile aus den lernortübergreifenden PPOLA ergeben sich aus zwei Faktoren: zum einen aus der Vielzahl an beteiligten Akteuren (Kap. 2.6) und zum anderen aus der benötigten Ausarbeitungszeit. Zunächst ist eine Schulung aller Akteure in mehreren Ebenen notwendig, was in laufenden Betrieben Personal- und Zeitressourcen fordert. Am Lernort Krankenhaus ist die Anzahl der beteiligten Personen besonders hoch, was auch die Kommunikationsprozesse erschwert, da sich alle Akteure untereinander abstimmen müssen. Der Nachteil des Faktors Zeit liegt vor allem darin begründet, dass er den Lehrkräften nicht automatisch in ausreichender Menge zur Verfügung steht. Auch wenn die erstellten PPOLA prinzipiell immer wieder ähnlich durchgeführt werden können, gestaltet sich die Erstellung an den Praxisorten aufwendiger als in der Schule, da in der Praxisanleitung auf die individuellen Kompetenzen der Schüler eingegangen werden soll.

Zeit benötigt auch die Evaluation. Selbst wenn der Schüler gute Reflexionskriterien für die Selbsteinschätzung bekommt, obliegt es dennoch den Lehrkräften und den Praxisanleitern diese zu kontrollieren. Beispielsweise müssen nach der Rückkehr an die Schule bei einer Klassenstärke von 25 Schülern mindestens ebenso viele Lernprodukte evaluiert werden. Es eignen sich auch nicht alle Themen für eine PPOLA, insbesondere wenn hinter der zu erlernenden Thematik kein Patientenprozess steht und gegensätzlich zu den Forderungen der KMK (2018) keine Handlungskompetenz gefordert ist. Ein Beispiel dafür stellen die

Inhalte des Faches „Naturwissenschaftliche Grundlagen“ im bayerischen Curriculum für Notfallsanitäter dar (vgl. ISB 2018, S. 13). Dieser Umstand steht konträr zu den erforderlichen Rahmenbedingungen von PPOLA (s. Kap. 4.3) und wird den Lehrkräften vor allem dann ersichtlich, wenn sie gelernt haben, in Prozessen und Handlungsprodukten zu denken. Eine rein patientenprozessorientierte berufliche Bildung wird hierdurch sichtlich erschwert.

7 Fazit und Ausblick

Es sollte gezeigt werden, wie die durch das Planungstool erstellten PPOLA in der Lage sind, einen lernortübergreifenden Lehr-Lernprozess zu steuern und gleichzeitig einen Theorie-Praxis-Transfer zu koordinieren. Über die Visualisierung der „Big Five" der Lehr-Lernprozesssteuerung mithilfe des Turtle-Diagramms konnten die direkt bzw. indirekt beeinflussbaren Lehr-Lernprozesskomponenten sichtbar gemacht werden, welche die Steuerung ermöglichen. Das Planungstool berücksichtigt somit die für die Lehr-Lernprozesssteuerung wesentlichen Elemente, welche im Verlauf der Anwendung in die PPOLA einfließen. Einzig der Bereich der beteiligten Personen findet im Planungstool keine Berücksichtigung. So werden zwar die (Eingangs-)Kompetenzen der Schüler beachtet, nicht jedoch die Kompetenzen der Lehrkräfte in Bezug auf die Planung der PPOLA oder deren Umsetzung. Eine entsprechende Einweisung in das Planungstool ist im Vorfeld unerlässlich, damit die Steuerung gesichert in die gewünschte Richtung verlaufen kann. Zusammen mit der exemplarischen Anwendung des Planungstools konnte die zugrunde liegende Absicht, wie eine lernortübergreifende Lehr-Lernprozesssteuerung mithilfe des Planungstools für eine patientenprozessorientierte berufliche Bildung gestaltet werden kann, verfolgt und dargestellt werden.

Es wird davon ausgegangen, dass die letztendliche Evaluation der Lernprodukte in der Schule stattfindet, jedoch zuvor an den Praxisorten auch von den Praxisanleitern reflektiert wurde. Daher bleibt zu überlegen, ob die Reflexion und Evaluation des Lehr-Lernprozesses als eigener Punkt in die lernortübergreifenden PPOLA aufgenommen werden sollte. Gleiches gilt für ein Lernjournal, welches der Schüler an jedem Lernort mitführt. Gegen eine explizite Aufnahme in das Planungstool spricht jedoch der Umstand, dass die PPOLA in ein übergeordnetes didaktisches Vorgehen eingebettet werden, welches eine Evaluation einschließt, wie z. B. dem AVIVA©-Modell (vgl. Städeli et al. 2013). Ein solcher Schritt wäre dann unnötig.

Die Patientenprozessorientierung führt automatisch zu einer didaktischen Entfernung von einer streng getrennten Fächersystematik mit der Notwendigkeit einer entsprechenden Anpassung der Lernfelder (KMK 2018, S. 29). Dies stellt zum momentanen Zeitpunkt für z. B. bayerische Lehrkräfte ein Problem dar, da deren Curriculum an Fächern ausgerichtet ist. Einen Lösungsansatz bietet eine Vernetzung der Fächer, bei denen die Lehrkräfte fächerübergreifende PPOLA erstellen. Hierbei sind Schulen im Vorteil, bei denen die Lehrkräfte fächerübergreifenden Unterricht leisten können. Für den Einsatz des Planungstools an den anderen Praxisorten hat dies keine Relevanz.

Allein die in diesem Buch exemplarisch verwendete PPOLA erforderte von den Autoren mehrere Stunden Arbeitszeit. Insbesondere die Verknüpfung und der stufenweise Aufbau der Lernprodukte mit allen Anforderungen ist je nach Komplexität der zu erreichenden Kompetenzen ein aufwendiger Prozess. Es ist davon auszugehen, dass Anwender, die keine ausreichende Einweisung in die Funktionsweise des Planungstools erhalten, ungenaue Ergebnisse erzielen. Dies könnte demotivieren, das Planungstool erneut anzuwenden. Von daher sind entsprechende Schulungen, wie sie das Institut für notfallmedizinische Bildung (INOB.org) anbietet oder im Rahmen des Hochschulstudiums an der FH Münster angeboten werden, notwendig. Gleichzeitig stellt das Tool zunächst eine Hinführung zu einem an Lernprodukten orientierten Lernverständnis dar. Mit zunehmender Lehrerfahrung fällt daher die Bearbeitung leichter und die Schritte können mehr und mehr intuitiv erfasst und ausgefüllt werden. Das Hauptaugenmerk kann dann auf die Erstellung der eigentlichen Lernaufgabe für die Lernenden im Schritt 4 des Planungstools gerichtet werden.

Zusätzlich besteht die Möglichkeit, einmal erstellte Lernaufgaben als Grundlage zu verwenden und an die individuellen Bedürfnisse anderer Schüler rasch und effektiv anzupassen. Vor allem PPOLA am Lernort Schule können immer wieder verwendet werden und stellen somit eine Standardisierung und Qualitätssicherung der überbetrieblichen Ausbildung dar. Das Konzept der hergestellten Lernprodukte öffnet eine weitere didaktische Tür. Deren Wiederverwendbarkeit der Lernprodukte erlaubt es, besonders gelungene oder geeignete Lernprodukte im nachfolgenden Unterricht heranzuziehen. Schüler, die im Praxiseinsatz besondere Produkte erstellt haben, nutzen diese, um den Mitschülern ihr Wissen und Können beispielsweise in Form eines Referats zu vermitteln.

Für die weitere Verbesserung des Planungstools bedarf es systematischen Feedbacks seitens der Anwender. Daher ist es notwendig, das Planungstool möglichst häufig einzusetzen. Eine breit angelegte qualitative Forschungsarbeit hierzu ist wünschenswert.

Als Ausblick kann ein Pool von identifizierten Patientenprozessen dienen, der mit ausgearbeiteten PPOLA und den dazugehörigen Lernprodukten inklusive deren Qualitätskriterien für alle Beteiligten eine Basis für eine effektive Gestaltung des lernortübergreifenden Lehr-Lernprozesses bildet.

In diesem Sinne kann die hier vorgestellte Berufsfelddidaktik Rettungsdienst auch nicht als ein fertiges Didaktikmodell verstanden werden, sondern als eine Rahmung für ein Forschungsprogramm. So besteht in den unterschiedlichen Dimensionen des Mehrebenenmodells erheblicher Forschungs- und Entwicklungsbedarf. Die Bemühungen, eine Disziplin „Rettungswissenschaft" zu konstituieren, und das Systematisierungsbestreben um eine Forschungslandkarte (vgl. Prescher et al. 2023) sind Teil davon. Ein großes Themenfeld einer lernfeldorientierten beruflichen Bildung und damit die Basis für die Entwicklung von PPOLA stellt die identifizierte Notwendigkeit der Berufsfeldanalyse im Rettungsdienst dar, wie sie Frieß und Koch (2022, S. 5) als Basis didaktischen Handeln herausarbeiten und mit eigenen Untersuchungen verfolgen.

Die hier präsentierte Berufsfelddidaktik nimmt dazu einen praxeologischen Standpunkt auf die Berufspraxis der Lehrkräfte an den Rettungsdienstschulen ein. Praxeologisch ist für ein didaktisches Modell von Interesse, was Lehrkräfte tagtäglich didaktisch *tun* und *bedenken*, wenn sie ihren Unterricht planen, vorbereiten, durchführen und nachbereiten. Mit Bezug auf die Praxeologie Bordieus und dessen Habitusbegriff werden das didaktische Denken und Handeln der Lehrkräfte an Notfallsanitäterschulen nämlich durch die jeweiligen Strukturen und Situationen geprägt, die an den Schulen vorhanden sind. Das heißt, individuelles Handeln folgt der Eigenlogik der sozialen Gewohnheiten und Gepflogenheiten der Lehrpraxis (vgl. Bohnsack 2020). Der Bezugsberuf Notfallsanitäter spielt dabei im Sinne eines situativen und problemorientierten Lernens immer wieder eine zentrale Rolle, speist sich aber aus den Erfahrungen der Lehrkräfte, die im Unterricht stehen. Das heißt, für die Konzeption einer Berufsfelddidaktik, die für die Praxis nicht nur graue Theorie sein, sondern echte handlungsleitende Impulse für die eigenen didaktischen Planungen aufweisen soll, ist das Individuum Lehrkraft mit seinen Handlungen im Kontext seiner Situation und seinem Umfeld wahrzunehmen.

Theoretische Anknüpfungspunkte bietet die Strukturationstheorie von Giddens (1988), die sich offensiv mit einer Überwindung des Dualismus von Struktur und Handlung auseinandersetzt. Strukturen setzen demnach Spielregeln und schaffen gleichzeitig Räume für menschliches Handeln. Praxeologisch wird Performanz im didaktischen Handeln der Lehrkräfte demnach nicht durch die praxeologische Strukturierung des Berufsfeldes z. B. durch Berufsfeldanalysen erreicht – auch wenn diese ein Beitrag zur Systematisierung der Lernfelder darstellen können –, sondern durch die Besonderheiten der sozialen Organisation der Schulen und der Handlungsstrukturen der Lehrkräfte. Im Sinne Erpenbecks (2002) ist damit die didaktische Debatte von der Ebene eines subjekttheoretischen Diskurses auf die Ebene einer modernen Professionstheorie didaktischen Handelns an Schulen im Kontext der präklinischen Notfallversorgung zu heben.

Damit im organisationalen Handlungskontext von Bildungseinrichtungen und Schulen didaktisches Handeln als sichtbare Performanz wirksam werden kann, braucht es einen Übergang zu einer praxeologischen Performanztheorie, die stärker die Wirkungsdimensionen des didaktischen Handelns, wie im Modell der Berufsfelddidaktik und dem abgeleiteten Planungstool PPOLA sichtbar werden soll, in den Blick nimmt. Eine praxeologisch ausgerichtete Kompetenz-Performanztheorie macht deutlich, wie stark die Arbeits- und Berufssituation den Kompetenztransfer – das, was didaktisch theoretisch möglich ist, und dem, was didaktisch faktisch in den Schulen geschieht – beeinflusst (vgl. Weimann-Sandig und Prescher 2021).

Schlussfolgernd bietet der vorliegende Ansatz Berufsfelddidaktik Rettungsdienst mit dem Planungstool für patientenprozessorientierte Lernaufgaben genau diesen Blick, da sich hier die Erkenntnisse aus der didaktischen Forschung (vgl. Müller, König und Prescher 2020) und die praktischen Schul- und Unterrichtserfahrungen der projektteilnehmenden Kollegen darin verbinden. Die wissenschaftliche Diskussion und Erkenntnisproduktion folgt laut Seiffert (1985, S. 13) in diesem Verständnis einer starken Ausrichtung auf Praxis – hier Lehrpraxis –, wobei nicht nur praktische Philosophie und eine anwendungsorientierte Forschung gemeint sind, sondern vor allem auch eine Theoriebildung als didaktische Handlungstheorien. Die Verbindung zwischen Erkennen und Handeln entspricht der griechischen Beschreibung von Theorie und Praxis. Die Verknüpfung von beiden im vorliegenden Projekt zur Entwicklung einer Berufsfelddidaktik führt praxeologisch verstanden dazu, dass der Erkennende (Lehrkraft als Beobachter 2. Ordnung) nicht nur wahrnimmt, ohne zu verändern, sondern handelnd (Lehrkraft als Beobachter 1. Ordnung) erkennt. Die Kollegen als Handelnde und als Erkennende, d. h. als „reflective Practitioner“, sind aktiv in ihre Lehr-Lernsituationen involviert und verändern diese, greifen ein.

Der Mehrwert der Verbindung aus Erkennen und Handeln, der erkenntnis- und wissenschaftstheoretisch strenggenommen heikel ist, kann darin gesehen werden, dass das didaktische Handeln der Kollegen an ihren Schulen zielgerichtet ist. Die Formulierung eines Ziels – bewusst oder unbewusst – bestimmt dabei das, was erkannt wird und erkennbar ist. Die Korrespondenz einer Wirklichkeit mit den eigenen Zielen führt zu einer anderen

Erkenntnis, als wenn die Wirklichkeit einer Umwelt den Zielen widerspricht. Seiffert (1985, S. 15 ff.) bezeichnet diesen Sachverhalt als „Widerfahrnis". Ein Aktivsein und ein Passivsein stehen sich hier gegenüber, weil ein Mensch nicht nur zielgerichtet in einer Umwelt handelt, sondern ihm auch passiv Dinge widerfahren, auf die er handelnd reagieren muss. So wird eine Lehrkraft an eine Schule berufen, didaktisch geschickt und planvoll zu unterrichten. Aufgrund der Personalengpässe reduziert sich dies jedoch oftmals auf einen unstrukturierten Ansatz der Türschwellenpädagogik, bei dem sich die Kollegen überraschen lassen können, was am Tag so auf sie zukommen wird.

Das alles hat dann nichts mit Didaktik zu tun, oder doch? Ist nämlich der Handelnde gleichzeitig Beobachter seiner Praxis, kann er Muster und Verfahren entwickeln, die sozusagen als didaktischer Musteralgrorithmus einer kognitiven Landkarte für ein kompetenz- und lernfeldorientiertes didaktisches Selbstverständnis dienen und die im vorliegenden Buch als Berufsfelddidaktik Rettungswesen und Planungstool für kompetenzorientierte Lernsituationen mit patientenprozessorientierten Lernaufgaben aufbereitet wurden. Dieses Planungstool dient erkenntnistheoretisch gesprochen als Ontologie, in der das didaktische Handeln als soziale Praxis zusammengefasst wird. Das Tool beantwortet die Frage, was es didaktisch zu Bedenken gibt (vgl. Moulines 1994, S. 176).

Anhang

Literaturverzeichnis

Adam P (2020) Agil in der ISO 9001. Wie Sie Agile Prozesse in Ihr Qualitätsmanagement integrieren. Wiesbaden: Springer Gabler.

AHA – American Heart Association (Hrsg.) (o. J.) ACLS-Kurs. https://international.heart.org/de/our-courses/acls-provider-course (Abruf: 16. September 2021).

Ahlrichs F, Knuppertz T (2010) Controlling von Geschäftsprozessen. Prozessorientierte Unternehmenssteuerung umsetzen. 2. Aufl., Stuttgart: Schäffer-Poeschel.

Alam MD, Gühl UF (2016) Projektmanagement für die Praxis. Ein Leitfaden und Werkzeugkasten für erfolgreiche Projekte. Berlin, Heidelberg: Springer Vieweg.

ÄLRD Bayern – Ärztliche Leiter Rettungsdienst Bayern (Hrsg.) (2018a) Checklisten 1c NotSan. www.aelrd-bayern.de/images/stories/pdf/notsan/Checklisten_1c_NotSan.pdf (Abruf: 16. September 2021).

ÄLRD Bayern – Ärztliche Leiter Rettungsdienst Bayern (Hrsg.) (2018b) Maßnahmenkatalog zu § 4 Abs. 2 Nr. 1c) NotSanG gemäß Empfehlung der ÄLRD Bayern. www.aelrd-bayern.de/images/stories/pdf/notsan/Massnahmenkatalog_1c_NotSan_15-03-2018.pdf (Abruf: 16. September 2021).

ÄLRD Bayern – Ärztliche Leiter Rettungsdienst Bayern (Hrsg.) (2018c) AG Empfehlungen zur Medikamentenvorhaltung auf Rettungsmitteln in Bayern. www.aelrd-bayern.de/images/stories/pdf/notsan/Medikamente_NotSan_20-04-2018.pdf (Abruf: 16. September 2021).

Anderson JR (1999) Learning and Memory. An Integrated Approach. 2. Aufl., New York: Wiley.

Anderson LW, Krathwohl DR, Airasian PW et al. (2014) A Taxonomy for Learning, Teaching, and Assessing. A Revision of Bloom's Taxonomy of Educational Objectives. Harlow: Pearson Education.

Angehrn E (1995) Beschreibung zwischen Abbild und Schöpfung. In: Boehm G, Pfotenhauer H (Hrsg.) Beschreibungskunst, Kunstbeschreibung. Ekphrasis von der Antike bis zur Gegenwart. München: Fink, S. 59 – 74.

APS – Aktionsbündnis Patientensicherheit (2019) Leitfaden für die Erstellung von Handlungsempfehlungen und Patienteninformationen im Aktionsbündnis Patientensicherheit. www.aps-ev.de/wp-content/uploads/2019/04/190331_APS-Leitfaden_HE_PI.pdf (Abruf: 16. September 2021).

Arnold P, Kilian L, Thillosen AM, Zimmer GM (2018) Handbuch E-Learning. Lehren und Lernen mit digitalen Medien. 5. Aufl., Bielefeld: Bertelsmann (UTB).

Arnold P, Thillosen AM (2002) Aufgabenorientiertes Lernen in telematischen Studienmodulen. Aufgabenformen, Aufgabentypen und Aufgabengestaltung. In: Zimmer G (Hrsg.) Berufsbildung in der Wissensgesellschaft. Bd. 21 E-Learning: High-Tech or High-Teach? Lernen in Netzen zwischen Aktualität und Potenzialität. Gütersloh: wbv, S. 35 – 45.

Arnold R (1996) Evolution und Qualifikation. Grundlagen einer systemisch-evolutionären Didaktik beruflicher Bildung. In: Arnold R (Hrsg.) Lebendiges Lernen. Baltmannsweiler: Schneider Verlag Hohengehren, S. 10 – 20.

Arnold R (2010) Systemische Berufsbildung. Kompetenzentwicklung neu denken – mit einem Methoden-ABC. Baltmannsweiler: Schneider Verlag Hohengehren.

Arnold R (2018) Ich lerne, also bin ich. Eine systemisch-konstruktivistische Didaktik. 3. Aufl., Heidelberg: Carl-Auer.

Arnold R, Lipsmeier A, Rohs M (Hrsg.) (2020) Handbuch Berufsbildung. 3. Aufl., Wiesbaden: Springer VS.

ASB Ba-Wü – Arbeiter-Samariter-Bund Landesverband Baden-Württemberg e. V. (2021) ASB Lehrettungswachen. www.asb.de/application/files/3516/1582/6445/Standorte_ASB-Rettungswachen_Stand_Januar_2019.pdf (Abruf: 22. Juni 2022).

Aumüller G, Wolff W (Hrsg.) (2010) Anatomie. 2. Aufl., Stuttgart: Thieme.

Badry E (1994) Grundlagen und Grundfragen des Pädagogischen. In: Badry E, Buchka M, Knapp R (Hrsg.) Pädagogik. Grundlagen und Arbeitsfelder. 2. Aufl., München: Luchterhand, S. 29–86.

Balanck J-C (2019) Motivationskiller Boreout. Wenn Langeweile zur Unterforderung an RD-Schulen führt. RETTUNGSDIENST 42 (8): 734–738.

Baldwin TT, Ford JK (1988) Transfer of Training. A Review and Directions for Future Research. Personnel Psychology 41 (1): 63–105.

Balzert H, Schäfer C, Schröder M, Kern U (Hrsg.) (2008) Wissenschaftliches Arbeiten. Wissenschaft, Quellen, Artefakte, Organisation, Präsentation. Herdecke, Witten: W3L.

Bandura A (1979) Sozial-kognitive Lerntheorie. Stuttgart: Klett-Cotta.

Bartscher T, Günther E, Maier GW, Möhrle MG et al. (2013) Eintrag „Rohstoffe". Kompakt-Lexikon Management: 2.000 Begriffe nachschlagen, verstehen, anwenden. Wiesbaden: Springer Gabler.

BayRDG – Bayerisches Rettungsdienstgesetz (2008) Artikel 12 Aufgaben und Befugnisse. www.gesetze-bayern.de/Content/Document/BayRDG-12 (Abruf: 16. September 2021).

Bayrhuber H, Abraham U, Frederking V, Jank W, Rothgangel M, Vollmer H (2017) Auf dem Weg zu einer Allgemeinen Fachdidaktik. Allgemeine Fachdidaktik. Bd. 1, Münster: Waxmann.

Becker J, Kahn D (2012) Der Prozess im Fokus. In: Becker J, Kugeler M, Rosemann M (Hrsg.) Prozessmanagement. Ein Leitfaden zur prozessorientierten Organisationsgestaltung. 7. Aufl., Berlin: Springer Gabler, S. 3–16.

BIBB – Bundesinstitut für Berufsbildung (Hrsg.) (2009) Kompetenzdiagnostik in der Berufsbildung. Begründung und Ausgestaltung eines Forschungsprogramms. Beilage zu BWP 1/2010. www.bibb.de/veroeffentlichungen/de/publication/download/6162 (Abruf: 16. September 2021).

BIBB – Bundesinstitut für Berufsbildung (Hrsg.) (2015) Bekanntmachung des Verzeichnisses der anerkannten Ausbildungsberufe und des Verzeichnisses der zuständigen Stellen. www.bibb.de/dokumente/pdf/Verzeichnis_anerk_AB_2015.pdf (Abruf: 16. September 2021).

Biggs J (1996) Enhancing Teaching through Constructive Alignment. Higher Education 32 (3): 347–364.

Birkenbihl VF (2018a) Birkenbihls Denkwerkzeuge. Gehirn-gerecht zu mehr Intelligenz und Kreativität. 6. Aufl., München: mvg.

Birkenbihl VF (2018b) Stroh im Kopf? Vom Gehirn-Besitzer zum Gehirn-Benutzer. 56. Aufl., München: mvg.

Birnkraut G (2019) Evaluation im Kulturbetrieb. 2. Aufl., Wiesbaden: Springer.

Bischoff-Wanner C (2003) Der Lernfeldansatz – eine kritische Auseinandersetzung. Pflegemagazin 4 (4): 4–13.

BMI – Bundesministerium des Innern (Hrsg.) (2010) V-Modell XT Bund. Teil 1: Grundlagen des V-Modells. Version 1.0 (Basis V-Modell XT 1.3). https://docplayer.org/57511517-Teil-1-grundlagen-des-v-modells-version-1-0-basis-v-modell-xt-1-3.html (Abruf: 16. September 2021).

BMI – Bundesministerium des Innern (Hrsg.) (2018) Handbuch für Organisationsuntersuchungen und Personalbedarfsermittlung. www.orghandbuch.de (Abruf: 16. September 2021).

Bohnsack R (2020) Professionalisierung in praxeologischer Perspektive. Zur Eigenlogik der Praxis in Lehramt, Sozialer Arbeit und Frühpädagogik. Leverkusen: UTB/Verlag Barbara Budrich.

Bonse-Rohmann M, Hüntelmann I, Nauerth A (Hrsg.) (2015) Kompetenzorientiert prüfen Lern- und Leistungsüberprüfungen in der Pflegeausbildung. München: Urban & Fischer/ Elsevier.

Bonz B (1998) Didaktik der Berufsbildung, Fachdidaktik und Berufsfelddidaktik. Stand und Entwicklungstendenzen. In: Bonz B, Ott B (Hrsg.) Fachdidaktik des beruflichen Lernens. Stuttgart: Steiner, S. 268 – 287.

Boud D, Falchikov N (2006) Aligning Assessment with Long-Term Learning. Assessment & Evaluation in Higher Education 31 (4): 399 – 413.

Bremer C (2016) Einsatz in virtuellen Welten. Anwendungsmöglichkeiten und Programme. RETTUNGSDIENST 39 (11): 1072 – 1077.

Brinkmann RD (2014) Angewandte Gesundheitspsychologie (Always Learning). Hallbergmoos: Pearson.

Brockhaus-Redaktion (Hrsg.) (o. J.a) „Arbeit (allgemein).“ Brockhaus online. https://brockhaus.de/ecs/permalink/56DB6C30792E2270606EB109C018450D.pdf (Abruf: 28. Juli 2019).

Brockhaus-Redaktion (Hrsg.) (o. J.b) „checken“. Brockhaus online. https://brockhaus.de/ecs/permalink/A4FA1EA5F10C44D570E5B70A0F37B748.pdf (Abruf: 28. Juli 2019).

Brockhaus-Redaktion (Hrsg.) (o. J.) „Darstellung (allgemein)“. Brockhaus online. https://brockhaus.de/ecs/permalink/3DF919AA23DA6AF27DA9CE3DDE8E6A7C.pdf (Abruf: 12. Februar 2020).

Brückner C, Bopp R, Krauss F (Hrsg.) (2019) Qualitätsmanagement. Das Praxishandbuch für die Automobilindustrie. 2. Aufl., München: Hanser.

Brugger-Gebhardt S (2016) Die DIN EN ISO 9001:2015 verstehen. Die Norm sicher interpretieren und sinnvoll umsetzen. 2. Aufl., Wiesbaden: Springer Gabler.

Chan MY, Swann C, Donnelly J (2018) Are S.M.A.R.T Goals Really Smart? The Psychological Effects of Goal-Setting in a Learning Task. Front. Psychol. Conference Abstract: 15th Annual Psychology Honours Research Conference.

Christ JP (2015) Intelligentes Prozessmanagement. Marktanteile ausbauen, Qualität steigern, Kosten reduzieren. Wiesbaden: Springer Gabler.

Christ M (2015) Notfallmedizin. Mehr Evidenz für den Notfall. Dtsch Arztebl 2015 112 (11): 465 – 466.

Clement U (2002) KOBRA. Systematische Erkenntnis und praktische Erfahrung als curriculare Prinzipien beruflicher Bildung. Vom Beharrungsvermögen des fächerstrukturierten Unterrichts an beruflichen Schulen und der curricularen Vermittlung von Fächer- und Situationsprinzip. Habilitationsschrift, Karlsruhe.

DBRD – Deutscher Berufsverband Rettungsdienst e. V. (2019a) Wir über uns. www.dbrd.de (Abruf: 22. April 2019).

DBRD – Deutscher Berufsverband Rettungsdienst e. V. (2019b) Mitteilungen des DBRD. Notf Rett Med 22 (3): 270 – 272.

Deutsche Gesetzliche Unfallversicherung e. V. (Hrsg.) (2016) Belastungen für Rücken und Gelenke – was geht mich das an? DGUV-Information 208-033.

Deutscher Bundestag (28.11.2012) Gesetzentwurf der Bundesregierung. Entwurf eines Gesetzes über den Beruf der Notfallsanitäterin und des Notfallsanitäters sowie zur Änderung weiterer Vorschriften. Drucksache 17/11689. Berlin.

Deutsches Institut für Normung e. V. (Hrsg.) (2015) DIN EN ISO 9001:2015-11. Qualitätsmanagementsysteme – Anforderungen (ISO 9001:2015). Berlin: Beuth.

Deutsches Institut für Normung e. V. (Hrsg.) (2016a) DIN 6385:2016-12. Grundsätze der Ergonomie für die Gestaltung von Arbeitssystemen. Berlin: Beuth.

Deutsches Institut für Normung e. V. (Hrsg.) (2016b) DIN 33430:2016-07. Anforderungen an berufsbezogene Eignungsdiagnostik. Berlin: Beuth.

DGP – Deutsche Gesellschaft für Pneumologie und Beatmungsmedizin e. V. (Hrsg.) (2015) S3-Leitlinie. Nichtinvasive Beatmung als Therapie der akuten respiratorischen Insuffizienz. AWMF-Register-Nr. 020/004.

Diesner I, Euler D, Walzik S, Wilbers K (2004) Abschlussbericht des Modellversuchsprogramms KOLIBRI „Kooperation der Lernorte in der beruflichen Bildung“ Bund-Länder-Kommission für Bildungsplanung und Forschungsförderung. Bonn.

DKG – Deutsche Krankenhausgesellschaft e. V. (Hrsg.) (2019) DKG-Empfehlung für die Weiterbildung zur Praxisanleitung vom 18.06.2019.

DQR – Bund-Länder-Koordinierungsstelle für den Deutschen Qualifikationsrahmen für lebenslanges Lernen (2011) Deutscher Qualifikationsrahmen für lebenslanges Lernen. www.dqr.de/media/content/Der_Deutsche_Qualifikationsrahmen_fue_lebenslanges_Lernen.pdf (Abruf: 16. September 2021).

DQR – Bund-Länder-Koordinierungsstelle für den Deutschen Qualifikationsrahmen für lebenslanges Lernen (2013) Handbuch zum Deutschen Qualifikationsrahmen Struktur – Zuordnungen – Verfahren – Zuständigkeiten. www.dqr.de/media/content/DQR_Handbuch_01_08_2013.pdf (Abruf: 16. September 2021).

Dreyfus H, Dreyfus S (1986) Mind over Machine. The Power of Human Intuition and Expertise in the Era of the Computer. New York: Free Press.

Dubs R (2000) Lernfeldorientierung. Löst dieser neue curriculare Ansatz die alten Probleme der Lehrpläne und des Unterrichtes an Wirtschaftsschulen? Lernfeldorientierung in Theorie und Praxis: 15 – 32.

Dubs R (2009) Lehrerverhalten. Ein Beitrag zur Interaktion von Lehrenden und Lernenden im Unterricht. 2. Aufl., Stuttgart: Steiner.

Duden-Redaktion (Hrsg.) (2015) „Bestandteil“. Duden deutsches Universalwörterbuch. 8. Aufl., Berlin: Dudenverlag.

Duden-Redaktion (Hrsg.) (o. J.a) „Produkt“. Duden online. www.duden.de/node/115072/revision/115108 (Abruf: 29. April 2019).

Duden-Redaktion (Hrsg.) (o. J.b) „erklären“. Duden online. www.duden.de/node/137920/revision/137956 (Abruf: 29. April 2019).

Engels A (2011) Wirtschaft und Rationalität im Neo-Institutionalismus. In: Maurer A, Schimank U (Hrsg.) Die Rationalitäten des Sozialen. Wiesbaden: Springer VS, S. 113 – 133.

Enke K (2016) Prüfung zum Praxisanleiter. In: Hündorf H-P, Lipp R (Hrsg.) Der Praxisanleiter. Lehrbuch für Ausbilder im Rettungsdienst. Edewecht: Stumpf + Kossendey, S. 312 – 327.

Enke K (2019) Notfallsanitäterausbildung: Wie steht es um die Praxisanleitung im Krankenhaus? RETTUNGSDIENST 42 (5): 436 – 441.

Enke K, Flemming A, Hündorf H-P, Knacke PG, Lipp R, Rupp P (Hrsg.) (2019a) LPN 1– Lehrbuch für präklinische Notfallmedizin. Bd. 1, 6. Aufl., Edewecht: Stumpf + Kossendey.

Enke K, Flemming A, Hündorf H-P, Knacke PG, Lipp R, Rupp P (Hrsg.) (2019b) LPN A– Lehrbuch für präklinische Notfallmedizin. Bd. 3, 6. Aufl., Edewecht: Stumpf + Kossendey.

Enke K, Kuhnke R (2013) Lernfeld Rettungsdienst. Wege zum handlungsorientierten Unterricht. Edewecht: Stumpf + Kossendey.

Eppler F, Monninger M, Schempf B, Stock J-P, Häske D (2019) One Minute Wonder. Fachwissen to go. Notf Rett Med 22 (7): 642 – 644.

Erke H (2005) Psychologische Leistungen von Bildern. Vom Ersten Blick bis zum Gebrauch. In: Scholz M, Helmbold U (Hrsg.) Bilder lesen lernen. Bildwissenschaft Bd. 16, Wiesbaden: Deutscher Universitätsverlag, S. 49 – 72.

Erpenbeck J (2002) Kompetenz und Performanz im Bild moderner Selbstorganisationstheorie. In: Bundesinstitut für Berufsbildung (Hrsg.) Berufsbildung für eine globale Gesellschaft. Perspektiven im 21. Jahrhundert. Bonn: Bundesinstitut für Berufsbildung.

Erpenbeck J, Heyse V (1999) Die Kompetenzbiographie. Wege der Kompetenzentwicklung. Münster, New York: Waxmann.

Erpenbeck J, Rosenstiel L, Grote S, Sauter W (Hrsg.) (2017) Handbuch Kompetenzmessung. Erkennen, Verstehen und Bewerten von Kompetenzen in der betrieblichen, pädagogischen und psychologischen Praxis. 3. Aufl., Stuttgart: Schäffer-Poeschel.

Euler D, Hahn A (2007) Wirtschaftsdidaktik. 2. Aufl., Bern: Haupt (UTB).

Europäische Kommission (Hrsg.) (2018) Vorschlag für eine Empfehlung des Rates zu Schlüsselkompetenzen für lebenslanges Lernen. https://eur-lex.europa.eu/resource.html?uri=cellar:395443f6-fb6d-11e7-b8f5-01aa75ed71a1.0010.02/DOC_1&format=PDF (Abruf: 16. September 2021).

Falk J, Kerres A (2003) Didaktik und Methodik der Pflegepädagogik. Handbuch für innovatives Lehren im Gesundheits- und Sozialbereich. Weinheim, München: Juventa.

Faßhauer U (2020) Lernortkooperation im Dualen System der Berufsausbildung. Implizite Normalität und hoher Entwicklungsbedarf. In: Arnold R, Lipsmeier A, Rohs M (Hrsg.) Handbuch Berufsbildung. Wiesbaden: Springer, S. 471 – 484.

Faulstich P (1998) Strategien der betrieblichen Weiterbildung. Kompetenz und Organisation. München: Vahlen.

Faulstich P, Haberzeth E (2010) Aneignung und Vermittlung an lernförderlichen Orten. Theoretische Begründung und exemplarische Analysen an Lernorten. In: Zeuner C (Hrsg.) Demokratie und Partizipation. Beiträge der Erwachsenenbildung. Hamburg: Universität Hamburg, S. 58 – 80.

Flechsig K-H, Haller H-D (1975) Einführung in didaktisches Handeln. Ein Lernbuch für Einzel- und Gruppenarbeit. Stuttgart: Klett.

Fernandes MA, Wammes JD, Meade ME (2018) The Surprisingly Powerful Influence of Drawing on Memory. Current Directions in Psychological Science 27 (5): 302 – 308.

Forstner-Ebhart A, Haselberger W, Faistauer C, Friewald K (2014) Vom Kompetenzmodell zum kompetenzorientierten Unterricht an Landwirtschaftlichen Fachschulen.

Franck N, Stary J (2006) Gekonnt visualisieren. Medien wirksam einsetzen. Paderborn u. a.: Schöningh (UTB).

Frank I (2011) Kompetenzorientierung in der Berufsbildung. Anforderungen an Prüfungen. In: Bohlinger S, Münchhausen G (Hrsg.) Validierung von Lernergebnissen. Bielefeld: Bertelsmann, S. 425 – 442.

Friebe J (2005) Merkmale unternehmensbezogener Lernkulturen und ihr Einfluss auf die Kompetenzen der Mitarbeiter. Dissertation, Ruprecht-Karls-Universität Heidelberg. https://archiv.ub.uni-heidelberg.de/volltextserver/5847/ (Abruf: 13. Juni 2022).

Friedrich T, Langner M, Sigmund P (2018) Simulation in der Rettungsdienstausbildung. In: St. Pierre M, Breuer G (Hrsg.) Simulation in der Medizin. Berlin: Springer, S. 435 – 443.

Fröhlich M, Rattay C, Schneider J (Hrsg.) (2013) Effizienter korrigieren. Das Praxisbuch: Profi-Tipps und Materialien aus der Lehrerfortbildung (Grundschule/Sekundarstufe I + II). 2. Aufl., Donauwörth: Auer.

Gabler Wirtschaftslexikon (Hrsg.) (2018) „Workflow". https://wirtschaftslexikon.gabler.de/definition/workflow-48807/version-272054 (Abruf: 28. Juli 2019).

Gädtke F (2018) Auf dem Weg zu einer Didaktik des Rettungsdienstes. Eine bildungstheoretische Perspektive für die Notfallsanitäter-Ausbildung. Pädagogik der Gesundheitsberufe 4 (4): 235 – 243.

Giddens A (1988) Die Konstitution der Gesellschaft. Grundzüge einer Theorie der Strukturierung. Frankfurt am Main: Campus.

Gnahs D, Quilling E (2019) Qualitätsmanagement. Konzepte und Praxiswissen für die Weiterbildung. Wiesbaden: Springer.

Goetze W, Gonon P, Gresele A, Kübler S et al. (2002) Der dritte Lernort. Bildung für die Praxis, Praxis für die Bildung. Bern: hep.

Gröblinghoff F (2015) Lernergebnisse praktisch formulieren. www.hrk-nexus.de/fileadmin/redaktion/hrk-nexus/07-Downloads/07-02-Publikationen/Lernergebnisse_praktisch_formulieren_01.pdf (Abruf: 16. September 2021).

Grusnick H-M, Tarquinio M (2019) Klinikausbildung für Notfallsanitäter. Chancen und Problemfelder. Notf Rett Med 23 (5): 338 – 341.

Güttinger P, Hirsch G, Schmitt L (2016) Ausbildung 2.0. Was ist Clinical Reasoning? RETTUNGSDIENST 39 (7): 624 – 627.

Hadasch MV (2016) Rechtliche Grundlagen. In: Hündorf H-P, Lipp R (Hrsg.) Der Praxisanleiter. Edewecht: Stumpf + Kossendey, S. 47 – 73.

Hagemann V, Kluge A, Kehren C (2015) Evaluation of Crew Resource Management. Interventions for Doctors-on-call. In: de Waard D, Sauer J, Röttger S, Kluge A et al. (Hrsg.) Proceedings of the Human Factors and Ergonomics Society Europe Chapter 2014 Annual Conference. www.hfes-europe.org/largefiles/proceedingshfeseurope2014.pdf (Abruf: 16. September 2021), S. 237 – 253.

Hahnen D, Karutz H (2018) Didaktische Modelle in der Ausbildung zum Notfallsanitäter. Übertragbarkeit und Anwendung von allgemein- und pflegedidaktischen Modellen. Pädagogik der Gesundheitsberufe 5 (4): 244 – 254.

Hall PA, Taylor RCR (1996) Political Science and the Three New Institutionalisms. MPIFG Discussion Paper 96 (6): 936 – 957.

Hattie J (2012) Visible Learning for Teachers. Maximizing Impact on Learning. London, New York: Routledge.

Hattie J (2018) Lernen sichtbar machen für Lehrpersonen [„Visible Learning for Teachers" deutschsprachige Ausgabe hrsg. von Beywl W, Zierer K]. 4. Aufl., Baltmannsweiler: Schneider Verlag Hohengehren.

Hattie J, Yates G (2014) Visible Learning and the Science of How We Learn. London: Routledge.

Hennes H-P (2001) Qualität und Qualitätsmanagement im Rettungsdienst aus der Sicht des Ausschusses Rettungswesen. Notarzt 17 (2): 71 – 73.

Hensen P (2016) Qualitätsmanagement im Gesundheitswesen: Grundlagen für Studium und Praxis. Wiesbaden: Springer Gabler.

Hering E (1989) Entscheidungstabelle nach DIN 66241. In: Hering E, Schumy H (Hrsg.) Software-Engineering. Wiesbaden: Vieweg + Teubner, S. 14 – 21.

Herold C, Herold M (2017) Selbstorganisiertes Lernen in Schule und Beruf. Gestaltung wirksamer und nachhaltiger Lernumgebungen. 3. Auf., Weinheim Basel: Beltz.

Herrmann A, Spickhoff A, Reimers S, Monaca C (2022) Kurzfortbildung per One Minute Wonder. Pflegezeitschrift 75 (1/2): 50–54.

Herzberg H, Truschkat I (2009) Lebenslanges Lernen und Kompetenz. Chancen und Risiken der Verknüpfung zweier Diskursstränge. In: Alheit P, von Felden H (Hrsg.) Lebenslanges Lernen und erziehungswissenschaftliche Biographieforschung. Konzepte und Forschung im europäischen Diskurs. Wiesbaden: Springer VS, S. 111–126.

Hinrichs A-C (2016) Erfolgsfaktoren beruflicher Weiterbildung. Eine Längsschnittstudie zum Lerntransfer. Wiesbaden: Springer VS.

Hinsch M (2014) Die neue ISO 9001:2015. Status, Neuerungen und Perspektiven. Berlin: Springer Vieweg.

Hinsch M (2015) Die neue ISO 9001:2015. Ein Praxis-Ratgeber für die Normenumstellung. 2. Aufl., Berlin: Springer Vieweg.

Hobel B, Schütte S (2006) Business-Wissen Projektmanagement von A–Z. Wiesbaden: Springer Gabler.

Höfer S (2010) Wie viel Bildung ist nötig? Marburg: Tectum.

Holton EF III, Bates RA, Ruona WEA (2000) Development of a Generalized Learning Transfer System Inventory. Human Resource Development Quarterly 11 (4): 333–360.

Huber M, Huber G (2011) Prozess- und Projektmanagement für ITIL®. Wiesbaden: Springer Vieweg.

Hündorf H-P, Lipp R (Hrsg.) (2016) Der Praxisanleiter. Lehrbuch für Ausbilder im Rettungsdienst. Edewecht: Stumpf + Kossendey.

Hug T, Maier R (Hrsg.) (2010) Medien – Wissen – Bildung. Explorationen visualisierter und kollaborativer Wissensräume. Innsbruck: Univ. Press.

Hundeborn G (2007) Fallorientierte Didaktik in der Pflege. München: Urban & Fischer/Elsevier.

ISB – Staatsinstitut für Schulqualität und Bildungsforschung (2018) Lehrplan für die Berufsfachschule für Notfallsanitäter. www.isb.bayern.de/download/21363/lp_bfs_notfallsanitaeter_mit_aenderungen.pdf (Abruf: 21. Februar 2020).

Jank W, Meyer H (2014) Didaktische Modelle. Berlin: Cornelsen.

Jürgens S, Werning P, Höft A, Engels T (2019) Das „Braunschweiger Modell". Insellösung oder Best Practice? RETTUNGSDIENST 42 (5): 447–450.

Kaiser H (2005) Wirksame Ausbildungen entwerfen. Das Modell der Konkreten Kompetenzen. Bern: hep.

Karaß B, Linder R, Rösch K, Volz J, Werwigk M, Ziegler M, DRK Landesschule Baden-Württemberg gGmbH, Franz Anton Mai-Schule (ASB), Mobile medic & ProMedic (Hrsg.) (2019) Ausbildungsnachweis- und Ausbildungspflichtenheft für Schülerinnen und Schüler in der Ausbildung zum Notfallsanitäter nach Baden-Württemberger Modell. Lernort Rettungswache und Lernort Krankenhaus. Landesinterne Veröffentlichung.

Karutz H (2004) Notfallpädagogik. Viel mehr als nur Methodik. RETTUNGSDIENST 27 (9): 846–850.

Karutz H (2011) Notfallpädagogik. Konzepte und Ideen. Edewecht: Stumpf + Kossendey.

Karutz H (2014) Der psychosoziale Notfall. Für den Rettungsdienst ein Fehleinsatz? RETTUNGSDIENST 37 (7): 632–637.

Karutz H (2018) Der steinige Weg, ein Berufsbild zu professionalisieren. Pädagogik der Gesundheitsberufe 4 (4): 221–223.

Karutz H, Hockauf H, Braun B, Wagner U (2004) Fachdidaktik Rettungsdienst. Ein Beitrag zur Professionalisierung der RD-Ausbildung. RETTUNGSDIENST 27 (5): 466–471.

Kauffeld S (2010) Nachhaltige Weiterbildung. Betriebliche Seminare und Trainings entwickeln, Erfolge messen, Transfer sichern. Berlin: Springer.

Kauffeld S, Bates R, Holton EF III, Müller AC (2008) Das deutsche Lerntransfer-System-Inventar (GLTSI). Psychometrische Überprüfung der deutschsprachigen Version. Zeitschrift für Personalpsychologie 7 (2): 50 – 69.

Kiesel A, Koch I (2012) Lernen. Grundlagen der Lernpsychologie. Wiesbaden: Springer VS.

Kiper H, Mischke W (2004) Einführung in die allgemeine Didaktik. Weinheim, Basel: Beltz.

Kirkpatrick JD, Kirkpatrick WK (2016) Kirkpatricks's Four Levels of Training Evaluation. Results – Behavior – Learning – Reaction. Alexandria (Virginia): ATD Press.

Klafki W (1957) Das pädagogische Problem des Elementaren und die Theorie der kategorialen Bildung. Weinheim, Berlin: Beltz.

Klafki W (1963) Studien zur Bildungstheorie und Didaktik. Beltz.

Klafki W (2003) Lernen in Gruppen. Ein Prinzip demokratischer und humaner Bildung in allen Schulen. In: Gudjons H (Hrsg.) Handbuch Gruppenunterricht. 2. Aufl., Weinheim u. a.: Beltz, S. 41 – 53.

Klafki W (2007) Neue Studien zur Bildungstheorie und Didaktik. 6. Aufl., Weinheim, Basel: Beltz.

Klieme E, Avenarius H, Blum W, Döbrich P et al. (2007) Zur Entwicklung nationaler Bildungsstandards – Expertise. Bonn, Berlin: BMBF.

Klippert H (2018) Methoden-Training: Bausteine zur Förderung grundlegender Lernkompetenzen. 22. Aufl., Weinheim, Basel: Beltz.

KMK – Kultusminister Konferenz (Hrsg.) (1996) Handreichung für die Erarbeitung von Rahmenlehrplänen der Kultusministerkonferenz für den berufsbezogenen Unterricht in der Berufsschule und ihre Abstimmung mit Ausbildungsordnungen des Bundes für anerkannte Ausbildungsberufe. Bonn: KMK.

KMK – Kultusministerkonferenz (Hrsg.) (2000) Aufgaben von Lehrerinnen und Lehrern heute. Fachleute für das Lernen. www.kmk.org/fileadmin/veroeffentlichungen_beschluesse/2000/2000_10_05-Aufgaben-Lehrer.pdf (16. September 2021).

KMK – Kultusministerkonferenz (Hrsg.) (2007) Handreichung für die Erarbeitung von Rahmenlehrplänen der Kultusministerkonferenz für den berufsbezogenen Unterricht in der Berufsschule und ihre Abstimmung mit Ausbildungsordnungen des Bundes für anerkannte Ausbildungsberufe. Bonn: KMK.

KMK – Kultusministerkonferenz (Hrsg.) (2011) Handreichung für die Erarbeitung von Rahmenlehrplänen der Kultusministerkonferenz für den berufsbezogenen Unterricht in der Berufsschule und ihre Abstimmung mit Ausbildungsordnungen des Bundes für anerkannte Ausbildungsberufe. Bonn: KMK.

KMK – Kultusministerkonferenz (Hrsg.) (2018) Handreichung für die Erarbeitung von Rahmenlehrplänen der Kultusministerkonferenz für den berufsbezogenen Unterricht in der Berufsschule und ihre Abstimmung mit Ausbildungsordnungen des Bundes für anerkannte Ausbildungsberufe. Bonn: KMK.

Knuppertz T (2015) Prozessmanagement für Dummies. 2. Aufl., Weinheim: Wiley-VCH.

Köbler G (Hrsg.) (1995) „Darstellung". Etymologisches Rechtswörterbuch. Tübingen: Mohr, S. 74.

Koch S (2011) Selbstgesteuertes Lernen und dessen Bedeutung für eine zeitgemäße Personalentwicklung. München, Mering: Hampp.

Koch S, Frieß C (2022) Zur Notwendigkeit eine Berufsfeldanalyse im Rettungsdienst. Eine aktuelle Darstellung und projektbezogene Übersicht. Lehren und Lernen in den Gesundheitsberufen 7: 5 – 14.

Koller H-C (2012) Bildung anders denken. Einführung in die Theorie transformatorischer Bildungsprozesse. Stuttgart: Kohlhammer.

Koppenberg J, Henninger M, Gausmann M, Bucher M (2014) Simulationsbasierte Trainings zur Verbesserung der Patientensicherheit. Konzeptionelle und organisationale Möglichkeiten und Grenzen. Notf Rett Med 17 (5): 373 – 378.

Koppenberg J, Henninger M, Gausmann M, Rall M (2011) Patientensicherheit im Rettungsdienst. Welchen Beitrag können CRM und Teamarbeit leisten? Notarzt 27 (6): 249 – 254.

Kraus G, Westermann R (2019) Projektmanagement mit System. Organisation, Methoden, Steuerung. 6. Aufl., Wiesbaden: Springer Gabler.

Krüger L, Mannebach T, Wefer F, Bolte C (2021) One Minute Wonder. Fortbildung während der Arbeitszeit. Evaluationsstudie nach Implementierung von One Minute Wonder auf Intensivstationen. HeilberufeScience 12 (1/2): 22 – 29.

Kruse W (1986) Von der Notwendigkeit des Arbeitsprozeß-Wissens. In: Schweitzer J (Hrsg.) Bildung für eine menschliche Zukunft: Solidarität lernen, Technik beherrschen, Frieden sichern, Umwelt gestalten. Bildungspolitischer Kongress der GEW 1986 in Hannover. Weinheim: Juventa, S. 336.

Kuckeland H (2009) Methoden im Anleitungsprozess. Forum Ausbildung – Zeitschrift für die praktische Ausbildung in Gesundheitsberufen 3 (1): 16 – 28.

Kumpf O (2019) Qualitätsindikatoren in der Intensivmedizin: Hintergrund und praktischer Nutzen. Medizinische Klinik – Intensivmedizin und Notfallmedizin 116: 17 – 28.

Künz E, Hornung D, Kehr C (2017) Konsens der Rettungsdienstschulen Hessen und des Regierungspräsidiums Darmstadt. Darmstadt.

Küper W, Mendizábal A (2018) Die Ausbilder-Eignung. Basiswissen für Prüfung und Praxis der Ausbilder/innen. 21. Aufl., Hamburg: Feldhaus.

Lackes R, Siepermann M (2018) „Regel“. Gabler Wirtschaftslexikon online. https://wirtschaftslexikon.gabler.de/definition/regel-45973/version-269259 (Abruf: 22. Juli 2019).

Landratsamt Kreis Minden-Lübbecke (Hrsg.) (2014) Einsatzplan für Schadensereignisse mit einer größeren Anzahl Verletzter oder Erkrankter. MANV-Plan im Mühlenkreis Minden-Lübbecke. www.minden-luebbecke.de/media/custom/2832_4263_1.PDF?1626938177 (Abruf: 16. Juni 2022).

Landtag Ba-Wü – Landtag von Baden-Württemberg (Hrsg.) (2018) Aktuelle Situation in der Ausbildung zur Notfallsanitäterin/zum Notfallsanitäter. Drucksache 16/4552. Stuttgart.

Landwehr N (2002) Der dritte Lernort. In: Goetze W, Gonon P, Gresele A et al. (Hrsg.) Der dritte Lernort. Bildung für die Praxis, Praxis für die Bildung. Bern: hep, S. 37 – 72.

Lederle S (2008) Die Ökonomisierung des Anderen. Eine neoinsitutionalistisch inspirierte Analyse des Diversity Management-Diskurses. Wiesbaden: Springer VS.

Lehrerinnenfortbildung Baden-Württemberg (Hrsg.) (o. J.). Operatorenkatalog in den gesellschaftswissenschaftlichen Fächern in Baden-Württemberg. https://lehrerfortbildung-bw.de/u_gewi/gwg/gym/bp2004/fb1/modul1/geo/operator/ (Abruf: 12. Februar 2020).

Leisen J (2011) Das Lernprodukt bringt´s. https://docplayer.org/65843-Das-lernprodukt-bringt-s.html (Abruf: 17. September 2021).

Lembens A, Peschek W (2009) Was Fachdidaktiken sind und was sie wollen. IMST-Newsletter 8 (28): 2 – 3. https://imst.ac.at/imst-wiki/images/c/c1/Imst_newsletter28.pdf (Abruf: 17. September 2021).

Lenz W, Naujoks F (2019) Notfallsanitäterausbildung: Erwartungen und Erfahrungen der Rettungsdienstträger. Notf Rett Med 23 (5): 342 – 349.

Lippert H-D, Gliwitzky B (2013) Das Gesetz über den Beruf des Notfallsanitäters. Es tut sich etwas im Rettungswesen. Notf Rett Med 16 (8): 590 – 592.

Lipsmeier A (2000) Systematisierungsprinzipien für berufliche Curricula. In: Lipsmeier A, Pätzold G (Hrsg.) Lernfeldorientierung in Theorie und Praxis. Stuttgart: Steiner, S. 54 – 71.

Lobinger K (2012) Visuelle Kommunikationsforschung. Medienbilder als Herausforderung für die Kommunikations- und Medienwissenschaft. Wiesbaden: Springer VS.

Luxem J, Runggaldier K, Karutz H, Flake F et al. (Hrsg.) (2016) Notfallsanitäter heute. 6. Aufl., München: Urban & Fischer/Elsevier.

Mamerow R (2018) Praxisanleitung in der Pflege. 6. Aufl., Berlin: Springer.

Manser T, Perry J, Schmutz J (2013) Verhalten ist messbar: Behavioural Marker Systeme und Kompetenzentwicklung. In: St. Pierre M, Breuer G (Hrsg.) Simulation in der Medizin. Berlin: Springer, S. 169–180.

Mariner M, Hämmerle P (2010) Grundlage für die Kompetenzorientierung in der Berufsbildung. Mit der Berufsfeldanalyse den Bildungsbedarf erheben. Ectaveo Netzwerk 1 (10): 21–25. www.ectaveo.ch/Mediathek/2012/06/2010_NetzWerk01_Grundlagen_KO.pdf (Abruf: 17. September 2021).

Marx D, Richter L (2013) Faktor Mensch. Ottendorf: Medi-Learn.

May AT, Mann R (2003) Soziale Kompetenz im Notfall. Praxisanleitung nicht nur für den Rettungsdienst – ein Unterrichtskonzept. Münster: Lit.

Mayring P (2016) Einführung in die qualitative Sozialforschung. Eine Anleitung zu qualitativem Denken. 6. Aufl., Weinheim: Beltz.

Metzig W, Schuster M (2016) Lernen zu lernen. Lernstrategien wirkungsvoll einsetzen. 9. Aufl., Berlin: Springer.

Meyer H (2018) Leitfaden Unterrichtsvorbereitung. 9. Aufl., Berlin: Cornelsen.

Meyer H, Reher H-J (2016) Projektmanagement. Von der Definition über die Projektplanung zum erfolgreichen Abschluss. Wiesbaden: Springer Gabler.

Meyerhoff J, Brühl C (2017) Fachwissen lebendig vermitteln. Das Methodenhandbuch für Trainer und Dozenten. 4. Aufl., Wiesbaden: Springer Gabler.

Middeke M (2017) Zentraler aortaler Blutdruck. Bedeutender Parameter für Diagnostik und Therapie. DMW 142 (19): 1430–1436.

Ministerium für Soziales und Integration Baden-Württemberg (Hrsg.) (2018) Handlungsempfehlungen für Notfallsanitäterinnen und Notfallsanitäter in Baden-Württemberg. https://im.baden-wuerttemberg.de/fileadmin/redaktion/m-im/intern/dateien/pdf/Handlungsempfehlungen_für_Notfallsanitäter_in_B-W_V.3.0_2018_09.07.2018_BTO.PDF (Abruf: 12. September 2021).

Moecke H, Marung H, Oppermann S, Gausmann P (Hrsg.) (2013) Praxishandbuch Qualitäts- und Risikomanagement im Rettungsdienst. Planung, Umsetzung, Zertifizierung. Berlin: MWV.

Mönk S, Vollmer J (2013) Blick über den Horizont. Fünf Länder, ein Anliegen. In: St. Pierre M, Breuer G (Hrsg.) Simulation in der Medizin. Berlin: Springer, S. 337–341.

Moulines CU (1994) Wer bestimmt, was es gibt? Zum Verhältnis zwischen Ontologie und Wissenschaftstheorie. Zeitschrift für Philosophische Forschung 48 (2): 175–191.

Mueller PA, Oppenheimer DM (2014) The Pen Is Mightier Than the Keyboard. Advantages of Longhand Over Laptop Note Taking. Psychological Science 25 (6): 1159–1168.

Müller H-J (2011) Umsetzung prozessorientierter Berufsausbildung in der Textilwirtschaft. Die Konzeptionen des konstruktivistischen Lernparadigmas und der handlungsorientierten Prüfungen im Kontext der industriellen Textilberufe. Bonn: Bundesinstitut für Berufsbildung.

Müller H-J (2017) Planungsschritte zur Formulierung von Lernaufgaben in der betrieblichen Berufsausbildung. In: Dietl SF (Hrsg.) Ausbilder-Handbuch. Neuwied: Wolters Kluwer.

Müller H-J, König H, Prescher T (2019/2020) Arbeitsprozessorientierung in der Berufsausbildung von Notfallsanitäter/innen: Planungstool zur Erstellung von Lernaufgaben als Transmissionsriemen für eine kompetenzorientierte Lernprozessgestaltung. Notf Rett Med 23 (1): 1–15. [Veröffentlichung 2019 als Online first-Artikel, 2020 als Printartikel].

Mutzeck W (2005) Von der Absicht zum Handeln. Möglichkeiten des Transfers von Fortbildung und Beratung in den Berufsalltag. In: Huber AA (Hrsg.) Vom Wissen zum Handeln. Ansätze zur Überwindung der Theorie-Praxis-Kluft in Schule und Erwachsenenbildung. Tübingen: Huber, S. 79–97.

Nakotte J (2021) Professionalisierungsentwicklung im deutschen Rettungsdienst. Eine literaturbasierte Konzeptanalyse. Edewecht: Stumpf + Kossendey. BoD, www.rettungsdienst-forschung.de (Abruf: 13. Juni 2022).

Niederhauser J (1999) Wissenschaftssprache und populärwissenschaftliche Vermittlung. Tübingen: Narr.

Oelke U, Meyer H (2014a) Didaktik und Methodik für Lehrende in Pflege- und Gesundheitsberufen. Berlin: Cornelsen.

Oelke U, Meyer H (2014b) Teach the Teacher. Didaktik und Methodik für Lehrende in Pflege und Gesundheitsberufen. Berlin: Cornelsen.

Ohder M, Volz J, Schmidt M, Kuhnke R, Ziegler M, Würtenberger J, Rösch K (Hrsg.) (2018) Notfallsanitäter-Curriculum: Baden-Württemberger Modell für eine bundesweite Ausbildung. 2. Aufl., Stuttgart: Kohlhammer.

Ohder M, Thamm A, Karutz H, Runggaldier K (2016) Kompetenzentwicklung, Professionalisierung und Akademisierung. In: Luxem J, Runggaldier K, Karutz H, Flake F (Hrsg.) Notfallsanitäter heute. 6. Aufl., München: Urban & Fischer/Elsevier, S. 31 – 43.

Okuda Y, Bryson E, DeMaria S, Jacobson L, Quinones J, Shen B, Levine A (2009) The Utility of Simulation in Medical Education: What is the Evidence? Mt Sinai J Med 76 (4): 330 – 343.

Olbrich C, Darmann-Finck I, Greb, U, Muths et al. (2009) Modelle der Pflegedidaktik. München: Elsevier.

Pätzold G (1993) Lehrmethoden in der beruflichen Bildung. 15. Aufl., Heidelberg: Sauer.

Pätzold G (2006) Berufliche Handlungskompetenz. In: Kaiser F-J, Pätzold G (Hrsg.) Wörterbuch Berufs- und Wirtschaftspädagogik. Bad Heilbrunn: Klinkhardt, S. 72 – 74.

Pätzold G, von der Burg U, Höltershinken D (Hrsg.) (2003) Lernfelder – Lernortkooperation: Neugestaltung beruflicher Bildung. 2. Aufl., Bochum: Projekt.

Peppmüller L (31. Mai 2019) Simulation in der Notfallsanitäter-Ausbildung. www.skillqube.com/2019/05/31/simulation-notsan/ (Abruf: 9. August 2019).

Peterßen WH (2009) Kleines Methoden-Lexikon. 3. Aufl., München: Oldenbourg.

Petersen A, Vollmer T (2010) Editorial – Berufs- und/oder Fachdidaktik?! Lernen & Lehren 25 (99): 100 – 101. http://lernenundlehren.de/heft_dl/Heft_99.pdf (Abruf: 20. September 2021).

Petersen W (2006) Berufliche Fähigkeiten. Social Skills. Berlin: Lit.

Pfeifer V (2009) Didaktik des Ethikunterrichts. Bausteine einer integrativen Wertevermittlung. 2. Aufl., Stuttgart: Kohlhammer.

Pfitzinger E (2003) Geschäftsprozess-Management. Steuerung und Optimierung von Geschäftsprozessen. 2. Aufl., Berlin: Beuth.

Piekenbrock D (Hrsg.) (2014) „Verantwortung". Kompakt-Lexikon Wirtschaft: 5.400 Begriffe nachschlagen, verstehen, anwenden. 12. Aufl., Wiesbaden: Springer Gabler.

Pluntke S (2017) Der Praxisanleiter im Rettungsdienst. Berlin: Springer.

Prescher T (2009) Führung als organisationsbezogener Lernprozess. Zur Rekonzeptionalisierung von Self-Monitoring in einer erziehungswissenschaftlichen Perspektive. Saarbrücken: Südwestdeutscher Verlag für Hochschulschriften.

Prescher T (2019a) Ökologisch Bilden. Modellierung von Lernzugängen zur nachhaltigen Entwicklung in Organisationen. Bielefeld: WBV.

Prescher T (Hrsg.) (2019b) Ein Schulcurriculum entwickeln. Ansätze und Strukturmomente in Modellversuchsvorhaben zur Gestaltung curricularer Bausteine in der generalistischen Pflegeausbildung. Norderstedt: BoD.

Prescher T, Bauer C, Hofmann T, Dubb R, Koch S (Hrsg.) (2023) Rettungswissenschaft. Grundlagen, Theorien und Perspektiven. Kohlhammer, Stuttgart.

Project Management Institute (Hrsg.) (2017) A Guide to the Project Management Body of Knowledge: PMBOK®-Guide. 6. Aufl., Newtown Square, Pennsylvania: Project Management Institute.

Rauner F (2004) Praktisches Wissen und berufliche Handlungskompetenz. Bremen: ITB.

Redelsteiner C (2018) Der Rettungsdienst als Gatekeeper medizinischer und sozialer Dienste. In: Neumayr A, Baubin M, Schinnerl A (Hrsg.) Herausforderung Notfallmedizin. Heidelberg: Springer, S. 107–117.

Redelsteiner C (2019) Arbeiten unter verschärften Bedingungen. Der Teamgedanke im Rettungsdienst. RETTUNGSDIENST 42 (8): 772–779.

Reetz L (1999) Zum Zusammenhang von Schlüsselqualifikationen – Kompetenzen – Bildung. In: Tramm T (Hrsg.) Professionalisierung kaufmännischer Berufsbildung. Beiträge zur Öffnung der Wirtschaftspädagogik für die Anforderungen des 21. Jahrhunderts. Frankfurt am Main u. a.: Lang, S. 32–51.

Reetz L, Seyd W (1995) Curriculare Strukturen beruflicher Bildung. In: Arnold R, Lipsmeier A (Hrsg.) Handbuch der Berufsbildung. Opladen: Leske + Budrich, S. 203–219.

Reibold DK, Regier S (2009) Training der Schlüsselqualifikationen in Schule und Beruf. Handreichung für Lehrkräfte der Sekundarstufe I sowie für betriebliche Ausbilder in Wirtschaft und Verwaltung. Renningen: expert.

Reischmann J (2017) Weiterbildungs-Evaluation: Lernerfolge messbar machen. 2. Aufl., Augsburg: Ziel.

Reitbrecht S, Sorger B (2018) Operatoren als Marker der Kompetenzorientierung. Eine Analyse des österreichischen Curriculums der Sekundarstufe I. R&E-Source. https://journal.ph-noe.ac.at/index.php/resource/issue/view/24 (Abruf: 10. April 2020).

Renkl A (2002) Lehren und Lernen. In: Tippelt R (Hrsg.) Handbuch Bildungsforschung. Opladen: Leske + Budrich, S. 589–602.

Reynolds G (2010) Design. www.garrreynolds.com/Design/index.html (Abruf: 12. September 2010).

Riedl A (2004) Didaktik der beruflichen Bildung. Stuttgart: Steiner.

Rienties B, Rivers BA (2014) Measuring and Understanding Learner Emotions. Evidence and Prospects. Learning Analytics Review 1. http://laceproject.eu/publications/learning-analytics-and-emotions.pdf (Abruf: 14. Februar 2016).

Roam D (2009) Auf der Serviette erklärt. Probleme lösen und Ideen verkaufen mithilfe von Bildern. 3. Aufl., München: Redline.

Robinsohn S (1974) Der Lehrplan als didaktisches Problem. Bildungsreform als Revision des Curriculum. In: Röhrs H (Hrsg.) Didaktik. Frankfurt am Main: Akademische Verlagsgesellschaft, S. 229–240.

Rosen S, Schubiger A (2013) Berufsfelddidaktik der höheren Berufsbildung. Ein generischer Ansatz zur Entwicklung spezifischer Berufsfelddidaktiken. Bern: hep.

Rothlin P, Werder P (2007) Diagnose Boreout. Warum Unterforderung im Job krank macht. München: Redline.

Rowlinson J (2014) The One Minute Wonder Network. Clinical Teacher 11 (5): 332–335.

Ruf B (2008) „Wenn sich das Unbeschreibliche ereignet …“. Waldorfpädagogik als Notfallpädagogik im Umgang mit psychotraumatisierten Kindern und Jugendlichen. In: Schiller H (Hrsg.) Wirklichkeit und Idee. Goethes Weltzugang und der geistige Hintergrund des Nordens. Stuttgart: Freies Geistesleben, S. 272–330.

Runggaldier K, Lippay C (2016) Was erwarten künftige Notfallsanitäter? Ergebnisse einer Befragung. RETTUNGSDIENST 39 (9): 844–847.

Rux J (2002) Die pädagogische Freiheit des Lehrers: eine Untersuchung zur Reichweite und zu den Grenzen der Fachaufsicht im demokratischen Rechtsstaat. Berlin: Duncker & Humblot.

Sächsisches Staatsministerium für Kultus (Hrsg.) (2007) Empfehlungen für die Prüfungsgestaltung an der Berufsfachschule für Altenpflege. Dresden: Sächsisches Bildungsinstitut.

Schaeper H, Briedis K (2004) Kompetenzen von Hochschulabsolventinnen und Hochschulabsolventen, berufliche Anforderungen und Folgerungen für die Hochschulreform. Hannover: HIS.

Schelten A (2000) Begriffe und Konzepte der berufspädagogischen Fachsprache. Eine Auswahl. Stuttgart: Steiner.

Schelten A (2004) Einführung in die Berufspädagogik. 3. Aufl., Wiesbaden: Steiner.

Schiechtl B, Böttiger B, Spöhr F (2008) Evidenzbasierte Notfallmedizin. Status quo. Notf Rett Med 11 (1): 12 – 17.

Schimank U (2007) Neoinstitutionalismus. In: Benz A, Lütz S, Schimank U, Simonis G (Hrsg.) Handbuch Governance. Theoretische Grundlagen und empirische Anwendungsfehler. Wiesbaden: Springer VS, S. 161 – 175.

Schlee J (1988) Ausgangspunkte des Forschungsprogramms Subjektive Theorien. Menschenbildannahme: vom Verhalten zum Handeln. In: Groeben N, Wahl D, Schlee J, Scheele B (Hrsg.) Das Forschungsprogramm Subjektive Theorien. Einführung in die Psychologie des reflexiven Subjekts. Tübingen: Francke, S. 11 – 17.

Schmidt G (2012) Prozessmanagement: Modelle und Methoden. 3. Aufl., Berlin: Springer Gabler.

Schmölzer-Eibinger S, Thürmann E (Hrsg.) (2015) Schreiben als Medium des Lernens: Kompetenzentwicklung durch Schreiben im Fachunterricht. Münster, New York: Waxmann.

Schneider K, Kuckeland H, Haziliadis M (2019) Pflegerische Handlungssituationen als Basis für die generalistische Curriculumentwicklung. Ein Beitrag zur Berufsfeldanalyse im Forschungsprojekt KraniCH. Pädagogik der Gesundheitsberufe 6 (2): 126 – 138.

Schott F, Azizighanbari S (2012) Bildungsstandards, Kompetenzdiagnostik und kompetenzorientierter Unterricht zur Qualitätssicherung des Bildungswesens. Eine problemorientierte Einführung in die theoretischen Grundlagen. Münster, New York: Waxmann.

Schubiger A (2010) Teilmodul 1.9: Berufsdidaktik der beruflichen Grundbildung und höheren Berufsbildung. Seminarunterlagen. St. Gallen: Zentrum für berufliche Weiterbildung.

Schubiger A, Rosen S (2013) Schweizerische Konferenz der Höheren Fachschulen. Von Manual Berufsfelddidaktik der Höheren Bildung. Zur Entwicklung spezifischer Berufsfelddidaktiken mittels generischer Leitfragen. https://docplayer.org/58697284-Manual-berufsfelddidaktik-der-hoeheren-berufsbildung.html (Abruf: 14. März 2023).

Schütte F (2010) Fach- und Berufsdidaktik im Feld der Metalltechnik und Elektrotechnik. Lernen & Lehren 25 (99): 102 – 106. http://lernenundlehren.de/heft_dl/Heft_99.pdf (Abruf: 20. September 2021).

Schwarz-Govares R (2009) Fachdidaktikmodell Pflege. In: Olbrich C (Hrsg.) Modelle der Pflegedidaktik. München: Elsevier, S. 87 – 104.

Schweizer K (Hrsg.) (2006) Leistung und Leistungsdiagnostik. Heidelberg: Springer.

Seiffert H (1985) Einführung in die Wissenschaftstheorie. Bd. 3 Handlungstheorie, Modallogik, Ehtik, Systemtheorie. München: C.H. Beck.

Sharan V (2011) Governing E-Government (E-Governance). An Operational Framework. In: Shareef MA, Kumar V, Kumar U, Dwivedi YK (Hrsg.) Stakeholder Adoption of E-Government Services. Driving and Resisting Factors. Hershey PA: Information Science Reference, S. 184 – 196.

Shepard LA (2000) The Role of Assessment in a Learning Culture. Educational Researcher 29 (7): 4 – 14.

Siebert H (1974) Curricula für die Erwachsenenbildung. Braunschweig: Westermann.

Siebert H (2005) Pädagogischer Konstruktivismus. Lernzentrierte Pädagogik in Schule und Erwachsenenbildung. 3. Aufl., Weinheim: Beltz.

Siemers W (1993) Management and more. Die Kunst der Führung in zwölf Briefen. Wiesbaden: Spinger Gabler.

Smiciklas M (2012) The Power of Infographics. Using Pictures to Communicate and Connect with Your Audience. Indianapolis, Ind: Que Pub.

Soar J, Nolan JP, Böttiger BW, Perkins GD, Lott C, Carli P et al. (2015) Erweiterte Reanimationsmaßnahmen für Erwachsene („Adult Advanced Life Support"). Kapitel 3 der Leitlinien zur Reanimation 2015 des European Resuscitation Council. Notf Rett Med 18 (8): 770 – 832.

Solga M (2011) Förderung von Lerntransfer. In: Ryschka J, Solga M, Mattenklott A (Hrsg.) Praxishandbuch Personalentwicklung. Wiesbaden: Springer Gabler, S. 339 – 368.

Spencer LM, Spencer SM (1993) Competence at Work. Models for Superior Performance. New York: Wiley.

Springer Fachmedien Wiesbaden (Hrsg.) (2013) Projektmanagement – treffend verpackt. Über 800 Zitate ausgewählter Persönlichkeiten. Wiesbaden: Springer Gabler.

St. Pierre M, Hofinger G (2014) Human Factors und Patientensicherheit in der Akutmedizin. Berlin, Heidelberg: Springer.

Stadelhofer EC (2001) Klinik-Management. Leitung, Führung, Marketing. Hannover: Schlüter.

Städeli C, Grassi A, Rhiner K, Obrist W (Hrsg.) (2013) Kompetenzorientiert unterrichten. Das AVIVA©-Modell. Fünf Phasen guten Unterrichts. 2. Aufl., Bern: hep.

Stadtler M (2006) Auf der Suche nach medizinischen Fachinformationen. Metakognitionen bei der Internetrecherche von Laien. Münster: Waxmann.

Staiger TJ (1998) Controlling eines projektorientierten Prozeßmanagements am Beispiel des Anlagenbaus. Berlin: Springer.

Statistisches Bundesamt (Destatis) (Hrsg.) (2019) Bildung und Kultur. Berufliche Schulen. Schuljahr 2018/2019.

Steven M (2007) Handbuch Produktion. Theorie, Management, Logistik, Controlling. Stuttgart: Kohlhammer.

Stöcker G (2002) Bildung und Pflege. Eine berufs- und bildungspolitische Standortbestimmung. 2. Aufl., Hannover: Schlütersche.

Stöger R, Malik F (2018) Prozessmanagement. Kundennutzen, Produktivität, Agilität. 4. Aufl., Stuttgart: Schäffer-Poeschel.

Stracke I (2004) Einsatz computerbasierter concept maps zur Wissensdiagnose in der Chemie: empirische Untersuchungen am Beispiel des chemischen Gleichgewichts. Münster u. a.: Waxmann.

Syska A (2006) Produktionsmanagement. Das A – Z wichtiger Methoden und Konzepte für die Produktion von heute. Wiesbaden: Springer Gabler.

Taylor PJ, Russ-Eft DF, Chan DWL (2005) A Meta-Analytic Review of Behavior Modeling Training. J Appl Psychol 90: 692 – 709.

Tenberg R (2006) Didaktik lernfeldstrukturierten Unterrichts. Theorie und Praxis beruflichen Lernens und Lehrens. Bad Heilbrunn: Handwerk und Technik/Klinkhardt.

Thomann HJ, Stockhardt J (Hrsg.) (2008) Qualitätsmanagement im Gesundheitswesen. Aktueller Ratgeber für alle Bereiche des Qualitätsmanagements im Gesundheitswesen. Köln: TÜV.

Thommen J-P (2018) „Erklärung". Gabler Wirtschaftslexikon online. https://wirtschaftslexikon.gabler.de/definition/erklaerung-36858/version-260305 (Abruf: 12. Februar 2020).

Topsch W (2004) Grundwissen für Schulpraktikum und Unterricht. 2. Aufl., Weinheim: Beltz.

Tramm T, Naeve-Stoß N (2015) Lernfeldübergreifende Kompetenzentwicklung als curriculare Planungsperspektive im Kontext einer kooperativen Curriculumentwicklung in der kaufmännischen Berufsbildung. Universität Hamburg.

Trinh T (2018) Clinical Reasoning. Was der Rettungsdienst von der Physiotherapie lernen kann. RETTUNGSDIENST 41 (11): 1070–1074.

Veith J (2016) Strukturierung der Praxisanleitung. In: Hündorf H-P, Lipp R (Hrsg.) Der Praxisanleiter. Lehrbuch für Ausbilder im Rettungsdienst. Edewecht: Stumpf + Kossendey, S. 225–240.

Velica I (2010) Lernziele und deren Bedeutung im Unterricht. Neue Didaktik 2: 10–24.

Vohle F, Reinmann G (2012) Förderung professioneller Unterrichtskompetenz mit digitalen Medien. Lehren lernen durch Videoannotation. In: Schulz-Zander R, Eickelmann B, Moser H, Niesyto H, Grell P (Hrsg.) Jahrbuch Medienpädagogik 9. Wiesbaden: Springer VS, S. 413–429.

vom Brocke J, Sonnenberg C (2011) Prozesstransparenz als Grundlage für das Management und Controlling von Geschäftsprozessen. Controlling & Management 55 (2): 55–68.

Watzlawick P, Bavelas JB, Jackson DD (2017) Menschliche Kommunikation. Formen, Störungen, Paradoxien. 13. Aufl., Bern: Hogrefe.

Weidauer L (2015) Kompetenzorientiert prüfen in der Pflegeausbildung. Wiesbaden: Springer Spektrum.

Weidner GE (2014) Qualitätsmanagement. Kompaktes Wissen, konkrete Umsetzung, praktische Arbeitshilfen. München: Hanser.

Weimann-Sandig N, Prescher T (2021) Die Idee einer praxeologisch-fundierten Kompetenz-Performanz-Theorie zur Überwindung sozialer Ungleichheit in den Sozialen Dienstleistungsberufen. In: Blättel-Mink B (Hrsg.) Gesellschaft unter Spannung. Verhandlungen des 40. Kongresses der Deutschen Gesellschaft für Soziologie 2020. https://publikationen.soziologie.de/index.php/kongressband_2020/ article/view/1290 (Abruf: 14. Februar 2022).

Weinert FE (Hrsg.) (2002) Leistungsmessungen in Schulen. 2. Aufl., Weinheim: Beltz.

Weltring R (2016) Qualitätsmanagement nach ISO 9001:2015 für Dummies. Weinheim: Wiley-VCH.

Wettstein Ex (2011) Lernort-Kooperation. Eine Standortbestimmung. 3. EBA-Tagung, 22. Januar 2011, Bern. www.bbprojekte.ch/files/taetigkeit/information/Lernort-Kooperation.pdf. (Abruf: 12. Februar 2014).

Wickel-Kirsch S (2010) Kennzahlen. Daten für das Personalcontrolling. In: Deutsche Gesellschaft für Personalführung e. V. (Hrsg.) Personalcontrolling für die Praxis. Konzept, Kennzahlen, Unternehmensbeispiele. 2. Aufl., Bielefeld: Bertelsmann, S. 33–35.

Wittchen B, Josten E, Reiche T (2006) Holzfachkunde für Tischler, Schreiner und Holzmechaniker. 4. Aufl., Wiesbaden: Vieweg + Teubner.

Wittmeier I (2010) Lernortkooperation in der dualen Berufsausbildung aus Sicht von Ausbildungsbetrieben. Masterarbeit Fernuniversität Hagen. www.netzwerkservicestelle.de/assets/files/Lernortkooperationen/Masterarbeit_Witmeier_Lernortkooperation.pdf. (Abruf: 26. Mai 2014).

Wittneben K (2003) Pflegekonzepte in der Weiterbildung für Pflegelehrerinnen und Pflegelehrer. Leitlinien einer kritisch-konstruktiven Pflegelernfelddidaktik. 5. Aufl., Frankfurt am Main u. a.: Lang.

Witzgall E (1997) Handlungslernen nach dem Lernaufgabenkonzept. Ein Leitfaden zur Gestaltung von Lehr- und Lernprozessen in der beruflichen Bildung. Dortmund: Weißbach.

Zapp W (Hrsg.) (2010) Kennzahlen im Krankenhaus. Lohmar: Eul.

Zell H (2017) Die Grundlagen der Organisation – Lernen und Lehren. Norderstedt: BoD.

Zenner C (2006) Durchgängiges Variantenmanagement in der Technischen Produktionsplanung. Universität des Saarlandes, Saarbrücken. https://publikationen.sulb.uni-saarland.de/bitstream/20.500.11880/22398/1/SCHRIFTENREIHE_PT_37.pdf. (Abruf: 12. September 2020).

Zinke G (2007) Ausbildungsqualität und Prozessorientierung in der Berufsausbildung. Präsentationsfolien. https://kipdf.com/queue/ausbildungsqualitt-und-prozessorientierung-in-der-berufsausbildung_5adb9a9f7f8b9a71718b4611.html (20. September 2021).

Herausgeber und Autoren

Herausgeber

Prof. Dr. habil Thomas Prescher hat an der FH Münster die Professur „Didaktik für Gesundheitsberufe“ inne. Er promovierte 2009 an der TU Dresden und habilitierte 2018 an der TU Kaiserslautern. Er ist Fachbereichsleiter für Pädagogik am Institut für notfallmedizinische Bildung (INOB.org) und hat langjährige Erfahrung in der sicherheitspolitisch relevanten Gefahrenabwehr, Konfliktmanagement, Krisenbewältigung und Ausbildung im Geschäftsbereich des Bundesministeriums für Verteidigung. Seine Arbeits- und Forschungsschwerpunkte sind Berufsfelddidaktik, Lernkulturentwicklung, Kritische Pädagogik, systemische Berufsbildungsforschung und Allgemeine Rettungswissenschaft.

Oliver Gabriel (M. A.) hat „Berufspädagogik im Gesundheitswesen mit der Fachrichtung Rettungswesen“ studiert und ist beruflich als Dozent an der DRK Landesschule Baden-Württemberg tätig. Er hat langjährige präklinische Erfahrung als hauptberuflicher Rettungsassistent/Notfallsanitäter in der Boden- und Luftrettung (Bayerisches Rotes Kreuz und ADAC Luftrettung gGmbH), als Organisatorischer Leiter Rettungsdienst und Praxisanleiter für Rettungsassistentinnen/Rettungsassistenten und Notfallsanitäterinnen/Notfallsanitäter gesammelt. Seine Interessen gelten der Weiterentwicklung der Berufsfelddidaktik und pädagogischer Ansätze für die rettungsdienstliche Aus- und Fortbildung.

Heiko König ist gelernter Krankenpfleger und Notfallsanitäter. Er hat „Berufspädagogik im Gesundheitswesen mit der Fachrichtung Rettungswesen“ mit dem Abschluss Bachelor studiert und befindet sich aktuell im Master-Studiengang „Medizinpädagogik“. Zur Zeit arbeitet er Lehrkraft and der Franz Anton Mai-Schule für den Rettungsdienst in Mannheim und ist als Trainer für den präklinischen Bereich am RKH-Simulationszentrum in Vaihingen Enz tätig. Sein Hauptfokus liegt in der Professionalisierung des Rettungsdienstes, der Weiterentwicklung von berufsfelddidaktischen Ansätzen sowie in der Entwicklung und Förderung von Lehr-Lernansätzen, die gezielt und ganzheitlich die Quellen des lebenslangen Lernens ko-kreieren.

Autoren

Henrik Bender ist gelernter Notfallsanitäter, Praxisanleiter und Qualitätsbeauftragter. Er hat neben einer Weiterbildung zum „Fachpädagogen im Gesundheitswesen“ (TH) den Studiengang „Berufspädagogik im Gesundheitswesen mit der Fachrichtung Rettungswesen“ (B. A.) studiert und ist in verschiedenen internationalen Kurssystemen als Instruktor aktiv. Zurzeit ist er beruflich als Dozent an medizinischen Bildungseinrichtungen tätig. Sein Hauptfokus liegt in der Professionalisierung des Rettungsdienstes, der Weiterentwicklung von berufsfelddidaktischen Ansätzen sowie in der Entwicklung und Förderung von Lehr-Lernansätzen der Aus- und Fortbildung.

Jörg Holländer ist Berufspädagoge im Gesundheitswesen Fachrichtung Rettungswesen (B. A.), Notfallsanitäter, Heilerziehungspfleger, Fachwirt im Gesundheitswesen, Notfallsanitäter, CRM-Simulation-Instructor im simPARC in Würzburg, stellvertretender Schulleiter und Lehrer an der BRK-Berufsfachschule für Notfallsanitäter in Würzburg. Sein Fokus liegt auf der Entwicklung von beruflicher Handlungskompetenz und der Simulation in der beruflichen Ausbildung.

Carolin Schneider hat die rettungsdienstliche Karriere klassisch mit einem Freiwilligen Sozialen Jahr – Rettungshelferin/Rettungssanitäterin begonnen. Anschließend folgte die Ausbildung zur Rettungsassistentin. Ihre ersten pädagogischen Erfahrungen und Berührungspunkte sammelte sie als Lehrrettungsassistentin. Es schloss sich später das Vollexamen zur Notfallsanitäterin und Praxisanleiterin an. 2017 wechselte sie an die DRK Landesschule Baden-Württemberg gGmbH, wo sie nebenberuflich „Berufspädagogik im Gesundheitswesen mit der Fachrichtung Rettungswesen" (B. A.) studierte. Seitdem verfolgt sie das Ziel, die teils nicht mehr zeitgemäßen Konzepte aufzubrechen, um Berufsbilder (allem voran der Beruf „Notfallsanitäter/in" und die Zusatzqualifikation „Praxisanleiter/in") im Rettungsdienst weiterzuentwickeln.

Natassa Thomopoulos hat langjährige präklinische Erfahrung als hauptamtliche Rettungsassistentin/Notfallsanitäterin gesammelt. Nach der erfolgreichen Beendigung ihres Studiums „Berufspädagogik im Gesundheitswesen mit der Fachrichtung Rettungswesen" (B. A.), ist sie nun als stellvertretende Schulleitung am ASB Bildungszentrum in Frankfurt tätig. Ihre Interessen gelten insbesondere der Pharmakologie und der Objektivierung und Optimierung von Prüfungen und Staatsexamina durch die Entwicklung von Tools, Evaluationen und bundeslandübergreifenden Workshops.

Ingo Winterstein hat „Industrial Engeniering" und „Berufspädagogik im Gesundheitswesen mit der Fachrichtung Rettungswesen" (B. A.) studiert und ist heute beruflich in der Anästhesie (ZOF) im Klinikum Fürth tätig. Er hat langjährige präklinische Erfahrung als hauptberuflicher Rettungsassistent/Notfallsanitäter (Rettungsdienst sowie Ärztlicher Bereitschaftsdienst KVB) und arbeitete über neun Jahre in den VAR im Bereich Einsatzdienst und Ausbildung für das Emergency and Public Safety Department – zuletzt als Team Head an der Civil Defence Academy. Seine Interessen gelten der zeit- und zielgruppenadaptierten Lösung des Theorie-Praxis-Konflikts sowie der individuellen Praxisanleitung.